老年呼吸专科护理技术

主编　武淑萍　杨　晶　杨　阳

科　学　出　版　社
北　京

内 容 简 介

本书共9章，分别介绍了老年人呼吸系统生理与常见症状识别、呼吸道专科护理技术、呼吸专科仪器使用与监测技术、呼吸专科介入技术及护理、呼吸道管路置入技术、人工气道护理技术、辅助通气护理技术、呼吸道感染防控管理、康复训练与健康教育等。书中配以图表使内容更加充实、直观，有助于读者更好地理解和应用。

本书可作为专科护士培训及气道管理培训的辅助教材，也适于临床呼吸专科护理人员学习参考。对呼吸专科及临床急危重症抢救与护理人员全面系统地掌握呼吸道护理技术，促进专科护理技能的提升有指导作用。

图书在版编目(CIP)数据

老年呼吸专科护理技术 / 武淑萍，杨晶，杨阳主编 .—北京：科学出版社，2019.1

ISBN 978-7-03-060332-6

Ⅰ.①老… Ⅱ.①武… ②杨… ③杨… Ⅲ.①老年病—呼吸系统疾病—护理 Ⅳ.① R473.5

中国版本图书馆 CIP 数据核字（2018）第 298811 号

责任编辑：郝文娜 / 责任校对：李 影
责任印制：赵 博 / 封面设计：吴朝洪

科学出版社 出版
北京东黄城根北街 16 号
邮政编码：100717
http://www.sciencep.com
保定市中画美凯印刷有限公司印刷
科学出版社发行 各地新华书店经销
*
2019 年 1 月第 一 版 开本：787 × 1092 1/16
2024 年10月第四次印刷 印张：26 1/2
字数：672 000
定价：119.00 元
（如有印装质量问题，我社负责调换）

编者名单

主　审　王晓媛　侯惠如

主　编　武淑萍　杨　晶　杨　阳

副主编　吴　迪　顾月琴　于江丽　袁熹娜

编　者　（按姓氏笔画排序）

于江丽　王　薇　王志燕　田玉洁　庄春晓

孙　蔚　杜　辉　杨　阳　杨　娉　杨　晶

李　涛　李双燕　李春燕　来纯云　吴　迪

吴琳娜　何　莺　谷红俊　张　力　张琳琳

陈少华　武淑萍　周冬蕊　赵　明　袁熹娜

郭　莹　高艳红　谈燕聪　顾月琴　黄佩佳

鲁元雪　温江丽　潘　静　霍　霞

序

在世界范围内，呼吸病是严重威胁人民健康和经济社会发展的最常见疾病之一。近年来，随着医疗技术的飞速发展，呼吸系统疾病从基础研究到临床实践取得了巨大进步。新的理念、新的诊疗技术和方法、新的监护与救治手段不断出现，临床诊治水平和救治能力明显提高。呼吸专科护理作为呼吸学科的重要组成部分，近年来发展迅速。为了读者能全面了解现代呼吸专科护理技术，解放军总医院部分呼吸专科护理领域的青年才俊编写了这本《老年呼吸专科护理技术》。

该书内容简明实用、形象生动，配有大量的照片和流程图，便于护理人员学习和掌握。同时，对呼吸专科临床护理工作亦具有较强的指导作用。相信此书的出版对提高呼吸科护理人员或医疗机构其他人员的专科护理水平均会有较大的帮助。该书是解放军总医院多年的临床专科护理技术的全面总结和凝练，凝聚着这支优秀的护理团队的心血和智慧。我们在祝贺该书出版的同时，更要感谢她们的长期辛勤付出！

陈良安

2018年8月

序 二

前　言

随着医疗技术的飞速发展，呼吸系统疾病诊疗技术水平与救治能力不断提高，与之匹配的护理技术也不断快速发展。呼吸专科护理技术广泛应用于肺炎、呼吸衰竭、肺部肿瘤、呼吸道介入治疗、人工气道与机械通气等呼吸专科及危重症学科相关疾病的诊治、抢救与康复。

本书分9章对老年人呼吸系统专项护理技术进行了系统的介绍，内容包括老年人呼吸系统生理与常见症状识别、呼吸专科护理技术、呼吸专科仪器使用与监测技术、呼吸专科介入技术及护理、呼吸道管路置入技术、人工气道护理技术、辅助通气护理技术、呼吸道感染防控管理、康复训练与健康教育等。本书具有以下特点：一是实用性强，条理清晰，内容丰富；二是护理技术以操作流程的形式讲述，操作中设有重点与难点，部分操作流程后附有考核评分标准；三是对人工气道管路管理与维护、并发症预防与处理、呼吸机应用及呼吸道感染防控等专项护理内容进行详细阐述。本书内容翔实、表述直观，查阅方便，便于护士学习实践和自我评价，也便于科室进行专项技术实训技能考核评定。

本书编者均为解放军总医院呼吸内科的护理骨干，长期工作在临床护理和教学第一线，积累了呼吸专科护理及人工气道管理方面的丰富经验，编写中结合理论与实践，并广泛查阅国内外的相关资料，总结出呼吸专科常见的护理技术及方法。本书不仅适合各类医疗机构，如各级综合医院、社区医院、卫生所等医疗行业专业人员使用，也可作为专业养老机构照护者或职业专科学校的技能培训参考用书。限于作者水平有限，不足之处，敬请各位专家、护理同行、广大读者批评指正！

武淑萍
解放军总医院
2018年5月12日

前言

目　录

第1章

老年人呼吸系统生理与常见症状识别

随着年龄的增长，人体各系统功能逐渐退化，呼吸系统更为脆弱，气管老化、黏膜萎缩、肺组织弹性回缩力降低、肺顺应性减低，呼吸肌肌力减退，容易发生各种呼吸系统疾病，一旦发病，起病隐匿，症状不明显，病程长，预后差，因此需要给予患者恰当有效的护理措施，应用针对性的呼吸道护理技术，促进疾病恢复，提高患者生活质量。

第一节　老年人呼吸系统生理特点

老年人呼吸系统结构与功能出现退行性改变，气管逐渐老化、黏膜萎缩，黏膜下腺体和平滑肌萎缩，肺组织重量减轻、弹性降低、肺顺应性减低，呼吸肌萎缩，80岁以后人体的换气量仅为20岁时的一半。呼吸系统的感觉神经末梢也变得迟钝，神经的传输能力大大降低，对外界的感应能力也变得迟缓，对缺氧和酸碱平衡的调节能力大幅度降低，在伴随组织器官功能减退，特别是在心脑血管疾病等慢性病症的基础上，更易引发或加重呼吸系统疾病，从而直接或间接影响呼吸功能。

一、解剖生理学变化

1.鼻咽喉　老年人鼻软骨弹性减弱，鼻前孔开口方向由年轻时的向前水平开口转变为向前下方开口，经鼻吸入的气流形成涡流，致使气流阻力增加，导致鼻腔对吸入气体的滤过、加温、加湿功能减退或丧失，黏膜、腺体及淋巴组织萎缩，使整体气道防御功能下降，易于引起上呼吸道感染。随着年龄的增长，上皮角化，固有膜浅层水肿，咽喉黏膜感觉迟钝，会厌反射功能降低，易产生吞咽障碍，使食物及咽喉部寄生菌容易进入下呼吸道，从而更易发生吸入性肺炎（图1-1-1）。

2.气管及支气管　老年人气管直径变小，气管软骨随年龄增大而逐渐退变，出现钙盐沉积和骨化，气管、支气管黏膜上皮萎缩、纤毛倒伏、弹性组织减少、纤维组织增生；部分支气管管腔变窄，气流阻力增大，容易发生小气道萎陷和闭合，导致呼气性呼吸困难。加之小气道杯状细胞数量增多，分泌亢进，同时咳嗽反射及纤毛运动功能退化，气道内黏液滞留，而由于气道内分泌物排出不畅，使滞留在肺的分泌物和异物增多，不仅发生呼吸道感染的概率随之增加，治疗难度也随之增大（图1-1-2）。

3.肺　气道缩小主要表现。65岁以后平均细支气管直径明显变小，细支气管的变化和相应的呼吸道阻力增加，均是由于组织的弹性纤维减少和胶原纤维增多所致，也

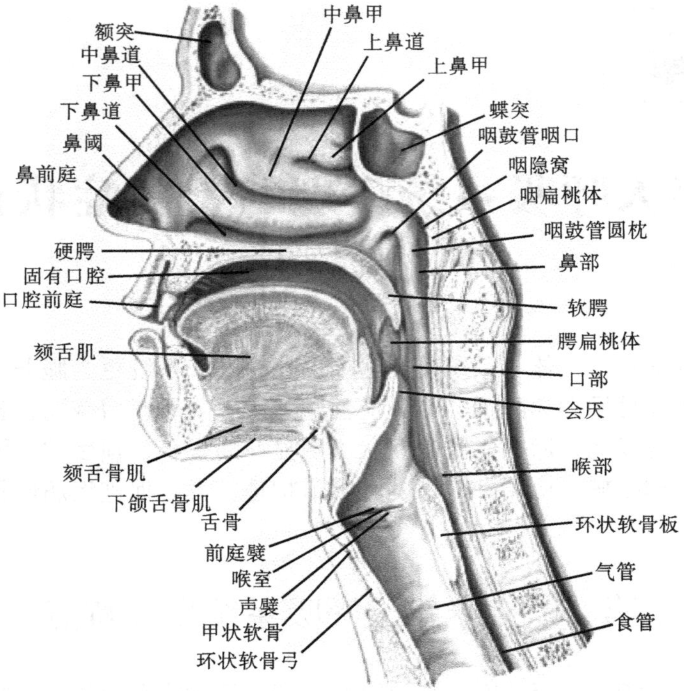

图 1-1-1　鼻咽喉

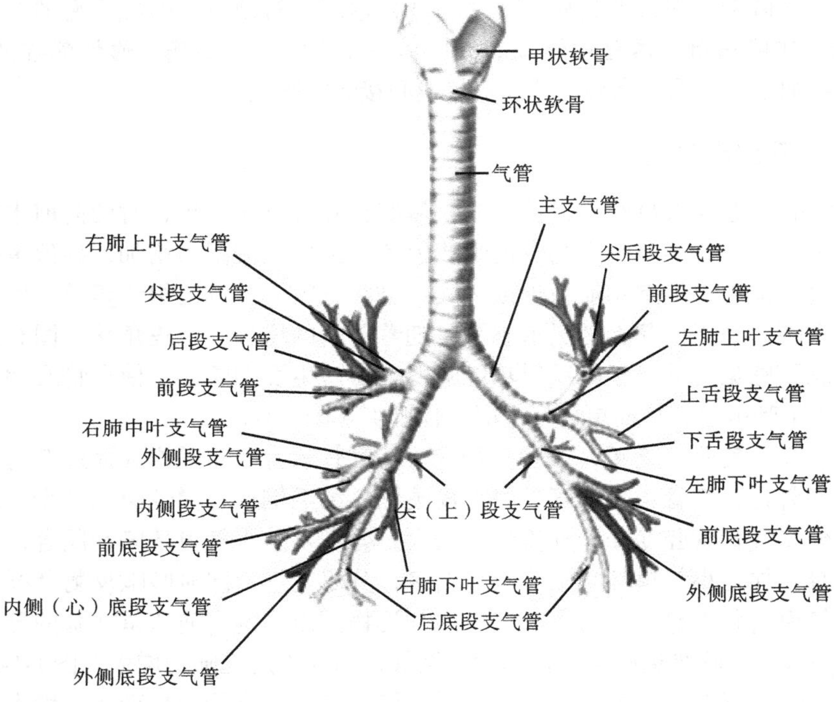

图 1-1-2　气管、支气管

是发生各种生理改变的组织学基础。此外，这种生理改变会使肺泡壁断裂导致肺泡相互融合，肺弹性回缩力降低，肺泡壁变薄，肺泡数量减少致肺泡腔变大，导致肺活量降低，残气量增多，形成老年肺气肿或慢性阻塞性肺疾病（图1-1-3）。

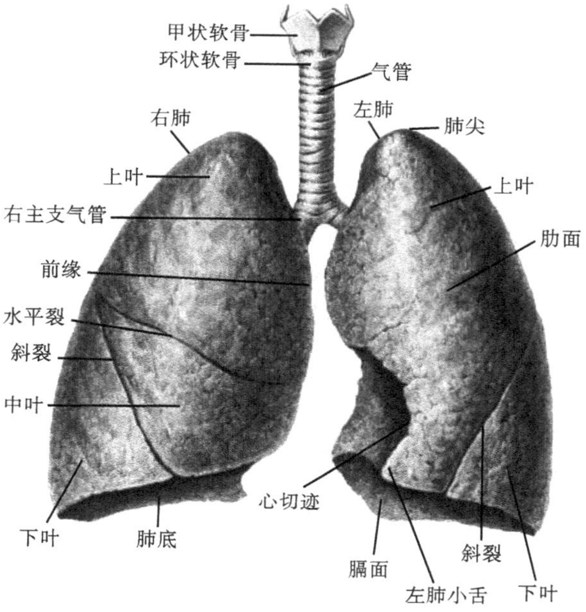

图1-1-3　肺

4.胸廓和膈　老年人胸廓前后径增大，横径变小，胸廓逐渐形成桶状胸。由于老年人脊柱退行性变和骨质疏松，椎骨前端的压缩大于后部而形成胸椎前凸；肋骨的走向发生改变，由青年时的从后上方向前下方斜行变成老年时的从后向前的水平走向，上部肋间隙变宽，引起肺上叶相对扩大。另外，肋骨抗压能力也逐渐减弱，肋软骨钙化引起胸肋关节及关节周围韧带钙化，肋骨活动度减少，而胸廓因肋骨、脊柱钙化而变硬，胸廓活动度受到限制，导致肺顺应性明显下降，呼吸运动更多依赖于膈肌与腹壁肌的参与（图1-1-4）。

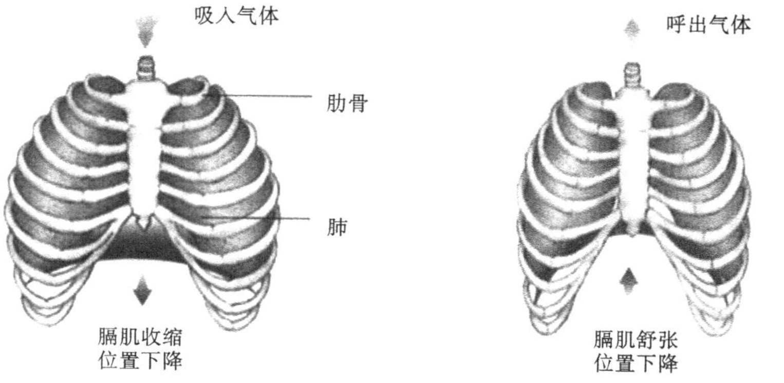

图1-1-4　胸廓和膈

二、老年患者呼吸动力机制的改变

1. 呼吸驱动作用减弱　机体在代谢过程中产生的二氧化碳及氢离子等通过化学感受器→呼吸中枢调节肺通气量，使二氧化碳分压及pH稳定在正常水平。低氧血症能通过外周化学感受器来刺激呼吸中枢，二氧化碳更是调节呼吸运动最重要的体液因子，体内氧分压降低和二氧化碳浓度升高使呼吸加深加快，但是，老年人化学感受器的反应性降低，呼吸中枢对低氧血症、高碳酸血症的通气反应减退，所以其呼吸驱动作用力弱，特别是老年慢性阻塞性肺疾病患者，由于长期处于高碳酸血症状态，中枢对二氧化碳的刺激已不敏感。

2. 呼吸肌的退行性改变　膈肌是人体最主要的呼吸肌，呼吸肌群的退行性改变表现为肌纤维数量减少、肌肉萎缩、肌力减弱，同时非功能性脂肪组织增多。而退行性改变导致老年时期膈肌运动功能较年轻时降低了25%，肺活量和最大通气量均相应减少，同时由于患者腹腔内脂肪组织增多，吸气时膈肌下降幅度受到限制，对呼吸运动亦有明显影响。

三、通气功能与气体交换功能的衰退

老年时期肺泡数量减少，使呼吸面积减少，通气不均衡，动-静脉分流量增多，肺泡弥散能力下降，肺通气功能和换气功能均随着年龄的增长而逐渐衰退，肺功能测定指标中肺活量、补呼气量、第一秒用力呼气量（FEV_1）、呼气峰速下降，而功能残气量、残气量、闭合气量增加。老年人残气量及无效腔通气/潮气量增高，肺泡弥散能力下降，换气功能下降，表现为动脉血氧分压随年龄降低［PaO_2=（100 －岁数/3）mmHg］，且肺泡动脉氧梯度增大。第一秒用力呼气量在30岁以后每年递减10ml。由于老年患者胸、肺结构与功能的生理性衰退，免疫力逐渐下降，老年患者呼吸系统疾病易感性增加，对治疗反应不敏感，且患病后康复难度增大，病情不易控制，易于合并其他疾病，容易影响其他组织系统功能。

（吴　迪　武淑萍）

第二节　呼吸系统常见症状识别与护理

呼吸系统疾病常见症状有发热、咳嗽、咳痰、咯血、胸痛、发绀、呼吸困难等，不同的疾病可以有一种或几种症状同时存在，或伴随不同的症状。不同疾病或相同疾病的不同阶段可症状不同，主要症状或伴随症状不同，需根据不同症状判断病情，采取有效的护理措施和规范应急护理流程。

一、发热

发热（fever）是老年人呼吸系统疾病常见症状之一，通常不是独立疾病，而是发热性疾病的重要病理过程和临床表现。

（一）概念

正常人体体温调节中枢通过体热的产生和散热系统的调节来维持机体的体表温度。

发热是指由于致热源的作用使体温调定点上移而引起的调节性体温升高（超过正常值0.5℃），又称为发烧。

（二）常见原因

引起发热的原因通常分为感染性和非感染性两种。

1.*感染性发热*（infectious fever）　临床较多见，由于急性、亚急性或慢性的全身性或局部性感染所致。其病原体可以是细菌、病毒、支原体、立克次体、螺旋体、真菌、寄生虫等，多具有以下特点。

（1）起病急，尤其是细菌、病毒感染（伤寒、结核除外），一般有全身及定位症状和体征。

（2）患者除发热外，还伴有寒战、全身毒血症状，部分患者可伴有结膜充血、皮疹、呼吸道症状、神经系统症状、心血管系统症状、胃肠道症状、黄疸、肝脾和淋巴结肿大、出血倾向等。

（3）常伴有外周血象异常改变，白细胞、中性粒细胞、C反应蛋白测定（CRP）、红细胞沉降率（ESR）、血清铁蛋白、降钙素原（PCT）等炎性指标改变。

（4）辅助检查可明确诊断，血、尿、粪便常规，X线胸片、CT（肺部感染）、B超（胆囊炎、阑尾炎）、腰椎穿刺、磁共振（中枢系统感染）等。取相应的标本进行病原学检测。

2.*非感染性发热*（non-infectious fever）

（1）无菌性坏死物质的吸收：包括机械性、物理性或化学性损害，血管栓塞或血栓形成引起的内脏梗死或肢体坏死，以及组织坏死与细胞破坏。

（2）抗原-抗体反应：如风湿热、血清病、药物热、结缔组织病等。

（3）内分泌代谢障碍：如甲状腺功能亢进、重度脱水等。

（4）皮肤散热减少：如广泛性皮炎、鱼鳞癣及慢性心力衰竭等而引起发热，一般为低热。

（5）体温调节中枢功能失常：具有高热、无汗的特点，其中物理性原因如中暑，化学性原因如重度催眠药中毒，以及机械性原因如脑出血、脑震荡、颅骨骨折等。

（6）功能性发热：多为低热，常伴有自主神经功能紊乱的其他表现，有原发性低热、感染性低热、夏季热及生理性低热。功能性发热多具有下列特点：热程常超过2个月，一般情况好，无明显中毒症状。

（三）临床表现

1.*发热的分度*　以口腔温度为标准，按发热高低可分为：①低热，37.3～38℃；②中等度热，38.1～39℃；③高热，39.1～41℃；④超高热，41℃或以上。

2.*发热的临床过程与特点*　发热的经过一般分为3个阶段，其特点及临床表现见表1-2-1。

3.*热型*　将发热患者在不同时间测得体温数值分别记录在体温单上，再把体温数值点连接起来形成体温曲线，该曲线的不同形态（形状）称为热型（fever type）。不同的病因所致发热的热型也常不同。临床上常见的热型见表1-2-2。

表1-2-1　发热的特点及临床表现

阶段	特点	临床表现
体温上升期（发热期）	产热大于散热	疲乏无力、皮肤苍白、肌肉酸痛、无汗、畏寒或寒战，继而体温上升
高热期（极期）	产热和散热过程在较高水平上保持相对平衡	皮肤潮红、灼热，呼吸深快，寒战消失，开始出汗
体温下降期（退热期）	散热大于产热	多汗、皮肤潮湿，体温降至正常

表1-2-2　临床上常见热型的特点及临床意义

热型	特点	临床意义
稽留热	体温持续在39～40℃以上达数天或数周，24h波动范围不超过1℃	伤寒高热期、大叶性肺炎
弛张热	体温常在39℃以上，24h波动范围超过2℃，但都在正常水平以上	败血症、风湿热、化脓性炎症、重症肺结核等
间歇热	体温骤升达峰值后持续数小时，又骤降至正常水平，无热期可持续1d至数天，如此高热期和无热期反复交替出现	疟疾、急性肾盂肾炎
回归热	体温骤升至39℃或以上，持续数天后又骤降至正常水平，数天后又骤升，如此规律性交替出现	霍奇金病
波状热	体温渐升达39℃或以上，持续数天后又渐降至正常水平，数天后体温又渐升，如此反复多次	布鲁菌病
不规则热	发热的体温曲线无一定规律	结核病、癌性发热、风湿热

（四）护理评估要点

1.发热的特点　起病的时间、季节、起病缓急、发热程度、热型、诱因。

2.伴随症状　昏迷者常为中枢神经系统感染；伴寒战的高热常提示病情较为严重。

3.发热对人体功能性健康型态的影响　有无食欲与体重的下降、脱水等营养与代谢型态的改变；有无认识与感知型态的改变，如意识障碍、惊厥、精神错乱。

4.诊断、治疗与护理经过　包括用药史、药物种类、剂量与疗效；有无采取物理降温措施、方法及其疗效。

5.有无与发热相关的疾病史或诱发因素　既往有无结核病、疟疾等可引起发热的病史，有无传染病患者接触史及药物过敏史等。

（五）护理措施

1.提供舒适的环境　为患者提供良好的住院环境，保持房间适宜的温度、湿度，经常定时通风，老年患者抵抗力低，对季节变换适应能力下降，秋冬季节注意保暖。

2.卧床休息，减少活动　高热患者由于新陈代谢率增快，消耗大而进食少，体质虚弱，发热期间应卧床休息，减少活动。

3.定时监测体温　加强对高热患者体温的监测，密切观察体温热型变化规律，每4h测量体温1次，待体温恢复正常3d后，可减至每日1次。同时要密切观察其他生命体征变化，如呼吸、心率、血压及有无咳嗽、咳痰、喘息、胸痛、呼吸困难等呼吸系统症状。如有异常情况，应通知医师及时处理。

4.物理降温　体温超过38℃时，给予物理降温，用冷毛巾敷头部，体温超过

38.5℃时，可用30%～50%乙醇或温水擦浴，必要时药物降温，或应用电冰毯持续物理降温，实施降温措施后30min须监测体温变化，并及时记录。

5.补充营养和保证充足的入量 高热时，分解代谢增加，营养物质大量消耗；同时由于迷走神经兴奋降低，使胃肠活动及消化吸收降低，易引起消瘦、衰弱和营养不良。因此，应供给高热量、高蛋白的流质或半流质饮食。鼓励患者进食，对不能进食者，必要时用鼻饲补充营养。高热可使其机体丧失大量水分，应鼓励患者多饮水，每日入量3000ml，饮水量1000～2000ml。必要时，由静脉补充液体、营养物质和电解质等。

6.观察并记录用药效果 遵医嘱及时应用解热药、抗生素，观察并记录用药反应与效果。老年患者肝肾功能储备下降，注意观察有无药物不良反应。热退后要鼓励患者增加活动和呼吸运动，以促进痰液排出，防止发生并发症。

7.加强口腔护理 长期发热患者，唾液分泌减少，口腔内食物残渣易于发酵、促进细菌繁殖，同时由于机体抵抗力低下及维生素缺乏，易于引起口腔溃疡，应加强口腔护理，减少并发症的发生。

8.加强皮肤护理 退热过程中往往大量出汗，应加强皮肤护理，及时擦干汗液，并更衣以防感冒。老年患者反应能力降低，应用冰袋、电冰毯降温时，注意防止冻伤或局部皮肤压伤。

9.密切观察生命体征 高热患者体温骤降时，常伴有大量出汗，以致体液大量丢失，年老体弱及心血管患者极易出现血压下降、脉搏细速、四肢冰冷等虚脱或休克表现，应密切观察。一旦出现上述情况，应立即配合医师及时处理。

（六）高热护理预案应急处理流程

1.患者寒战高热时，应立即给予吸氧，加盖棉被保暖，病房通风，保持室内空气流通，促进散热。

2.遵医嘱使用温水擦浴、冰袋或冰毯机物理降温。长期高热者遵医嘱使用冬眠合剂药物降温。当患者出现寒战时，全身表面及肌肉高度收缩，体温处于上升期，如果此时采取物理降温，便会产生对抗性刺激，导致体温继续上升，此期应给予保暖，让患者处于安静状态，待寒战消失，再行物理降温。

3.建立静脉通路，维持补液。遵医嘱抽血培养或做血常规、血生化检查。

4.监测体温、血压等生命体征的变化，密切观察用药后患者的反应，防止体温骤降引起虚脱或休克。

5.患者发生寒战抽搐时立即取平卧位或侧卧位，头偏向一侧，保持呼吸道通畅，防止舌咬伤及舌后坠，给予低流量吸氧，氧流量为2～4L/min，立即通知医师。

6.遵医嘱用药，如镇静药（咪达唑仑）、降温药（新癀片、洛索洛芬、吲哚美辛栓等）。鼓励患者多饮水或静脉补充水分、电解质，预防水、电解质紊乱。

7.患者发生感染性休克时立即取平卧位，头偏向一侧，保持呼吸道通畅，吸氧；密切观察记录神志、生命体征、出入量情况；遵医嘱给予扩容、升压、降温等药物治疗；备好急救设备及药品。

8.认真记录患者病情变化，加强巡视并重点交班。

高热应急处理流程见图1-2-1。

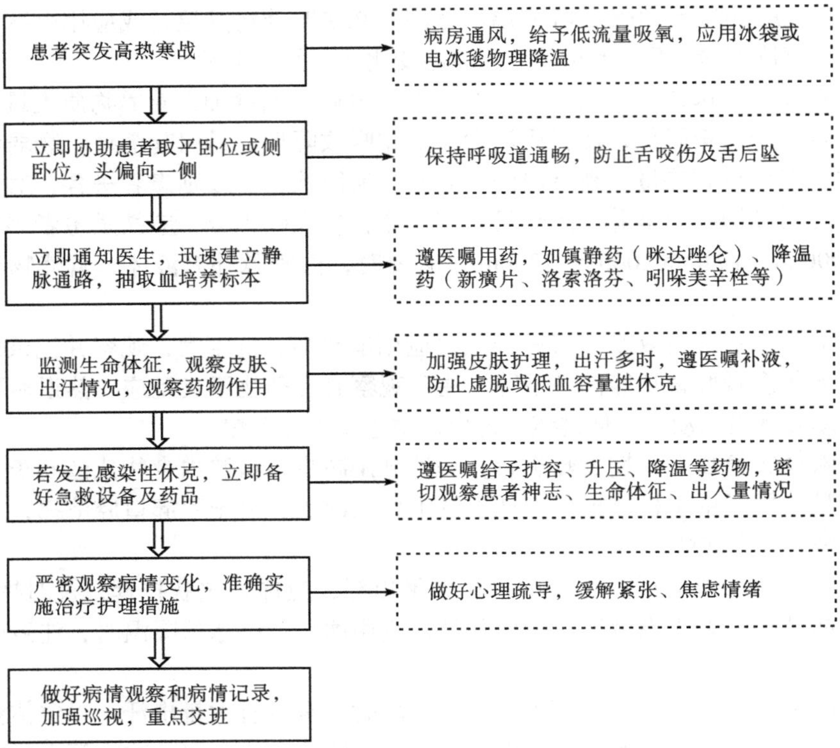

图1-2-1　高热的应急处理流程图

二、咳嗽与咳痰

咳嗽与咳痰是临床最常见症状之一，主要见于呼吸系统疾病，非呼吸系统疾病或全身疾病也可引起。

（一）概念

咳嗽（cough）是人体清除呼吸道内的分泌物或异物的保护性呼吸反射动作，咳痰（expectoration）是呼吸道内的病理性分泌物，借助咳嗽而排出体外的动作。咳嗽与咳痰是呼吸系统最常见的症状。咳嗽可伴有或不伴有咳痰。咳嗽无痰或痰量甚少称为干性咳嗽，咳嗽伴有痰液称为湿性咳嗽。

痰是气管、支气管、肺泡的分泌物或渗出物，有浆液性、黏液性、脓性等，痰液潴留易导致呼吸道致病原生长繁殖、炎症恶化、扩散或反复继发感染，还可阻塞支气管使通气与换气功能受损而发生缺氧、呼吸困难，病情恶化。

（二）常见原因

1.呼吸道疾病　感染、结核、出血、肿瘤等。其中以细菌和病毒感染最为常见。支气管哮喘、气道阻塞、肺间质性疾病也可引起咳嗽。

2.理化因素　异物、灰尘、刺激性气体、过冷或过热空气等理化因素吸入或刺激。

3.胸膜疾病　胸膜炎、自发性气胸引起胸膜受刺激。

4.心血管疾病　肺水肿、肺淤血等。

5.其他因素　中枢神经病变、慢性咽喉炎、鼻窦炎、食管、胃等的刺激也会引起咳嗽。

（三）临床表现

咳嗽的性质、音色、时间与节律，痰液性状等随病因不同而异，同时还要注意观察有无发热、胸痛、呼吸困难、咯血、发绀、头痛、杵状指（趾）等伴随症状。患者可能会伴有苦闷、烦躁不安、疲乏、失眠、注意力不集中、焦虑、抑郁等不良情绪反应。长期剧烈、频繁咳嗽可致呼吸肌疼痛，使患者不敢有效地咳嗽和咳痰，并可致失眠、头痛、食欲减退。剧烈咳嗽可因脏胸膜破裂发生自发性气胸，或因呼吸道黏膜上皮受损出现咯血，也可致胸腹部手术后患者切口开裂。不能有效咳痰者，痰液潴留可诱发或加重肺部感染，并使肺通气、换气功能受影响。

1. 咳嗽　时间小于3周称为急性咳嗽，大于3周称为慢性咳嗽，咳嗽无痰或痰量少称为干性咳嗽，其特点为咳嗽短促、断续、音调高，可单发、散发或阵发性咳嗽。咳嗽伴痰液为湿性咳嗽，多为连续性，见于慢性支气管炎、肺炎、支气管扩张和肺脓肿。咳嗽可突然发生或长期慢性发作，前者见于吸入刺激性气体、呼吸道异物、器官或支气管分叉部受压迫；后者多见于慢性呼吸道疾病。咳嗽的性质与音色变化及可能的病因见表1-2-3。

表1-2-3　咳嗽的性质与音色变化及可能的病因

音色及时间变化	可能的病因
干性或刺激性咳嗽	上呼吸道炎症、气管异物、胸膜炎、支气管肿瘤、过敏
慢性咳嗽、有痰	慢性支气管炎、支气管扩张、脓肿、细菌性肺炎、肺结核
哮鸣	支气管痉挛、哮喘、过敏、充血性心力衰竭
喘鸣（高调）	气管阻塞
晨咳	吸烟
夜间咳嗽	后鼻道分泌物下滴、充血性心力衰竭
犬吠样咳嗽	会厌、喉部疾病或异物
金属音调咳嗽	纵隔肿瘤、主动脉瘤或支气管肺癌压迫气管
嘶哑性咳嗽	声带炎、喉炎、喉结核、喉癌和喉返神经麻痹

2. 咳痰　痰的性状可为黏液性、浆液性、脓性和血性。痰的颜色取决于其所含的成分。

痰的性状变化及可能的病因见表1-2-4。

表1-2-4　痰的性状变化及可能的病因

性状	可能的病因
黏液样、黏液脓性	哮喘、肿瘤、肺结核、肺气肿、肺炎
白色泡沫或黏液痰	支气管炎、肺炎、支气管哮喘
黄绿色、脓性	支气管扩张、慢性支气管炎
铁锈色、脓性	肺炎球菌性肺炎

续表

性状	可能的病因
粉红色泡沫痰	肺水肿
砖红色、胶冻样	克雷伯菌感染的肺炎
灰黑色或暗灰色痰	各种肺尘埃沉着病或慢性支气管炎
痰有恶臭味	厌氧菌感染、肺脓肿
血性	肺梗死出血、支气管扩张、脓肿、肺结核、肿瘤、心源性或出血性疾病

（四）护理评估要点

1.相关病史与诱因　有无与咳嗽、咳痰相关的病史或诱发因素。

2.痰液的性状改变　痰液性状、痰量、颜色、气味、黏稠度及与体位的关系。咳痰出现和持续的时间、性质、节律、音色及其与体位、睡眠的关系。

3.咳嗽、咳痰对人体功能性健康型态的影响　有无食欲减退，日常生活活动能力受限等活动与运动型态的改变。有无失眠等睡眠休息型态的改变。对胸、腹部手术后剧烈、频繁咳嗽者要注意评估切口情况。

4.诊断、治疗与护理经过　能否有效咳嗽、咳痰，是否服用止咳祛痰药物，药物种类、剂量及疗效；有无采取促进排痰的护理措施。

（五）护理措施

1.提供清洁舒适的环境，减少不良刺激。过敏性咳嗽者避免接触过敏原。保持室内空气新鲜，定时开窗通风，但要避免患者着凉。维持合适的室温（一般老年人房间冬季为18～24℃、夏季为24～26℃，湿度为40%～70%），以充分发挥呼吸道的自然防御功能。

2.保持舒适体位，剧烈咳嗽时取半卧位。咳痰多的患者取侧卧位或经常更换卧位，避免诱因，注意保暖。

3.给予高蛋白、高维生素、高热量、易消化饮食，避免油腻、辛辣等刺激性食物，少食多餐。保持口腔清洁。

4.保证水分的供给，每天饮水1500ml以上，每日液体入量保持在2500～3000ml，足够的水分可以保证呼吸道黏膜的湿润和病变黏膜的修复，利于痰液稀释和排出。

5.密切观察咳嗽、咳痰情况，记录痰液的色、质、量，正确收集痰标本及时送检。帮助痰多而咳痰不畅的患者排痰，鼓励患者咳嗽，轻拍其胸部、背部，使痰液移动，雾化吸入可使气管内分泌物湿化且易于咳出，患者可避免服用强镇咳药。

6.按医嘱正确用药，观察药物作用及不良反应，嘱患者咳嗽时轻捂嘴，将痰咳在痰杯或纸上，避免病菌传播。指导患者正确服用镇咳、祛痰药物，服用血管紧张素转化酶抑制剂引起咳嗽的患者，立即停药并及时观察药物作用及不良反应。

7.为患者提供身心两方面的护理，倾听患者倾诉，消除焦虑，增强战胜疾病的信心。指导患者有效咳痰，正确使用超声雾化、体位引流等方法，详见有关章节。

8.密切观察并发症，如患者突然出现烦躁不安、神志改变、面色苍白、发绀、出冷汗、呼吸急促、咽部明显痰鸣音，考虑窒息可能，立即吸痰或准备气管内插管，配合抢救。

（六）咳嗽性晕厥及痰堵窒息护理预案应急处理流程

1.咳嗽性晕厥

（1）患者发生咳嗽后出现晕厥，应立即取平卧位，抬高下肢，增加回心血量。将患者的紧胸衣物和衣领解开，头偏向一侧，防止舌后坠阻塞呼吸道，保持呼吸道通畅。

（2）立即通知值班医师。给予吸氧，心电监护，建立静脉通路。

（3）严密监测血压、脉搏、脉氧饱和度的变化。注意检查晕厥后有无头部外伤和骨折，以便及时给予相应的处理。

（4）积极治疗原发性呼吸道疾病，遵医嘱用药，给予镇咳、解痉平喘、祛痰药。患者出现剧咳时，可服用可待因。

（5）密切观察病情变化，准确实施护理治疗措施。做好心理疏导，缓解紧张、焦虑情绪。

（6）备好急救用物及药品，必要时配合医师行气管内插管。

咳嗽性晕厥的应急处理详见图1-2-2。

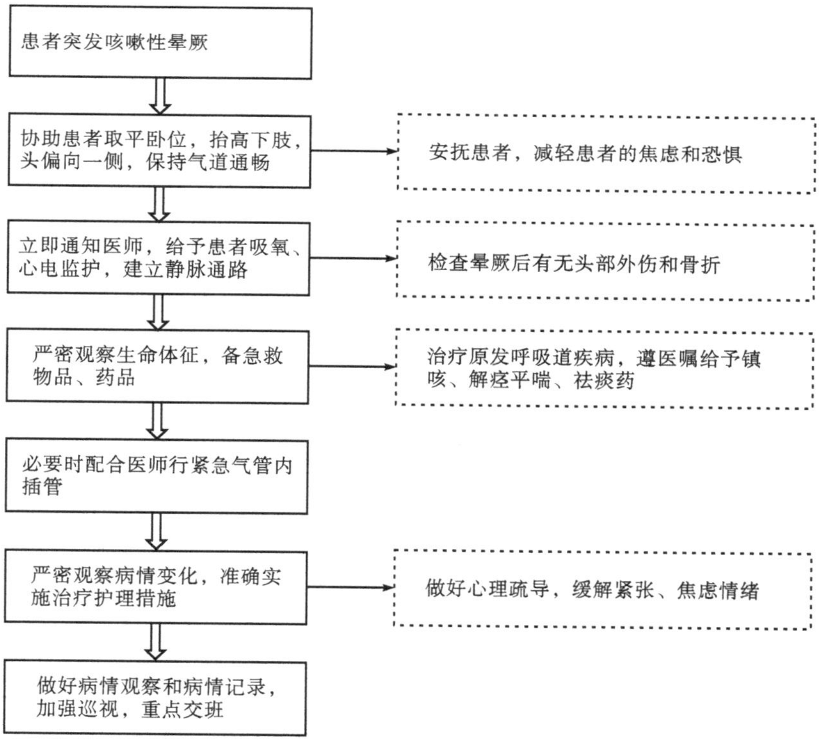

图1-2-2　咳嗽性晕厥的应急处理流程图

2.痰堵窒息

（1）当患者发生痰堵时，应立即协助其取侧卧位或半坐卧位，抬高床头，给予叩背。

（2）给予吸氧，清理口腔分泌物，彻底吸痰，保持呼吸道通畅。

（3）给予心电监护，立即通知医师，准备急救物品及药品。

（4）迅速建立静脉通路，遵医嘱给予化痰、平喘、扩张气管等药物治疗。

（5）监测生命体征及脉氧饱和度的变化，遵医嘱抽动脉血气，判断患者缺氧情况。

（6）如患者病情继续加重，立即联系准备呼吸机，迅速准备气管内插管用物。配合医师行紧急气管内插管。

（7）严密观察病情变化，准确实施治疗护理措施，做好心理疏导，缓解紧张、焦虑情绪。

痰堵窒息应急处理流程见图1-2-3。

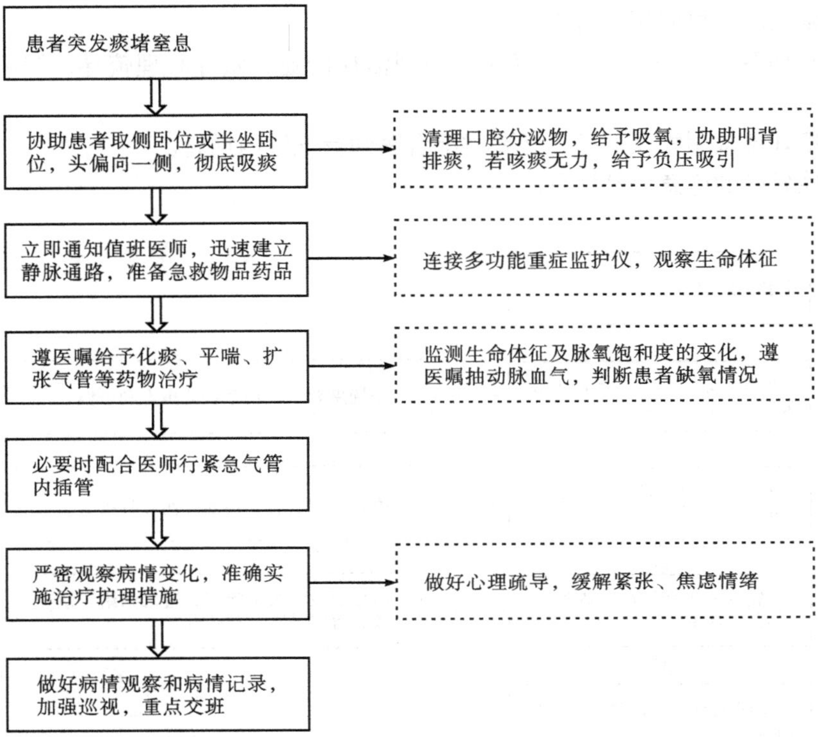

图1-2-3　痰堵窒息的应急处理流程图

三、咯血

喉部及喉部以下呼吸道出血也可经咳嗽由口排出，这种现象为咯血，分为大量咯血、血痰或痰中带血。

（一）概念

咯血（hemoptysis）是指喉部及喉部以下呼吸道和肺组织出血，血液随咳嗽动作从口腔排出。咯血一般为肺部疾病所致，咯血病因复杂，可以涉及心、肺等多个器官，从炎症、寄生虫、血液病到肿瘤，均可导致咯血。咯血量的多少视病因或病变的性质而异。持续痰中带血或小量咯血，需积极查明原因，妥善处理。大量咯血时血液自口、鼻涌出，常可阻塞呼吸道造成窒息或严重失血危及生命，要采取有效措施，进行止血及抢救。

（二）常见病因及表现

呼吸系统疾病是咯血常见的病因。有1/3 ～ 1/2的肺结核患者有痰中带血、咯血症状，约有1/3以上的支气管肺癌患者以咯血为首发症状；咯血的颜色与性状则因病因不同而不同，肺结核、支气管扩张、肺脓肿和出血性疾病等所致的咯血，颜色多为鲜红，急性左心衰竭、肺水肿所致的咯血为粉红色泡沫样痰；铁锈色血痰主要见于典型的肺炎球菌肺炎，也可见于肺吸虫病和肺泡出血；砖红色胶冻样痰见于典型的肺炎克雷伯杆菌肺炎；二尖瓣狭窄所致咯血多为暗红色；左心衰竭所致咯血为浆液性粉红色泡沫痰；肺梗死引起的咯血为黏稠暗红色血痰。

咯血量的多少与受损血管的性质及数量有直接关系，但与病情的严重程度不完全一致。小量咯血指每日咯血量小于100ml，患者无明显自觉症状，但存在精神紧张或恐惧；中等量咯血指每日咯血量在100 ～ 300ml；大量咯血指咯出满口血液或短时间内咯血不止，每日咯血量在500ml以上或一次咯血超过100ml。咯血前有喉痒、胸闷、咳嗽等先兆症状，咯出血多为鲜红色，大量咯血时伴呛咳、脉速、出冷汗、呼吸急促、面色苍白、紧张不安和恐惧感，呼气时有血腥味，易发生窒息、肺不张及失血性休克等并发症，危及生命。

（三）护理评估要点

1.病因或诱发因素　有无与咯血相关的病史或诱发因素。

2.咯血性质的评估　咯血前的症状、出血的方式、出血的颜色、血中的混合物、酸碱反应、出血后的便及痰的反应等情况。

3.咯血量的评估　咯血量的多少与疾病严重程度不完全一致，少量间断咯血，可能是严重疾病或肿瘤的早期信号。一次大量咯血，患者可窒息致死，需注意观察其神志、呼吸及窒息先兆表现。

4.咯血与呕血的鉴别　见表1-2-5。

表1-2-5　咯血与呕血的鉴别

鉴别点	咯血	呕血
病因	肺结核、肺癌、支气管扩张、肺炎、肺脓肿等	消化性溃疡、肝硬化、胃癌、急性胃黏膜病变等
出血前症状	喉部痒感、胸闷、咳嗽等	上腹部不适、恶心、呕吐等
出血方式	咯出	呕出，可呈喷射状
血色	鲜红色	棕色或暗红色，偶为鲜红色
血中混有物	痰液、泡沫	食物残渣、胃液
酸碱反应	碱性	酸性
黑粪	如未咽下血液，则无	有，可为柏油样
出血后痰的性状	常有血痰数日	无痰

5.咯血对人体功能性健康型态的影响　主要为有无焦虑、恐惧等压力与压力应对型态的改变。

6.并发症评估　大量咯血者极易产生各种并发症，常见的有窒息、肺不张、继发感染、失血性休克。

（四）护理措施

（1）协助患者卧位休息，取患侧卧位，或去枕平卧、头偏向一侧，大量咯血患者避免搬动，应绝对卧床休息。

（2）做好心理护理，积极安慰患者，消除其恐惧、焦虑等心理问题，鼓励患者增强战胜疾病的信心，指导配合治疗护理，嘱患者全身放松，必要时适当应用镇静剂。

（3）保持呼吸道通畅，鼓励患者轻轻将血和痰液咳出，嘱患者不要屏气，以免诱发喉头痉挛，使血液引流不畅形成血块，导致窒息。痰液黏稠无力咳出者，可经口鼻腔吸痰。

（4）观察患者咯血的颜色、性状、量及出血的速度，必要时留取标本送检。密切观察患者的生命体征及意识变化，尤其是血压、脉搏、呼吸；观察患者有无胸闷、气促、呼吸困难、面色苍白、出冷汗、烦躁不安等窒息征象；有无阻塞性肺不张、肺部感染及休克等并发症的表现。对年老体弱、肺功能不全者应用镇静剂和镇咳药后，注意观察其呼吸中枢和咳嗽反射受抑制情况。

（5）做好饮食护理，大量咯血者应禁食，小量咯血停止后可食少量温凉流质，高蛋白、高维生素、易消化的食物，多饮水，保持大便通畅。

（6）做好窒息的应急抢救准备，床旁备好急救器械和药品，如止血剂、呼吸兴奋剂、吸引器、开口器、金属吸引器、气管插管及气管切开包等，一旦患者出现窒息征象，立即取头低足高45°侧卧位，头偏向一侧，必要时用吸痰管进行机械吸引，迅速清除气道、口咽部的血块，并给予高浓度吸氧，保持气道通畅。及时准备输液、输血用物，建立静脉通道，按医嘱进行输液输血。

（五）咯血的护理预案及应急处理流程

（1）患者发生咯血，应立即协助患者卧床休息，取患侧卧位或平卧位，头偏向一侧。安抚患者，轻轻拍背部，嘱患者不要屏气，将血块咳出，或清理口腔内积血，保持呼吸道通畅。观察咯血的颜色、量及伴随症状。

（2）立即通知医师，迅速建立两条静脉通路，连接心电监护。

（3）密切观察患者生命体征及神志的变化，记录咯血情况。遵医嘱使用止血药、呼吸兴奋剂等药物，留取标本送检，必要时交叉配血。

（4）准备急救用品、药品、负压吸引、气管插管等抢救用物，做好大咯血急救准备。必要时配合医师行纤维支气管镜引导下气管插管。

（5）严密观察患者病情变化，加强巡视，重点交班。做好患者心理疏导，缓解其紧张、焦虑情绪。

咯血的应急处理流程见图1-2-4。

四、胸痛

胸痛为临床常见症状之一，是由多种原因引起的患者感到胸部疼痛的症状。多数胸痛患者没有生命危险，但其中有少数胸痛是由致命性疾病引起的。

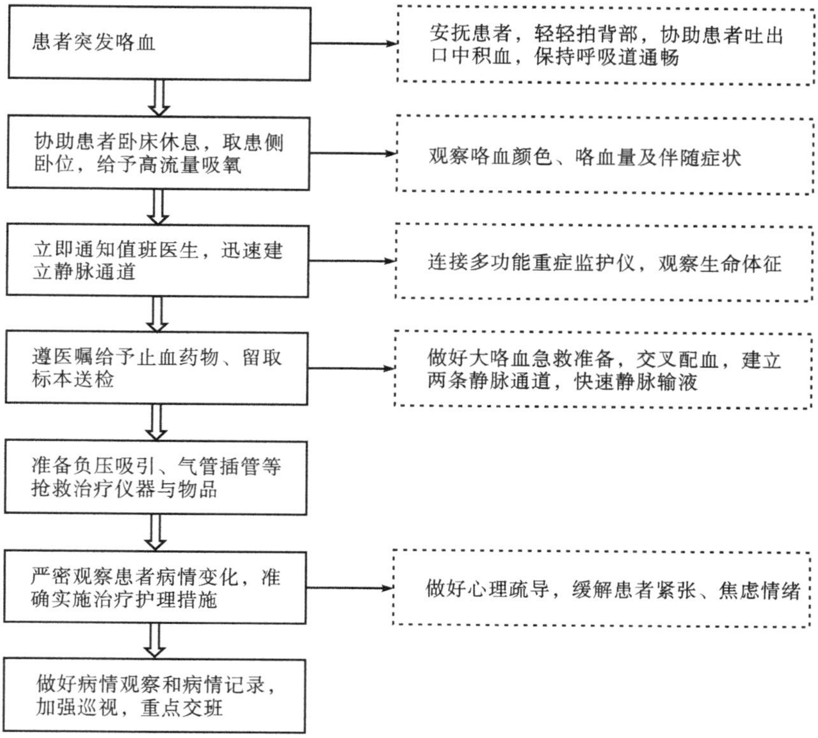

图1-2-4　咯血的应急、处理流程图

（一）概述

胸痛（chest pain）是指胸部的感觉神经纤维受到某些因素刺激后，产生冲动传至大脑皮质的痛觉中枢而引起的局部疼痛，可由多种疾病所致，胸痛的部位和严重程度，并不一定和病变的部位及严重程度相一致，对胸痛的患者应认真检查，尽可能找到引起胸痛的原因。

（二）常见病因及表现

1. 常见原因　因胸膜疾病、心血管疾病、胸壁疾病、胸部外伤等引起胸痛。由于病因不同，胸痛的临床表现及疼痛程度也不一样，与病变部位密切相关，有隐痛、压痛、灼痛、刺痛、压榨性痛等，有的疼痛向其他部位放射，有的局限于局部，有的与呼吸和运动有关，有的在静息状态下也表现出胸痛。如心绞痛时胸痛有典型症状，胸膜炎、自发性气胸等，常为单侧胸痛；肋间神经炎、肋骨骨折引起的胸痛呼吸或咳嗽时症状加重。

2. 临床表现

（1）发病年龄：青壮年胸痛多考虑结核性胸膜炎、自发性气胸、心肌炎、心肌病、风湿性心瓣膜病，40岁以上则考虑心绞痛、心肌梗死和支气管肺癌等。

（2）发病特点：常见疾病胸痛的部位、程度与性质、持续时间、诱发与缓解因素见表1-2-6。

表1-2-6　常见疾病胸痛的特点

疾病	特　点
心绞痛	压迫性、紧缩性疼痛，多位于胸骨后、心前区，可放射至左肩及左臂，多在体力活动、情绪激动、饱餐、寒冷时发生，也可于睡眠中发病，持续1～5min，休息或含服硝酸甘油后迅速缓解
急性心肌梗死	疼痛性质、部位与心绞痛相似，但持续时间更长，休息和含服硝酸甘油不能迅速缓解，可伴有大汗、恶心、呕吐、心律失常，严重者出现休克、心力衰竭
急性心包炎	胸痛往往较剧烈，局限在胸骨下或心前区，可放射至左肩背部及颈部，可呈持续性或间歇性发作，深呼吸、咳嗽、吞咽、左侧卧位时加重，坐位、前倾位或右侧卧位减轻，常伴有发热。体检可闻及心包摩擦音
主动脉夹层分离	起病突然，剧痛难忍，呈刀割或撕裂样，迅速放射至胸前、背部，并可扩展至腹部、下肢、臂和颈部，多有高血压或动脉粥样硬化病史
胸膜性疼痛	尖锐痛、钝痛或烧灼样痛，可向上腹部、同侧颈肩部放射，深呼吸、咳嗽、弯腰、翻身都可加剧疼痛。一侧剧烈胸痛骤然起病，并伴有呼吸困难应考虑气胸、肺栓塞；急性起病伴发热、寒战提示肺炎、脓胸；持续性钝痛提示胸膜肿瘤
食管疾病	多为烧灼样疼痛，也可呈压榨样、针刺样疼痛，常位于胸骨后，也可向喉、上腹部等放射，往往伴有吞咽困难，吞咽疼痛
胸壁疾病	常固定于病变所在部位，有明显压痛，深呼吸对疼痛影响小，咳嗽、举臂等躯体运动可刺激胸痛加剧
纵隔疾病	胸骨后疼痛，伴有紧缩或压迫感，吞咽时疼痛加重；压迫上腔静脉可引起上腔静脉综合征；纵隔气肿可伴有皮下气肿和捻发音

（三）护理评估要点

1.病史　有无与胸痛相关的疾病病史。

2.疼痛的部位　常为病变所在部位，但应注意某些内脏疾病可伴有牵涉痛，甚至突出表现为牵涉部位疼痛。

3.疼痛性质、程度与持续时间　疼痛的性质与病因及病变部位密切相关。胸痛程度可呈剧烈、轻微和隐痛，如肺梗死可突然发生胸部剧痛或绞痛。

4.诱发、加重或缓解因素　咳嗽、深呼吸可致胸壁及胸膜病变所致胸痛加剧。

5.伴随症状和体征　如胸痛伴有咳嗽、咳痰和（或）发热，常见于气管、支气管和肺部疾病；胸痛伴呼吸困难，常提示病变累及范围较大，如自发性气胸、渗出性胸膜炎和肺栓塞等；胸痛伴咯血，主要见于肺栓塞、支气管肺癌；胸痛伴面色苍白、大汗、血压下降或休克时，多见于心肌梗死、夹层动脉瘤和大块肺栓塞；胸痛伴吞咽困难，多见于反流性食管炎等。

6.胸痛对人体功能性健康型态的影响　有无焦虑、愤怒、恐惧等压力与压力应对型态的改变；有无睡眠与休息型态的改变。

（四）护理措施

（1）观察胸痛的性质、部位、持续时间，注意有无其他伴随症状，尽早查明原因及时处理。

（2）密切观察患者心率、呼吸、血压、神志等，发现病情异常变化及时报告医师进行抢救。

（3）因肺部疾病所致的胸痛患者，宜取患侧卧位；伴有胸闷、气急的胸痛者宜取半卧位，安慰患者，稳定其情绪，及时判断并行相应处理。

（4）给予吸氧，指导患者采用减轻疼痛的体位及活动方法，对胸痛剧烈者，遵医嘱使用镇痛剂或麻醉性镇痛药，必要时应用约束带固定胸部，以减轻疼痛。

（5）伴有心脏病致胸痛时观察疼痛是否位于胸骨体上段或中段之后并波及心前区，是否有放射痛，至左肩、左臂、咽、下颌，疼痛性质是否为压迫或烧灼感，给予中流量吸氧4～6L/min，硝酸甘油0.5～1.0mg舌下含服，严密观察病情，进行心电监护。

（五）胸痛护理预案应急处理流程

1.知识背景　急性胸痛在临床工作中十分常见，病情较急，如不能得到及时有效的诊断和救治，势必会危及患者的生命。造成急性胸痛的原因很多，涵盖了循环、消化、呼吸、血液、内分泌多个系统的疾病。其中引起急性胸痛的呼吸系统疾病有肺栓塞和气胸。

肺栓塞（pulmonary embolism，PE）是由于内源性或外源性的栓子堵塞肺动脉主干或分支，引起肺循环障碍的临床和病理生理综合征，其中肺血栓栓塞症（pulmonary thromboembolism，PTE）是最常见的肺栓塞类型，指来自静脉系统或右心的血栓阻塞肺动脉或其分支所致疾病，以肺循环和呼吸功能障碍为主要临床表现和病理生理特征。约10%的急性肺栓塞患者于发病1h内死亡。若未及时诊断及治疗，约有30%的患者因肺栓塞复发而死亡。气胸（pneumothorax）是气体进入胸膜腔，造成积气状态，按性质可分为闭合性气胸、开放性气胸、张力性气胸；按病因分为自发性气胸和继发性气胸。

2.病情判断

（1）肺栓塞典型症状为突发胸痛、呼吸困难、咯血、先兆晕厥和晕厥。胸痛是肺栓塞常见症状，多因远端肺栓塞引起的胸膜刺激所致，患者常不敢深呼吸，不能向患侧卧，甚者难以入睡。主要可见呼吸系统和循环系统体征，特别是呼吸频率增快（＞20次/分）、心率加快（＞90次/分）、血压下降及发绀。

（2）气胸典型症状为突发胸痛，继而胸闷或呼吸困难，并可有刺激性干咳。症状轻重取决于起病急缓、肺萎缩程度、肺原发疾病及有心肺功能状况等。

3.应急处理流程

（1）患者突然出现胸闷、剧烈胸痛、呼吸困难、咯血，应立即协助患者卧床休息，采取侧卧位或平卧位，头偏向一侧，保持呼吸道通畅，吸氧，氧流量为4～6L/min。安抚患者，减轻患者心理负担。

（2）立刻通知值班医师。连接心电监护，建立静脉通道，遵医嘱用药。

（3）密切监测患者生命体征及脉氧饱和度变化，做好护理记录，并及时监测血气变化，遵医嘱留取血液标本。

（4）监测患者血压变化，如血压下降，应遵医嘱给药，进行扩容抗休克治疗；咳嗽、烦躁、胸痛患者遵医嘱予以对症处理。

（5）备好急救物品、药品。根据病情配合医师，肺栓塞患者进行抗凝、溶栓或介入外科治疗，气胸患者进行胸腔穿刺、引流等急救处理。

胸痛的应急处理流程见图1-2-5。

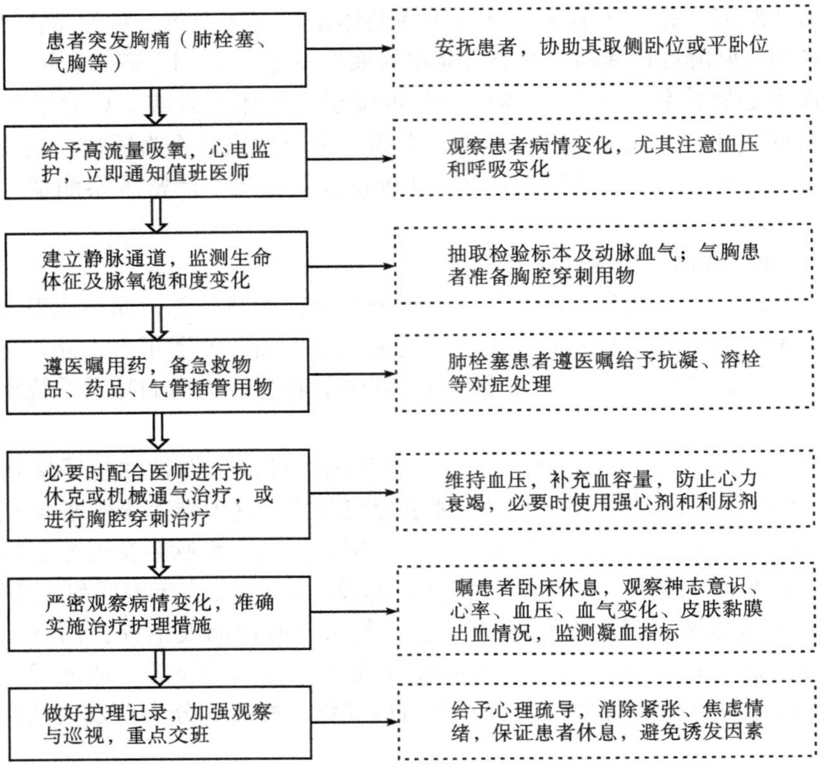

图1-2-5　胸痛的应急处理流程图

五、发绀

呼吸道疾病引起肺通气或换气障碍致血氧饱和度不足可引起发绀。绝大多数的发绀是由于血液中还原血红蛋白含量增多所引起的。

（一）概念

发绀（cyanosis）也称紫绀，是指血液中还原血红蛋白增多（≥50g/L），致皮肤和黏膜出现弥漫性青紫。发绀常发生在皮肤较薄、色素较少和毛细血管丰富的部位，如口唇、鼻尖、颊部与指（趾）甲床等处。

（二）常见原因及表现

1.常见原因　①中枢性发绀：支气管哮喘、肺炎、支气管急性梗阻、肺动脉栓塞、急性肺水肿、重症肺炎、肺纤维化、慢性阻塞性肺疾病、呼吸衰竭等；②周围性发绀：血栓性静脉炎、下肢静脉曲张、弥散性血管内凝血等；③化学性发绀：高铁血红蛋白血症、硫化血红蛋白血症。

2.特点　动脉血气指标异常。轻度缺氧：发绀及呼吸困难不明显，神志清醒，PaO_2＞50mmHg，SO_2＞80%，一般不需要给氧。中度缺氧：发绀及呼吸困难明显，神志正常或烦躁不安，PaO_2为30～50mmHg，SO_2为60%～80%，需给氧。重度缺氧：显著发绀，呼吸困难严重，三凹征明显，PaO_2＜30mmHg，SO_2＜60%，是给氧的绝对适应证，当PaO_2＜50mmHg时，均应给氧。

3.伴随症状　喘息、憋气、呼吸困难；慢性肺病者有杵状指。

（三）护理评估要点

1.相关病史。有无与发绀相关的病史或药物、化学物品、变质蔬菜摄入史。

2.发绀的特点、严重程度、起病时间、发绀出现的急缓、持续时间及伴随症状。

3.发绀对人体功能性健康型态的影响。有无呼吸困难等活动与运动型态的改变；有无焦虑、恐惧等压力与压力应对型态的改变。

4.诊断、治疗和护理经过。有无用药；有无采取氧疗法及其疗效。

（四）护理措施

（1）持续吸氧，保持呼吸道通畅，必要时给予无创正压通气或建立人工气道行机械通气治疗。

（2）协助患者采取半卧位，减少氧耗。

（3）给予高热量饮食，少食豆制品，以减少肠道积气，以免影响膈肌上升。

（4）给予心理支持，安抚患者，缓解其焦虑、紧张情绪。

（5）指导患者适当休息与活动，减少剧烈活动，必要时卧床休息。

（6）坚持氧疗，遵医嘱用药治疗原发病。

（7）注意保暖，防止受凉加重病情。

（五）发绀护理预案应急处理流程（急性低氧血症）

1.患者SpO_2突然急剧下降，出现口唇青紫、烦躁不安、大汗淋漓、呼吸困难、面色发绀等缺氧表现时，应立即给予面罩吸氧或使用呼吸机者给予吸入纯氧。

2.协助患者采取坐位或半坐卧位，保持呼吸道通畅。立即通知医师。准备抢救物品、药品及气管内插管用物等。

3.判断患者SpO_2急剧下降的原因，遵医嘱对症处理或应用镇静药物。

4.密切监测患者神志、生命体征、脉氧饱和度的变化，观察血气分析指标及呼吸机报警情况。

5.遵医嘱用药治疗原发病，改善缺氧。

6.备好急救药品及物品，做好气管内插管的准备，必要时行气管内插管，呼吸机辅助呼吸。

急性低氧血症应急处理流程见图1-2-6。

六、呼吸困难

呼吸困难是呼吸功能不全的一个重要症状，是患者主观上有空气不足或呼吸费力的感觉；而客观上表现为呼吸频率、深度和节律的改变。

（一）概念

呼吸困难（dyspnea）是指呼吸系统疾病引起患者自感空气不足、呼吸不畅、呼吸费力及窒息等呼吸不适感的主观体验，并伴有呼吸的频率、深度与节律异常，引起缺氧和（或）二氧化碳潴留。严重时出现鼻翼扇动、张口呼吸或端坐呼吸。患者的精神状况、生活环境、文化水平、心理因素及疾病性质等对其呼吸困难的描述具有一定影响。

（二）常见原因及表现

1.*病因及发病机制*　呼吸困难的发病机制有以下五种。①肺源性呼吸困难：肺通气、换气功能障碍导致缺氧和（或）二氧化碳潴留。②心源性呼吸困难：左侧心力衰

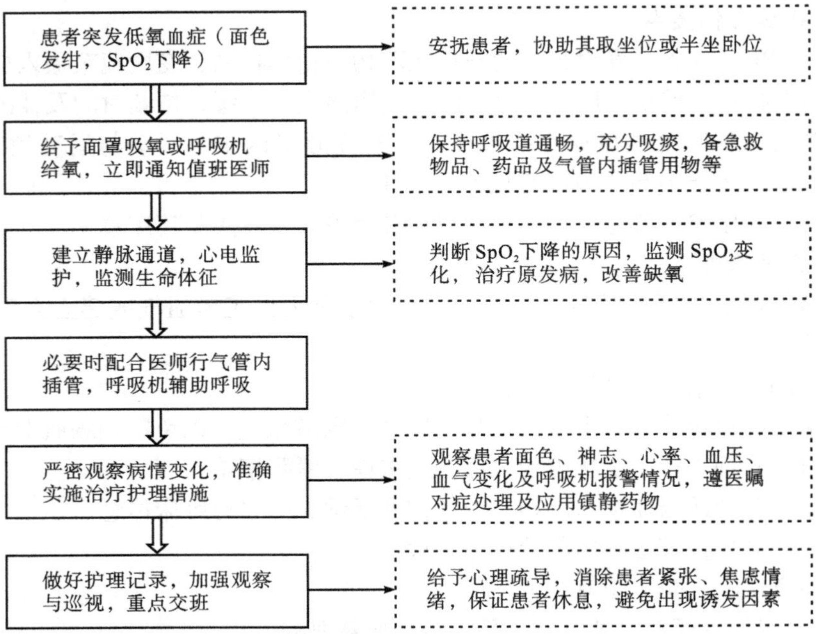

图1-2-6　急性低氧血症应急处理流程图

竭所致的肺淤血、肺泡弹性减低和肺循环压力增高等。③中毒性呼吸困难：血液中代谢产物增高刺激颈动脉窦、主动脉体化学感受器或直接兴奋呼吸中枢；中枢抑制药物和有机磷杀虫剂直接抑制呼吸中枢。④神经精神性呼吸困难：呼吸中枢受增高的颅内压和供血减少的刺激，多为过度通气而发生呼吸性碱中毒所致。⑤血源性呼吸困难：红细胞携氧量减少，血氧含量减低。引起呼吸困难的病因较多，主要为呼吸系统和循环系统疾病（表1-2-7）。

表1-2-7　呼吸困难常见的病因

分类	病变	病　因
呼吸系统疾病	气道阻塞	喉、气管、支气管炎症、痉挛、水肿、肿瘤或异物所致的狭窄或阻塞及支气管哮喘、慢性阻塞性肺疾病等
	肺疾病	肺炎、肺结核、肺脓肿、肺水肿、肺不张、弥漫性肺间质疾病、细支气管肺泡癌等
	胸壁、胸廓、胸膜腔疾病	胸壁炎症、严重胸廓畸形、胸腔积液、自发性气胸、胸膜粘连、结核、外伤等
	神经肌肉疾病	重症肌无力累及呼吸肌、药物所致呼吸肌麻痹、脊髓灰质炎累及颈髓、急性多发性神经根炎等
	膈肌运动障碍	膈麻痹、大量腹水、腹腔巨大肿瘤、胃扩张和妊娠末期
循环系统疾病		各种病因所致的左心和（或）右心衰竭、心脏压塞、肺栓塞和原发性肺动脉高压等
中毒		糖尿病酮症酸中毒、吗啡类药物中毒、有机磷杀虫药中毒、急性一氧化碳中毒和亚硝酸盐中毒等
血液系统疾病		重度贫血、高铁血红蛋白血症、硫化血红蛋白血症等
神经精神因素		颅脑外伤、脑出血、脑肿瘤、脑及脑膜炎症致呼吸中枢功能障碍

2.临床表现分型与病因　临床上肺源性呼吸困难可分为吸气性、呼气性和混合性三种类型（表1-2-8）。心源性呼吸困难的临床特点见表1-2-9。

表1-2-8　肺源性呼吸困难的特点及病因

类型	特点	病因
吸气性	吸气费力，重症者可出现“三凹征”，即胸骨上窝、锁骨上窝及肋间隙在吸气时明显下陷，干咳及高调的吸气性哮鸣音	喉头水肿、痉挛、气管异物、气管受压或肿瘤等引起的上呼吸道狭窄梗阻
呼气性	呼气费力时间延长、呼气缓慢、伴有广泛哮鸣音	支气管哮喘、喘息性慢性支气管炎、慢性阻塞性肺气肿
混合性	吸气和呼气均感费力，呼吸浅而快，常伴有呼吸音减弱或消失	重症肺炎、重症肺结核、大量胸腔积液、气胸等

表1-2-9　心源性呼吸困难的特点

项目	特点
基础疾病	风湿性心脏病、高血压性心脏病、冠状动脉硬化性心脏病等
呼吸困难	混合性呼吸困难，活动时呼吸困难出现或加重，休息时减轻或消失，卧位明显，坐位或立位减轻。重者可采取半坐位或端坐体位（心源性哮喘）
肺部体征	两肺底或全肺出现湿啰音
影响因素	应用强心剂、利尿剂和血管扩张剂改善心功能后呼吸困难随之好转

（三）护理评估要点

1.相关病史　有无与呼吸困难相关的病史。

2.呼吸困难的特点、严重程度及对日常生活活动的影响　可通过了解呼吸困难与日常生活活动能力水平的关系来评估呼吸困难的程度。呼吸困难可分为轻度、中度和重度。轻度为重体力活动时出现呼吸困难；中度为轻微体力活动如日常活动、走路等时出现呼吸困难；重度为在安静休息状态下也出现呼吸困难，表现为端坐呼吸，平卧时呼吸困难加重。

3.呼吸困难发生的缓急和持续时间　呼吸困难按病程分为急性呼吸困难与慢性呼吸困难，急性呼吸困难是指病程3周以内的呼吸困难，慢性呼吸困难则是指持续3周以上的呼吸困难。如急性呼吸困难可见于气胸、急性肺水肿、急性左心衰竭、肺血栓栓塞等；慢性呼吸困难可见于慢性阻塞性肺疾病，特别是急性加重时；数分钟或数小时内发生的发作性呼吸困难可见于支气管哮喘发作等。

4.伴随症状　呼吸困难伴胸痛，常见于自发性气胸、急性渗出性胸膜炎、急性心肌梗死等；呼吸困难伴发热，最常见于呼吸道感染性疾病；呼吸困难伴严重发绀和大汗淋漓、面色苍白、四肢厥冷、脉搏细速、血压下降等，为病情严重的表现。

5.呼吸困难对人体功能性健康型态的影响　有无发绀等活动与运动型态的改变；有无语言障碍、烦躁不安、意识障碍等认知与感知型态的改变。

6.诊断、治疗与护理经过　有无使用氧疗及其浓度、流量、疗效等。

（四）护理措施

1.保持室内空气新鲜，温、湿度适宜，哮喘患者室内避免有过敏原，如尘螨、花粉、刺激性气体等。

2.严重呼吸困难者取半坐位或端坐位，使膈肌下降，避免穿紧身衣服或盖过厚的被盖，防止加重患者的胸部压迫感。减少不必要的谈话，以减少耗氧量。

3.每日摄入高热量、高维生素、易消化的饮食，避免刺激性强、易于产气的食物，防止便秘、腹胀影响呼吸，补充足够水分，防止痰液黏稠。

4.指导患者有效咳嗽、排痰，及时清理呼吸道分泌物，保持呼吸道通畅。做好口腔护理，每日清洁口腔2～3次。

5.密切观察患者呼吸困难症状是否加重或好转，呼吸困难患者可有烦躁不安、紧张、焦虑、恐惧等不良心理，加强巡视次数，倾听患者的诉说，安抚患者，以缓和其紧张情绪，减轻严重呼吸困难时的濒死感，增加安全感。

6.根据病情及血气分析结果合理用氧，氧疗是纠正缺氧、缓解呼吸困难最有效的方法，病情危重时建立人工气道行呼吸机辅助呼吸。

7.减少活动，减少氧耗。对于轻、中度的患者应合理安排休息和活动量，有计划地增加运动量并改变运动方式，如散步、慢跑、太极拳、体操等，提高肺活量，逐渐恢复正常活动。

8.遵医嘱应用抗生素、解痉平喘、止咳祛痰药物及雾化吸入治疗。

9.保持患者呼吸道通畅，协助叩背排痰，指导患者有效咳嗽、咳痰，防止痰堵窒息，必要时负压吸引协助排痰。

10.随时做好应急抢救准备。

（五）呼吸困难的护理预案及应急处理流程

1.知识背景　突发性的呼吸困难主要见于哮喘急性发作，胸、肺外伤，自发性气胸，心肌梗死，肺梗死，急性肺水肿，异物阻塞等。临床常见的哮喘急性发作是指喘息、气急、咳嗽、胸闷等症状突然发生，或原有的症状加重，以呼气流量降低为其特征，常因接触变应原、刺激物或呼吸道感染诱发。

2.病情判断

（1）呼吸困难的临床表现：患者端坐呼吸、鼻翼扇动、张口耸肩，讲话不连贯，辅助呼吸肌参与呼吸运动，常有焦躁和烦躁、大汗淋漓、呼吸＞30次/分，出现三凹征，发绀，心率＞120次/分，可神志不清而出现昏迷。

（2）测定动脉血气指标：PaO_2＜60mmHg，$PaCO_2$＞45mmHg，SaO_2≤90%。

3.应急处理

（1）立刻通知值班医师，协助患者取舒适体位，一般取坐位或半坐位。

（2）清理口咽部及呼吸道分泌物，给予高流量吸氧，可采用面罩吸氧，保持呼吸道通畅。

（3）如判断是急性哮喘发作，应立即协助患者吸入硫酸沙丁胺醇气雾剂（万托林），15～20min重复使用。

（4）迅速建立静脉通道，连接多功能重症监护仪。

（5）严密观察患者心率、血压、脉氧饱和度等生命体征的变化，观察其呼吸的频率、节律和深浅度。观察患者神志、精神状态、末梢循环情况。遵医嘱抽血查血气，做血常规、生化检查。

（6）明确病因，根据患者病情，遵医嘱应用解痉平喘和抗感染药物，静脉应用茶碱类和激素类药，如甲泼尼龙琥珀酸钠或氢化可的松琥珀酸钠，并充分补充血容量。

（7）备急救物品与药品，负压吸引器、纤维支气管镜及气管插管，呼吸兴奋剂等抢救用药。必要时配合医师行气管插管。呼吸困难的护理预案应急处理流程见图1-2-7。

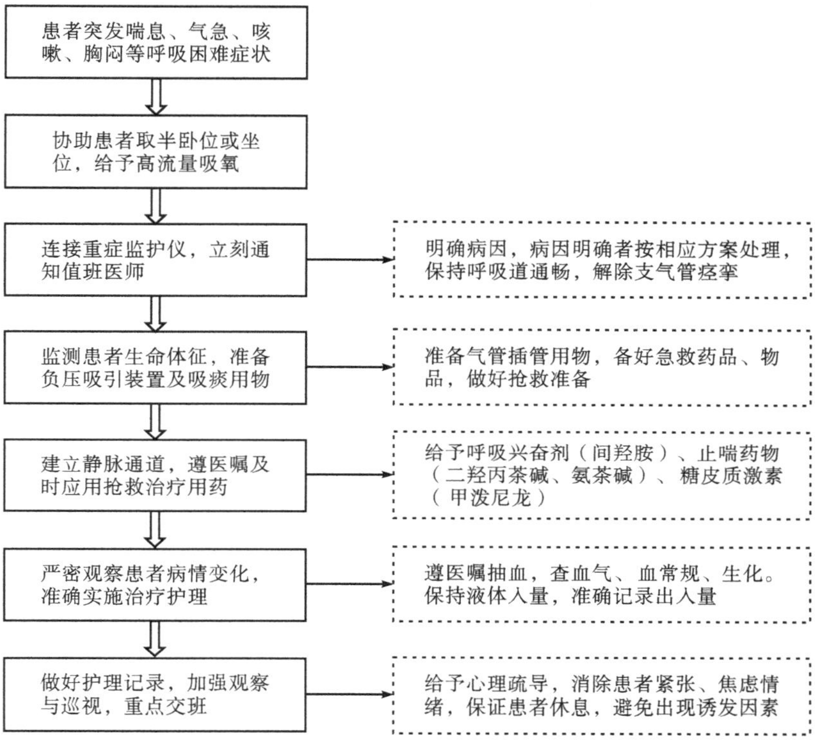

图1-2-7　呼吸困难的护理预案应急处理流程图

（杨　阳　武淑萍）

第2章

呼吸道专科护理技术

老年人作为一个特殊群体，呼吸系统疾病已成为影响其健康的主要疾病。由于老年人胸廓结构改变、呼吸道阻力增大、肺组织弹性回缩力下降、肺通气和换气功能下降、呼吸道防御能力减低，以及老年人对缺氧和酸碱失衡调节能力的下降，咳嗽咳痰能力降低，极易诱发呼吸系统疾病。有效的药物治疗及适宜的呼吸道护理技术对于老年人呼吸系统疾病的康复有着重要意义，通过合理应用护理技术，可达到减轻症状、减少并发症、促进疾病康复的目的。

第一节　氧疗技术

氧疗，即氧气疗法（oxygen therapy）是治疗低氧血症的一种重要手段，通过增加吸入气体氧浓度（FiO_2），提高人体动脉血氧分压（PaO_2）及氧含量，纠正低氧血症，缓解组织缺氧，改善或缓解因缺氧所致的代谢障碍和生理功能紊乱，预防并发症，确保组织器官的功能正常。

一、简介

氧疗技术包括吸氧、机械通气供氧、高压氧治疗等方法，此处仅介绍一般常用的吸氧方法，即鼻导管吸氧法及面罩吸氧法。氧疗的目标是$PaO_2 \geqslant 60mmHg$或动脉氧饱和度（SaO_2）$\geqslant 90\%$。

二、技术方法

（一）鼻导管吸氧法

鼻导管吸氧法是临床最常用的氧疗技术，具有简单、廉价、方便、舒适，且不影响患者进食进水的优点。其缺点为吸氧浓度受潮气量和吸气流速、呼吸时间比的影响较大，另外鼻导管对鼻黏膜有刺激，易被分泌物堵塞，湿化不足时易引起鼻腔及痰液干燥。鼻导管吸氧一般采用一次性吸氧管（图2-1-1），插入双侧鼻前庭，刺激小，患者依从性好，易于接受。

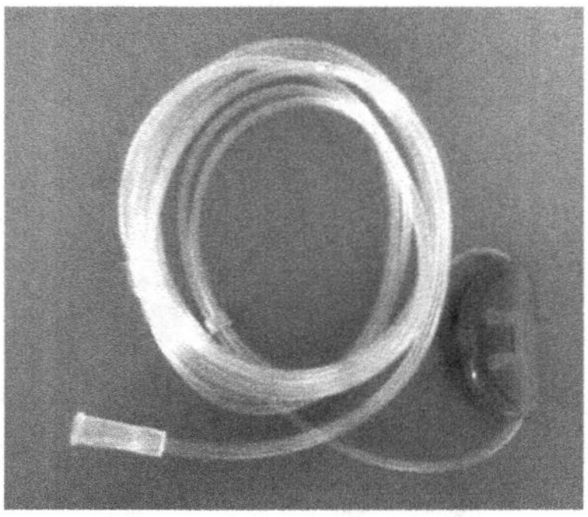

图2-1-1　一次性吸氧管

1.适应证　各种原因引起的低氧血症、导致机体组织缺氧状态均是氧疗的适应证。血气分析检查是氧疗的客观指标，PaO_2正常值为80～100mmHg，当患者PaO_2低于60mmHg时，均应给予吸氧。

（1）呼吸系统疾病：如慢性阻塞性肺疾病、肺炎、哮喘、气胸、肺不张等。

（2）心功能不全：如心力衰竭，可使肺部充血而导致呼吸困难。

（3）各种中毒引起的呼吸困难：如一氧化碳中毒、巴比妥类药物中毒等。

（4）昏迷患者：如脑血管意外或颅脑损伤所致昏迷的患者，其中枢系统受到损伤而引起缺氧。

（5）老年患者在发热、喘息、心绞痛、消化道出血、大出血休克、外科手术后，以及其他氧需求量增加时。

2. 物品准备　见表2-1-1及图2-1-2。

表2-1-1　鼻导管吸氧法物品准备

物品名称	数量	物品名称	数量
管道氧设备（制氧机或氧气筒）	1套（1个）	一次性吸氧管	1根
专用氧气湿化瓶（或氧气湿化瓶和灭菌蒸馏水）	1瓶	棉签	若干
	1个	水杯	1个
氧气流量表		手消毒液	1瓶

3. 操作流程

（1）操作者洗手、戴口罩，在治疗室准备物品，检查物品状态及有效期。

（2）携用物至床旁，查对患者姓名、ID号，向患者或家属解释操作目的。

（3）检查管道氧设备（制氧机或氧气筒），安装氧气流量表，调整氧流量调节阀。

（4）打开一次性氧气湿化瓶或在复用型氧气湿化瓶内加灭菌蒸馏水至1/2容量，连接于氧气流量表上。

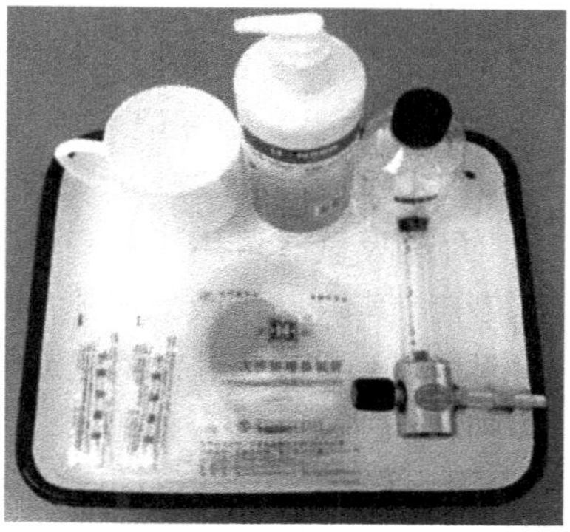

图2-1-2　鼻导管吸氧法物品

（5）协助患者取舒适体位，可取坐位或半坐位，病情较重的患者可取半卧位。

（6）用手指分别轻压患者两侧鼻翼，检查并询问有无疼痛及呼吸是否通畅（图2-1-3）。

（7）取棉签蘸清水清洁两侧鼻孔（图2-1-4）。

（8）转动氧气流量调节阀，使浮球上升，浮球中心所对准的刻度为流量读数，根据医嘱调节氧流量。

（9）将氧气管头贴近面部或者放在水杯内，检查氧气的流出是否通畅。

（10）将吸氧管头插入患者鼻孔，导管绕于双耳至下颌锁住，或至头顶锁住（图2-1-5）。

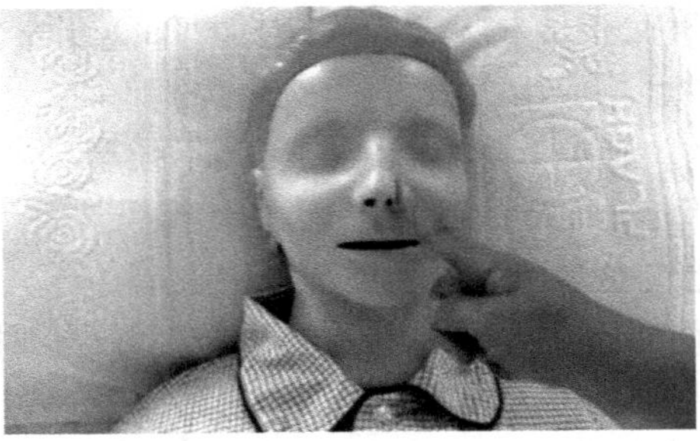

图2-1-3　用手指轻压患者鼻翼

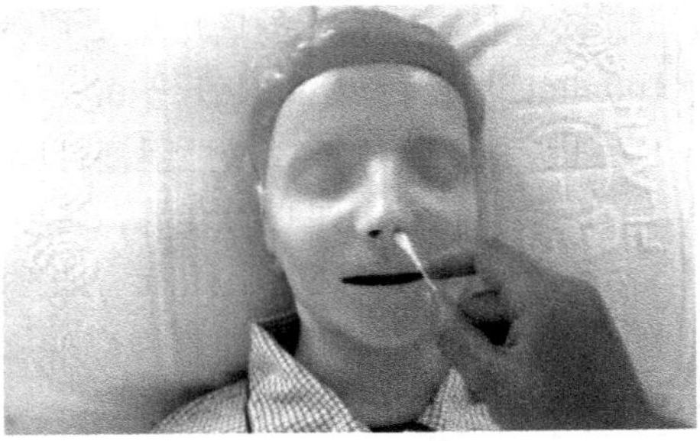

图2-1-4　清洁两侧鼻孔

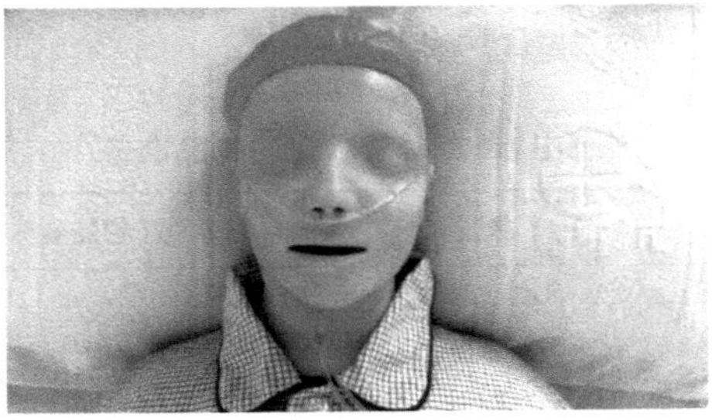

图2-1-5　吸氧管的固定

（11）停止吸氧时，取下吸氧管，关闭氧气流量调节阀。

（12）妥善安置患者，整理物品。

（13）洗手，做好记录。

（二）面罩吸氧法

面罩吸氧法可用于张口呼吸的患者，能够提供较恒定的吸入氧浓度，对鼻黏膜刺激较小。其缺点是吸氧时影响患者进食进水，睡眠变换体位时易移位或脱落，患者常有幽闭感，可能会对二氧化碳排出有一定影响，二氧化碳潴留患者慎用。

1.适应证

（1）各种原因导致动脉血氧分压（PaO_2）低于60mmHg的患者（同鼻导管吸氧）。

（2）严重低氧血症，需要高浓度给氧以迅速改善低氧血症的患者。

（3）经鼻导管持续给氧，氧流量＞8L/min，PaO_2＜60mmHg者。

（4）鼻腔手术、出血、阻塞，鼻黏膜破损、糜烂等不适于鼻导管吸氧的患者。

2.物品准备　见表2-1-2及图2-1-6。

表2-1-2　面罩吸氧法物品准备

物品名称	数量	物品名称	数量
管道氧设备（制氧机或氧气筒）	1套（1个）	一次性吸氧面罩	1个
氧气流量表	1个	棉签	若干
氧气湿化瓶（或专用湿化液）	1个（1瓶）	水杯	1个
灭菌蒸馏水	1瓶	手消毒液	1瓶

3.操作流程

（1）～（5）同鼻导管吸氧法。

（6）检查鼻孔、鼻翼有无异常，取棉签蘸清水清洁两侧鼻孔，必要时清理口咽部分泌物（图2-1-7）。

（7）转动氧气流量调节阀，使浮球上升，浮球中心所对准的刻度为流量读数，根据医嘱调节氧流量。

（8）将面罩贴近操作者面部，感受到有气流说明管路通畅。

（9）将面罩扣于患者的口鼻部，松紧带套于脑后，调节松紧度，不宜过紧，面罩与患者的面部皮肤贴合即可（图2-1-8）。

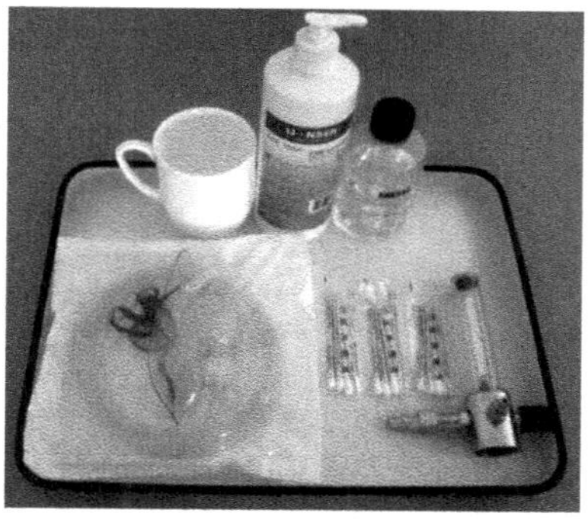

图2-1-6 面罩吸氧法物品

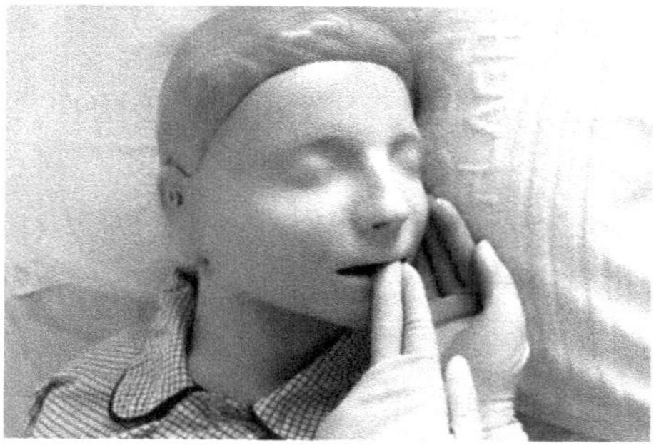

图2-1-7 清理口咽部分泌物

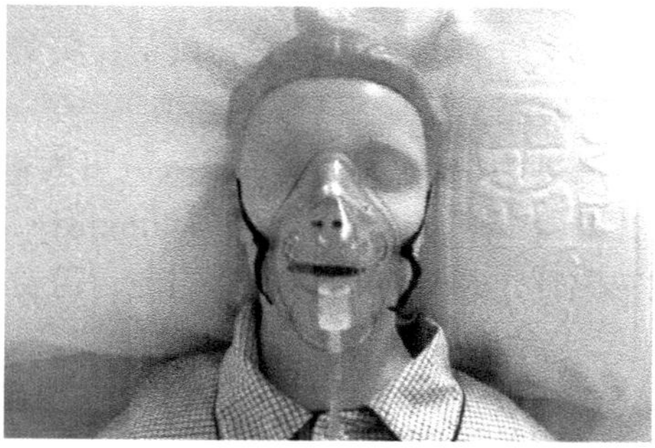

图2-1-8 将面罩扣于患者的口鼻部

（10）停止吸氧时，取下面罩，关闭氧气流量调节阀。

（11）妥善安置患者，整理物品。

（12）洗手，做好记录。

三、注意事项

1.严格遵守操作规程，室内严禁火源，注意用氧安全。

2.实施氧疗时应先调节流量，再连接鼻导管，停止吸氧时，应先分离鼻导管接头，再关流量表开关，以免关开操作倒置时大量气体冲入呼吸道损伤肺组织。

3.观察氧疗效果，密切监测呼吸、脉搏、血压、精神状态、皮肤颜色与温度变化，必要时监测动脉血气分析，判断疗效。

4.鼻导管使用前应先检查是否通畅，吸氧流量一般为1～5L/min，吸氧流量超过5～6L/min时，有明显缺氧而无二氧化碳潴留的患者应使用面罩吸氧。

5.吸入的氧气须经过湿化瓶湿化，以减轻对呼吸道黏膜的刺激。

6.根据病情选择适当的给氧流量或浓度，氧流量与浓度换算公式：FiO_2（%）＝21＋4×吸氧流量（L/min）。

7.嘱患者吸氧过程中保持平静呼吸，鼓励其主动咳嗽，及时排出痰液，保持呼吸道通畅。

8.告知患者氧疗是一个长期的治疗过程，特别是慢性阻塞性肺疾病的患者，氧疗时间每日应保持至少15h。

9.告知患者遵医嘱氧疗，吸氧过程中勿自行随意调节氧流量，以免造成不良影响。

10.湿化瓶及供氧管专人专用，每周更换，或使用后用0.5‰含氯消毒剂浸泡30min，清水冲洗后晾干备用，不使用时应避污保存。

11.使用氧气筒时需要注意“四防”，即防震、防火、防热、防油。按照氧气筒使用要求规范实施操作。

四、重点与难点

（一）缺氧程度的判断

1.轻度低氧血症　PaO_2在50～60mmHg，SaO_2＜90%，无发绀或轻度发绀，可给予低浓度氧疗，氧浓度为35%以下，吸氧流量为1～3L/min。

2.中度低氧血症　PaO_2在40～50mmHg，SaO_2＜85%，有发绀、呼吸困难，需氧疗，氧浓度为35%～50%，吸氧流量为4～8L/min。

3.重度低氧血症　PaO_2＜40mmHg，SaO_2＜70%，有显著发绀、极度呼吸困难，出现三凹征，是氧疗的绝对适应证，需要进行机械通气治疗。

（二）合理氧疗的措施

1.判断氧疗效果。吸氧过程中应注意观察患者吸氧效果，观察患者的神志、发绀程度、呼吸、心跳的频率及节律变化，特别注意观察动脉血气及脉氧饱和度变化，缺氧改善主要表现为口唇、颜面、甲床色泽红润，如症状没有改善或吸氧过程中病情加重，应通知医生及时处理。

2.老年患者支气管分泌物增多且黏稠，咳嗽排痰效果变差，吸氧时需加强湿化吸入的气体，防止气道分泌物干燥结痂阻塞呼吸道，可间断进行雾化吸入以促进痰液稀释与排出，必要时行人工协助排痰。

3.合理选择氧浓度与给氧方法。鼻导管吸氧适用于有自主呼吸、轻度缺氧的患者、FiO_2需求较低的患者，吸氧流量以1～3L/min为宜；单纯低氧血症患者一般选择中等浓度氧疗，可采用面罩吸氧，氧浓度＞50%～60%时则需要考虑行机械通气治疗。

4.慢性阻塞性肺疾病所致慢性呼吸衰竭患者应采用控制性氧疗，通常初期给予低浓度的氧，一般从25%开始，逐渐增加至30%左右，给予持续低流量吸氧，以免造成二氧化碳潴留，加重病情。同时密切观察患者神志变化，定时抽动脉血监测氧分压及二氧化碳分压，防止因二氧化碳潴留导致或加重Ⅱ型呼吸衰竭。

5.高流量吸氧不宜长期使用，当氧浓度高于60%，持续时间超过24～48h，可能出现氧疗副作用，如氧中毒、肺不张、呼吸道分泌物干燥、呼吸抑制等。

6.在突然出现呼吸、心搏骤停，急性呼吸窘迫综合征，急性一氧化碳中毒呼吸抑制时，应立即给予高浓度、高流量吸氧，并做好机械通气及抢救准备。

7.停止氧疗的指征与观察。氧疗的目的是提高人体FiO_2，纠正低氧血症，如持续吸入空气时$PaO_2 \geq 60mmHg$，可停止吸氧，老年患者可依据情况适当放宽。停止吸氧后必须密切观察患者神志、意识、呼吸、心率、发绀等临床症状体征的变化，定期监测动脉血气，必要时及时恢复吸氧。

（三）氧疗不良反应的防治

1.氧疗的不良反应主要是呼吸道损伤，氧疗使呼吸道黏膜损伤及分泌物干结，诱发或加重高碳酸血症，诱发肺泡萎陷及氧中毒。氧中毒主要造成肺损伤、毛细血管通透性增加、肺水肿、肺不张，严重时导致急性呼吸窘迫综合征。常压下吸氧浓度<40%不会出现氧中毒。

2.严格掌握吸氧指征与氧疗目标，正确选择吸氧浓度，一般从低浓度、低流量开始，及时评估，即保持$PaO_2 \geq 60mmHg$或$SaO_2 \geq 90\%$的情况下降量减小FiO_2。

3.因病情需要高浓度氧疗时，尽量控制吸氧时间，密切观察病情变化，定时进行血气分析，需要较长时间高FiO_2治疗时，及早行机械通气有效改善缺氧状况，加用呼吸末正压通气（PEEP）保护肺组织，减少氧中毒的概率。

4.氧疗过程中，若患者出现不明原因的胸痛、咳嗽等症状，应及时进行鉴别诊断，警惕氧中毒，及时通知医生进行检查和处理。

（四）呼吸道黏膜干燥的预防

1.吸入氧气前必须先进行湿化，长期中、高流量吸氧时须采用加温加湿吸氧装置进行氧气吸入。

2.湿化液的温度维持在32～37℃时氧气的利用率最高，及时补充氧气湿化瓶内的湿化液，湿化瓶内的灭菌注射用水每日更换，如使用一次性鼻氧管，湿化液每周至少更换1次，保持病房适宜的温、湿度。

3.对于痰液黏稠、气道黏膜干燥的患者，可给予间断超声雾化吸入，以稀释痰液，促进分泌物的清除。

（吴　迪　武淑萍）

第二节　吸入治疗技术

吸入治疗（inhalation therapy）是将气雾或干粉状的药物通过传送装置吸入呼吸道的方法，使药物直接作用于病灶，具有起效快、用药剂量小，减少或避免药物的全身不良反应的特点。

一、简介

吸入疗法使用的雾化装置主要有雾化吸入器（nebulizer，NEB）、压力定量吸入器（pressured metered dose inhaler，PMDI）和干粉吸入器（dry powder inhaler，DPI），可将溶液或药末分散成直径为0.01～100μm的微小液体或固体微粒，使其悬浮于气体中，通过吸入的方法进入呼吸道及肺泡内并沉积，从而达到迅速、有效的治疗作用。

吸入疗法的主要优点为可将高浓度药物直接输送入气道，对缓解支气管哮喘作用迅速，效果显著，优于其他治疗方式，危急时刻能够挽救患者生命。根据雾化装置不同，可分为氧气雾化器、超声雾化器、定量吸入器和干粉吸入器等不同类型。

二、技术方法

（一）氧气/压缩空气雾化吸入

氧气/压缩空气雾化吸入是一种雾化吸入疗法（即气溶胶吸入疗法），是以呼吸道和肺为靶器官的直接给药方式，利用高速氧气/压缩空气气流通过雾化器毛细管并在管口产生负压，使药液形成雾状喷出，由呼吸道吸入，沉积在支气管和肺泡，达到消炎、解痉、平喘、祛痰的治疗效果。氧气/压缩空气雾化器又称小剂量雾化器（small volume nebulizer，SVN）或喷射雾化器。

1.适应证

（1）急性上呼吸道感染、急性咽喉炎、肺炎。

（2）哮喘、慢性阻塞性肺疾病急性发作期。

（3）气管内插管或气管切开术后。

（4）其他疾病引起的肺部并发症。

2.物品准备　见表2-2-1及图2-2-1。

表2-2-1　氧气雾化吸入物品准备

物品名称	数量	物品名称	数量
氧气吸入装置或空气压缩泵	1套/1台	漱口水	1瓶
小剂量雾化器	1套	吸管	1根
雾化药液	若干	痰杯	1个
吸痰装置（必要时）	1套	治疗巾（或垫巾）	1条
吸痰管（必要时）	数根	清洁毛巾	1条
手消毒液	1瓶	纸巾	数张

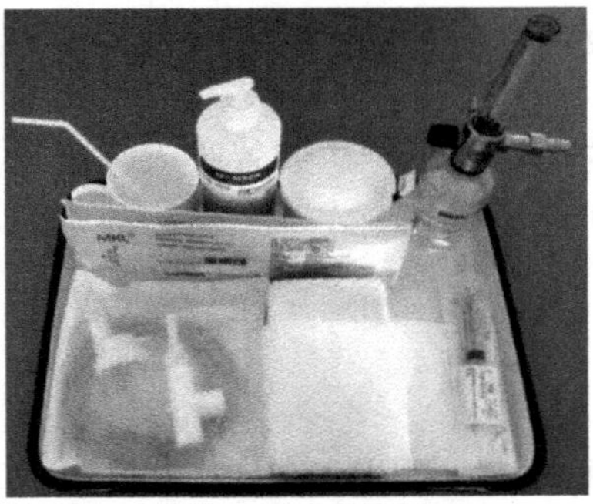

图2-2-1　氧气雾化吸入物品

3.操作流程

（1）操作者洗手、戴口罩。在治疗室准备物品，查对治疗单（医嘱单）、药品，配制药液。

（2）携用物至床旁，查对患者姓名、ID号，向患者或其家属解释操作目的。

（3）评估患者精神及体力状况、配合程度。

（4）协助患者取舒适体位，可取坐位或半卧位。

（5）药液注入储药器内，连接雾化器，雾化器底部的进气口与氧气输气管或空气压缩雾化泵连接。

（6）氧气雾化时打开氧气流量调节阀，调节氧流量约6L/min，若使用空气压缩泵时将雾化泵接通电源，启动开关，此时可见雾化器有白色雾气喷出。

（7）将雾化器口含嘴放置于患者口中，如用面罩则将面罩戴于患者口鼻处，嘱患者配合吸入药雾，直至雾化药液吸入完毕。

（8）治疗结束后，移去雾化器，关闭氧气流量调节阀或空气压缩泵电源。

（9）协助患者咳嗽排痰、漱口洁面，取舒适体位。

（10）洗净并擦干雾化器，避污保存，备用。

（11）观察患者雾化吸入后的效果及副作用，观察患者生命体征情况。

（12）向患者及其家属交代注意事项。

（13）整理物品。

（14）洗手，做好记录。

4.注意事项

（1）使用氧气时室内应避免火源。

（2）氧流量以6～8L/min为宜，流量过大会导致管道脱落。

（3）治疗过程中患者如有咳嗽、咳痰时，应取下口含嘴或面罩，关闭氧气或空气泵，及时协助患者排痰后再继续完成吸入治疗。

（4）慢性阻塞性肺疾病、Ⅱ型呼吸衰竭患者雾化吸入治疗时，最好使用压缩空气作动力，以减少吸入高浓度氧导致二氧化碳潴留的可能。

（5）氧气雾化吸入器专人专用，防止交叉感染。

（6）雾化时氧气湿化瓶内无须加湿化水，以免稀释药液，降低疗效，延长雾化时间，增加患者的不适感。

（7）雾化时患者定时作深吸气动作，有利于药液沉积，持续雾化时间不超过15min。

（二）超声雾化吸入

超声雾化吸入（ultrasonic atomization inhalation）也是一种气溶胶吸入疗法，超声雾化器（ultrasonic nebulizer）（图2-2-2）是特制的气溶胶发生装置，其利用超声波定向压强，使水槽底部晶体换能器发生超声波声能，声能震动了雾化罐底部的透声膜，作用于雾化罐内的液体，使药液成为气溶胶微粒，吸入后沉降于支气管和肺泡，达到治疗呼吸道感染、稀释痰液、解除气道痉挛、改善症状的目的。

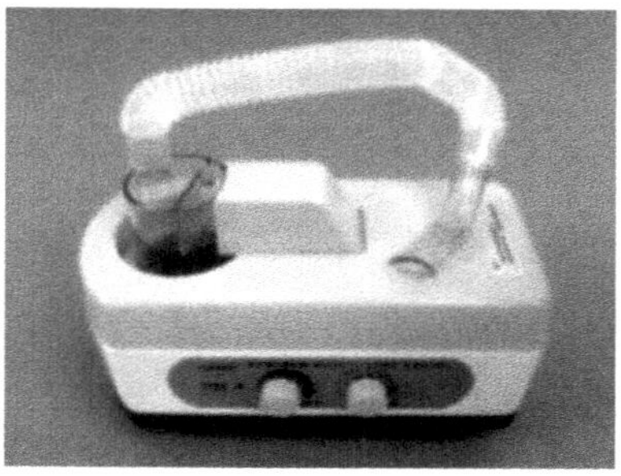

图2-2-2　超声雾化器

1.适应证

（1）急慢性咽喉炎、上呼吸道感染、过敏性鼻炎、鼻塞。

（2）气管炎、支气管炎、哮喘、肺部感染。

（3）慢性阻塞性肺疾病急性发作或合并感染时。

（4）痰液黏稠不易咳出、长时间吸入干燥气体、呼吸道黏膜干燥时。

（5）全身麻醉手术或胸部手术后、长期卧床预防肺部感染。

（6）需加强气道湿化、保持呼吸道通畅时，或需要间歇雾化吸入药物时。

2.物品准备　见表2-2-2及图2-2-3。

表2-2-2 超声雾化吸入物品准备

物品名称	数量	物品名称	数量
超声雾化吸入器及管路	1套	漱口水	1瓶
一次性口含器或面罩	1个	吸管	1根
雾化药液	若干	痰杯	1个
灭菌注射用水	1瓶	治疗巾（或垫巾）	1条
负压吸引装置（必要时）	1套	清洁毛巾	1条
吸痰管（必要时）	数根	纸巾	数张
手消毒液	1瓶		

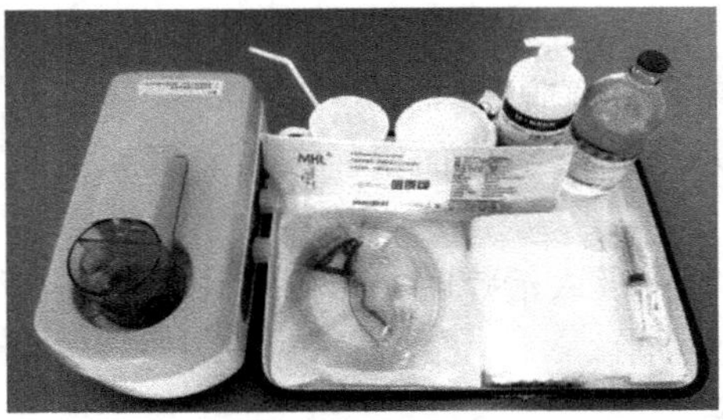

图2-2-3 超声雾化吸入物品

3.操作流程

（1）操作者洗手、戴口罩。在治疗室准备物品，查对治疗单（医嘱单）、药品，配制药液。

（2）携用物至床旁，查对患者姓名、ID号，向患者或其家属解释操作目的。

（3）评估患者精神及体力状况、配合程度。

（4）协助患者取舒适体位，可取坐位或半卧位，将治疗巾或垫巾置于患者颌下。

（5）超声雾化器水槽加入蒸馏水，将雾化药液注入储药器内。

（6）接通电源，连接雾化器管路及一次性口含嘴或面罩。

（7）打开雾化器开关，设置吸入治疗时间，依据患者需要调节适宜雾量大小，协助患者将口含器放入口中或面罩扣于口鼻部（图2-2-4）。

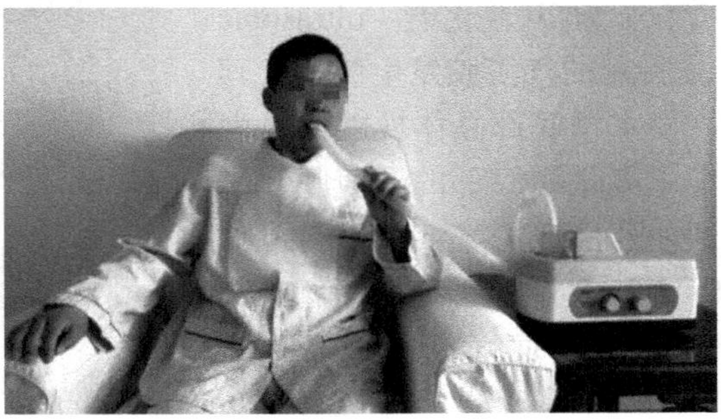

图2-2-4 雾化吸入治疗

（8）指导患者深呼吸配合治疗，使用口含嘴时用嘴吸气。

（9）治疗结束后切断雾化器电源，撤离雾化器管路。

（10）协助患者拍背、排痰、漱口并清洁面部，取舒适体位。

（11）观察患者雾化吸入后的效果及副作用，观察患者生命体征情况。

（12）向患者及其家属交代注意事项。

（13）整理物品：一次性口含嘴放入医用垃圾袋内，清洗面罩，晾干并避污保存备用。擦拭雾化器及连线。

（14）洗手，做好记录。

4.注意事项

（1）使用前，先检查机器各部有无松动、脱落等异常情况。

（2）使用超声雾化器时应在水槽内加入灭菌注射用水，防止水垢产生，若雾化片上沉积水垢，应用柔布清洗。水槽内切忌加温水或热水。

（3）超声雾化器使用时先将储药器放入水槽内，检查各连接处是否紧密，再接通电源，水槽内水位过低雾化片外露时，不可接入电源，以免电路启动的脉冲电流烧坏雾化片。

（4）治疗过程中患者如有咳嗽、咳痰时，取下口含嘴或面罩，及时协助患者排痰后再继续完成吸入治疗。

（5）超声雾化治疗时吸入气体湿度大，氧含量低，重症患者可能有心慌、憋气等不良反应，可同时给予氧气吸入，以减轻患者不适感。

（6）吸入过程中，部分患者可能因吸入药液温度低引发咳嗽，吸入前可使用支气管扩张剂或采用加温雾化吸入法。

（7）嘱患者雾化时定时做深吸气动作，有利于药液沉积，如患者不能耐受较长时间的持续雾化吸入，可间歇吸入完成治疗。

（8）超声雾化器专人专用，防止交叉感染，治疗结束后进行终末消毒。使用一次性吸入管路、口含器及面罩，雾化器储药器用500mg/L含氯消毒剂浸泡30min后彻底冲洗，晾干，避污保存备用。

（三）压力定量吸入器

压力定量吸入器（pressured metered dose inhalers，PMDI），又称定量雾化吸入器，是用于存储释放定量吸入剂的特制装置。每按压一次含有的药物剂量是固定量，如硫酸沙丁胺醇气雾剂，每按压1次（1揿）药量是100μg，1支剂量共有200揿。定量吸入器通过特殊装置将药物和溶剂散成雾粒或微粒，使其成为悬浮于空气中的微小液体或固体颗粒，经呼吸道吸入，进入各级支气管及肺泡内，达到解痉、平喘的目的。其优点是便于携带、操作简单、随时可用、立即起效。临床上常用的定量吸入剂有硫酸沙丁胺醇气雾剂、异丙托溴铵气雾剂、丙酸倍氯米松气雾剂等。

1.适应证

（1）各种原因导致的支气管痉挛发作时、喘息及呼吸困难者。

（2）肺炎、肺气肿、肺水肿、过敏等导致的气道痉挛。

（3）慢性阻塞性肺疾病急性发作期与稳定期的患者。

2.物品准备　见表2-2-3及图2-2-5。

表2-2-3　定量吸入剂物品准备

物品名称	数量	物品名称	数量
定量吸入剂	1支	痰杯	1个
漱口水	1瓶	清洁毛巾	1条
吸管	1根	纸巾	数张
手消毒液	1瓶		

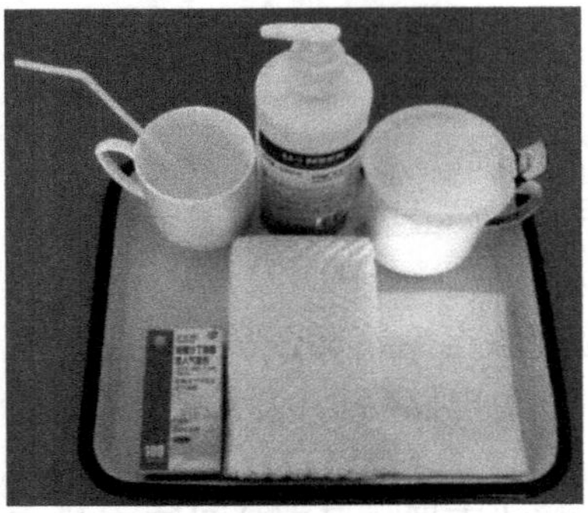

图2-2-5　定量吸入剂物品

3.操作流程

（1）操作者洗手、戴口罩。在治疗室查对、准备物品，查对治疗单（医嘱单），检查所用定量吸入剂。

（2）携用物至床旁，查对患者姓名、ID号，向患者或其家属解释操作目的。

（3）评估患者精神、体力状况及配合程度。

（4）协助患者取舒适体位，可取坐位或半卧位，协助咳嗽咳痰。

（5）移去定量吸入剂口含嘴的封盖，使用前轻摇储药罐使之混匀。

（6）指导患者头略后仰并缓慢地呼气，尽可能呼出肺内空气。

（7）屏住呼吸，用口唇包住吸入器口含嘴，以示指和拇指迅速按压吸入器，使药物释出，同时经口缓慢深吸气。

（8）尽量屏住呼吸5～10s，使药物充分地扩散分布到下气道，以达到良好的治疗效果。

（9）用纸巾擦拭定量吸入剂吸口，套上封盖。

（10）协助患者拍背、排痰、漱口，去除上咽部残留的药物，并清洁面部，取舒适体位。

（11）观察患者生命体征情况，交代注意事项。

（12）整理物品。

（13）洗手，做好记录。

4.注意事项

（1）吸入剂药物一定要放在患者易于拿取的地方，以备随时取用，吸入剂及药盒要专门放置。

（2）用药前一定要将吸入器口含嘴取下，将药液摇匀，用后及时清洁吸入剂口含嘴并避污保存。

（3）严格按照不同吸入药物、剂型及不同吸入装置的要求正确使用，详细了解药物使用方法并掌握闭口式吸入方法。

（4）吸入前尽可能呼尽肺内气体，即缓慢呼气至不能再呼，吸气时要深吸至不能再吸，吸入后尽可能屏气5～10s（有的装置带笛声，未听到笛声则表示未将药物吸入），使较小的雾粒沉降在气道远端，若需再次使用，3min后可再次吸入。

（5）治疗前协助清除呼吸道分泌物。使用吸入装置前按不同药物及吸入剂型摇匀或准备定量吸入药物。

（6）吸入含糖皮质激素的吸入剂后要及时漱口，长期使用此类药物的患者易诱发真菌感染，必须密切观察口腔及咽喉部黏膜情况。

（7）禁止对着口含嘴呼气，在首次使用前或超过1周未使用时，应先向空中试喷1次；储药罐内有压缩气体，使用完亦不能随便丢弃。

（8）如有多种气雾剂，应标明吸入的先后次序，一般先吸入支气管扩张剂，再吸入抗炎气雾剂。注意观察吸入过程中有无不良反应，如有不适及时处理。

（四）干粉吸入剂

干粉吸入剂（dry powder inhaler，DPI）治疗是呼吸系统疾病重要的治疗方式，干粉吸入剂可与吸气同步，吸入效果较好。干粉吸入器又称粉雾器，是指将药物粉末装填于特殊装置中，患者通过吸入器吸气，将粉末分散成雾状固体微粒，吸入后沉降在气管或肺部发挥疗效，达到解痉平喘、止咳化痰的作用。

1.适应证

（1）各种原因导致支气管痉挛、哮喘患者急性发作。

（2）慢性阻塞性肺疾病急性发作期与稳定期患者。

（3）轻中度发作的哮喘和哮喘缓解期的患者。

2.物品准备　见表2-2-4及图2-2-6。

表2-2-4　干粉吸入剂物品准备

物品名称	数量	物品名称	数量
干粉吸入剂	1支	痰杯	1个
漱口水	1瓶	清洁毛巾	1条
吸管	1根	纸巾	数张
手消毒液	1瓶		

3.操作流程

（1）操作者洗手、戴口罩。在治疗室查对、准备物品，查对治疗单（医嘱单），检查所用干粉吸入剂剂型与剂量是否恰当。

（2）携用物至床旁，查对患者姓名、ID号，向患者或其家属解释操作目的。

（3）评估患者精神及体力状况、配合程度。

（4）协助患者取舒适体位，可取坐位或半卧位，协助咳嗽咳痰。

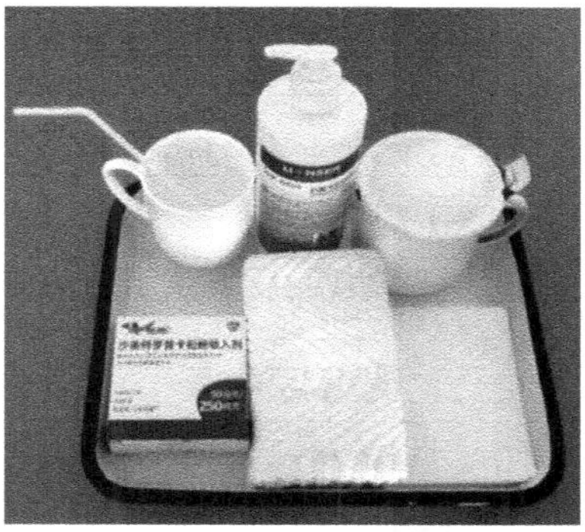

图2-2-6　干粉吸入剂物品

（5）依据吸入药物及装置的不同进行吸入前药物准备。

（6）吸入方法，以不同剂型干粉吸入剂要求进行吸入剂准备。

（7）指导患者头略后仰并缓慢地呼气，尽可能呼出肺内空气，呼气结束后将已经备好一吸剂量的吸入剂口含嘴朝向口唇方向。

（8）屏住呼吸，用口唇包住吸入器口含嘴，经口缓慢深吸气直至再也吸不进气为止，然后尽量屏住呼吸，5～10s后呼气（图2-2-7）。

（9）纸巾擦拭吸入剂口含嘴，盖上封盖。

（10）协助患者漱口，去除口咽部残留的药物，拍背、排痰，并清洁面部，取舒适体位。

（11）观察患者生命体征情况，交代注意事项。

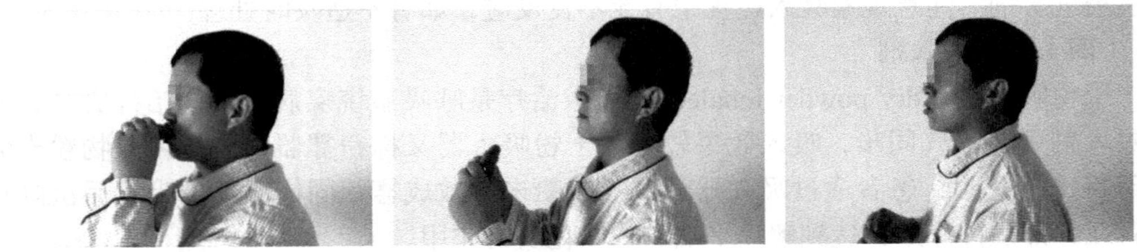

图2-2-7　沙美特罗替卡松粉吸入剂吸入方法

（12）整理物品，以不同剂型干粉吸入剂要求进行吸入器使用后清洁并妥善存放。

（13）洗手，做好记录。

4.注意事项

（1）严格按照不同吸入药物、剂型及不同吸入装置的要求正确使用。

（2）吸入治疗时观察并记录治疗效果及反应，观察心率、呼吸状态，有无喘憋、发绀加重，如出现心率、呼吸增快，喘息、憋气明显等不良反应时，立即停止治疗，并及时就诊或与医生联系。

（3）吸入后需要屏气5～10s再呼气，使药物充分地扩散到下气道。

（4）多剂量吸入器可反复使用，但对于呼吸肌力降低的慢性阻塞性肺疾病患者、严重哮喘发作患者及呼吸肌力较弱患者的使用可能受限。

（5）如使用激素吸入剂，为减少真菌性口炎，应指导患者在每次吸药后用水漱口。

（6）干粉吸入剂用后使用纸巾擦拭口含嘴，避免潮湿，严禁用水冲洗，用后将药物放置于通风干燥处。

（7）吸入治疗时应保持适当的体位，尽量采取坐位或半坐位。

（8）吸药完成后，应及时将吸入器关闭，不要来回拧动都保的旋柄或推动准纳器的滑动杆，以致反复上药，影响药物使用。

三、重点与难点

（一）确保吸入疗法的有效性

1.准确掌握不同种类吸入剂发生装置的使用方法，氧气雾化及超声雾化临床应用比较普遍易于掌握。应用定量吸入剂、干粉吸入剂时需反复进行培训与指导，直到患者完全掌握。

2.教会患者使用恰当的吸入方法：使用吸入剂时，先深呼吸数次，待肺内余气全部呼出后再吸入药物，尽量屏气，有利于药物在肺内充分弥散。

3.病情稳定、一般情况较好的患者选择坐位或半坐位，可增加胸腔容积，有助于吸入药物到达呼吸道深部，确保药物发挥有效作用。

4.病情较重的患者可采用侧卧位或半卧位，床头抬高30°～45°。一般不选择仰卧位，因仰卧位雾化吸入时膈肌上移，胸廓活动度减小、潮气量低，吸气费力。

5.吸入治疗前，指导患者先做呼吸操锻炼，再进行有效咳嗽排痰，清除呼吸道分泌物，最后吸入药物。

6.气溶胶吸入药物的选择：气溶胶吸入的目的是药物在呼吸道发生治疗作用，应选用那些吸入气道内局部生物活性高的，而经气道吸收至全身却很快灭活的药物；如果药物仅仅是经过气道吸收而在全身其他部位发挥作用，则选用呼吸道黏膜吸收较好，局部代谢率低的药物。

7.指导患者正确使用所需的每一种吸入器，如使用多种吸入剂，应标明吸入的先后次序，一般先吸入支气管扩张剂，再吸入抗炎气雾剂。气雾剂要先摇匀，再依次吐气、按压、吸气，吸入后憋气，漱口。吐气时不要对着吸入器的吸嘴，以免污染药物或使药物受潮。

（二）确保吸入疗法的安全性

1.严格按照医嘱应用吸入剂，依据不同病情及疾病不同阶段的治疗需求用药，不可自行调整剂量。

2.吸入时密切观察生命体征、呼吸频率深浅度、脉氧饱和度的变化，及时发现喘憋、气急等不良反应并给予积极处理。

3.吸入治疗时间由短及长、药量由小到大，使患者逐渐适应吸入过程，尤其是超声雾化或喷射雾化等气溶胶吸入治疗时，如患者不能耐受一次全程吸入治疗，可间歇进行。

4.吸入治疗时呼吸宜缓慢深长，避免吸入过猛过快使部分药液颗粒迅速吸入细支气管或肺泡，导致气道反应性增高，造成支气管痉挛，或引起患者发生刺激性咳嗽，加重喘憋症状，导致胸闷、气喘、呼吸困难等。

5.依患者病情状况选择合适的体位，以减轻患者不适症状。对无力咳出者给予拍背排痰，必要时给予吸痰，保持呼吸道通畅。

（三）雾化吸入治疗时痉挛性呛咳的原因及预防

1.开始吸入时单位时间雾化量较大，大量雾化液快速进入气管或导致气道痉挛，主要表现为吸入后出现呛咳，气喘较吸入前明显，肺部哮鸣音加重。

2.肺疾病患者的呼吸道应急能力差，大量雾化气流迅速进入气道可导致支气管痉挛而引起憋气和呼吸困难。

3.一般每次吸入10 ～ 15min，可采用渐进调节雾化量的方法以避免出现不良反应，即从小雾量、低湿度开始，吸入约1min待气道适应后，再逐渐增加雾化量，直至吸完所需治疗药液。

4.密切观察患者病情变化，如出现不适可暂停吸入，加大吸氧流量、轻柔拍背，待症状缓解再考虑继续进行雾化吸入治疗。

5.对于痉挛性呛咳的患者应立即停止吸入，轻者休息片刻酌情吸入，重者立即予以吸氧，必要时使用氨茶碱缓解气道痉挛，使用激素缓解症状，同时进行体位排痰或负压吸痰。

（四）吸入治疗时痰堵的原因及预防

1.雾化过程中气道内黏稠的痰液和分泌物可因湿化而膨胀，增加了呼吸道阻力，使呼吸做功加大，耗氧量增加。

2.患者呼吸费力，产生膈肌疲劳，使原本可以到达气道深部的气溶胶微粒受阻而沉降在口鼻或气道浅部。

3.吸入治疗时患者取舒适体位，有利于呼吸而不增加患者耗氧量，雾化后痰液稀释刺激患者咳嗽，及时翻身叩背，协助排痰，防止痰液阻塞和窒息，保持呼吸道通畅。

（五）吸入治疗其他不良反应的原因及处理

（1）吸入损伤后咽喉部出现感染：吸入药液浓度较高使咽喉部受到刺激，吸入气体湿化不足加之反复咳嗽用力，导致咽喉部黏膜损伤，抵抗力下降而发生感染。注意吸入药液浓度不能过高，避免过度用力咳嗽，加强气道湿化。

（2）呃逆：吸入的大量气雾颗粒通过食管时刺激膈肌引起呃逆，同时气雾颗粒温度较低刺激迷走神经，膈神经诱发膈肌收缩也可引起。轻者可在患者胸锁乳突肌上端压迫膈神经，少量多次缓慢饮温开水，还可以嘱患者短暂屏气。重者可采用针灸、穴位治疗等方法。

（3）声带喉头水肿：因吸入药液颗粒刺激声带或沉积于声带周围所致。患者感到声音嘶哑、突然憋气、呼吸困难、有窒息感时应立即停止吸入，给予吸氧，使用激素静脉给药，尽快缓解症状。

（4）口腔局部不良反应：当吸入浓度过大、刺激性强的药液后出现口干、恶心、口苦，若不及时漱口，可造成药物在口咽部沉积，引发鹅口疮、声音嘶哑等症状。患者应保持口腔清洁，必要时给予患者口腔护理，吸入治疗后患者应漱口。

（六）常见干粉吸入剂吸入前的准备

干粉吸入剂主要有旋转式、碟式和涡流式3种装置类型，分别是都保、准纳器、药粉吸入器。

1.都保的使用方法

（1）新包装在使用前需进行初始化。打开瓶盖，将红色旋钮（底盖）置于下方，保持都保直立，握住下方红色旋钮和都保中间部分，向某一方向旋转到底，再向反方向旋转到底，此过程会听到“咔嗒”声，重复2次（图2-2-8）。拿直都保，旋转开盖，依次向左右方向，旋转到底两遍。

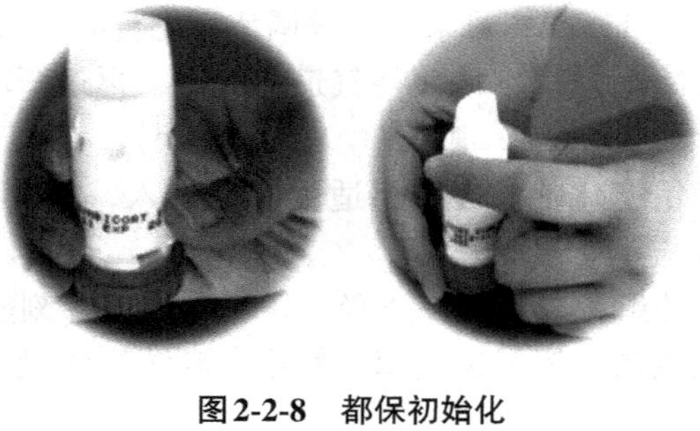

图2-2-8　都保初始化

（2）每次使用前，旋转并移去瓶盖，检查剂量指示窗，判断药物剂量是否充裕。

（3）一手握住红色底盖，另一手拿都保中间部分，先向右转到底再向左转到底，听到“咔嗒”一声，即完成一次剂量的充填。

2.准纳器（舒利迭）的使用方法　一手握住准纳器外壳，另一手拇指向外推动准纳器的滑动杆直至发出“咔嗒”声，表明准纳器已做好吸药准备。

3.药粉吸入器的用法

（1）推开防尘帽，打开吸嘴。

（2）从包装中取出1粒胶囊（只在用前即刻取出），将其放入中央室中，无论以何种方式放置胶囊均可。

（3）用力合上吸嘴直至听到“咔嗒”一声，保持防尘帽敞开。

（4）手持吸入器使吸嘴向上，将绿色刺孔按钮完全按下1次，然后松开，即可在胶囊上刺出若干小孔，吸气时药物便可释放出来。患者重复吸入2～3次，即可将药粉完全吸入。

（七）干粉吸入器使用后的清洁保存

1.都保

（1）吸入后用干纸巾擦拭吸嘴，旋紧盖子。

（2）放置于恰当位置，保存备用。

（3）保持干燥，禁止用水冲洗。

2.准纳器

（1）吸入后用干纸巾擦拭吸嘴，将拇指放在拇指柄上，快速后拉，准纳器发出“咔嗒”声表明关闭，滑动杆自动退回原位。

（2）放置于恰当位置，保存备用。

（3）保持准纳器干燥，禁止用水冲洗。

3.药粉吸入器

（1）打开吸嘴，倒出用过的胶囊并丢弃。

（2）关闭吸嘴和防尘帽。将药粉吸入器放置于恰当位置，保存备用。

（3）药粉吸入器每月清洗，方法如下：①打开吸嘴和防尘帽，向上推起刺孔按钮打开基托；②用清水全面淋洗吸入器以除去粉末；③将吸入器装置放于纸巾上吸去水分；④保持防尘帽、吸嘴、基托敞开，置于空气中晾干24h；⑤避污保存备用。

（武淑萍）

第三节 呼吸锻炼技术

呼吸锻炼（breathing exercise）技术是以改善呼吸功能为目的而进行的一系列呼吸运动训练方法（呼吸训练），包括腹式呼吸、缩唇呼吸、呼吸肌耐力及协调性训练等。

一、简介

呼吸锻炼，可维持和增强胸廓活动度，促进排痰和痰液引流，改善肺和支气管组织血液循环，加强气体交换效率，保证呼吸道通畅，改善肺通气换气功能，改善呼吸系统疾病患者的生活质量。

二、技术方法

（一）腹式呼吸技术

腹式呼吸（abdominal breathing）技术是指呼吸时通过膈肌运动使胸腔纵向延伸扩大，

增加有效潮气量，有利于改善通气的呼吸运动锻炼方法，故又称为膈式呼吸。膈肌在肺通气中起着重要作用，在正常呼吸运动过程中，膈肌的作用占70%～80%，老年人肺功能呈进行性下降，呼吸幅度下降，主要靠增加膈肌活动度进行代偿。腹式呼吸技术能增大横膈活动幅度，增加潮气量，改善肺通气功能，长期锻炼有助于延缓病情进展，锻炼方法简单易学，操作简单，值得在临床推广。

1.适应证

（1）气流受限特征的疾病，如慢性阻塞性肺疾病患者。

（2）肺功能下降，需要改善通气功能的患者。

（3）呼吸系统疾病稳定期或康复期的患者。

（4）肺癌术后需要进行呼吸功能锻炼的患者。

（5）正接受运动康复或呼吸肌锻炼的患者。

2.锻炼流程

（1）患者穿宽松衣物，可取站立位或坐位，双足着地分开，与肩同宽，体弱者可取半坐位。

（2）一手放于前胸，一手放置于上腹部准备呼吸（图2-3-1）。

（3）经鼻吸气：放松胸壁和辅助呼吸肌，经鼻缓慢深吸气，吸气时使膈肌最大程度下降，使腹部达到最大隆起，手感到腹部凸起（图2-3-2），屏气数秒钟。

（4）经口呼气：使气体经口缓慢呼出，呼气时腹肌收缩，推动膈肌上移，肺部气体排出，手感到腹部凹陷（图2-3-3）。

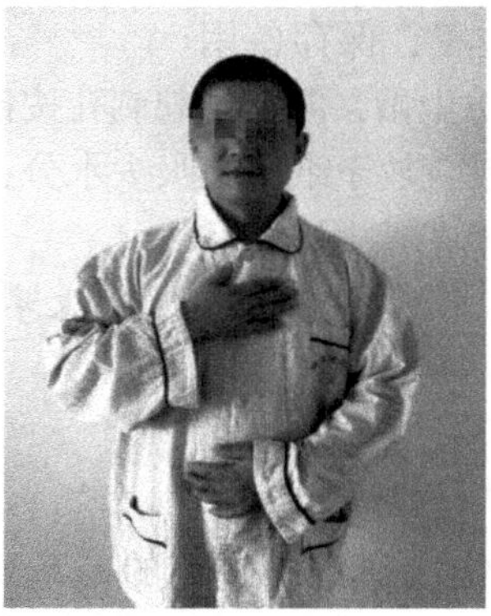

图2-3-1 准备呼吸

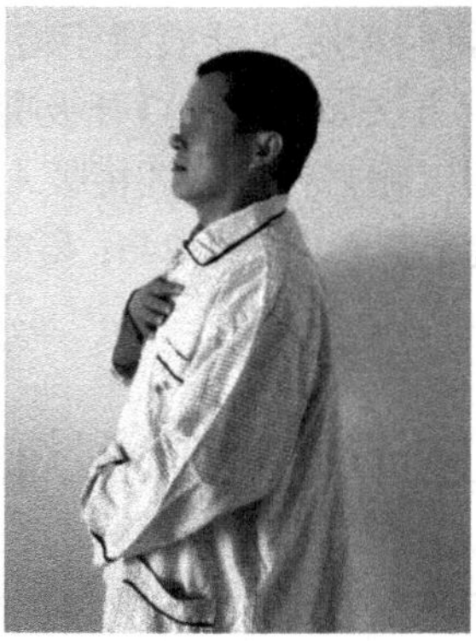

图2-3-2 经鼻吸气

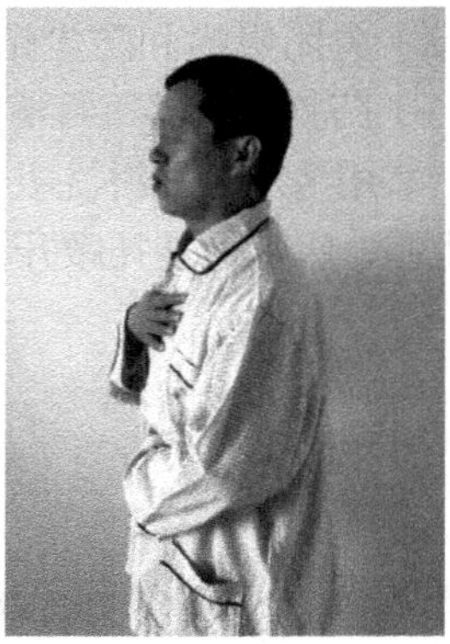

图2-3-3 经口呼气

（5）如此反复训练，每次15～20min，每天训练3～4次。

（6）锻炼结束后，协助患者整理衣服，安置恰当体位休息。

3.注意事项

（1）告知患者腹式呼吸锻炼的重要意义及注意事项，鼓励其坚持长期锻炼。

（2）腹式呼吸的要点是吸气伴随腹肌放松，使膈肌下降，腹部凸起；呼气时腹肌收缩，膈肌上抬，腹部凹陷。

（3）指导患者卧位训练时可在腹部放置小枕头、杂志或书本，帮助训练腹式呼吸，观察到吸气时放置的物体抬升，证明腹式呼吸方法正确。

（4）告知患者腹式呼吸训练宜在疾病恢复期和稳定期进行，循序渐进，如感到不适可以暂停锻炼。

（5）锻炼时间、频率视患者病情及体力情况而定，一般初期训练1min，休息2min，逐渐延长至每次15～20min，每日4次。

（二）缩唇呼吸技术

缩唇呼吸（pursed lips breathing）技术指通过呼气时缩唇形成的微弱阻力来延长呼气时间，提高支气管内压，防止呼气时小气道过早陷闭，有利于肺泡内气体排出，减少二氧化碳潴留，缓解病情，改善肺功能，促进和改善慢性阻塞性肺疾病患者肺功能康复（图2-3-4）。

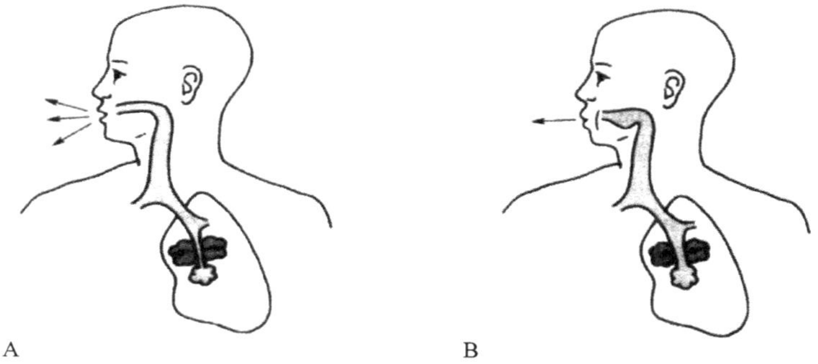

图2-3-4　缩唇呼吸

A.普通呼吸；B.缩唇呼吸

1.适应证　缩唇呼吸技术适应证同腹式呼吸，更加适用于慢性阻塞性肺疾病这种以气流受限为主要特征的疾病，一般腹式呼吸配合缩唇呼吸进行锻炼，其效果优于单一方式的锻炼。

2.锻炼流程

（1）患者穿宽松衣服，取端坐位，双手扶膝盖，双脚自然分开着地，体弱者可取半坐位。

（2）吸气时舌尖轻顶上颚，用鼻子慢慢吸气，由1默数到3。

（3）呼气时舌尖自然放松，将嘴唇撅起缩成如吹口哨样或口含吸管状，慢慢向前吹气，由1默数到6，维持吐气时间是吹气时间的2倍（图2-3-5）。

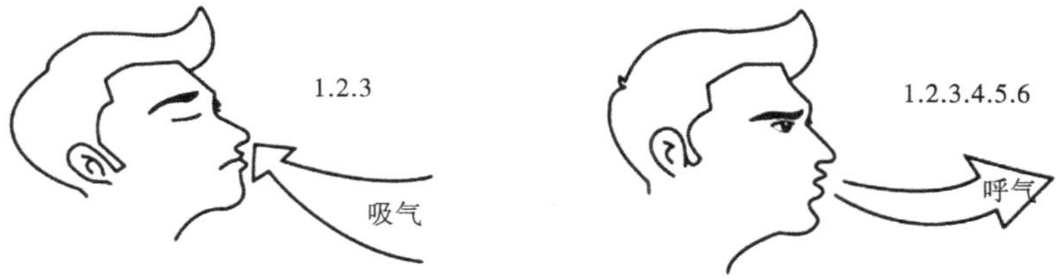

图2-3-5　缩唇呼吸节律控制

（4）如此反复训练，吸呼比为1 ：2或1 ：3。每次训练15 ～ 20min，每天3 ～ 4次。

（5）锻炼结束后，整理衣服、床单位，协助患者休息。

3. 注意事项

（1）由于患者通常患病时间较长、体质较差，在进行缩唇呼吸锻炼的时候，需掌握要领，坚持正确规范训练。

（2）患者取端坐位进行锻炼，每次吸气后不宜立即呼出，稍屏气片刻再行缩唇呼气。

（3）缩唇呼吸可以延缓呼气过程，有效排除体内残留气体，改善患者呼吸功能，应坚持每天练习。

（4）告知患者经鼻吸气时，吸入肺部的空气经鼻腔黏膜的吸附、过滤、湿润和加温，可以保持吸入气体的湿化，减少对咽喉、气道的刺激，也有利于患者痰液顺利排出。

（三）其他呼吸锻炼技术

进行呼吸锻炼的目的在于训练呼吸肌的耐力及协调性，以提高肺通气量，减少耗氧量，改善呼吸功能，增强活动耐力。

1. 适应证

（1）慢性阻塞性肺疾病稳定期患者。

（2）呼吸系统疾病恢复期的患者。

（3）其他情况需要呼吸功能锻炼者或健康体质者。

2. 锻炼流程

（1）精神体力良好状态，穿着宽松衣服，选择适宜场地。

（2）伸展胸廓站立且双臂下垂，两足尖与肩同宽。吸气，两手经体侧缓慢向上方伸展，尽量扩展胸廓，同时抬头挺胸，呼气时还原（图2-3-6）。

（3）转体压胸站姿同上。吸气，上身缓慢地向右后方转动，右臂随之侧平举并向右后方伸展。然后左手平放于左侧胸前向右推动胸部，同时呼气（图2-3-7）。向左侧转动时，动作相同，方向相反。

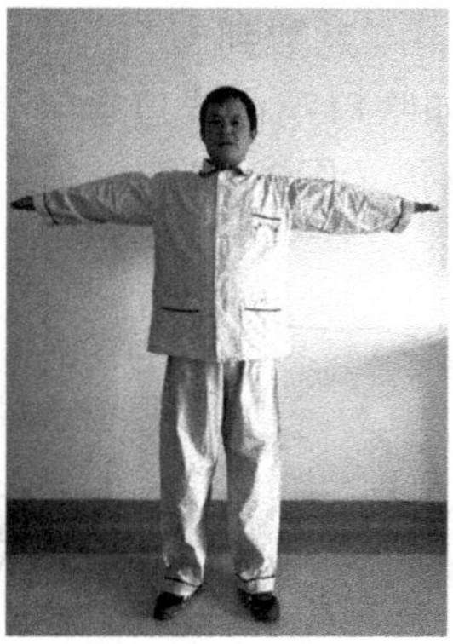

图2-3-6　伸展运动

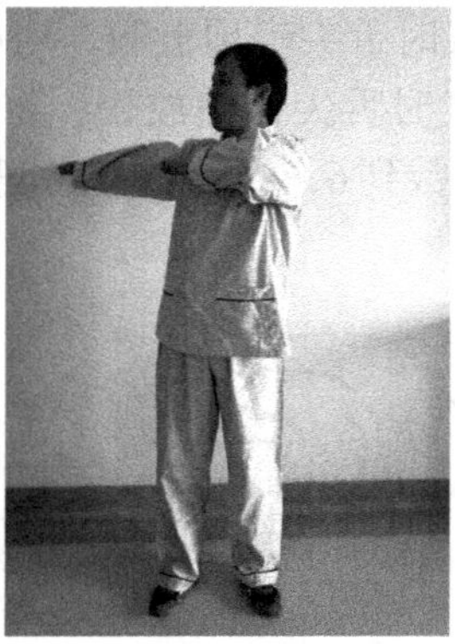

图2-3-7　转体压胸

（4）交叉抱胸坐位，两足自然踏地。深吸气然后缓慢呼气，同时两臂交叉抱于胸前（图2-3-8），上身稍前倾，呼气时还原。

（5）双手挤压胸体位同上。两手放于胸部两侧，深吸气，然后缓慢呼气。同时两手挤压胸部，上身前倾（图2-3-9），吸气时还原。

（6）抱单膝挤压胸体位同上。深吸气，然后缓慢呼气，同时抬起一侧下肢，两手抱住小腿，并向胸部挤压（图2-3-10），吸气时还原，两侧交替进行。

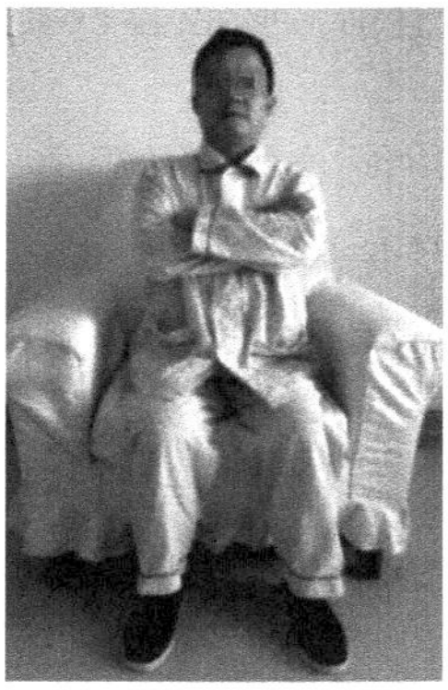

图2-3-8　交叉抱胸

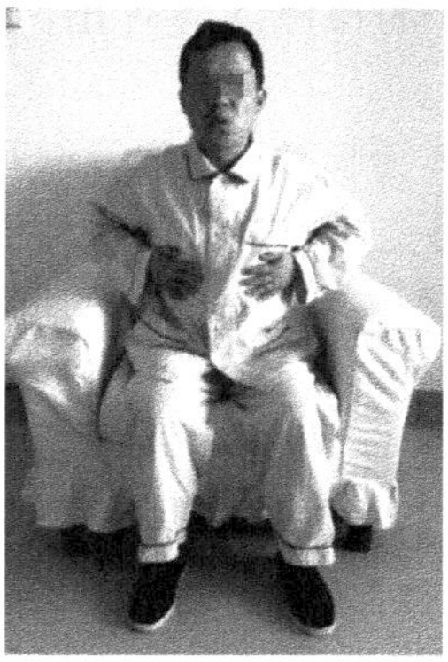

图2-3-9　双手挤压胸体

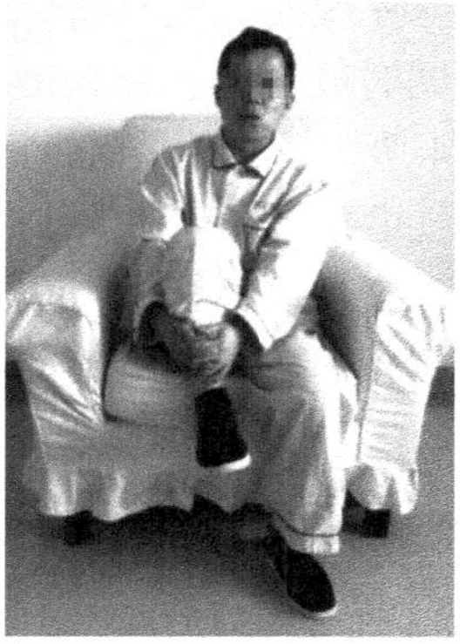

图2-3-10　抱单膝挤压胸体

（7）以上锻炼方式每种重复10～15次，每天做2～3遍。

（8）锻炼结束后，协助患者整理衣服，安置恰当体位休息。

3.注意事项

（1）告知并指导患者进行呼吸锻炼，保持正确姿势和动作，根据自身情况逐项进行锻炼或选择其中2～3项完成，循序渐进，不可勉强。

（2）户外遛弯、室内散步、看电视、听广播时都可以进行锻炼。

（3）做操时配合腹式呼吸，尽量做到吸气深长，呼气缓慢。

（4）做完每一个动作后，应保持姿势数秒钟，再进行下一个动作。

三、重点与难点

（一）呼吸锻炼改善通气功能的原理

1.腹式呼吸原理。提高膈肌的收缩能力和收缩频率，增加膈肌的运动幅度，从而增加潮气量，提高肺泡通气，减低呼吸功耗，预防呼吸肌疲劳，缓解呼吸困难症状，可以提高肺功能水平。

2.缩唇呼吸原理。呼气时通过缩唇缓慢呼出气体，通过形成微弱阻力来延长呼气时间。缩唇使气道产生2～5cmH_2O呼气阻力，延缓气道塌陷，促进气体交换，改善肺通气功能。

3.慢性阻塞性肺疾病患者通过增加呼吸频率来代偿呼吸困难，这种代偿依赖于胸式呼吸时辅助呼吸肌的参与，而由于肺气肿患者胸廓常为桶状胸，胸廓运动横向扩张受限，胸式呼吸不仅效能较低，患者也容易疲劳，因而会进一步导致呼吸无力。而腹式呼吸可以通过膈肌运动使胸腔纵向扩张，增加了胸腔的容积，同时也加强了胸、膈呼吸肌的肌力和耐力，改善慢性阻塞性肺疾病患者呼吸功能。

（二）呼吸锻炼方法的要领

1.进行呼吸锻炼时患者应选择坐位或站位，初学者或体力较差的患者以半卧位最为合适。可结合腹式呼吸与缩唇呼吸同时进行学习与训练，即腹式缩唇呼吸。

2.吸气时。气体从鼻孔缓慢进入，膈肌松弛下降，胸腔容积纵向扩大，与此同时腹部放松缓慢鼓起，每次吸气后宜稍屏气片刻，不要急于呼出。

3.呼气时。气体经“鱼口状”的口唇缓慢呼出，膈肌收缩上抬，胸腔容积缩小，与此同时鼓起的腹部缓慢收紧回缩。

4.吸气后短暂屏气，呼气时舌体抬起靠近上颚及缩唇，均可增加呼出气流的阻力，防止小气道萎陷，有利于肺内气体充分交换，缓解呼吸困难，改善临床症状。

5.控制缩唇程度与呼气流量训练，有2种简单的训练方法可控制呼气流速流量，平时可依据患者时间、体能等情况进行训练。

（1）吹蜡烛训练：患者坐于桌前，双手及前臂置于桌面保持舒适体位，桌面稳定放置一枚点燃的蜡烛，火焰高度与口唇平齐，距离口唇15～20cm处。用鼻深吸气后对着火焰缩唇呼气，呼气力度控制以蜡烛火焰随气流倾斜又不至于熄灭为宜（图2-3-11）。

（2）吹泡泡训练：患者坐于桌前，双手及前臂置于桌面保持舒适体位，桌面放置广口水杯（或其他容器）一个，常用的吸管一根，杯中倒入约占容积的1/2的凉开水，将吸管一端放入水中，另一端由口唇紧紧含住，用鼻深吸气后，经吸管呼气，呼出气体由水底下的吸管一端溢出，形成一连串的水泡（图2-3-12）。

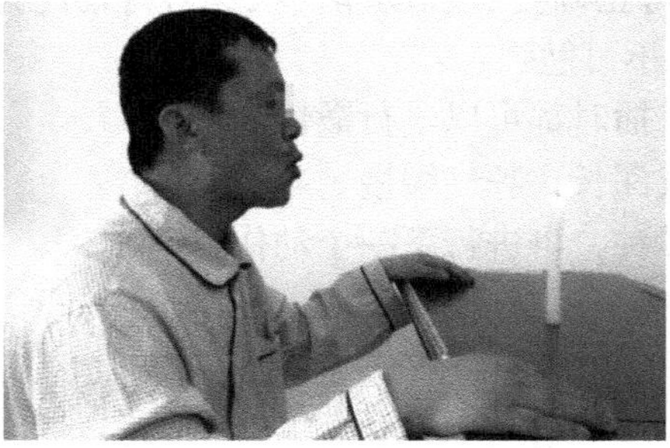

图2-3-11　吹蜡烛训练

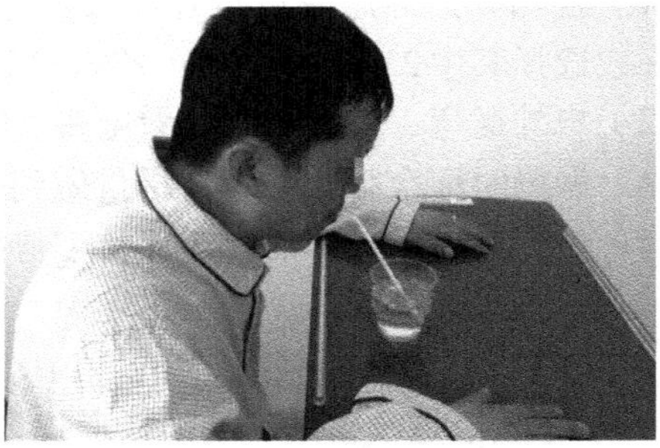

图2-3-12　吹泡泡训练

（三）提高呼吸锻炼效果

1.充分告知患者腹式呼吸的重要性，提高患者坚持呼吸锻炼的依从性，具体指导帮助其掌握呼吸锻炼的要领。

2.告知患者呼吸功能锻炼须长期坚持，动作应由易至难，逐渐掌握腹式缩唇呼吸方法。长期锻炼，持之以恒，力争成为自己不自觉的呼吸习惯。

3.遵循循序渐进的原则，训练强度逐渐增加，次数由少到多，时间由短及长，以锻炼时不勉强、锻炼后不疲劳、身体舒适、呼吸自然为宜。

4.呼吸锻炼时可同时进行氧疗，患者依据自身情况选择锻炼时是否吸氧，需要吸氧时可保持原有的氧浓度，或氧流量在原来基础上增加0.5～1.0L/min。

5.锻炼时一定要经鼻吸气和经口呼气，深吸慢呼。经鼻吸气，使吸入肺部的空气经鼻腔黏膜的吸附、过滤、湿润和加温，可以保持吸入气体的湿化，减少对咽喉、气道的刺激。

6.呼吸锻炼的同时应加强气道湿化，痰液黏稠不易咳出者积极协助排痰，保持其呼吸道通畅。

（武淑萍　吴　迪）

第四节　有效咳嗽技术

痰液由支气管黏膜分泌物或肺泡渗出物形成，通过体位引流、雾化吸入、叩击和振动，可使呼吸道分泌物由小支气管逐渐向主支气管、气管方向移动，最终通过咳嗽反射将分泌物排出体外，所以正确应用有效咳嗽技术，是保持呼吸道通畅的重要方法。

一、简介

有效咳嗽（effective cough）是通过深吸气进行咳嗽并将气管内的痰液咳出体外，以保持呼吸道通畅的一项重要呼吸道护理技术。临床工作中，指导患者正确应用有效咳嗽至关重要，如掌握咳嗽时的体位、深呼吸方法、有效咳嗽步骤等，三个条件协同作用，才能有效咳出呼吸道内分泌物。

二、适应证

1.呼吸道感染性疾病导致痰液黏稠难以排出时。
2.年老体弱、痰液潴留的部位较深、咳嗽无力者或不会进行有效咳嗽排痰者。
3.在进行胸部物理治疗如雾化吸入、振动排痰、胸部叩击等操作后。
4.长期卧床的患者或手术后为预防肺部感染时。

三、物品准备

物品准备见表2-4-1及图2-4-1。

表2-4-1　有效咳嗽技术的物品准备

物品名称	数量	物品名称	数量
痰杯	1个	漱口水	1瓶/杯
治疗巾（或垫巾）	1块	吸管	1根
负压吸引装置（必要时）	1套	清洁毛巾	1条
吸痰管（必要时）	数根	纸巾	数张
手消毒液	1瓶		

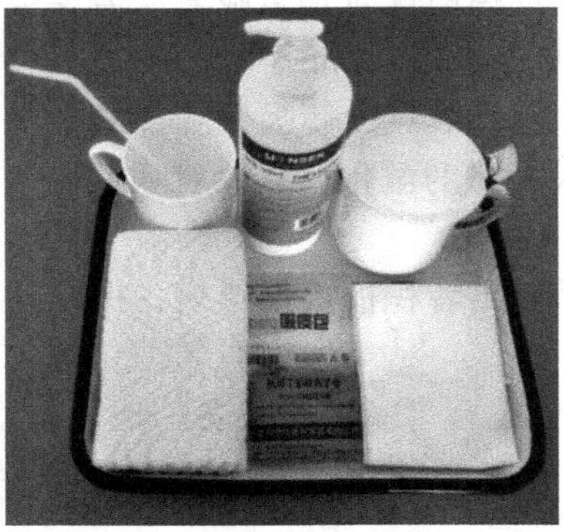

图2-4-1　有效咳嗽技术的物品

四、操作流程

1.操作者洗手、戴口罩。在治疗室准备物品，查对治疗单（医嘱单）。

2.携用物至床旁。查对患者姓名、ID号，评估患者病情及配合程度。

3.向患者解释有效咳嗽必要性，分步指导患者掌握具体方法。

4.协助患者尽可能采取坐位，病情较重、体弱或手术后患者可取半坐位。

5.嘱患者缓慢吸气，做深而慢的腹式呼吸5～6次。

6.然后深吸气至膈肌完全下降，并屏气3～5s，身体尽可能前倾，继而进行2～3次短促有力的咳嗽，帮助痰液咳出。

7.评估有效咳嗽效果，观察痰液的量、颜色及性状。

8.监测生命体征及脉氧饱和度。

9.妥善安置患者，协助漱口，清洁口鼻部，必要时协助吸痰。

10.整理物品，洗手，做好记录。

五、注意事项

1.告知患者有效咳嗽的重要性，掌握正确的咳嗽方法，避免无效咳嗽。

2.有效咳嗽的时间可以选在清晨，患者经过一夜的休息，精神体力较好，同时由于夜间持续卧位状态，分泌物易沉积在气道内，需要及时排出。

3.体位选择一般为坐位，因坐位时膈肌下降，深呼吸时通气量增大，咳嗽排痰效果好。

4.体弱或病情重的患者可采取半坐卧位进行，有效咳嗽训练要循序渐进。

5.术后患者尤其是胸腹部手术后的患者，因疼痛不敢深呼吸及用力咳嗽，可在咳嗽时用手轻轻按压手术部位，减轻因咳嗽引发的疼痛加重。

六、重点与难点

（一）确保进行有效咳嗽时患者的安全

1.体弱无力、久病卧床患者从半卧位缓慢过渡到半坐位，进行有效咳嗽时，监测心率、呼吸变化，每次有效咳嗽训练后，使患者休息3～5min后再进行下一次循环。

2.指导患者深吸气，训练有效咳嗽要循序渐进、量力而行，防止引发咳嗽性晕厥，在进行有效咳嗽过程中守护在患者身旁，随时指导并及时观察，一旦发生晕厥，立即扶住患者防止跌倒等意外发生。

3.指导患者进行有效咳嗽宜在饭后1h后进行，避免因饭后立即行有效咳嗽训练时咳嗽用力过猛产生恶心呕吐，从而导致误吸的发生。

（二）实施有效咳嗽时的观察与指导

1.实施有效咳嗽时，注意观察患者生命体征变化，如心率增快、呼吸急促、血压升高、脉氧饱和度下降，须立即停止，予以卧床休息、吸氧。

2.实施操作宜在患者精神情绪好，体力充沛时进行，可以保证咳嗽咳痰的有效性。

3.教会患者掌握有效咳嗽的动作，老年人掌握新事物的能力较弱，需要分步骤训练和耐心指导。

4.咳嗽时协助轻拍背部，以利于痰液咳出，无力咳痰者必要时吸痰，协助排出痰液，保持呼吸道通畅。

5.注意观察咳出痰液的性状、颜色及痰量，及时评估有效咳嗽效果及病情状况。

（吴　迪　武淑萍）

第五节　胸部叩击技术

胸部叩击（chest percussion）技术是有效排痰的一种方式，可松动气道内分泌物，使其易于排出体外，具有操作简便、患者易于接受的特点。

一、简介

胸部叩击技术的原理是叩击胸廓产生震动，震动通过胸壁传导至肺部，促使黏附于肺、支气管、细支气管内的分泌物松动或脱落，有利于分泌物向外移动，通过患者咳嗽排出体外。

二、适应证

1.痰液黏稠，咳出无力、排痰困难者。

2.久病体弱、长期卧床需要协助排痰者。

三、物品准备

物品准备见表2-5-1及图2-5-1。

表2-5-1　胸部叩击物品准备

物品名称	数量	物品名称	数量
痰杯	1个	漱口水	1瓶
纸巾	数张	吸管	1根
负压吸引装置（必要时）	1套	清洁毛巾	1条
一次性吸痰管（必要时）	数根	手消毒液	1瓶
护理手套	1副		

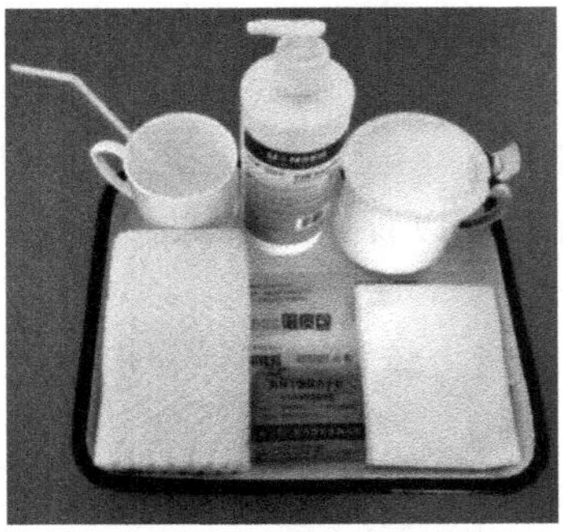

图2-5-1 胸部叩击物品

四、操作流程

1. 评估患者病变部位、神志意识及自主咳痰情况。

2. 向患者讲解操作目的与意义，指导正确配合。

3. 听诊肺部有无异常呼吸音（干、湿啰音情况），明确痰液滞留部位。

4. 协助患者取侧卧位或坐位。

5. 用单层薄布单覆盖患者叩击部位。

6. 将手固定成背隆掌空状（图2-5-2），放松腕、肘、肩部，有节奏地叩击需引流的肺段，从下往上叩击胸和背部，每次叩击1～3min，叩击速率为每秒2～3次。

7. 叩击后协助患者咳嗽咳痰，擦拭口鼻部、漱口并清洁面部。

8. 观察病情及生命体征变化。

9. 妥善安置患者，协助其取舒适体位。

10. 整理物品。洗手，做好记录。

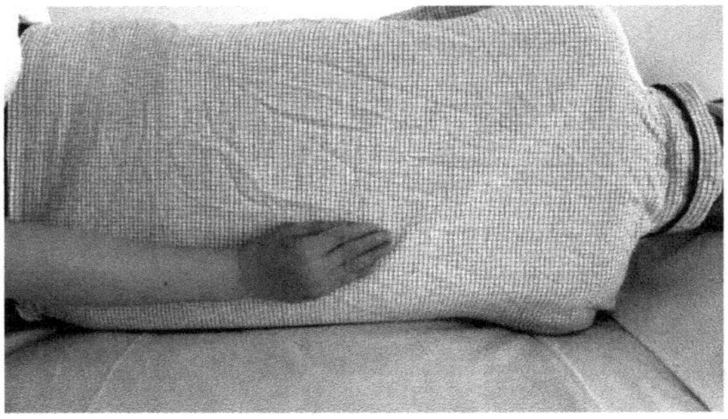

图2-5-2 叩背

五、注意事项

1. 咯血、低血压、肺水肿、未经引流的气胸、肋骨骨折及有病理性骨折者，禁用胸部叩击。

2. 叩击时避开乳房和心脏，勿在骨突起部位进行，如胸骨、肩胛骨及脊柱，且应避开纽扣、拉链部位。

3. 叩击处可覆盖薄布单以防直接叩击引起皮肤发红，但覆盖物不宜过厚，以免影响叩击效果。

六、重点与难点

（一）确保叩击治疗的安全

1. 叩击前确认有无禁忌证。如咯血、未引流的气胸、肋骨骨折等。

2.叩击治疗时间由短及长，初次治疗从30s逐渐延长，使患者逐渐适应。

3.选择餐后2h或餐前30～60min进行，以避免治疗中引发呕吐。

4.叩击治疗过程中密切观察患者生命体征及治疗反应，如有不适应停止治疗，酌情处理，待稳定后再行叩击。

5.操作后协助做好口腔护理，祛除痰液，询问患者感受，观察痰液情况，监测生命体征、肺部呼吸音及啰音变化。

（二）确保叩击治疗效果

1.叩击部位应选择在肺野范围内进行，肺部炎症区域为重点叩击部位。

2.操作者应站在患者的后方或侧后方，运用手腕力量，自下而上、由外向内、由周围向主气道方向依次进行。

3.叩击力量要均匀，叩击时可听见空洞声，不使患者感到疼痛为宜。

4.每天于雾化治疗后、体位变动后及时进行叩击治疗，每日至少叩击3～4次，每一叶肺每次叩击30～60s，每次叩击时间为5～10min。老年患者可能病情较重、耐受力较差，可酌情减少单次叩击时间，增加每日叩击次数。

5.叩击时注意观察患者的反应，叩击后询问患者的感受，观察咳痰情况，及时协助排痰，定期复查肺部呼吸音及啰音变化。

（吴　迪　顾月琴　武淑萍）

第六节　体位引流技术

体位引流技术（postural drainage）是指依靠重力对呼吸道分泌物进行引流以促进痰液的排出。通过体位引流，能够控制肺部感染，改善呼吸功能，促进疾病康复。

一、简介

体位引流是指将病变肺部处于高位，引流支气管开口向下，受累肺段的支气管垂直于地面，促使痰液借助于重力作用，流向体位引流的气管，最终经咳嗽或负压吸引排出体外。进行体位引流时配合胸部叩击治疗可提高排痰效果。

二、适应证

1.肺脓肿、支气管扩张、肺不张、囊性肺纤维化等分泌物滞留者。

2.慢性阻塞性肺疾病、肺纤维化等发生严重肺部感染或范围较大时。

3.各种原因导致的痰量较多、痰液黏稠不易排出时。

4.肺炎部位特殊或一般体位难以引流的患者。

5.支气管碘油造影术后。

三、物品准备

物品准备见表2-6-1及图2-6-1。

表2-6-1 体位引流物品准备

物品名称	数量	物品名称	数量
枕头/体位垫	若干	漱口水	1瓶
痰杯	1个	吸管	1根
纸巾	数张	清洁毛巾	1条
负压吸引装置（必要时）	1套	护理手套	1副
一次性吸痰管（必要时）	数根	手消毒液	1瓶

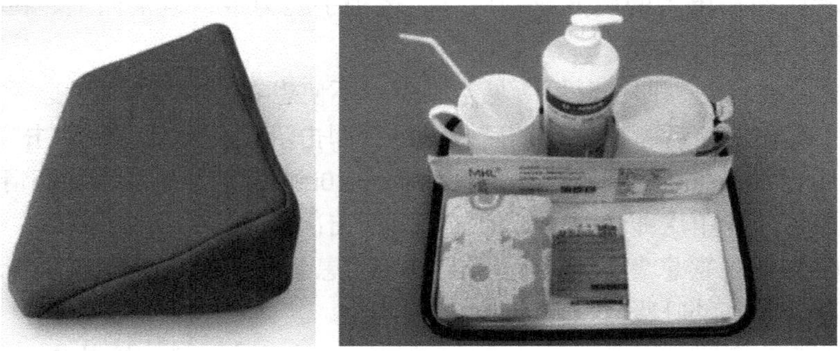

图2-6-1 体位引流物品

四、操作流程

1.操作者洗手、戴口罩，在治疗室准备物品，查对治疗单或医嘱单。

2.携用物至床旁，查对患者姓名、ID号，向患者讲解操作目的与意义，指导正确配合。

3.评估患者生命体征、神志意识、病变部位、自主咳痰情况，听诊肺部有无异常呼吸音及干、湿啰音，明确痰液滞留的部位。

4.协助患者取合适的引流体位，依据患者病变部位、分泌物滞留部位、患者耐受程度选择，使病变部位置于最高处（图2-6-2）。

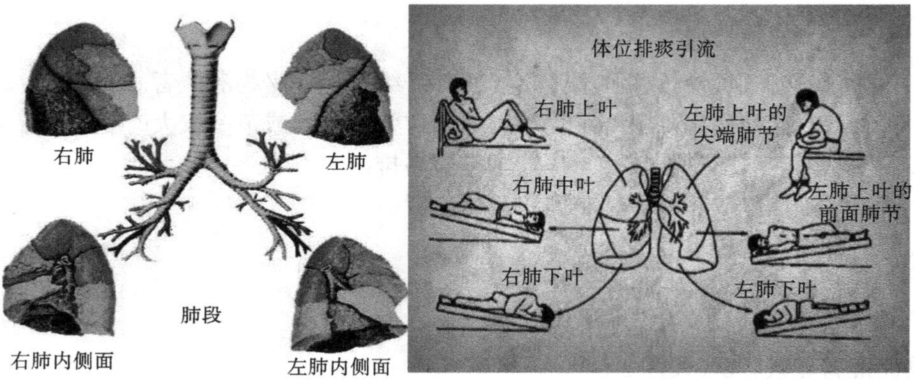

图2-6-2 体位引流

5.引流时，嘱患者间歇做深呼吸运动，指导患者运用有效咳嗽技术排痰，同时可协助背部叩击或配合应用振动排痰仪治疗，直到痰液排除干净。

6.治疗过程中密切观察患者的心率、脉氧饱和度变化及自觉症状。

7.协助患者排痰，并注意观察痰量、性状、颜色的变化。

8.体位引流治疗结束，妥善安置患者，协助其取舒适体位，协助漱口、洁面。

9.向患者及其家属交代注意事项。

10.整理用物。洗手，做好记录。

五、注意事项

1.耐心讲解体位引流的目的及意义，鼓励患者积极配合治疗。

2.指导患者掌握体位引流的方法，适时进行有效咳嗽，排出痰液。

3.实施体位引流时，联合使用雾化吸入及胸部叩击技术可增强治疗效果。

4.体位引流时常用的徒手操作手法为从肺底自下而上、由外向内有节律地叩击胸壁。

5.密切监测患者生命体征变化，并及时协助排痰，必要时负压吸引吸痰，保持患者呼吸道通畅。

6.以下患者禁用体位引流技术：年迈体弱、无法耐受所需体位的患者；无力排除分泌物已发生痰堵窒息的患者；胸廓或脊柱骨折的患者；行抗凝治疗有较大出血风险的患者；近期有大咯血病史、严重骨质疏松的患者。

六、重点与难点

1.治疗时密切观察患者呼吸、脉搏变化，观察患者耐受程度，评估其生命体征，若心率超过120次/分、心律失常、眩晕、发绀、脸色苍白、呼吸困难等症状，应停止引流，给予氧气吸入，待病情稳定后再继续引流。

2.根据患者病变部位选择适当体位，如病变部位在下叶、舌叶或中叶者，取头低足高略向健侧卧位，如病变部位在上叶者，则采取坐位，以利于分泌物引流。

3.引流时按照上叶—下叶—基底段的顺序进行，若患者不能耐受，则应及时调整姿势。引流体位须采用患者既能接受，又易于排痰的体位。

4.体位引流一般于餐前进行，早晨清醒后立即进行效果最好，可于每日晨起早饭前及晚睡前各实施1次体位引流，每次20～30min。

5.需头低足高位引流的患者治疗时间应安排在空腹或餐后1～2h后进行，防止引发胃食管反流导致误吸。

6.心肺功能基础较差的老年患者、严重心血管疾病和（或）患者情况不稳定时，不宜采用头低位进行体位引流。

7.体位引流前配合超声雾化吸入，或治疗时辅以叩击等技术，可以更有效地促进痰液排出。

（吴　迪　袁熹娜　武淑萍）

第七节　痰诱导技术

痰诱导技术是指对于需要留取痰标本检查的患者，在无痰或少痰情况下，以高渗盐水雾化吸入，诱导产生足量痰液，用于痰标本细胞学检查。其优点在于无创、安全、简便、重复性好，细胞存活率和细胞活性高，痰液肿瘤细胞学检查阳性率明显高于自然痰细胞学检查。

一、简介

痰诱导技术是以高渗盐水雾化吸入来诱导无痰或少痰的受检者产生足量的痰液，以对气道分泌物中的细胞及相关成分进行分析研究的无创检测方法，用以明确患者痰液细胞的类型，协助诊治、预后观察及评价药物治疗效果等。

二、适应证

1.少痰或无痰的痰液受检者。
2.哮喘稳定期患者。
3.慢性阻塞性肺疾病非急性发作期患者。
4.不明确的肺部疾病需留痰诊断者。

三、物品准备

物品准备见表2-7-1及图2-7-1。

表2-7-1　氧气雾化吸入物品准备

物品名称	数量	物品名称	数量
心电监护仪或指脉氧夹	1台	漱口水	1瓶
听诊器	1个	痰杯	1个
空气压缩泵	1台	纸巾	1包
小剂量雾化器	1套	手消毒液	1瓶
3%氯化钠雾化液	20ml	吸痰装置（必要时）	1套
痰标本申请单及痰标本盒	1套	吸痰管（必要时）	数根

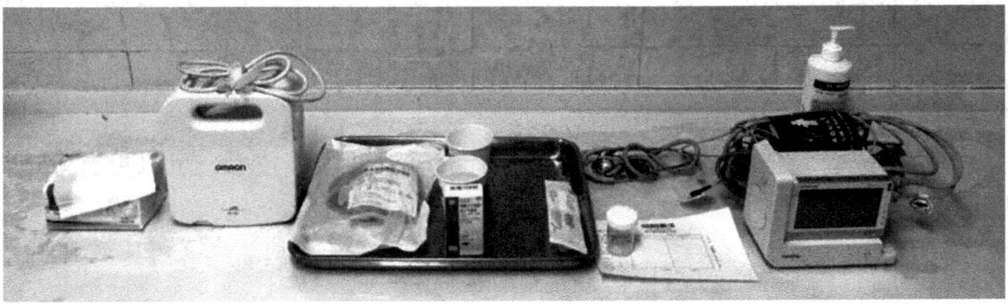

图2-7-1　痰诱导技术物品

四、操作流程

1.操作者洗手、戴口罩。在治疗室准备物品，查对治疗单（医嘱单）、药品，配置高浓度的雾化吸入药液（3%氯化钠雾化液）。

2.携用物至床旁，查对患者姓名、ID号，向患者或其家属解释操作目的。

3.评估患者精神及体力状况、配合程度及肺功能$FEV_1 > 70\%$，可进行痰诱导试验。

4.协助患者取舒适体位，可取坐位或半卧位。

5.嘱患者吸入硫酸沙丁胺醇吸入剂2次，雾化前清水漱口、擤鼻以减少唾液污染痰标本。

6.药液注入储药器内，连接雾化器，雾化器底部的进气口与氧气输气管或空气压缩雾化泵连接。

7.将雾化泵接通电源，启动开关，可见雾化器有白色雾气喷出。

8.将雾化器口含嘴放置于患者口中，或将面罩戴于患者口鼻处，嘱患者配合吸入药雾，直至咳出足量痰标本后停止。

9.雾化过程中观察患者一般情况、脉氧饱和度，有痰时及时停止，协助留取足量的痰标本。

10.治疗结束后，移去雾化器，关闭空气压缩泵电源。

11.协助患者咳嗽排痰、漱口洁面，取舒适体位。

12.洗净并擦干雾化器，避污保存、备用。

13.痰标本及时送检，观察患者雾化吸入后的效果及副作用，观察患者生命体征情况。

14.向家属及陪护人员交代注意事项。

15.整理物品。

16.洗手，做好记录。

五、注意事项

1.向患者讲解诱导的目的、重要性，取得患者的理解和配合。

2.诱导前必须进行肺功能（FEV_1）检查，诱导前10min应吸入β_2受体激动剂。

3.重度哮喘或哮喘急性发作患者需联合肺功能及临床症状综合判断。

4.当患者FEV_1占预计值$< 70\%$或喘息症状明显时建议自然咳痰或行生理盐水雾化诱导。

5.备好抢救设备和药物，雾化过程中密切观察患者表现，必要时监测肺功能。

6.部分药物如激素类、抗过敏药、茶碱等，可能会对检查结果造成影响，需停药3d以上，但在观察治疗效果期间不需要停药。

7.哮喘发作和重症慢性阻塞性肺疾病患者、肺功能检查$FEV_1 < 70\%$的患者禁用痰诱导技术。

六、重点与难点

（一）确保雾化吸入过程中患者的安全

1.雾化吸入时采用坐位或半坐位可以增加胸腔容积，有助于吸入药物到达呼吸道深部，确保药物发挥有效作用。因此症状轻、咳痰有力者可选择坐位。

2.仰卧位膈肌上移，胸廓活动度减小、潮气量低，吸气费力，雾化吸入时病情较重的患者可采用侧卧位或半卧位，床头抬高30°～45°。

3.雾化吸入过程中密切观察患者生命体征：呼吸频率深浅度、脉氧饱和度，如有喘憋、气喘、呼吸困难等症状，及时遵医嘱处理。

4.雾化吸入时间由短及长、药量由小到大，使患者逐渐适应，如患者不能耐受一次全程吸入治疗时，可间歇进行。

（二）确保留取痰标本及时送检

1.对无力咳出者，给予叩背排痰，必要时给予吸痰，避免留取患者口腔分泌物。

2.临床大多通过对诱导痰液中细胞形态和功能的测定来了解气道炎症和气道重塑过程，帮助分析慢性阻塞性肺疾病的发病机制，留取痰标本后要及时送检，避免长时间放置。

（三）注意观察操作后患者不良反应

1.操作后可能出现咽痛、咽干、恶心、头痛、头晕等不适反应，其中咽痛、咽干与高渗盐水对咽喉部的刺激有一定关系。

2.除恶心外，其余不适反应多和诱导时间、雾化量有关，可通过缩短诱导时间和减少雾化量来减少患者的不适反应，诱导后指导患者漱口，清洁口腔也可减少咽喉部的不适感。

（赵　明　武淑萍）

第八节　经口、鼻腔吸痰技术

吸痰（sputum suction）技术是临床上非常重要且常见的技术，也是最基础的护理技术，良好地应用此技术不仅能改善通气，提高血氧饱和度，减少建立人工气道的概率，避免由于人工气道建立所带来的感染，缩短疾病病程。

一、简介

经口、鼻腔吸痰技术是通过负压吸引的方法，经口、鼻腔将呼吸道分泌物或呕吐物吸出，以保持呼吸道通畅的一种方法，目的是吸出呼吸道的分泌物，保持呼吸道通畅；促进呼吸功能，改善通气；预防并发症的发生；留取痰标本等。

二、适应证

1.用于危重、昏迷、老年、全身麻醉未醒、大手术后和胸部创伤的患者。

2.呼吸道被呕吐物、分泌物阻塞而出现各种呼吸困难症状者。

3.各种原因不能有效咳嗽的患者。

三、物品准备

物品准备见表2-8-1及图2-8-1。

表2-8-1 经口腔、鼻腔吸痰技术物品准备

物品名称	数量	物品名称	数量
负压吸引装置（电动吸引器）	1套（1个）	听诊器	1个
无菌生理盐水	1瓶	手消毒液	1瓶
清洁薄膜手套	1支	压舌板、开口器、舌钳、口咽通气管	1个
一次性吸痰管（合适型号）	1根		

四、操作流程

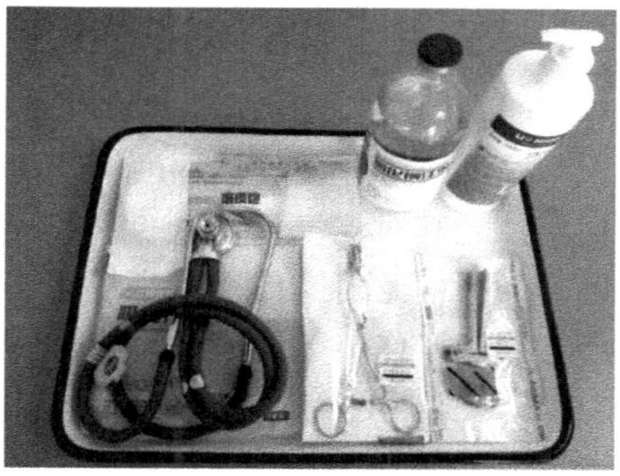

图2-8-1 经口腔、鼻腔吸痰技术物品

1.操作者洗手、戴口罩，在治疗室准备物品，检查物品状态及有效期。

2.携用物至床旁，查对患者姓名、ID号，向患者或其家属解释操作目的以取得配合。

3.评估患者生命体征，听诊肺部呼吸音，评估患者呼吸和痰液阻塞情况，确认是否需要吸痰。

4.吸痰前给予高流量氧气吸入2～3min，观察血氧饱和度，检查口腔，鼻腔，取下活动义齿。

5.检查并连接负压吸引装置（电动吸引器），调试负压调节阀。

6.左手戴薄膜手套，将一次性吸痰管内的避污纸分离至顶端，在外包装顶端撕一小口，右手取出避污纸包。

7.双手将避污纸包打开，左手拿住避污纸一角，右手戴无菌手套。

8.将避污纸置于患者嘴角下方，右手取出吸痰管缠绕于手掌中，左手持负压吸引管管端与吸痰管连接，左手打开吸引器开关。

9.左手持吸引管，右手持吸痰管吸取少许生理盐水湿润吸痰管前端，并查看抽吸压力。

10.在无吸力状态下，当患者深吸气时，右手将吸痰管自患者口腔或者鼻腔轻柔迅速地插入，当插入至咽部，嘱患者深吸气或咳嗽。

11.左手拇指盖住吸痰管侧孔，右手将吸痰管慢慢上提吸引痰液，每次吸引时间不超过10～15s。

12.吸痰过程中观察患者心率、血压、血氧饱和度变化及痰液性状、量、颜色、黏稠度等。

13.吸痰完毕，右手将用过的吸痰管缠绕于手掌中，将吸痰管与吸引器管分离。

14.将吸引器管头端放于生理盐水瓶内，间断吸取生理盐水冲洗管道。

15.关闭吸引器，将吸引器管头端放置于生理盐水瓶内保留。

16.右手手套翻转脱去的同时应包裹已用过的吸痰管。

17.用避污纸擦去患者口角分泌物，然后包裹手套弃于医疗垃圾桶内，整理床单位。

18.消毒双手。评估患者生命体征，吸痰效果，听诊呼吸音，观察患者有无不良反应、并发症。

19.将氧流量调回吸痰前状态。

20.向患者解释吸痰完毕，嘱患者安静休息。

21.洗手并记录生命体征，痰液的性状、颜色、黏稠程度。

五、注意事项

1.吸痰前需要进行充分的体位引流，使细小支气管的痰液积聚到主支气管，以利于吸尽痰液，提高吸痰效率，吸痰前1.5～2h勿进食，以免导致误吸。

2.提倡适时吸痰，遵循最小吸痰频次的原则，按需吸痰，即在听到或观察到患者有痰时及时吸痰，不主张定时吸痰，以减少吸痰带来的并发症，减轻患者的痛苦。

3.根据患者痰液黏稠度调节负压至150～300mmHg，负压过大可引起呼吸道黏膜损伤，尤其对支气管哮喘的患者，则更应注意，以免诱发支气管痉挛。

4.注意无菌操作，吸痰过程中对吸痰管及气道的污染会造成患者肺部感染，必须严格无菌操作，戴无菌手套持吸痰管的手不能被污染。

5.吸痰时注意吸痰管插入是否顺利，遇到阻力时应分析原因，不能盲目插入。

6.吸痰前后应当给予足够的氧气，以提高患者的血氧饱和度至所能达到的最高值，从而避免吸痰时发生低氧血症。

7.吸痰动作宜轻柔迅速，时间不宜超过15s，连续吸痰不超过3次，如痰液较多需再次吸引时，应间隔3～5min，待患者耐受后再进行。每根吸痰管只用一次，不可反复上下提插。

8.吸痰时，以插入吸痰管后感觉有阻力为准，插入后感觉有阻力后轻提一点，再负压吸引吸痰，成人经口插入吸痰管的长度为14～16cm，经鼻插入吸痰管的长度为22～25cm。

9.如果痰液黏稠，可以告知患者适量饮水或配合翻身叩背、雾化吸入，以利于痰液排除；患者发生缺氧的症状如发绀、心率下降等症状时，应立即停止吸痰。

10.观察患者痰液的量和性状，根据痰液的黏稠度选择相应的湿化措施。

六、重点与难点

（一）掌握吸痰指征

1.患者自主咳痰能力差，不能完成有效咳嗽，听诊有痰鸣音。

2.直接听到痰鸣音，听诊肺部有湿啰音。

3.血氧饱和度下降。

4.明显呼吸费力。

5.怀疑误吸。

6.无自主咳痰能力患者需要留取痰标本检验。

（二）并发症的观察与护理

1.口鼻咽部黏膜损伤

（1）原因：吸痰管质地僵硬、粗糙、管径过大；操作不当、缺乏技巧，如插管次数过多、插管过深、用力过猛、吸引时间过长、负压过大；鼻腔黏膜柔嫩，血管丰富，充血、干燥；患者烦躁不安、不合作；患者呼吸道黏膜炎症水肿。

（2）表现：气道黏膜受损可吸出血性痰；纤维支气管镜可见受损处黏膜糜烂、充血肿胀、渗血甚至出血；口唇黏膜受损，可见表皮破溃甚至出血。

（3）预防及处理：吸痰前用生理盐水润滑吸痰管；选择合适的吸痰管；吸痰管插入长度合适，禁止带负压插管，抽吸严禁提插；每次吸痰时间不超过15s；吸痰前调节合适的负压；不合作的患者，固定好头部。口腔黏膜损伤，用生理盐水等溶液做口腔护理，预防感染；气道黏膜损伤，用生理盐水加庆大霉素等雾化吸入。

2.低氧血症

（1）原因：吸痰过程中供氧中断；吸入氧浓度降低；吸痰刺激引起咳嗽，使呼吸频率下降；吸痰前未提高吸氧浓度；负压过高、吸痰时间过长、吸痰管过粗、置管过深等。

（2）表现：呼吸加深加快，脉率加快，血压升高，疲劳、注意力减退、反应迟钝；严重时头痛、发绀、恶心，不能自主运动和说话甚至呼吸、心跳停止。

（3）预防及处理：选择型号合适的吸痰管；吸痰过程中若有咳嗽，可暂停操作；不宜反复刺激患者气管隆嵴处，以免引起过度咳嗽；吸痰前后给予高浓度氧；及时吸痰；吸痰时密切观察病情。已发生低氧血症者，立即加大吸氧流量或者给予面罩吸氧；遵医嘱用药，必要时进行机械通气。

3.感染

（1）原因：未严格执行无菌技术操作；各种原因导致的呼吸道黏膜受损，均可引起感染；吸痰刺激患者呛咳引起误吸。

（2）表现：局部黏膜充血、肿胀、疼痛，甚至有脓性分泌物；患者出现寒战、高热、痰多，X线胸片检查可见散在或片状阴影，痰培养可找到致病菌。

（3）预防及处理：吸痰时严格无菌操作；痰液黏稠者，遵医嘱行雾化后吸痰；加强口腔护理；根据患者病情及痰液黏稠度调节合适的负压进行吸引；饭前吸痰，饭后至少1h内禁止翻身吸痰。发生局部感染者，给予对症处理；出现全身感染时，行血培养，做药物敏感试验，遵医嘱合理使用抗生素。

4.气道痉挛

（1）原因：有哮喘长期发作病史的患者，因插管刺激致气道痉挛加重缺氧。

（2）表现：呼吸困难、喘鸣、咳嗽。

（3）预防及处理：对气道高度敏感的患者，遵医嘱于吸引前用1%利多卡因少量滴入，或给予组胺拮抗剂；气道痉挛发作时，暂停吸痰，遵医嘱给予β_2受体兴奋剂吸入。

（张琳琳　顾月琴　武淑萍）

第九节　痰液标本留取技术

痰液观察与检验对于呼吸系统疾病辅助诊断、疗效观察、预后判断具有重要意义。健康人平常无痰或仅有少量痰，通过咳嗽可将呼吸道分泌物及空气中吸入的异物和致病菌排出体外，咳嗽对呼吸系统起到了保护作用。但出现长期咳痰或痰液过多则预示着人体可能有病变发生，如肺部炎症、肺结核、肿瘤时，痰量增加并有性状和成分的改变，因而痰标本留取与痰液观察具有重要意义。

一、简介

留取痰标本作痰涂片镜检或细菌培养是诊断呼吸系统感染病原菌最常用的方法，痰病理检查肿瘤细胞是肿瘤诊断与分型的重要依据。痰液的产生来源于气管、支气管的分泌物，不包括鼻、咽、口腔分泌物。然而咳出的痰液或因送检不及时，或被口咽部寄植的细菌污染，导致检测结果出现偏差，有可能影响到疾病的诊断与治疗。因此，正确留取下呼吸道痰标本并及时送检对病情诊断非常重要。

二、适应证

1.新入院患者，做入院常规检查时。
2.急慢性气管炎、慢性阻塞性肺疾病急性发作期。
3.呼吸道感染性疾病患者，需要调整抗生素治疗方案时。
4.应用抗生素前后，需掌握细菌敏感性、耐药情况，以及判断治疗效果时。
5.肺部阴影性质不明、呼吸系统肿瘤治疗前后及复查时。

三、物品准备

物品准备见表2-9-1及图2-9-1。

表2-9-1　痰液标本留取物品准备

物品名称	数量	物品名称	数量
无菌痰标本盒或一次性痰液收集器	1个/1个	护理手套	1副
痰杯	1个	漱口水	1瓶
负压吸引装置（必要时）	1套	吸管	1根
一次性吸痰管（必要时）	数根	清洁毛巾	1条
手消毒液	1瓶	纸巾	数张

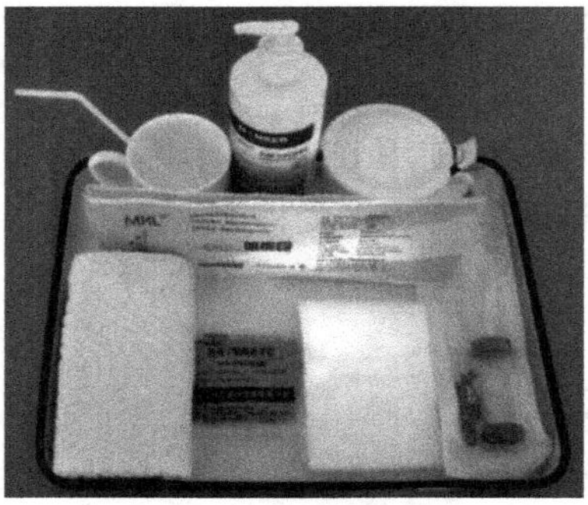

图2-9-1　痰液标本收集

四、操作流程

1.操作者洗手、戴口罩，准备物品。查对患者及标本盒姓名、采样标本名称与时间。

2.评估患者病情、神志意识状况，自理能力及自主咳痰情况，选择留取标本的方法。

3.向患者讲解留取痰标本的目的与意义，指导其掌握正确方法。

4.清晨醒后未进食前，取下义齿，用清水漱口数次。

5.留取痰标本方法

（1）可自行咳痰的患者：协助患者坐位或半坐位，缓慢深呼吸数次后，深吸一口气，然后用力咳出气道深部痰液，留取标本于专用无菌标本盒中。

（2）危重患者：协助患者取侧卧位，自下而上、自外向内叩击患者背部，连接留痰器及负压吸引管，经人工气道或口鼻腔按吸痰法操作留取痰标本。

6.旋紧标本瓶盖并妥善放置（图2-9-2）。

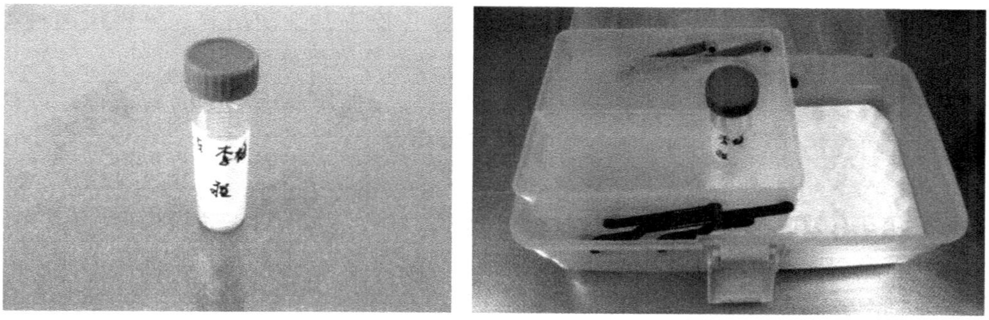

图2-9-2 痰标本收集后的放置

7.指导或协助患者纸巾擦拭口鼻部，漱口及清洁面部。

8.观察患者病情及生命体征变化。

9.协助患者取舒适体位，妥善安置。

10.再次查对后将标本及时送检。

11.整理物品。洗手，做好记录。

五、注意事项

1.向患者解释留取痰标本的意义，使其消除思想顾虑和紧张的情绪，保持良好的心理状态。

2.指导患者掌握正确留取痰标本的方法。

3.留取痰标本以晨起第一口痰为宜，标本留取后要标注时间，及时送检。

4.留取标本前先漱口，以免口腔杂菌污染，影响痰标本的质量。

5.发现痰液性状异常变化时应及时留取标本送检。

6.危重患者吸痰前或吸痰时保持供氧，减轻PaO_2下降程度，减少不良反应，并注意无菌操作。

7.留取痰标本过程中严密观察患者生命体征变化，如发现有心率明显加快、心律失常等情况，暂缓咳痰或吸痰，给予吸氧，待病情平稳后再行操作。

8.当咳嗽伴有多痰或痰液黏稠现象时应遵医嘱使用祛痰药，不可单纯应用止咳药物，以免抑制了咳嗽反射，致使痰液潴留加重炎症或阻塞支气管。

六、重点与难点

1.正确留取痰标本以提高阳性率

（1）嘱患者在准备咳痰留标本前漱口2～3次，吐出口咽部唾液和分泌物，以避免咳出的痰液混入唾液和鼻咽部分泌物。

（2）对一些特殊患者可采用支气管镜采集法或气管穿刺法留取痰标本。

（3）做结核分枝杆菌检查时，痰量要多，且要留取24h痰液，以增加检出的成功率。

（4）结核杆菌、深部真菌感染的诊断，一般需要连续3～5d留取痰标本。

（5）做痰液细菌培养时应用无菌留痰器留取痰标本，并及时送检。

（6）使用抗生素前应先留取痰液标本进行涂片检查及细菌培养，分析痰菌种类及对抗生素的敏感性。

（7）选择性状、颜色异常的痰液留取标本送检，如痰病理检查时留取血痰或痰中带血的标本可提高阳性率，并须连续留取痰标本检测。

2.无痰或不会咳痰患者留取痰标本的方法

（1）配合有效咳嗽技术，可促进痰液的排出，确保正确留取痰标本。

（2）无痰患者可用3%～10%氯化钠溶液行超声雾化吸入，以促进气道深部分泌物稀释及排出，有助于成功留取痰标本。

（3）咳痰无力者采用人工协助排痰，必要时负压吸引留取痰标本。

七、痰液观察

（一）简介

痰液形成与疾病发生发展有一定的关系，通过观察新鲜的痰液可以寻找诊断疾病的线索，不同疾病或同一种疾病的不同时段、痰液变化具有一定的规律，及时准确地进行痰液观察，对于诊断疾病、及时调整治疗方案、判断治疗效果发挥着重要作用。

（二）痰液性状变化特点

1.痰量　慢性支气管炎患者咳少量白色黏痰或浅白色透明黏液，肺部感染性疾病初期痰量亦较少，有时X线胸片或肺CT检查可见大面积片状影，临床观察可仅有少量白痰甚至无痰，而在炎症消散期痰液量则明显增多，随着病情好转痰量又逐渐减少。

2.黏稠度

（1）浆液性痰：痰液稀薄透明而带有泡沫，系血浆和组织液渗出肺泡内所致，主要见于肺淤血或肺水肿。

（2）黏液性痰：呈灰白色或无色，黏稠而透明，多见于急性支气管炎、肺炎初期、支气管哮喘发作后期、病毒性肺炎。

（3）脓性痰：呈黏稠黄色或黄绿色，含有大量脓细胞和坏死组织碎屑，多见于支气管和肺的化脓性细菌感染，如肺脓肿、支气管扩张、空洞型肺结核、脓胸等。

（4）血性痰：可见痰中带血、血痰，由于肺部病变累及血管所致，多见于支气管扩张、肺结核、肺癌，以及其他系统影响或出血性疾病。

3.色泽

（1）黄色：含有脓性细胞所致，见于肺部感染性疾病。

（2）黄绿色：常见于合并铜绿假单胞菌感染时。

（3）棕色：肺梗死、心脏病及肺部慢性充血，亦可见咳出肺内陈旧性积血。

（4）铁锈色：多见于肺炎链球菌引起的大叶性肺炎。

（5）红色：痰中带血、血痰多见于肺结核、肺炎、肺淤血、肺部肿瘤、出血性肺病、特发性含铁血黄素沉积症，也可能为气道出血，或见于剧烈咳嗽导致咽喉部毛细血管破裂，粉红色泡沫痰伴有喘息、憋气时为急性肺水肿的特征表现。

（6）黑色：多为吸入大量尘埃沉积所致，如尘肺。

4.气味

（1）血腥味：肺癌、肺结核。

（2）粪臭味：膈下脓肿与肺相通时。

（3）恶臭味：脓性痰、晚期肺癌、肺脓肿、厌氧菌感染时。

5.支气管管型及痰块　由纤维蛋白及黏液等在支气管内形成，呈白色或灰色的树枝状体，偶为红色或红棕色，可见于肺炎链球菌肺炎、慢性支气管炎、哮喘、囊性纤维化等。

6.干酪块　呈豆腐渣样，是肺组织坏死的产物，见于肺结核、肺肿瘤和肺坏疽。

（三）痰液观察的临床方法

（1）痰液观察的时机：一般情况下，清晨醒后是老年人咳痰的常见时机，在疾病状态下，肺炎患者病情加重时、哮喘患者发作后，以及雾化吸入后、体位引流后、振动排痰仪或清肺仪治疗后，痰液排出增多，认真观察痰液性状等特征，能及时发现病情变化，为临床诊断及治疗提供有力依据。

（2）观察痰液的量：正常人无痰或仅有少量痰液。慢性支气管炎、肺气肿患者病情稳定期可有少量白色黏痰。当发生呼吸系统疾病时，痰量可增多，甚至超过50～100ml/d。通常情况下痰量逐渐增多，表示病情加重，痰量逐渐减少，表示病情好转。

（3）观察痰液的黏稠度：Ⅰ度，痰液如米汤或泡沫样，咳痰后痰容器内痰液不容易挂壁，易于被冲洗干净，痰杯内壁上无痰液残留，提示感染较轻。Ⅱ度，痰液外观较黏稠，咳痰后痰容器内有部分痰液滞留挂壁，清洗时需要较大水流冲洗痰液，若为黄色黏痰，提示感染较重。Ⅲ度，痰液外观明显黏稠，呈黄色脓性痰，痰液不易咳出，痰容器内壁上可滞留大量痰液，不易被水冲净，提示肺部感染严重，需加强抗感染治疗并调整治疗方案。

（4）观察痰液的色泽：不同颜色的痰液可提示疾病的不同时期或反映不同类型的疾病情况，当患者痰液色泽发生变化时，预示着患者的病情也在发生变化。如痰液颜色由白色转为黄色时，说明有感染或感染加重；当出现痰中带血、整口血痰或痰液呈鲜红色时，说明有出血；痰液为粉红色泡沫样痰时，考虑发生了急性左心衰竭。

（5）观察痰液的气味：患者痰液有恶臭气味时，提示有厌氧菌感染。

（四）重点与难点

1.痰液观察的时机

（1）可自行咳嗽排痰的患者，清晨醒来未进食前是留痰的最佳时机。

（2）患者突发病情变化时，需严密观察痰液性状的改变。

（3）痰液黏稠不易咳出的患者，痰液观察的时间在雾化吸入治疗及胸部物理治疗后。

（4）无法自行留痰的患者，痰液观察在体位引流治疗后或吸痰后。

（5）痰液需留取在无菌标本收集器内送检，不需留痰送检的患者，可将痰液咳于痰杯里或纸巾上，便于观察。

2.痰液性状与临床症状的联系

（1）排痰量较多，且清晨或变动体位时加剧：如支气管扩张、肺脓肿。

（2）白色泡沫痰或白色黏液痰：如支气管炎、支气管哮喘。
（3）黄脓痰：化脓性感染。
（4）红色或红棕色痰：肺结核、肺癌、肺梗死出血。
（5）铁锈色痰：肺炎球菌性肺炎。
（6）红褐色或铁锈色痰：阿米巴肺脓肿。
（7）痰液静置后分层：支气管扩张。
（8）粉红色泡沫痰：急性左心衰竭。
（9）果酱样痰：肺吸虫病。
（10）胶冻样痰或带血：克雷伯杆菌肺炎。
（11）灰黑色或暗灰色痰：各种尘肺或慢性支气管炎。
（12）恶臭气味痰：可能合并厌氧菌感染。

（武淑萍　吴　迪）

第十节　血氧饱和度监测技术

人体的新陈代谢过程是生物氧化过程，而新陈代谢所需要的氧，是氧气通过呼吸系统进入血液，与血液红细胞中的血红蛋白（hemoglobin，Hb）结合成氧合血红蛋白（oxyhemoglobin，HbO_2），再输送至人体各部分组织细胞中。血液携带输送氧气的能力用动脉血氧饱和度（SaO_2，arterial oxygen saturation）来衡量。许多临床疾病会造成氧供给的缺乏，将直接影响细胞的正常新陈代谢，重者还会威胁患者的生命，所以SaO_2的实时监测在临床救护中非常重要。

一、简介

血氧饱和度（oxygen saturation，SpO_2）是反应血液中HbO_2含量的指标，是HbO_2容量占全部可结合的Hb容量的百分比，它是呼吸循环的重要生理参数。而功能性氧饱和度为HbO_2浓度与HbO_2+Hb浓度之比，有别于HbO_2所占百分数。临床中通过监测动脉血氧饱和度（SaO_2）对肺的氧合和Hb携氧能力进行估计。正常人体SaO_2为98%，静脉血为75%。

血氧浓度的监测通常分为电化学法和光学法两类。电化学分析法须行人体采血，再用血气分析仪测出血氧分压（partial pressure of oxygen，PO_2）从而计算出SaO_2，这是一种有创测量方法，且不能进行连续监测。而光学监测法是采用光电传感器的无创监测方法，是基于动脉血液对光电吸收量随动脉搏动而变化的原理来进行分析的可连续监测方法，本节介绍的SpO_2在体测量方法，即为光学法。

二、适应证

1.呼吸功能障碍的老年患者：患有慢性阻塞性肺疾病、呼吸睡眠暂停综合征等。
2.心功能不全的老年患者。
3.进行手术、支气管检查等操作的围术期老年患者。
4.进行氧气治疗或使用呼吸机的老年患者。

5.急危重症患者，在救治过程中，用于及时诊断和纠正低氧血症。

三、技术方法

指套式光电传感器和成人SpO_2前额透反射式传感器监测法的传感器均由两只发光管和一只光电管组成。使用波长660nm的红光和940nm的近红外光作为射入光源，测定通过机体组织的光传导强度，来计算血红蛋白浓度及SpO_2，是连续无创的SpO_2测量方法。

（一）指套式光电传感器

1.物品准备　见表2-10-1及图2-10-1。

表2-10-1　指套式光电传感器测量法物品准备

物品名称	数量	物品名称	数量
监护仪/脉氧仪	1台	生理盐水	1瓶
干棉签	2包	记录本	1个

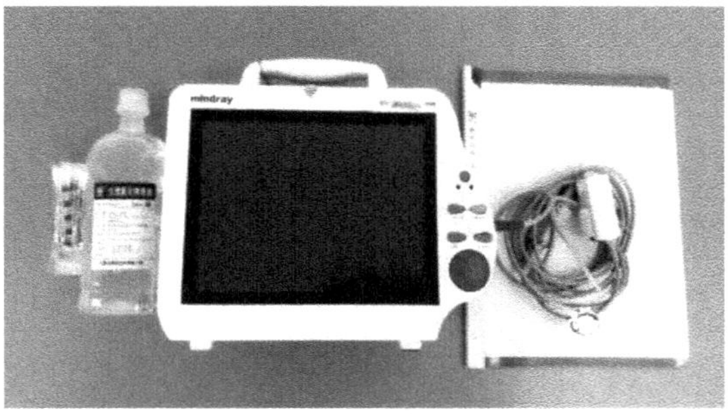

图2-10-1　指套式光电传感器测量法物品

2.操作流程

（1）操作者洗手、戴口罩。在治疗室准备用物，查对治疗单（医嘱单）。

（2）携用物至床旁，查对患者姓名、ID号，向患者或其家属解释操作目的及操作前后的注意事项，以取得配合。

（3）了解患者身体状况、意识状态、吸氧量。评估局部皮肤或者指（趾）甲情况，对局部皮肤或者指（趾）甲进行清洁。

（4）评估周围环境光照条件，排除电磁干扰。

（5）准备好监护仪或脉搏血氧饱和度监测仪，或者将监测模块及导线与多功能监护仪连接，检测仪器功能是否完好。

（6）将传感器正确安放于患者手指（图2-10-2）、足趾或者耳郭处，使其光源透过局部组织，保证接触良好。

（7）根据患者病情调整波幅及报警界限。

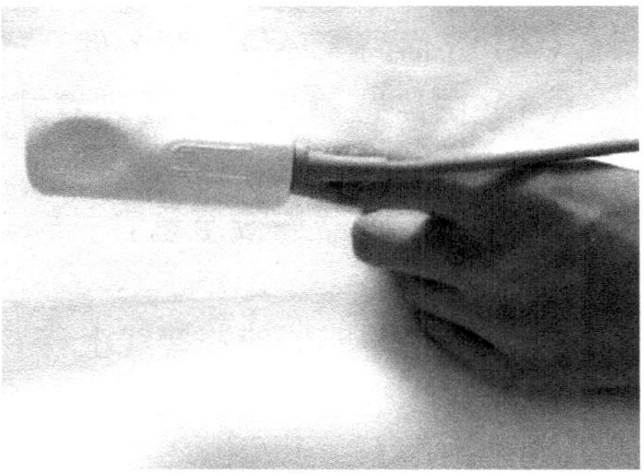

图2-10-2　传感器安放于患者手指处

（8）告知患者和其家属不可随意摘取传感器并避免在监测仪附近使用手机，以免干扰监测波形。

（9）整理床单位及用物。

（10）洗手，做好记录。

（二）成人SpO_2前额透反射式传感器

1. 物品准备　见表2-10-2及图2-10-3。

表2-10-2　成人SpO_2前额透反射式传感器测量法物品准备

物品名称	数量	物品名称	数量
LNCS TF-Ⅰ 传感器	1个	坞站	1台
固定带	1个	记录本	1个

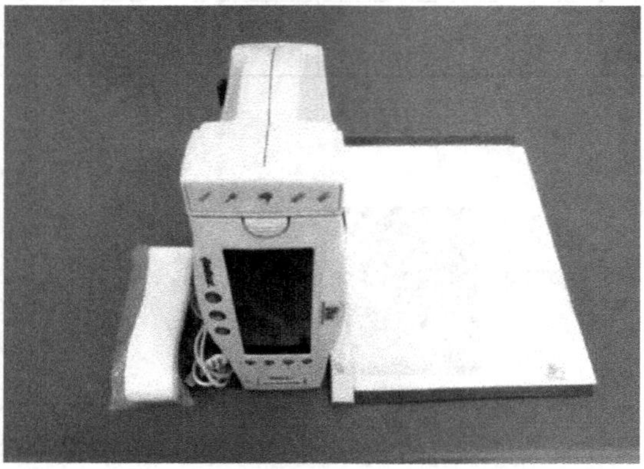

图2-10-3　成人SpO_2前额透反射式传感器测量法物品

2. 操作流程

（1）操作者洗手、戴口罩。在治疗室准备用物，查对治疗单（医嘱单）。

（2）携用物至床旁，查对患者姓名、ID号，向患者或其家属解释操作目的及操作前后的注意事项，以取得配合。

（3）了解患者身体状况、意识状态、吸氧量。选择监测部位，并清洁监测部位皮肤。理想的监测部位是任何一只眼睛正上方的额头。

（4）评估周围环境光照条件，排除电磁干扰。

（5）在传感器表面安置黏着式棉垫用于接触患者皮肤，棉垫安置好后拉动释放衬垫。

（6）将传感器连接至患者：轻轻按压传感器，使黏着式棉垫能够和患者皮肤良好接触。

（7）移动传感器使连接线上移并远离患者。

（8）将头带适度地缠绕在患者头部，确保传感器牢固固定于头带上（图2-10-4）。

（9）使用衣服夹将缆线固定在患者衣服上。

（10）将传感器连接至患者导联线：正确确定传感器连接器的方向，将其全部插入患者缆线连接器中，完全关闭保护盖。

（11）告知患者和其家属不可随意摘取传感器并避免在监测仪附近使用手机，以免干扰监测波形。

（12）整理床单位及用物。

（13）洗手，做好记录。

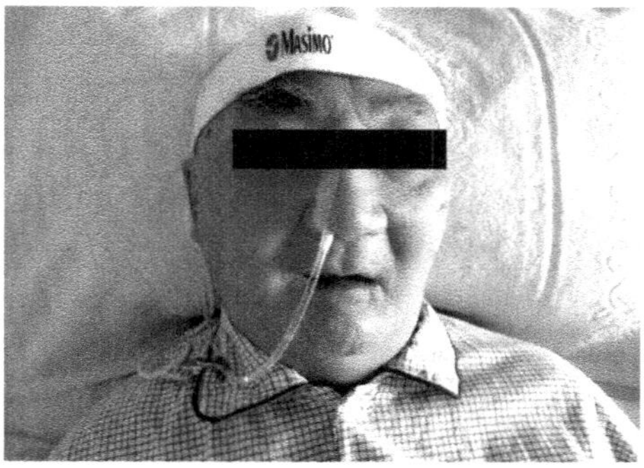

图2-10-4　头带适度固定传感器

四、注意事项

1.严密观察监测结果，发现异常及时报告医生。

2.注意为患者保暖，患者体温过低时，及时采取保暖措施。

3.安置传感器前，确保监测部位皮肤清洁，监测中注意观察患者皮肤情况，定时更换传感器位置。

4.指套式光电传感器，接头线应该置于手背，指甲面朝上，指（趾）甲勿涂指甲油。观察患者指（趾）甲血液循环情况。

5.勿将传感器放在有动脉导管或静脉注射导管的肢体上。

6.同侧手臂测血压时，会影响末梢循环而使测量数值有误差，因此不要将血氧探头与血压袖套放在同一肢体上。

7.确保传感器表面干燥、清洁、无污迹和油迹。

8.成人SpO_2前额透反射式传感器的黏着式棉垫应小心安置，不要让其盖住传感器镜头。

9.头带缠绕应松紧适宜，过紧会影响缠绕部位的血液循环，过松则不能保证良好的接触。

10.布置缆线应避免缠住患者。

11.线缆接口不可浸入液体中，以免发生损害。

12.不可使用未经稀释的增白剂或其他清洁溶液浸泡传感器，避免造成传感器的永久性损害。不可使用辐射、蒸汽、高压设备、戊二醛或环氧乙烷消毒设备。

五、重点与难点

（一）信号跟踪不到脉搏，屏幕上无氧饱和度脉率值时的处理

1.密切观察患者病情。

2.使患者保持不动或将传感器移到活动少的肢体，将传感器固定好或进行健康人测试，必要时更换传感器。

3.排除同侧测量血压的影响，尽量避免同侧手臂测血压。

4.可换另一手指测量。

5.必要时对所测患者加强保暖，避免强光。

（二）SpO_2值的判断

1.正常值　海平面测定SpO_2的正常值为95%～98%。

2.氧合良好　SpO_2值为90%～95%。

3. 低氧血症　$SpO_2 < 90\%$为轻度低氧血症。

4. 重度低氧血症　$SpO_2 < 85\%$。

5. 其他　一般报警低限的设置应高于90%。

（三）影响血氧饱和度结果的原因及护理措施

1. 指套移位　如甲床未对正红光，探头探入过深、过浅或过松均不能准确感应血氧饱和度的变化。护理措施：调整手与指套的位置，使红光正对甲床，调整指套大小，用胶布固定好。

2. 指尖皮肤冰冷　患者寒战、皮肤冰冷且保暖不够，导致指端读出的血氧饱和度读数值偏低或不显示。护理措施：注意肢体保暖，保持适宜室温，必要时加盖棉被或用热水袋保暖。

3. 指端皮肤或颜色异常　涂指甲油、指端有污垢、甲床厚、灰指甲等都会影响血氧饱和度的监测。护理措施：监测前应将指甲清洗干净。

4. 监测肢体血氧障碍　频繁测血压、躁动患者使用约束带过紧、肢体过度弯曲、长时间固定于一指监测等，均会影响血流，导致血氧饱和度监测结果不准确。护理措施：避免测血压的肢体同时监测血氧饱和度。监测时要勤换手指，约束带松紧要适宜。

5. 血管活性药物的应用　血管活性药物可以导致血管收缩或扩张；药物外渗会导致组织红肿，这些均会影响监测的结果。护理措施：如发现结果异常，可抽动脉血进行血气分析，如药物外渗应及时观察输液部位有无渗出、红肿，及时更换液体通路。

6. 感受器与主体接触不良　由于患者翻身、更换体位，使血氧饱和度监测线受到牵拉松动。护理措施：对准槽位插入底部，确保感受器与主体连接紧密。

7. 氧气管被分泌物堵塞或半堵塞　氧气不能进入或不能顺利进入肺泡，造成组织缺氧或无效供氧，使血氧饱和度下降。护理措施：应按时更换、及时清洗消毒氧气管。

8. 氧气管脱出或受压　氧气管在患者咳嗽后脱出，或氧气管在患者翻身后扭曲受压。护理措施：及时固定和检查氧气管位置，保持通畅。

9. 机械因素　探头位置不对，探头或导线脱落，机械故障。护理措施：将探头放置在合适位置，检查探头和导线、导线和监测仪的连接，确保连接紧密、无松动脱落。有机械故障时应及时更换监测仪。

（孙　蔚　袁熹娜）

第十一节　动脉血采集技术

动脉血采集技术是通过动脉穿刺，留取动脉血标本的操作技术。采集动脉血标本进行血气分析，通过对人体动脉血液中的pH、氧分压（PaO_2）和二氧化碳分压（$PaCO_2$）等指标进行检测，可以对人体的呼吸功能和血液酸碱平衡状态做出评估。

一、简介

动脉血采集技术的目的是进行血气分析，判断机体是否存在酸碱平衡失调及缺氧和缺氧的程度，动脉血气分析能客观地反映患者呼吸衰竭的性质和程度，是判断患者有无缺氧及二氧化碳潴留的最好方法。为指导氧疗，调节呼吸机参数，纠正医务人员为呼吸、代谢紊乱等危重症患者制订诊疗方案的重要参考指标。动脉血气分析具有实施简便、检测快速的优势，在临床中得到了越来越广泛的应用。

二、适应证

1.各种疾病、创伤或手术所致的呼吸及循环功能障碍的患者。

2.心、肺复苏后需要继续监测的患者。

3.呼吸衰竭的患者。

4.使用机械通气的患者，需要调整呼吸机参数的患者。

三、物品准备

物品准备见表2-11-1及图2-11-1。

表2-11-1　动脉采血物品准备

物品名称	数量	物品名称	数量
治疗盘	1个	一次性垫巾	1张
动脉采血针	1个	手消毒液	1瓶
碘伏棉签	1包	锐器盒	1个
无菌棉球	1包	污物罐	1个

四、操作流程

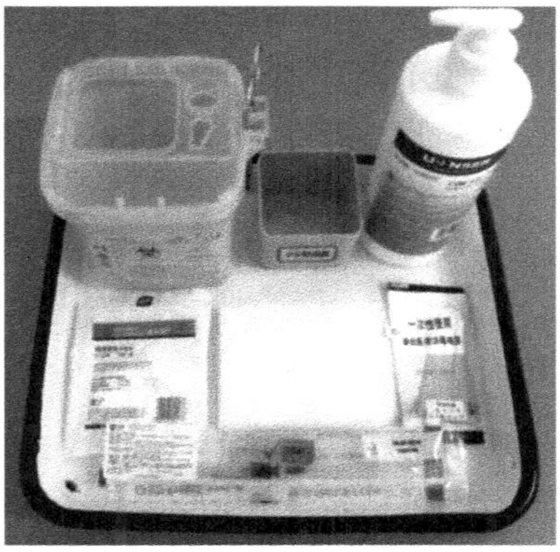

图2-11-1　动脉血采集技术物品

1.操作者洗手、戴口罩。在治疗室准备物品，查对治疗单（医嘱单），检验申请单。

2.携用物至床旁，查对患者姓名、ID号、检验申请单等，向患者或其家属解释操作目的及采血前后的注意事项，以取得配合。

3.对患者进行全面评估。

4.选择动脉穿刺部位，常用穿刺部位为桡动脉，也可在肱动脉、足背动脉或股动脉进行穿刺。

5.协助患者取适当体位。常用穿刺部位为桡动脉及肱动脉。

6.选择穿刺点。触摸动脉搏动最强处为进针点。

7.置垫巾，打开采血针包装袋，备好采血针。取无菌棉球包装打开置于垫巾上。

8.用复合碘伏棉签以穿刺点为中心环形（范围≥5cm）消毒2遍，待自然干后方可穿刺。

9.取复合碘伏棉签消毒操作者左手示指及中指，擦拭范围为第1、2指节掌面及双侧面。

10.左手示指及中指扪及动脉搏动并固定，右手持采血针，从左手示指与中指之间垂直或沿动脉走向倾斜30°～45°进针，见血后停止进针，待动脉血自动充盈采血器至预定位置拔针。

11.拔针后，无菌棉球按压穿刺部位至少5min，有凝血功能异常者应延长压迫时间，按压松开后应立即检查穿刺部位，如未能止血或开始形成血肿，重新按压直至完全止血。

12.取下针头，封闭注射器，双手滚动10s，在采血针上粘贴患者抽血标签，立即送检。

13.向患者及其家属交代注意事项。

14.整理床单位及用物。

15.洗手，做好记录。

五、注意事项

1.严格无菌操作。

2.了解患者是否有传染病，保护自己。

3.穿刺时首选表浅、易按压的桡动脉、肱动脉或足背动脉。

4.采血针要严密隔绝空气，一旦气泡进入血液标本内，应翻转采血器，以无菌纱布或棉签遮挡采血器上端，轻推针栓，缓慢排出气泡（图2-11-2），以免影响检测结果。

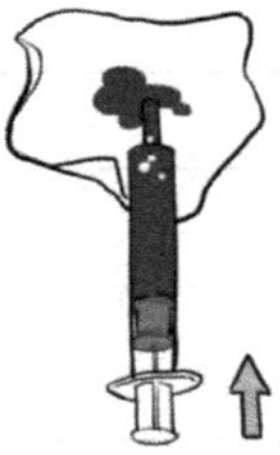

图2-11-2　排出动脉采血器内的气泡

5.采血后应立即送检，并在30min内完成检测。如不能立即送检，应放置于0～4℃冰箱内保存，但最长不得超过2h。

6.低温保存的血标本仅能进行气体压力检测，不可用于电解质检测。

7.氧疗患者须在检验单上注明吸氧浓度；机械通气患者记录通气模式、氧浓度、呼吸频率、潮气量等参数。

8.了解患者是否有凝血功能障碍，或接受抗凝治疗和溶栓治疗，如易发生大出血和血肿，应尽量避免穿刺。若必须穿刺，采血后应延长压迫穿刺部位时间，穿刺部位应压迫至不出血为止。

9.若饮热水、洗澡、运动，需休息30min后再采血。吸痰后20min、氧浓度改变15min后、呼吸机参数调节30min后，方可采集血气标本。

六、重点与难点

（一）操作前对患者进行全面评估

1.评估并记录患者的氧疗方式、吸氧浓度、呼吸机参数，如患者给氧方式发生改变，应在采血前等待30min，以达到稳定状态。

2.评估患者动脉搏动情况、意识状态和生命体征，如评估认为患者血压过低或采血处血管条件较差，动脉采血无法自动充盈动脉采血器，应将针栓推至0刻度，缓慢抽拉采血。

3.评估穿刺部位的皮肤情况。有无水肿、结节、瘢痕、伤口等。

4.评估患者凝血功能。血小板计数、凝血分析结果，是否使用抗凝药物。凝血功能障碍者，应尽量避免穿刺股动脉。

5.评估患者的心理状态及需求，沟通、理解及合作能力。帮助患者缓解紧张情绪，以保证结果的准确性，提高穿刺成功率。

（二）改良Allen试验方法

1.同时按压受试者尺动脉、桡动脉，让受试者配合反复握拳，至手掌苍白，放开尺侧动脉，观察手掌颜色。

2.尺动脉向毛细血管床供血比较充分时，手掌、手指及拇指颜色可在15s内恢复，表明尺动脉和桡动脉间存在良好的侧支循环，即Allen试验阴性，可用于动脉穿刺。

3.如果尺动脉无法为整个手掌提供充分的血供时，则解除尺动脉压力15s后手掌颜色仍为苍白，这表明手掌侧支循环不良，Allen试验阳性，该侧动脉不适宜穿刺（图2-11-3）。

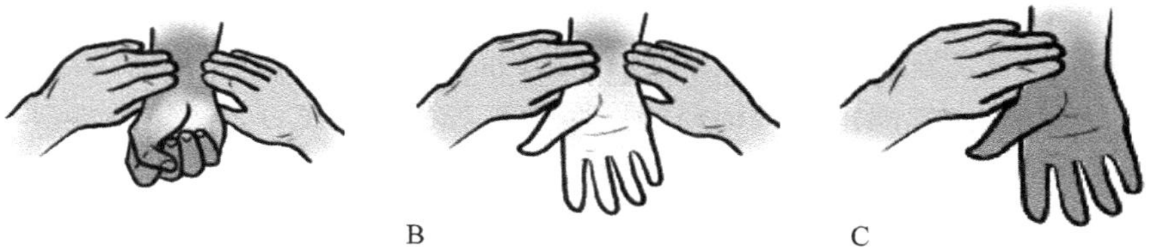

A　　B　　C

图2-11-3　改良Allen试验

A.嘱患者握拳，同时按压尺动脉及桡动脉；B.伸开手指，手掌变苍白；C.松开压迫尺动脉的手，观察手掌颜色恢复时间

（三）动脉采血部位的选择

1.桡动脉　是首选动脉采血部位，适用于改良Allen试验阴性，且桡动脉搏动清楚、腕部血管走行无异常的人群。

（1）特点：桡动脉位于手腕部，位置表浅，易于触及。

（2）采血准备：取平卧位或半卧位，手掌向上伸展手臂，腕部外展30°绷紧，使用腕枕以帮助腕部保持过伸和定位，手指自然放松。

（3）穿刺点确定：距腕横纹一横指（1～2cm）、距手臂外侧0.5～1cm处，以桡动脉搏动最明显处为穿刺点。

2.肱动脉　与桡动脉相比缺乏侧支循环且不易触及搏动，当桡动脉因输液、畸形、瘢痕或外固定等不能使用时可选用肱动脉。

（1）特点：肱动脉在肌肉和结缔组织中位置较深，没有硬筋膜和骨骼支撑，难以触及，且穿刺后压迫止血比较困难，形成血肿的概率较大。

（2）采血准备：患者手臂完全伸展并转动手腕，手心向上。必要时肘关节下可以使用手巾卷或小枕头，以使患者手臂进一步舒适伸直和帮助肢体定位。

（3）穿刺点确定：以肘横纹为横轴，肱动脉搏动为纵轴交叉点上0.5cm为穿刺点。

3.足背动脉　由于足背动脉较细且神经末梢丰富，一般作为桡动脉和肱动脉不能使用或穿刺失败时的选择。

（1）特点：足背动脉位置表浅，探寻容易。血管较细且神经末梢丰富。

（2）采血准备：膝关节屈曲，足部踩于地板或床面上，垫高足跟，足面向足底稍弯曲。

（3）穿刺点确定：示指在内、外踝连线中点触及动脉搏动最明显处为穿刺点。

4.股动脉　通常是临床中最后选择的部位。

（1）特点：股动脉管径粗大、搏动感强、易于穿刺。缺乏腿部侧支循环，股动脉损伤可累及患者下肢远端血供。股动脉压力较大，难以按压止血，易发生假性动脉瘤，造成出血、血栓风险。穿刺部位有阴毛，消毒操作困难，容易引起感染。操作不慎可损伤股神经、股静脉，且易造成静脉血误采。

（2）采血准备：患者平卧，穿刺侧大腿略外展、外旋。

（3）穿刺点确定：穿刺点在腹股沟韧带中点下方1～2cm或耻骨结节与髂前上棘连线的中点股动脉搏动最明显处。

（四）血气分析的影响因素及控制方法

1.样本中存在气泡，影响参数PaO_2，应立即清除气泡。

2.动脉血内混入静脉血，影响参数PaO_2、SpO_2，应采用标准采样技术。

3.肝素溶液对血气测定值有稀释的作用，对$PaCO_2$、HCO_3^-测定值影响非常大。采用肝素钠抗凝时，应将肝素钠与血液样本的比例控制在1 ： 20以下，否则误差极大。临床工作中尽量选用预设型动脉血气针。

4.样本沉淀会影响参数Hct、PaO_2、$PaCO_2$，在采集血液样本后、样本注入分析仪前应混匀样本。

5.新陈代谢会影响参数PaO_2、$PaCO_2$、cGlu、cCa^{2+}数值的准确性，应避免储存，尽快送检。如果必须储存，应放置于0～4℃冰箱内保存，但最长不得超过2h。

6.患者状态不稳定，影响参数pH、PaO_2、$PaCO_2$。采血前患者应处于稳定状态，保持患者平静呼吸状态30min之后，再进行样本采样。

（五）动脉穿刺常见并发症及处理方法

动脉穿刺常见并发症及处理方法见表2-11-2。

表2-11-2　动脉穿刺常见并发症及处理方法

常见并发症	处理方法
动脉痉挛	• 针头在血管内：暂停抽血，待血流量渐进增加后，再行抽血，避免反复穿刺 • 穿刺未成功：拔针暂停穿刺，热敷局部血管，待痉挛解除后再行动脉穿刺
血肿	• 轻微血肿：观察肿胀范围有无扩展，若肿胀局限、不影响血流时，可暂停特殊处理 • 肿胀加剧或血流量小于100ml/min：立即按压穿刺点并用硫酸镁湿敷 • 压迫止血无效可加压包扎
血栓或栓塞	• 预防血栓形成，应减少同一穿刺点的穿刺次数 • 拔针后，压迫穿刺点的力度要适中，应做到伤口既不渗血，动脉血流又保持通畅，压迫时指腹仍有动脉搏动为宜 • 若血栓形成可行尿激酶溶栓治疗
感染	• 避免在皮肤感染的部位穿刺 • 穿刺时需严格遵守无菌原则，规范操作 • 病情稳定后应尽快拔出动脉导管；怀疑存在导管感染者应立即拔出导管并送检 • 拔出导管时，穿刺部位需严格消毒，切实压迫止血后，用无菌纱布覆盖，弹性绷带包扎 • 已发生感染者，除对症处理外，还应根据医嘱使用抗生素抗感染

续表

常见并发症	处理方法
血管迷走神经反应	• 立即通知医生 • 尽可能让患者平躺或在患者坐立时放低其手臂 • 松开患者衣物
动脉留置导管并发症	• 为减少动脉留置针对动脉造成的损伤，建议动脉导管留置时间最好不超过96h • 间断使用肝素盐水冲洗导管 • 应用动脉测压管时，维持肝素盐水300mmHg压力持续冲洗导管 • 局部有感染征象时，及时拔除导管

（庄春晓　武淑萍　吴　迪）

第十二节　血培养留取技术

血培养（blood culture）是一种常见的检查手段，多用于发热患者。血培养留取技术是指血培养标本的采集技术，是诊断细菌血症和真菌血症的金标准，能为抗生素的选择提供理论依据。

一、简介

血培养是将新鲜离体的血液标本接种于营养培养基上或血培养瓶内，在一定温度、湿度等条件下，使对营养要求较高的细菌生长繁殖并对其进行鉴别，从而确定病原菌的一种人工培养法，是确认机体血流感染的病原学基础。

二、目的

1. 证实有感染性的病原体。
2. 鉴定病原体，指导临床正确合理用药。
3. 早期诊断，降低患者病死率。

三、物品准备

物品准备见表2-12-1及图2-12-1。

表2-12-1　血培养留取技术物品准备

物品名称	数量	物品名称	数量
治疗盘	1个	一次性垫巾	1个
碘伏棉签	1包	无菌输液贴	1包
无菌棉球	1包	胶布	1卷
止血带	1根	快速手消毒液	1瓶
无菌注射器或采血器	1个	手套	1副
血培养瓶	2套	锐器盒	1个

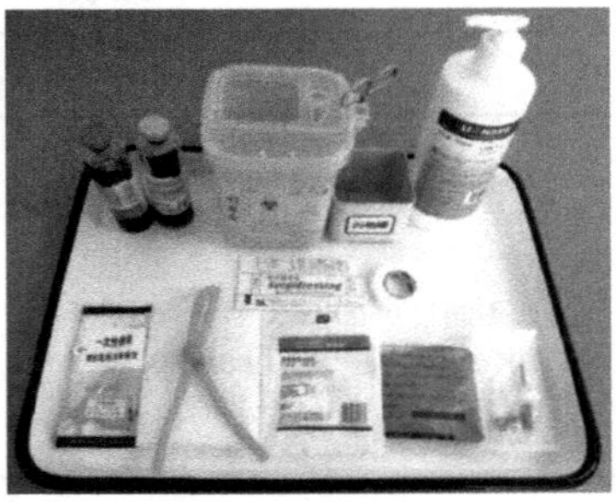

图2-12-1 血培养留取技术物品

四、操作流程

1.操作者洗手、戴口罩。在治疗室准备用物。

2.双人核对化验单，检查血培养瓶有效期，有无破损，胶塞有无松动，瓶签是否模糊，瓶内培养液有无絮状物、变质。

3.携用物至床旁，核对患者姓名、ID号，反向式核对患者姓名等信息。

4.评估患者

（1）病情、年龄、诊断、意识状态及配合程度。

（2）穿刺部位皮肤、血管情况及肢体活动度。

（3）患者抗生素的应用情况。

（4）了解患者寒战或发热的高峰时间。

5.向患者解释操作目的、方法，采血的必要性和注意事项（穿刺过程中肢体勿动，采血完毕需要患者或陪伴人员协助压迫），取得患者的配合。

6.关闭门窗，劝导探视人员离开。保持病区环境安静、整洁。

7.核对化验单，协助患者取合适体位（坐位或平卧位），充分暴露穿刺部位，嘱患者放松。

8.在穿刺点上方约6cm处扎止血带，嘱患者握拳，选择合适的血管（采血部位通常为肘正中静脉、头静脉、贵要静脉）。

9.嘱患者松拳，松止血带。

10.操作者进行手消毒后，戴手套，穿刺部位下方垫一次性垫巾。

11.消毒

（1）培养瓶消毒：去除培养瓶顶部塑料盖，以碘伏棉签消毒血培养瓶顶部两遍。

（2）皮肤消毒：用复合碘伏棉签以穿刺点为中心环形（范围≥5cm）消毒2遍，无遗漏缝隙，不逆转方向，同时旋转消毒棉签，充分待干。

12.在穿刺点上方约6cm处系止血带，嘱患者握拳，再次核对患者信息。

13.一手绷紧皮肤，另一手持无菌采血针，针尖斜面向上，针头与血管成15°～30°进针，见回血后用胶布固定针翼，另一头刺入消毒后的血培养瓶内（先注入厌氧瓶，再注入需氧瓶），利用瓶内真空抽取足量血标本。

14.当针头出血速度变慢（由线状变点滴状）时，反折针头，拔出培养瓶。嘱患者松拳，松止血带，迅速拔出针头，用无菌棉球按压穿刺点5min（如使用抗凝剂时要延长按压时间至少10min）。

15.将血标本轻轻混匀，盖上无菌输液贴固定。

16.同法在另一处静脉血管再采集一套血培养标本，两套血培养的采血时间必须接近（≤5min）。

17.检查血培养标本质量是否符合要求，再次核对患者及化验单信息。

18.摘除手套，协助患者取舒适卧位，整理床单位。

19.将标本妥善放置，及时送检。

20.整理用物，洗手，记录，签字。

五、注意事项

1.血培养瓶应在室温下避光保存。

2.操作过程中注意个人防护，防止针刺伤。

3.止血带压迫静脉时间不宜过长，以≤40s为宜，否则易引起淤血、静脉扩张，并影响某些指标的检查结果。

4.采集的血液首先应注入厌氧瓶，然后再注入需氧瓶，有利于更好地分离出真菌、铜绿假单胞菌等，血标本注入培养瓶时不可混入消毒剂、防腐剂及药物，注入厌氧瓶时，注意误将空气注入瓶内，以免影响检验结果。

5.采血量。要保证足够的标本量，采血量过少会明显降低阳性率。成人每次培养瓶采血每套不少于10ml。

6.采血次数。对于成年患者，应该同时分别在两个部位采集血标本，两个不同部位分离到同样菌种才能确定是病原菌。

7.送检标本时，化验单上需注明抗菌药物使用情况、血液采集时间及部位。

8.血液注入血培养瓶后轻摇瓶身以防血液凝固。

9.建议每套血培养同时接种至需氧瓶和厌氧瓶，有利于微需氧菌和厌氧菌的检出。遇有厌氧菌感染不能除外的患者，如腹部手术合并感染的患者，必须同时做厌氧菌血培养。若不能满足推荐的采血量，应首先满足需氧瓶。

六、重点与难点

（一）进行血培养的指征

患者出现以下一种或同时具备几种临床表现时可作为血培养的重要指征。

1.发热（≥38℃）或低温（≤36℃），以间歇弛张型多见，革兰氏阴性杆菌，如大肠埃希菌引起的感染可见双峰热。

2.寒战。

3.白细胞增多，$>10.0\times10^9/L$，特别是有“核左移”时。

4.粒细胞减少，$<1.0\times10^9/L$。

5.血小板减少。

6.皮肤、黏膜出血，常见于溶血性链球菌感染的菌血症，伤寒患者第4～10天可出现玫瑰疹，斑疹伤寒第4～6天可出现暗红色斑丘疹。

7.昏迷。

8.多器官衰竭。

9.血压降低。

10.呼吸加快（RR＞20次/分或PCO_2＜32mmHg）；以及肝脾大；关节疼痛；C反应蛋白、内毒素、降钙素原升高等。

（二）血培养最佳采血时机

1.尽可能在抗菌药物使用前和采取降温措施之前。

2.对已使用抗菌药物的患者，则应选择含有抗菌药物吸附物的培养瓶，并在下一次抗菌药物应用前采血培养。

3.寒战和发热初起时采血可提高培养阳性率。

4.怀疑血流感染时应尽早采血，勿因等待体温峰值而贻误最佳抽血时机。

（三）怀疑有导管相关的血流感染（CR-BSI）需采取血培养标本时

（1）希望保留深静脉导管者：至少2套血培养，其中一套来自外周静脉，另一套从导管采集，两个来源的采血时间必须接近（建议≤5min），并各自做好标记。

（2）决定拔除深静脉导管者：从独立的2个外周静脉部位无菌采集2套血培养，同时在无菌条件下取出导管并剪下5cm导管末梢送实验室（实验室采用Maki半定量平板滚动培养）。

（3）在采血的2～5d，无须重复做血培养，细菌性心内膜炎和金黄色葡萄球菌菌血症除外。

（四）提高血培养的准确性

1.环境准备。采血的环境应相对洁净，操作前尽可能关闭门窗及空调，避免环境细菌造成污染。

2.操作者准备。操作前须用流动水及洗手液洗手，操作过程中必须严格执行无菌操作。

3.待用血培养瓶消毒。去除培养瓶顶部塑料盖，以碘伏棉签消毒血培养瓶顶部2遍。

4.在实施采血操作时，禁止接触已消毒的穿刺部位。

5.采血失败时务必更换新采血器具。

6.如使用注射器采集血标本时，采血后需注意不要污染针头。

（五）确保标本及时送检

1.已采集的标本应视为潜在性生物危险品，均应置于防漏、防渗、相对密封的容器中收集、存储与转运。

2.血培养采样结束后应由专人立即送至微生物实验室核收，一般不得超过2h；如因特殊原因不能及时送检，应将已采集好的血液培养瓶放在室温下，切勿放入冰箱内冷藏或冷冻。

（谈燕聪　武淑萍　袁熹娜）

第十三节　结核菌素试验

结核菌素试验（tuberculin test）是诊断结核菌感染的常用参考指标，是基于Ⅳ型变态反应原理的皮肤试验，广泛应用于结核分枝杆菌感染的检测及流行病学调查，是患者细胞免疫功能的间接体现，对病情分析和预后判断具有重要的临床意义。

一、简介

结核菌素试验，也称芒图试验、PPD试验，其基本原理是通过测定人体对结核菌素的迟发型变态反应（即Ⅳ型变态反应），以判断机体对结核分枝杆菌有无免疫力。所谓Ⅳ型变态反应是指感染过结核杆菌的机体会产生相应的致敏淋巴细胞，其具有对结核杆菌的识别能力。当已致敏淋巴细胞再次受到相同抗原刺激时会释放出多种可溶性淋巴因子，导致血管通透性增加，使注射部位形成以淋巴细胞和巨噬细胞浸润、集聚及组织细胞损伤为特征的炎症反应，表现为在48～72h内注射局部出现红肿硬结的阳性反应。若受试者未感染过结核杆菌，则注射局部无变态反应发生。

卡介菌纯蛋白衍生物（purified protein derivative of BCG，BCG-PPD）：由减毒牛型结核杆菌（BCG）制成，是培养滤液中提取的一种具有免疫反应原活性的物质，主要成分为结核分枝杆菌蛋白，可引起卡介苗免疫接种者和对型结核杆菌感染者皮肤反应。目前国内外均推荐使用。

二、适应证与禁忌证

（一）适应证

1.用于结核病的临床诊断、卡介苗接种对象的选择。

2.卡介苗接种后机体免疫反应的监测。

（二）禁忌证

1.过敏性疾病，如哮喘、荨麻疹等病史者或以往预防接种有过敏史者。

2.使用激素等免疫抑制剂治疗者；免疫缺陷病患者。

3.明显营养不良，严重衰弱者。

4.患有重症疾病或发热或心肝肾等器质性疾病急性期。

5.注射部位有皮肤病患者，如湿疹、脓疱病等。

6.有癫痫、癔症等精神系统疾病者。

7.近期使用减毒活疫苗预防接种者应在接种1个月后才可行结核菌素试验。

8.发热，体温＞37.5℃，严重腹泻者。

9.急性传染病及其恢复期。

三、物品准备

物品准备见表2-13-1及图2-13-1。

表2-13-1　结核菌素试验物品准备

物品名称	数量	物品名称	数量
75%乙醇	1瓶	碘伏棉签	1包
一次性注射器1ml	1个	砂轮	1个
PPD皮试液	1支	棉球	1包
盐酸肾上腺素注射液	1支	干棉签	1包
2ml空针	1支	手消毒液	1瓶
尺子	1把		

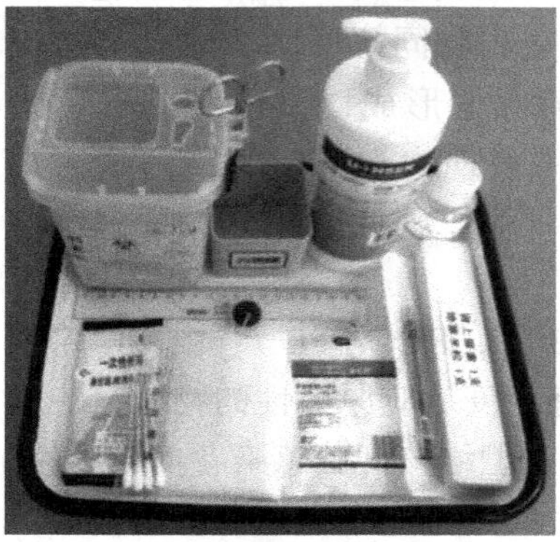

图2-13-1　结核菌素试验物品

四、操作流程

1.操作者洗手、戴口罩。

2.在治疗室内准备用物。查对PPD皮试液，包括药名，剂量，有效期，溶液有无变色、变质、混浊等。

3.抽取PPD皮试液，其原液浓度为50U/ml，标明床号、姓名、药名、剂量、用法、时间。

4.二人查对。查对药液安瓿、皮试液标注信息，查对临时医嘱，打铅笔勾。

5.携用物至床旁，查对患者姓名、ID号。

6.询问患者姓名、用药史、过敏史、家族史，向患者解释操作目的。

7.选取皮试部位一般为前臂掌面尺侧下1/3处，避开红肿硬结。

8.用75%乙醇消毒皮肤，查对患者姓名，持针、排气，绷紧皮肤，成5°～10°刺入皮内，放平注射器，注入药液0.1ml，局部可见有半球形隆起，皮肤变白，毛孔变大，拔针后勿按压，再次查对患者姓名。

9.交代注意事项。72h后观察皮试反应，期间不要按压、搔抓皮试部位，不用肥皂接触皮试部位，不使用激素类药，若局部或全身出现不适症状及时就医。

10.整理用物，洗手，临时医嘱签名，记录皮试时间及观察时间。

五、注意事项

1.注射部位24h内不得水洗，72h内不能用手抓、擦，不要在注射部位按压搓揉，也不能涂抹任何药物及风油精、香水、肥皂等，不要使用激素类药物，不得用创可贴或其他进行包裹，保持局部清洁干燥，以免影响结果判断。

2.密切观察试验后反应，一般无不良反应。曾患过结核者或过敏体质者，局部可能出现水疱、浸润或溃疡，有的出现不同程度发热，一般能自行消退或自愈。严重者应及时就医，对症处理。

3.试验后24h、48h、72h准时看反应结果，提前或推迟查看时间，会影响结果判断的准确性。

4.PPD皮试液应2～8℃冷藏，避光保存，应用时注意溶液有效期及有无变色、变质、混浊，安瓿开启后30min内用完。

5.严格执行三查七对，谨慎选择皮试部位，注意询问患者三史。

6.对患有疱疹性结膜炎、结节性红斑狼疮及疑有严重结核病者，应根据医嘱用低浓度稀释液开始试验。

7.结核菌素试验阳性仅表示曾有结核菌素感染，目前并不一定患病。

8.结核菌素试验前后避免用激素类的药物，发热或其他疾病者，不可做此试验，如有活动性结核病灶亦不宜做此试验，以免发生严重的过敏反应或导致病情加重。

六、重点与难点

（一）PPD试验结果判读

通常皮内注射24h、48h、72h观察并记录结果。在光线充足处，观察和触摸测量硬结反应的大小，硬结平均直径［平均直径=（横径+纵径）/2］，以毫米（mm）记录，并观察有无水疱、丘疹、淋巴管炎等反应。PPD试验结果判读，不可单一评价，需综合考虑。

1.阴性（-）　无硬结或直径＜5mm。

意义：机体未受到结核分枝杆菌感染，即非结核患者，但应注意假阴性存在。

2.假阴性

（1）已受结核杆菌感染，但处于感染早期（4～8周），变态反应尚未建立。

（2）急性传染病（麻疹、猩红热、水痘、腮腺炎流感、脊髓灰质炎等）患者，变态反应被抑制。

（3）重症结核病（粟粒型肺结核、结核性脑膜炎）患者，但随病情好转结核菌素反应可以转阳性。

（4）高龄、营养不良、尿毒症、恶性肿瘤、结节病、白血病、真菌感染等患者细胞免疫功能受损。

（5）接受糖皮质激素或免疫抑制剂治疗，或艾滋病病毒（HIV）感染。

（6）接种剂量不足或结核菌素失效。

3.弱阳性（+）　硬结直径5～9mm。

4.阳性（++）　硬结直径10～19mm。

意义：提示机体受到或曾受结核分枝杆菌感染，且已产生免疫反应，并不一定患病。

5.强阳性（+++）　硬结直径≥20mm，或直径＜20mm，并出现水疱、溃疡、坏死或淋巴管炎为强阳性（++++）。

意义：提示体内可能有活动性结核，应详细检查，也是接种卡介苗后所产生变态反应的表现，常用来考核卡介苗的接种效果（图2-13-2）。

（二）PPD试验不良反应及处理

1.全身反应　表现为发热、晕厥、荨麻疹及过敏性休克等，应立即停止注射结核菌素，给予抗过敏、对症处理，如异丙嗪25～50mg肌内注射。对于过敏性休克患者给予平卧、吸氧、保持呼吸道通畅、补液等对症支持处理，必要时给予肾上腺素对症治疗。

2.局部反应　表现为注射部位疼痛、瘙痒、水疱、溃疡、坏死和淋巴管炎等。局部瘙痒者应保持局部清洁，避免搔抓及热水浸洗。较小水疱用红霉素药膏涂抹即可，如水疱较大，可将液体抽出后涂上药膏。局部溃疡者可给予抗生素软膏外用，皆需消毒纱布包扎，预防感染。淋巴管炎及区域淋巴结肿大的患者应局部制动，局部热敷2～3次/日，有感染者可用抗生素治疗。

（三）接种卡介苗与局部感染阳性反应的主要区别

接种卡介苗与局部感染阳性反应的主要区别见表2-13-2。

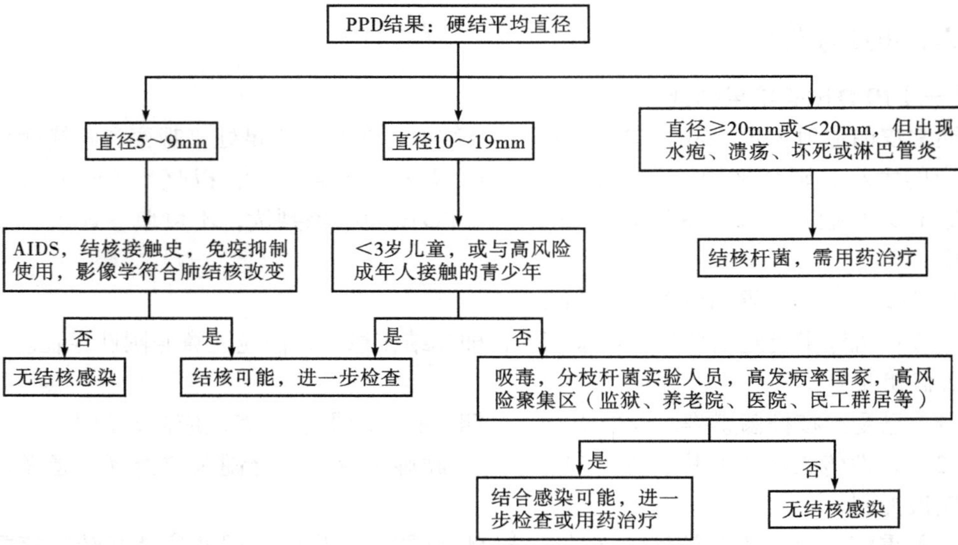

图2-13-2　PPD试验结果判断

表2-13-2　接种卡介苗与局部感染阳性反应的主要区别

项目	接种卡介苗	局部感染
硬结直径	多为5～9mm	多为10～15mm
硬结颜色	浅红	深红
硬结质地	较软，边缘不整	较硬，边缘清楚
阳性反应持续时间	较短，2～3d即消失	较长，可达7～10d以上
阳性反应的变化	有较明显的逐年减弱倾向，一般3～5年内逐渐消失	短时间内反应无减弱倾向，可持续若干年，甚至终身

（田玉洁　杨　阳）

第3章

呼吸专科仪器使用与监测技术

老年患者作为一个特殊群体，其呼吸系统疾病发生率明显增高，已成为影响患者身体健康的重要疾病。有效的药物治疗及适宜的呼吸道仪器使用与监测技术对于老年患者呼吸系统疾病的康复有着重要意义，通过合理应用呼吸道仪器与监测护理技术，达到准确判断、减轻症状、减少并发症、促进疾病康复的目的。

第一节　控温毯使用技术

老年患者基础疾病多，病情复杂，发热时需慎用解热药，常采取物理降温。控温毯的温度可以自由调控，使患者的体温平稳下降，同时降温过程中不需要更换冷源，解决了传统物理降温方法的不足，科学而实用，因此控温毯降温是治疗老年高热的重要措施之一。

一、简介

控温毯（图3-1-1）不仅可以有效降低大脑的耗氧量，维持大脑血流量和脑细胞能量代谢，而且使整个机体对内外环境刺激的反应明显下降，从而对机体起到保护作用，医用控温毯分为冷型、热型、冷热型，本节主要介绍控温毯的降温法，它是利用半导体制冷原理，将水箱内蒸馏水冷却，然后通过主机工作与冰毯内的水进行循环交换，促使毯面接触皮肤进行散热，达到降温目的。

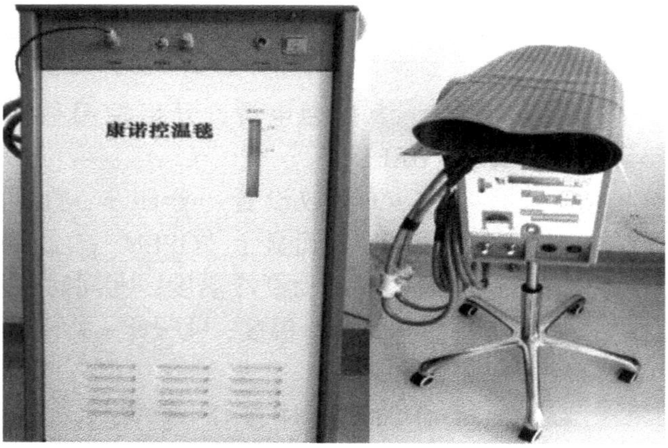

图3-1-1　控温毯

二、适应证

控温毯主要用于全身降温，广泛应用于颅脑疾病术前术后的亚低温及各种类型的顽固性高热不退的患者。冰毯机全身降温法分为单纯降温法及亚低温治疗法两种，单纯降温法适用于高热及其他降温效果不佳的患者；亚低温治疗法适用于各种颅脑损伤引起的高热患者。

三、物品准备

物品准备见表3-1-1。

表3-1-1　控温毯物品准备

物品名称	数量	物品名称	数量
控温毯主机	1台	中单	1个
毯面	1个	乙醇	1瓶
输水连接管	2根	纱布	数块
传感器	1根	体温计	1支

四、操作流程（以KN-02控温毯为例）

1.操作者洗手、戴口罩，准备物品，查对医嘱。

2.检查控温毯的完好性及水位是否位于上限与下限之间。

3.携用物至床旁，核对患者姓名、ID号，向患者和其家属解释操作目的，取得配合。

4.机器的安放。将机器安放在床边或其他方便的地方，四个侧面应与墙面或其他物体至少保持10cm以上距离，保证通风良好。

5.放置毯面。将毯面平铺于大单上，毯面上端与双肩平齐，下端在臀部上方。毯面上层铺中单，将输水管路沿床边向床尾理顺包裹于中单下。

6.患者取平卧位，脱去患者过多的衣物，着单衣，并给予皮肤清洁。

7.放置传感器。用酒精纱布消毒传感器，将传感器插头端插入主机侧板的传感器插口，并将传感器的另一端置于患者腋下。

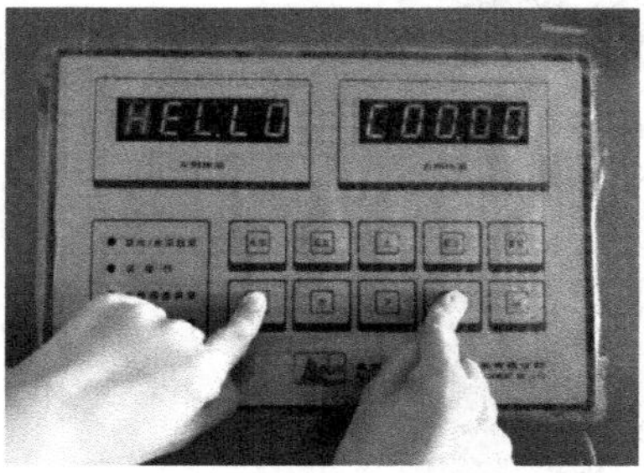

图3-1-2　控温毯操作面板示意图

8.接通电源，开启控温毯，控温毯界面显示“HELLO”。

9.参数设置。分四步：①同时按下设定+右（左），界面显示“OPEN”；②同时按右（左）+上键设置启动制冷温度；③同时按右（左）+下键设置停止制冷温度；④设定+关，界面显示“HELLO”（图3-1-2）。

10.同时按下开+右（左）键，界面显示“C0000”，显示右（左）侧传感器温度，等待启动，运行。

11.待循环稳定后，将体温计测得的体温与传感器测得的体温通过体温微调按钮校对。

12.应用控温毯降温30min后测量体温并记录，若体温≥39℃，需在体温单上做降温标记。

13.关机。停一侧只需同时按“关+右（左）”，如需全部关机将电源键按到断开位置。

五、注意事项

1.使用前检查水箱是否漏水，水箱内水量是否适宜，水箱内水应现用现加。检查毯面是否漏水。

2.正确连接电源、导水管及传感器，严禁在开机状态下插入或拔出连接主机的传感器插头。机器的电源线应插在有保护接地的三孔插座中，接地线不可接到自来水、电话等的地线，否则有触电的危险，导水管外表面用不导电的塑料管包裹保护。

3.毯面应铺于患者肩部到臀部之间，不要触及颈部，以免因副交感神经兴奋而引起心跳过缓。

4.毯上不铺任何隔热用物，以免影响降温效果，可用单层吸水性强的床单，及时吸除因存在温差而产生的水分。床单一旦浸湿，要及时更换，以免引起患者的不适。

5.及时擦干控温毯周围凝聚的水珠，以免影响机器的正常运转，防止漏电发生。

6.清醒的患者可足部置热水袋，以减轻脑组织充血，促进散热，增加舒适感。

7.使用控温毯降温时应密切监测患者体温、心率、呼吸、血压的变化，每半小时测量一次体温，按照体温下降的速度及效果、机体反应，适当调节毯温。

8.定时翻身擦背，以每小时翻身一次为宜，避免低温下皮肤受压，血流循环速度减慢，局部循环不良而产生压疮。

9.密切观察患者情况，如发生寒战、面色苍白和呼吸、脉搏、血压变化时应立即停止使用；发现皮肤青紫时，表示静脉血淤积，血供不良，也应立即停止使用。

10.患者出现寒战时可加用冬眠药物，防止肌肉收缩影响降温效果，清醒患者不宜将温度调的过低。

11.嘱患者和其家属切勿随意调节按钮，有需求呼叫护士。

12.使用期间维护机器正常运转，当降温效果不良时，应检查管道是否松脱，水槽水量是否足够，毯面四角是否有折叠。

13.当患者不需持续降温时，应及时撤去冰毯，防止患者皮肤受损。撤去后及时放出水箱内的水，以免形成水垢或变质，影响机器性能。

六、重点与难点

（一）控温毯水温的设定

1.匀速降温。水温设定在10～15℃。

2.快速降温。水温设定在5～10℃。

3.水温不能设置太低，否则毯面及连接管上容易形成冷凝水而浸湿床单。

（二）使用控温毯降温的并发症及处理方法

1.压疮　使用控温毯降温治疗时机体处于低代谢状态，低温使皮肤血管收缩，血液循环减慢，极易引起皮肤压疮、冻疮等并发症，尤其是骶尾部、枕部、耳郭等部位。应加强翻身，翻身时注意观察局部皮肤情况，如皮肤有发红、发紫现象，及时停机复温。为保证患者体表与毯面的接触时间，平卧位的时间最好大于侧卧位时间。

2.腹泻　使用控温毯降温过程中发生腹泻，应观察患者大便的颜色、性状、量；及时给予清洁擦拭，保护肛周皮肤，及早给予皮肤保护膜涂抹肛周皮肤；适当提高鼻饲液的温度，遵医嘱应用止泻药。

3.寒战　使用控温毯降温的患者出现寒战，可能和降温速度过快有关，降温速度以0.5～1℃/h为宜。对于出现寒战的患者可采用静脉滴注冬眠合剂治疗。

4.呼吸系统感染　患者长期卧床易发生坠积性肺炎，低温状态下，血液循环缓慢，患者全身抵抗力下降，更易诱发呼吸系统感染。因此，必须加强呼吸道管理，做好呼吸道湿化，按时翻身叩背，以利于痰液排出。

（三）控温毯的保养及维护措施

1.室内清洁干燥，通风良好，环境温度10～30℃，湿度小于80%。

2.机器搬运时尽量避免震动。

3.毯子应避免接触锐利物体，并采用平铺或卷曲存放。

4.水箱内的循环水至少3个月更换1次。

5.污染的毯子用洗涤剂清洗，再用含有效氯溶液消毒，置于阴凉处，干燥后备用。

6.体温传感器用75%乙醇消毒，避污保存。

7.机器专人管理，定期检测，确保使用效果。

（温江丽　顾月琴）

第二节　高流量湿化治疗仪使用技术

高流量湿化治疗仪是一种内置气流发生器的一体式呼吸湿化治疗仪，可通过各种界面为有自主呼吸的患者输送经过加温湿化的高流量吸入气体。

一、简介

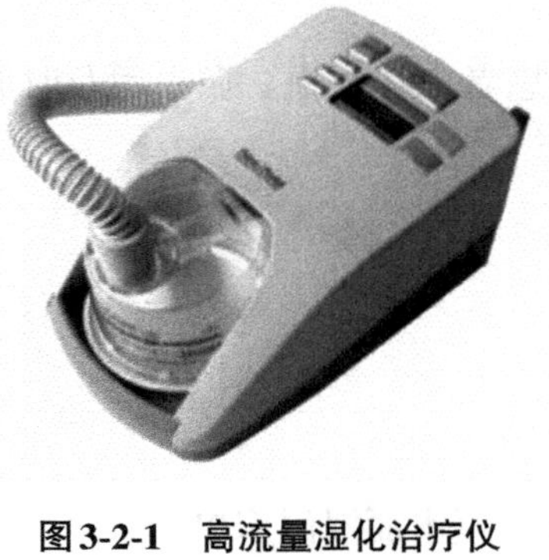

图3-2-1　高流量湿化治疗仪

高流量湿化治疗仪（图3-2-1）是为呼吸机或其他正压呼吸系统而设计的加热和湿化气流的装置，气流通过热水表面而受热和湿化，减少机械通气对心肺系统的刺激，保持肺泡的湿润，有利于吸痰和防止气道阻塞。

二、适应证与禁忌证

（一）适应证

1.痰液黏稠不易咳出、氧合情况差或伴有重症肺部感染或呼吸衰竭的患者　高流量湿化治疗仪的应用可以保持肺泡的湿润，利于吸痰和防止气道阻塞。

2.有自主呼吸的机械通气的患者 高流量湿化治疗仪的应用可以减少长期使用呼吸机引起的并发症。

3.脱机困难的机械通气患者 高流量湿化治疗仪可以提供有效的脱机策略，减少再次插管的风险。

（二）禁忌证

1.无自主呼吸患者。

2.神经、肌肉损伤，呼吸肌麻痹，影响自主呼吸运动的患者。

三、物品准备

物品准备见表3-2-1及图3-2-2。

表3-2-1 高流量湿化治疗仪物品准备

物品名称	数量	物品名称	数量
呼吸湿化治疗仪	1台	湿化液标签	1个
专用管路与湿化罐	1套	护理手套	1副
灭菌注射用水	1瓶	碘伏棉签	1包
网套	1个	手消毒液	1瓶

四、操作流程

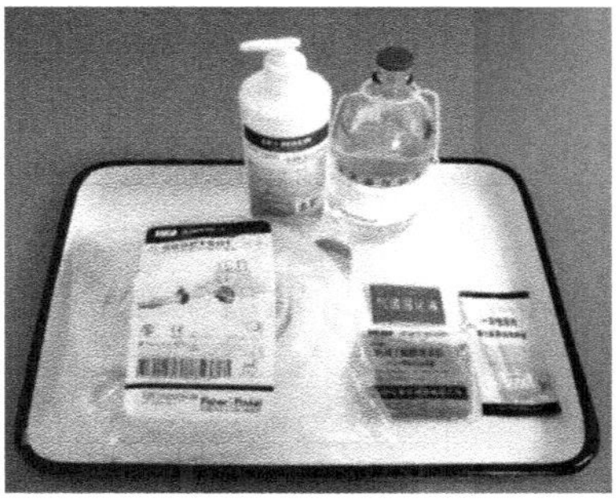

图3-2-2 高流量湿化治疗仪物品准备

1.操作者洗手、戴口罩。准备用物。检查仪器状态，查对治疗单或医嘱单。

2.携用物至床旁，查对患者姓名、ID号，向患者或其家属解释高流量湿化治疗仪的用途，取得配合。

3.将治疗仪安装在低于患者头部高度的支架杆安装托盘上，打开呼吸管和湿化罐套件。

4.向上拉湿化罐上的拉环取下蓝色端口盖，接着取下固定进水管的托架，将所提供的接头装在湿化罐的垂直端口上并用力按紧，然后将进水管卡入到位。压下护手板，将湿化罐滑入治疗机，注意与蓝色湿化罐端口末端对齐，将湿化罐推到位，直至护手板弹回原位。

5.将灭菌注射用水（瓶装）挂在治疗仪上方（距离大于20cm）挂钩上，将进水管的针头插入灭菌注射用水瓶中，湿化罐按所需的水位自动加水，并维持该水位直至水全部用完。

6.安装加热呼吸管。加热呼吸管的一端有一蓝色的塑料卡套，往上拉起卡套，将连接头连接治疗仪接口，将卡套向下推，锁住连接头（图3-2-3）。

7.根据患者情况选择患者界面（分为鼻塞导管、气管切开、面罩转接头）。

8.将电源线的一端接头牢牢固定在治疗仪的背面，将另一端电源线插入主电源，

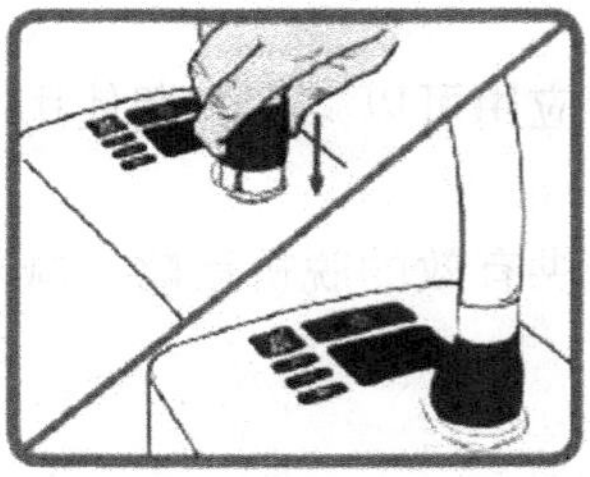

图3-2-3　连接湿化治疗仪管路

按压开/关按钮，开启治疗仪。

9.检查消毒状态。绿色指示灯亮表示治疗仪可安全用于新患者，黄色指示灯亮提示上次使用后未经过清洁和消毒，不能提供给新患者使用。

10.治疗仪将开始预热，操作者将看到表示当前露点温度、流量和氧浓度的数字，这些数字在达到目标设置前将持续跳动。

11.设定目标值。按压“模式”按钮，选定要更改设置的项目（图3-2-4）。

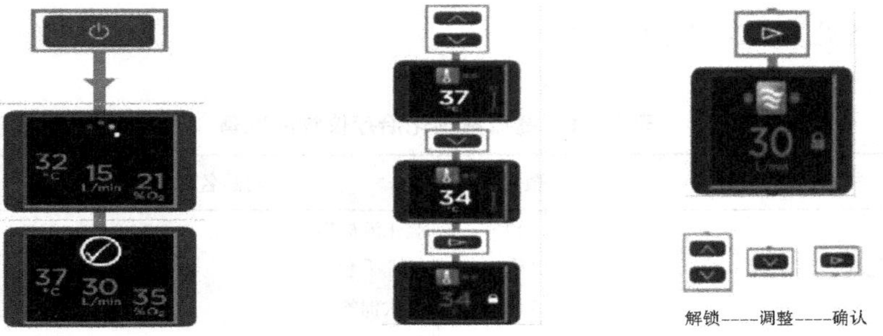

图3-2-4　设定模式参数

（1）同时按住向上和向下按钮3s以“解锁”设置。

（2）设置温度，按向上和向下按钮以选择新设置。

（3）完成操作后，按“模式”按钮以再次锁定设置。

（4）再次按压“模式”按钮，设置目标流量，如上法调整。

（5）将氧源的输出端连接到治疗仪背面的氧气入口，确保氧气管牢牢连接在该接口上。

12.将外接氧气连接至与治疗仪相连的氧气流量表上，调整氧气流量表旋钮以调整氧流量，治疗仪屏幕将显示当前氧浓度。等到屏幕上显示“就绪使用”符号“√”，表示机器开始工作（图3-2-5）。

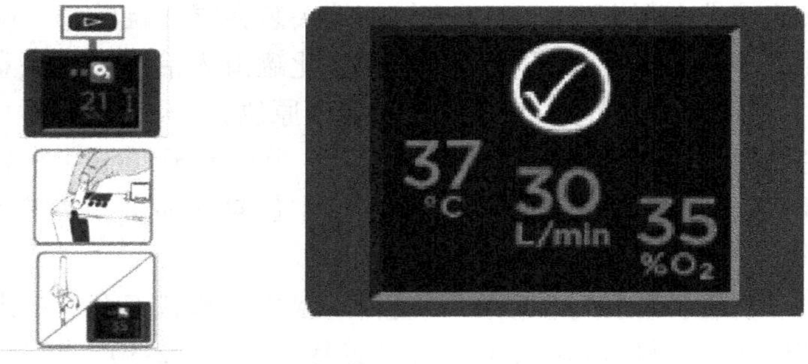

图3-2-5　设定模式参数

13.连接患者。使用过程中检测患者生命体征，特别是脉氧饱和度。做好记录。

14.使用后，按压开/关按钮，关闭治疗仪。

五、注意事项

1.开机使用前应检查湿化器各部件是否有物理损伤，及时更换。

2.将治疗仪安装在支架杆安装托盘上时，应注意治疗仪位置必须低于患者。

3.使用前保证湿化水罐及连接管路的清洁干净，湿化水罐支架安装正确。

4.治疗仪可设定三种露点温度：37℃、34℃、31℃。37℃为默认设置，如果37℃时顺应性有问题可设为34℃，31℃仅限面罩模式使用。

5.不可堵塞流经治疗仪和呼吸管的气流，使用中的湿化罐、加热盘及呼吸管内呼出的气体均有一定热度，需防止烫伤。

6.加热呼吸管出现穿孔、破裂、弯折类的损坏不可再用。当加热呼吸管中积聚了过多冷凝水时，应将患者一端的呼吸管抬高，使冷凝水流回水罐，排出呼吸管中的水分。

7.勿堵塞治疗仪上的排气孔或将其放置于床铺、沙发等易堵塞过滤口的柔软表面上，防止棉絮、毛发等进入排气孔。

8.检查水是否流入湿化罐并保持在水位线以下，如果水位高出水位线，应立即更换湿化罐，否则水可能会溢入呼吸管道。

9.患者界面每周更换一次，所有呼吸管及湿化罐套件每2周更换一次，空气过滤片每3个月更换一次。

六、重点与难点

确保高流量湿化治疗仪使用安全有效性的措施如下。

1.开机使用前应检查湿化器各部件是否有物理损伤，以便及时更换。

2.检查电源安全，防止漏电。

3.一人一套管路，定期消毒，建立消毒记录本，记录机器自检消毒，防止交叉感染。

4.仪器堵塞报警时，迅速检查通路有无打折、堵塞，及时清洗仪器过滤网。

5.流速、氧浓度都要根据患者情况随时进行调整，以取得最好的治疗效果。

6.做好健康教育，提高患者使用仪器的积极性。向患者及其家属解释说明应用高流量湿化治疗仪的用途和基本原理，帮助患者适应仪器所提供的高流量加热加湿气体。当患者主诉不适应高流量湿化治疗仪的治疗时，在确保使用安全的前提下，必要时可以间断使用，逐渐延长使用时间，最终达到治疗目的。

（吴琳娜　袁熹娜　武淑萍）

第三节　振动排痰仪使用技术

振动排痰仪是临床上一项重要的呼吸道护理技术，可有效清除呼吸系统分泌物，增强和促进咳嗽反射，保证呼吸道通畅，有利于肺康复。

一、简介

振动排痰仪（图3-3-1）根据物理定向叩击原理设计，具有低频振动、深穿透性、叩振结合等特点，垂直方向治疗力产生的叩击、震颤与水平方向治疗力产生的定向挤推、振动，可促进呼吸道黏膜表面黏液和代谢物液化、松动，并通过咳嗽反射排出体外。

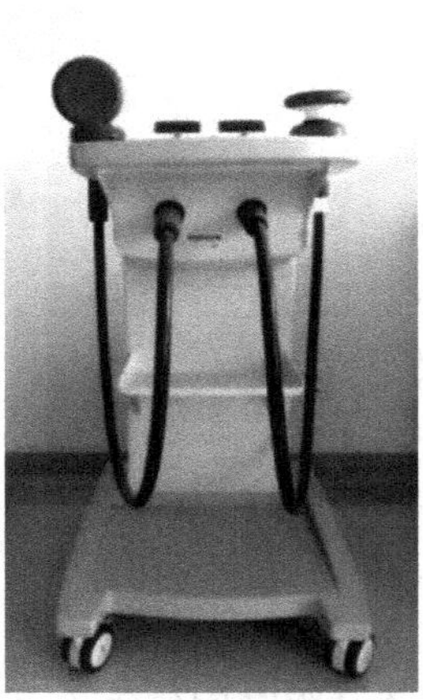

图3-3-1　振动排痰仪

二、适应证与禁忌证

（一）适应证

1.肺炎、肺不张、支气管扩张、慢性阻塞性肺疾病患者。

2.长期卧床、年老体弱、咳嗽咳痰无力的患者。

3.人工气道、机械通气等需要协助排痰的患者。

（二）禁忌证

1.肋骨、脊柱肿瘤及血管畸形的患者。

2.肺部肿瘤、肺结核、气胸、胸腔积液、咯血、未局限的肺脓肿、肺部血栓及胸壁疾病患者。

3.胸背部接触部位皮肤及皮下感染者。

4.出血性疾病或凝血机制异常有出血倾向者。

5.急性心肌梗死、心房颤动、心脏内附壁血栓患者。

6.生命体征不稳定的危重患者，其他不能耐受震动或叩击的患者。

三、物品准备

物品准备见表3-3-1及图3-3-2。

表3-3-1　振动排痰仪物品准备

物品名称	数量	物品名称	数量
振动排痰仪	1台	漱口水	1瓶
痰杯	1个	吸管	1根
纸巾	数张	清洁毛巾	1条
负压吸引装置（必要时）	1套	护理手套	1副
一次性吸痰管（必要时）	数根	手消毒液	1瓶

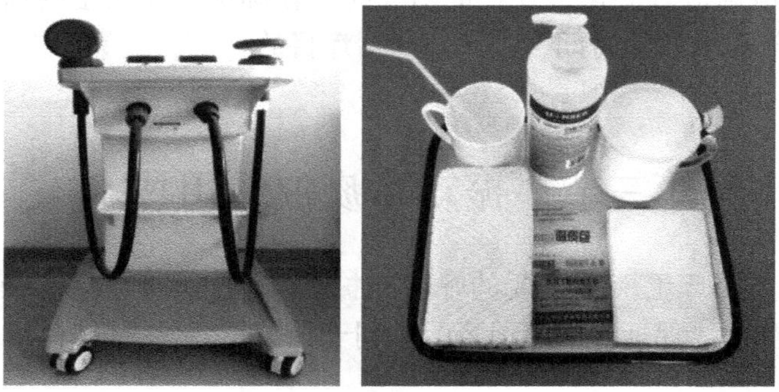

图3-3-2　振动排痰仪及所需物品

四、操作流程

1.操作者洗手、戴口罩，在治疗室准备物品，检查仪器性能，查对治疗单或医嘱单。

2.携用物至床旁，查对患者姓名、ID号，向患者讲解操作目的与意义，指导正确配合。

3.评估患者生命体征、神志意识、病变部位、自主咳痰情况，听诊肺部（图3-3-3）有无呼吸音异常及干、湿啰音，明确痰液潴留部位。

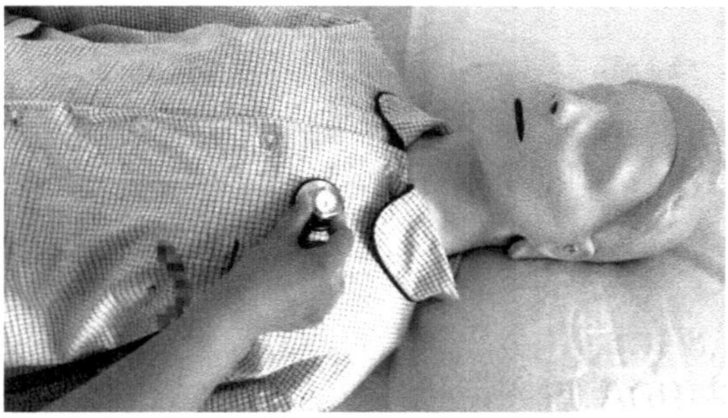

图3-3-3　听诊肺部

4.协助患者取坐位或侧卧位，使病变部位置于最高处。

5.连接振动排痰仪，将连接好的叩击头放在主机边的支架上，叩击头外套一次性叩击头罩，确保电气和医疗安全后连接电源开机（图3-3-4）。

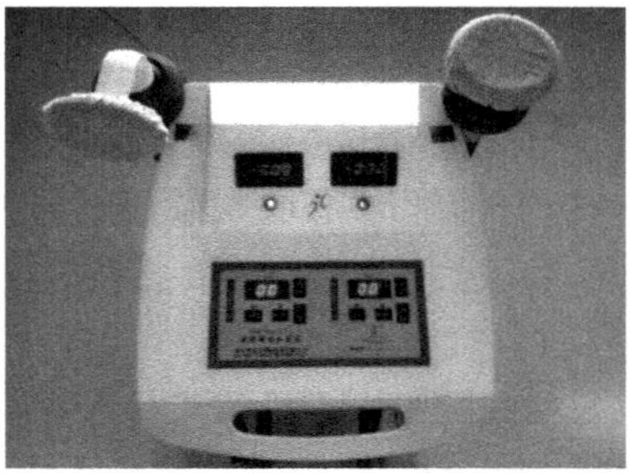

图3-3-4　连接电源开机

6.选择合适的叩击头，设定叩击频率，根据患者的耐受程度，旋转开关控制旋钮，调节振动频率由低到高逐渐加大，滑过暂停位置直至所要求的速度设定处，亦可以选择全智能化或手动调控挡位，一般为600～1300RPM。

7.将叩击头贴靠在患者胸前或背后，叩击结合器的红色箭头必须指向主气管。一手握住叩击头手柄，另一手引导叩击头，轻加压力（图3-3-5），以便感觉患者的反应。依次由外向内，由下向上，每个部位叩击30s左右，5min一个周期，可重复进行。

8.治疗过程中密切观察患者的心率、脉氧饱和度变化及自觉症状。

9.治疗结束，妥善安置患者，协助其取舒适体位，协助漱口、洁面。

10.协助患者排痰，并注意观察痰量、性状、颜色的变化。

11.向患者及其家属交代注意事项。

12.整理物品。洗手，做好记录。

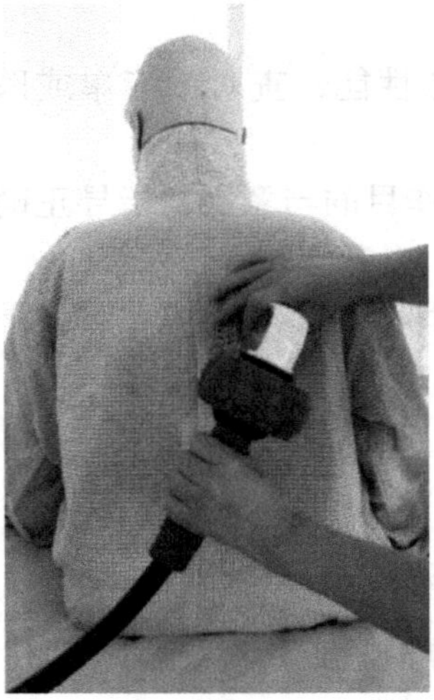

图3-3-5　振动排痰仪叩击

五、注意事项

1.振动排痰仪器治疗前先进行雾化吸入可以促进稀释痰液，更易于黏痰排出，治疗后协助患者进行咳嗽排痰或吸痰。

2.治疗过程中严密观察生命体征，如有变化或不适出现，应停止治疗并通知医师及时处理。

3.为避免交叉感染，可使用一次性叩击头罩。

六、重点与难点

（一）不同型号叩击头的选择

1.229叩击头　直径5in（1in=2.54cm），有一大的坚固的滑面橡皮，常规选择此叩击头进行背部振动排痰。

2.228叩击头　与229探头相似，空心，有两个盖，内可装热水或碎冰，用于热按摩或冷按摩。

3.210叩击头　直径2.75in，由软的聚氨酯海绵组成，叩击强度比229叩击头更为轻柔，可用于过于敏感者的治疗。

4.230叩击头　轭状，宽度6in，有两个接触点，可用于患者的两侧肋部治疗（注意：叩击接合器决不能与230叩击头合用；叩击接合器绝不能超过35Hz的速度范围）。

5.叩击接合器　用于体位性引流，从叩击头整个表面获得直接的叩击效果。

（二）确保振动排痰仪使用安全有效性的措施

1.治疗时密切观察患者呼吸、脉搏变化，观察痰液量、颜色、黏度、气味。观察患者有无咯血、头晕、倦怠、疲惫、呼吸费力等症状，如有不适应立即停止治疗，必要时氧气吸入。

2.根据患者耐受情况选择适当频率和治疗时间，基本治疗频率为20～35Hz，使用叩击接合器治疗时，频率不能超过35Hz。每次治疗时间10～20min，每日治疗2～4次。在治疗过程中，如需暂停治疗，向左旋转速度控制旋钮直至暂停位置即可。点击计时器将会停止，时间显示窗上出现“Pause”字样，继续治疗时，向右旋转速度控制旋钮，滑过暂停位置直至所要求的速度设定值即可。

3.治疗时间应安排在空腹或餐后2h进行，防止患者因餐后治疗诱发恶心、呕吐，导致误吸。

4.老年患者或心肺功能基础较差的患者宜轻柔叩击，力度不可太大，治疗过程中随时询问患者感受。

5.每次治疗前10～20min行雾化吸入治疗，可提高排痰效果。

6.肺下叶及重点感染部位，可适当延长叩击时间，同时增加压力及频率，促进痰液排出。设定的治疗时间结束后，仪器自动停止振动，而后仪器自动断电。

（袁熹娜　吴琳娜　武淑萍）

第四节 咳痰机使用技术

对于咳痰能力差甚至无咳痰能力的患者，咳痰机可以振动气流直接作用于气道内壁，使痰液松动。对于机械通气患者，还可部分替代气管吸引，减少患者的黏膜损伤。

一、简介

咳痰机（图3-4-1）可通过模拟真实咳嗽清除气道分泌物。运用正负压交换引流的工作原理，经气道应用一定正压和流量的限气流，使气流达到患者的肺叶深部，从而松动各级支气管的异常分泌物，同时形成足够的胸腔压，这种压差在一定负压气流的作用下，使肺部形成一个高速的气流，将异常的分泌物或痰栓、痰块呼出，完成一个模拟咳嗽的生理过程。咳痰机适用于面罩、口咬器、气管插管、喉罩等进行治疗。

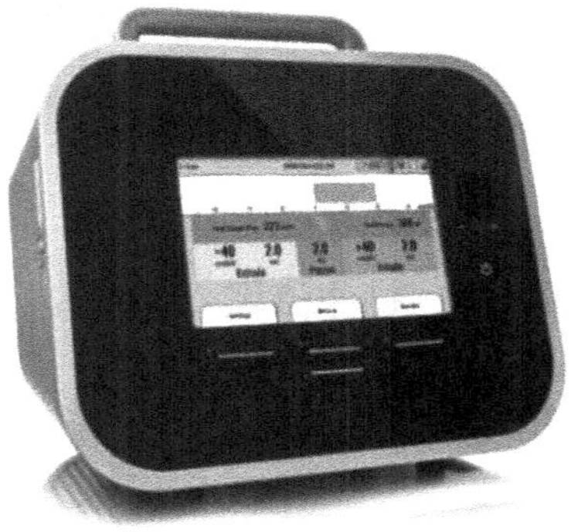

图3-4-1 咳痰机

二、适应证与禁忌证

（一）适应证

1.患有肺限制性疾病如运动神经元病、肌肉萎缩、脊髓灰质炎后遗症、多发性硬化、胸廓受损、脊髓损伤进行术后康复的患者。

2.患有肺部疾病如慢性阻塞性肺疾病、支气管炎、肺炎的患者。

3.人工气道、机械通气等排痰困难或有呼吸机依赖的患者。

（二）禁忌证

1.活动性上消化道出血、气胸、肺大疱、呕吐者。

2.严重的气道反应者。

3.近期的肺叶切除术、全肺切除术者。

4.不可逆的气道梗阻或狭窄者。

5.患者焦虑、呼吸急促时应用受限。

三、物品准备

物品准备见表3-4-1及图3-4-2。

表3-4-1 咳痰机物品准备

物品名称	数量	物品名称	数量
咳痰机	1台	漱口水	1杯
痰杯	1个	吸管	1根
纸巾	数张	清洁毛巾	1条
负压吸引装置（必要时）	1套	护理手套	1副
一次性吸痰管（必要时）	数根	手消毒液	1瓶

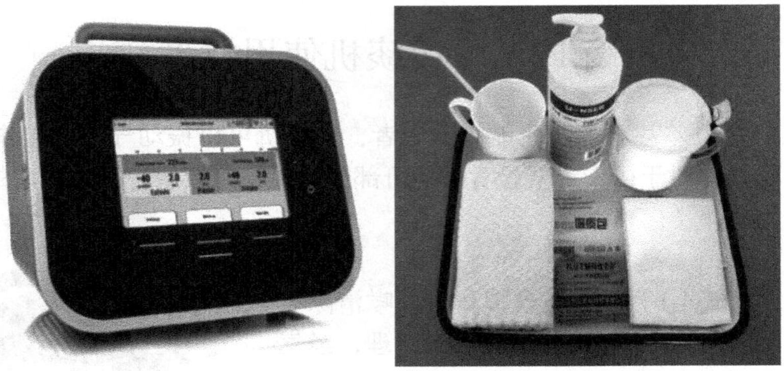

图3-4-2　咳痰机物品准备

四、操作流程

1.操作者洗手、戴口罩，准备用物。检查咳痰机性能，查对治疗单或医嘱单。

2.携用物至床旁，查对患者姓名、ID号，向患者或其家属解释操作目的和意义，取得配合。

3.观察患者生命体征，评估患者基本病情和配合情况，听诊肺部，明确痰液潴留情况。

4.患者体位不受限制，以舒适为宜。

5.连接电源，打开电源开关。选择吸气流速：低吸气流速（3.3L/s）或高吸气流速（10L/s）（第一次使用的患者，第一个回合选择低吸气流速，让患者适应一下，第二个回合可改为高吸气流速）。

6.调整模式选择开关至手动挡“MANUAL”。使用纱布堵住管路患者端。

7.将手动调节钮推至呼气相（左边），观察压力表并同时调节呼气负压。切换手动调节钮至吸气相（右边）。设定时间，吸气时间、呼气时间、停顿；吸呼气之间的停顿休息有助于避免过度换气（图3-4-3）。

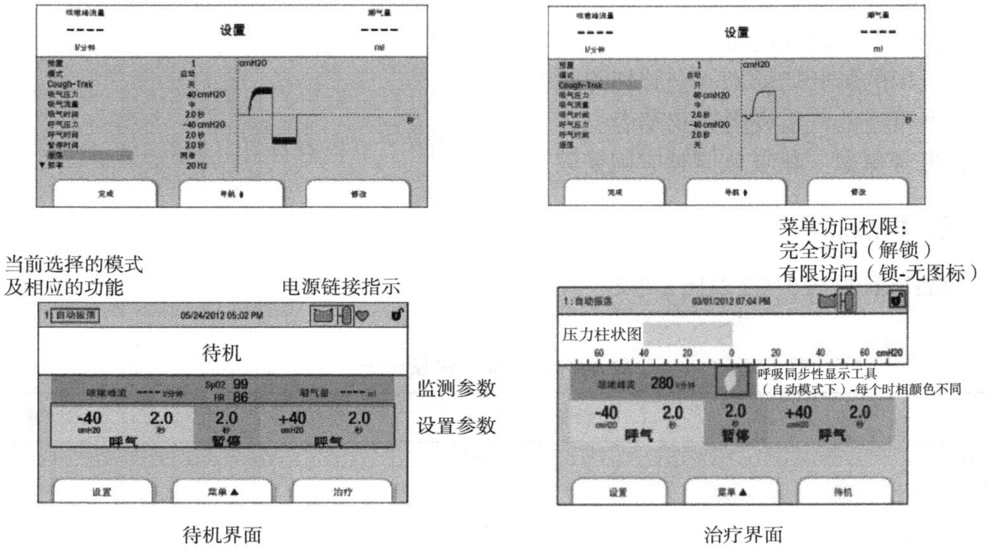

图3-4-3　设置界面

8.设置好后与患者连接，调整模式至自动挡“AUTO”。

9.一般重复循环4～6次，休息20～30s后，再重复上述操作4～6次。操作中注意观察患者生命体征和耐受情况。

10.治疗结束后为患者进行常规吸痰。必要时进行口腔护理。

11.关机，整理用物。洗手，做好记录。

五、注意事项

1.使用咳痰机时应根据患者的个体情况设置参数，以确保患者安全舒适，操作有效。压力的设定应遵循循序渐进的原则，从较低的压力开始设置（10～15cmH_2O），逐步升高到治疗压力。

2.治疗周期根据患者的病情和治疗效果，由医师、护士共同制订。

3.治疗最好在饭前（鼻饲前）或睡前30min进行。

4.治疗过程中严密观察生命体征，患者如出现脉氧饱和度下降至＜90%、心率增快＞20次/分，应立即停止，迅速给氧，待患者平稳后，方可继续。

5.治疗后给予吸痰，观察记录痰液的性状、颜色和量。

六、重点与难点

（一）咳痰机参数的设置

1.咳痰压力在±5～±60cmH_2O可调，最大呼气流速10L/s；模式可以设置为自动或手动；吸气、呼气停顿时间：0～5s。

2.根据患者个体情况设置咳痰机参数，吸气压力的设定目标是使患者肺部得到充分扩张；呼气压（负压）的设定目标是产生一个足够的咳嗽峰流速，一般从较低的压力开始设置(10～15cmH_2O)；压力调整逐步升高到治疗压力；要达到有效的咳嗽峰流速，咳痰机的负压一般需要达到–40cmH_2O，老年患者需要逐渐过渡，缓慢调整。

（二）咳痰机的安全使用

1.熟练掌握咳痰机的使用方法、性能、特点。

2.使用前检查仪器性能，电源安全等。

3.治疗最好在饭前（鼻饲前）或睡前30min进行。建议管路一次性使用。

4.治疗过程中密切观察患者的生命体征，如出现脉氧饱和度下降至＜90%、心率增快＞20次/分，或出现疲惫无力等不适症状时应立即停止，迅速给氧。

（三）咳痰机部分零件的清洁

1.连接回路　建议使用一次性管路，遵循当地一次性管路使用和处理规定。若非一次性管路，可用中性洗涤剂或清水清洗，70%异丙醇或0.1%含氯消毒液消毒管路。不可使用环氧乙烷或高温蒸气消毒（图3-4-4）。

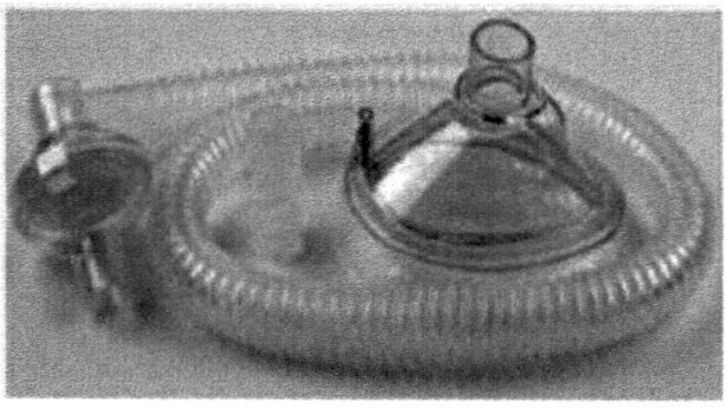

图3-4-4　连接回路

2.过滤棉　每2周至少清洁一次，每6个月更换一次（图3-4-5）。

3.细菌过滤器　专人专用。若内膜变黄或被痰液堵塞，应立即更换，可用医院内通用细菌过滤器替换（图3-4-6）。不可清洗。

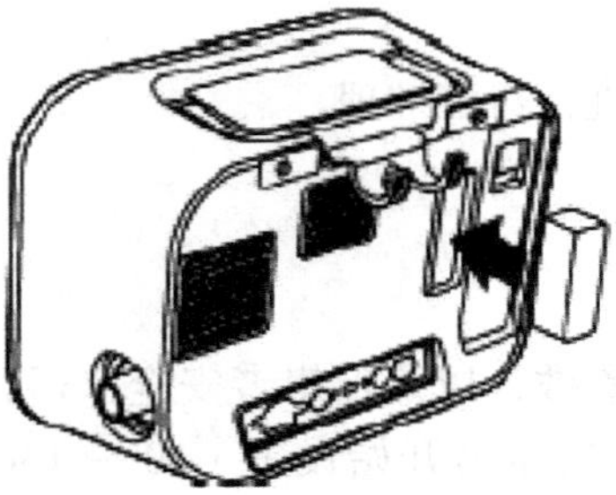

图3-4-5　过滤棉

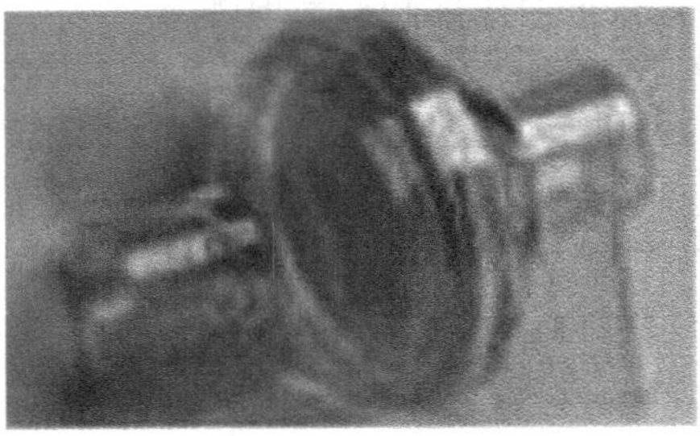

图3-4-6　细菌过滤器

（武淑萍　袁熹娜）

第五节　呼吸道清除系统仪使用技术

呼吸道清除系统仪又称振肺排痰背心（VESTTM）或高频胸壁振动排痰系统（HFCWO），可促进痰液排出，保持呼吸道通畅，有助于预防和控制肺部炎症。

一、简介

呼吸道清除系统仪（图3-5-1）模拟正常生理咳嗽的原理，将患者所穿背心用管路连接到高速脉冲泵上，并快速地充气和放气，使患者胸壁发生有规律的舒张运动，患者气道和肺部发生自主的震颤气流和定向引流力，促使呼吸道黏液及各个肺叶深部代谢物松弛、液化、脱落，并在定向引流力的作用下按照选择的方向排出体外。使用呼吸道清除系统仪可达到排出痰液、疏通气道、缓解肺内高压、增加肺活量、改善患者呼吸的目的。

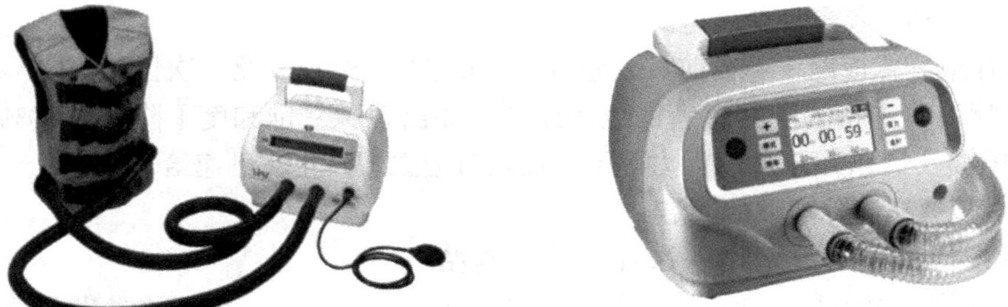

图3-5-1　呼吸道清除系统仪

二、适应证与禁忌证

（一）适应证

1.患有急慢性支气管炎、肺气肿、肺源性心脏病、过敏性哮喘、支气管哮喘、支气管扩张、肺间质纤维化、尘肺的患者。

2.有排痰困难、气喘和胸闷等症状的患者。

3.具有不同阶段咳喘憋病症的患者。

4.可用于烟民、粉尘作业人士、厨师、室内外污染受害人群的肺部保健。

（二）禁忌证

1.尚未稳定的头部和（或）颈部损伤。血流动力学尚不稳定的活动性出血。

2.心脏病、经静脉或皮下起搏器、重度营养不良。

3.呼吸衰竭、支气管胸膜瘘、充血性心力衰竭引起的肺水肿、严重胸腔积液、肺结核、肺栓塞等。

4.胸、背部有伤口，皮肤有出血、感染，皮下气肿。

5.近期内接受过食管手术，外科手术遗留伤口或正在康复的组织，或最近胸部接受过植皮或皮瓣植、高血压未控制、颅内压大于20mmHg。

三、物品准备

物品准备见表3-5-1及图3-5-2。

表3-5-1　呼吸道清除系统仪物品准备

物品名称	数量	物品名称	数量
呼吸道清除系统仪	1台	漱口水	1瓶
痰杯	1个	吸管	1根
纸巾	数张	清洁毛巾	1条
负压吸引装置（必要时）	1套	护理手套	1副
一次性吸痰管（必要时）	数根	手消毒液	1瓶

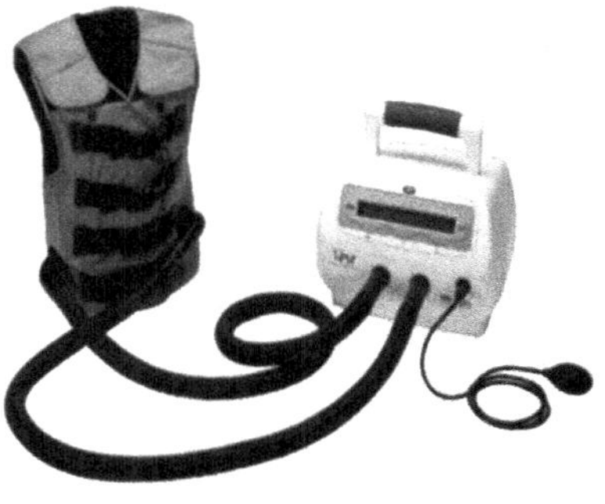

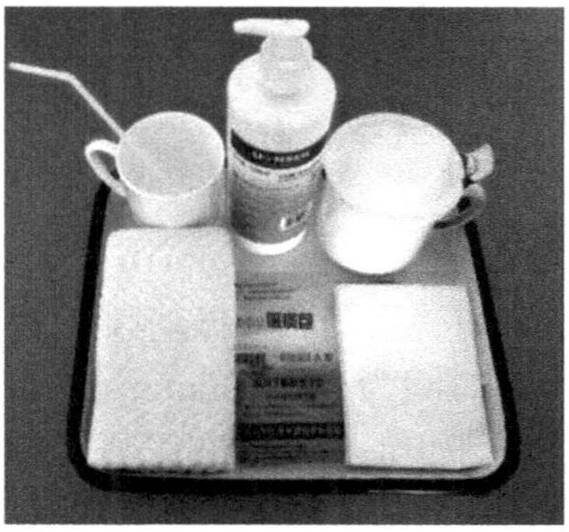

图3-5-2　呼吸道清除系统仪物品

四、操作流程

1操作者洗手、戴口罩，准备用物。检查仪器，查对治疗单或医嘱单。

2.携用物至床旁，查对患者姓名、ID号，向患者或其家属解释使用呼吸道清除系统仪的目的和意义，取得配合。

3.协助患者取舒适体位，一般为坐位或半卧位。

4.将背心穿戴在患者身上（图3-5-3），背板固定板带由后向前固定背心，调整肩带，使患者舒适。背心内患者可以穿一单衣增加舒适性。

5.将管路两端分别连接于发生器和背心上。按下开启钮（“ON”），使背心充气（图3-5-4）。

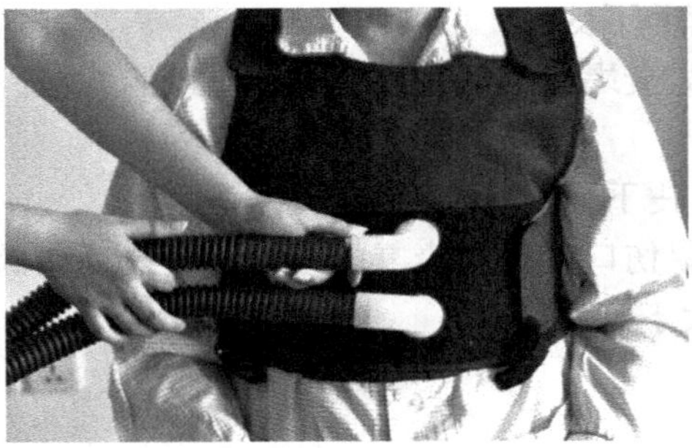

图3-5-3　背心佩戴方法

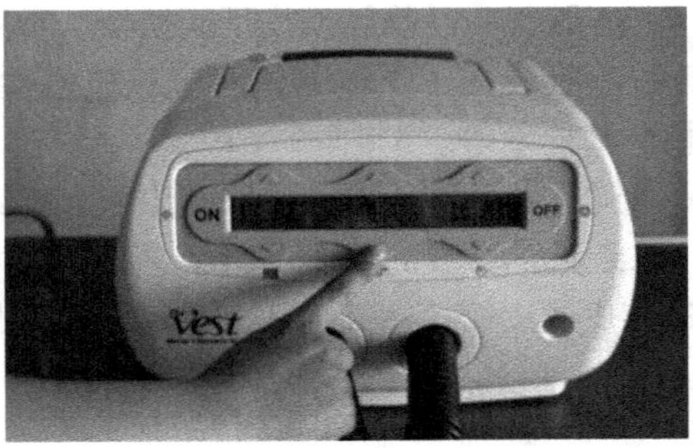

图3-5-4　设置参数

6.根据需要调节频率（使用左侧的上下箭头调节）、压力（使用中间的上下箭头调节）及治疗时间（使用右侧的上下箭头）。

7.按下“ON”，开始振动，如需停止振动，可以按压一次“ON”。

8.再次按“ON”，继续进行治疗，如10min内未恢复治疗，发生器会停止操作。

9.可随时按下关闭钮（“OFF”）停止治疗并终止脉冲过程，此时背心排气，并且显示“治疗未完成——剩余一分钟”的字样。

10.治疗结束后，发生器自动关闭，从管路出口处断开管路，从粘扣固定部位松开背板固定带，沿着患者头部取下背心。

11.指导患者通过深呼吸、有效咳嗽等方式排痰，协助漱口。

12.整理用物。洗手，做好记录。

五、注意事项

1.根据患者耐受程度调节振动频率，一般从较低频率开始逐渐递增。

2.常用治疗时间为10～30min。治疗过程中应严密观察病情变化及自觉症状，如有不适，应立即停止治疗并通知医师。

3.血压不稳定和安装心脏起搏器的患者禁用呼吸道清除系统仪。

4.通过按下“ON”，可随时暂停振动；再次按“ON”，将继续进行治疗，如10min内未恢复治疗，发生器会停止操作。

5.妥善保管仪器，特别是两个连接管道应妥善放置，防止摔裂。

6.使用前应多喝水，保持肺部湿润，更有利于痰液的排出。

7.应保持人高机低，把机器放置在较低的位置，使导管舒展，便于痰液更好地排出。

六、重点与难点

（一）确保呼吸道清除系统仪使用的安全性

1.使用前检查仪器性能，确保仪器能够正常使用。

2.避免在饭前或饭后30min以内使用呼吸道清除系统仪，以免引起误吸。

3.参数选择遵从循序渐进的原则，尤其是老年患者，应从较低频率开始，让患者逐步适应。

4.在治疗过程中，严密观察患者生命体征及自觉症状。如患者出现不适及病情变化，应立即停止治疗。

5.治疗后指导患者咳痰、漱口，观察记录患者的痰液情况。

6.患者气管插管或气管切开套管必须可靠固定，并注意检查其余各管路的安全有效性。

（二）确保呼吸道清除系统仪使用的有效性

1.准确掌握仪器的适应证与禁忌证。呼吸道清除系统仪适用于大部分慢性阻塞性肺疾病患者，血压不稳定和安装心脏起搏器的患者禁用。

2.使用前向患者及其家属做好解释说明，得到患者主动配合。使用后指导患者深呼吸、有效咳嗽，排除痰液，保持呼吸道通畅。

3.正确设置参数和模式。根据患者耐受情况调节参数，预设振动频率为10～14Hz、压力1～4级、治疗时间10～30min。

4.使用时掌握时机，可以配合其他治疗措施，如雾化、吸痰等。

（袁熹娜　武淑萍）

第六节　肺功能监测技术

肺功能监测技术即肺功能检查，是临床上对胸肺疾病诊断、严重程度、治疗效果和预后进行评估的重要检查手段，是呼吸系统疾病的必要检查之一，目前已广泛应用于呼吸内科、外科、麻醉科、儿科、流行病学、潜水及航天医学等领域。

一、简介

肺功能监测技术是运用呼吸生理知识和现代检查技术探索人体呼吸系统功能状态的检查，对受检者的呼吸生理功能基本状况进行定性和定量评价，是一种物理检查方法，对身体无任何损害。肺功能监测技术与X线胸片、CT等检查相比，更侧重于了解肺部的功能性变化。临床上常用的检查包括肺容积检查、肺容量检查、支气管激发试验、支气管舒张试验、肺弥散功能检查、气道阻力检查及运动心肺功能检查等。

（一）肺容量

在呼吸运动中，呼吸幅度不同可以引起肺内容纳气量的变化（图3-6-1）。

1.潮气容积（VT）　在平静呼吸时，每次吸入或呼出的气量。

2.补吸气容积（IRV）　平静吸气后所能吸入的最大气量。

3.补呼气容积（ERV）　平静呼气后能继续呼出的最大气量。

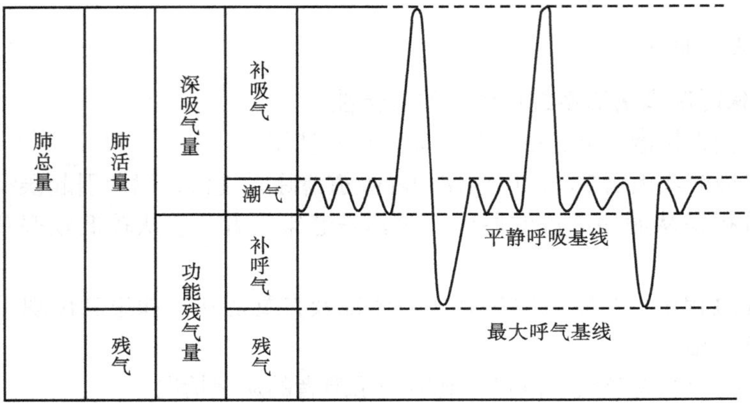

图3-6-1　肺容量描图

4.残气容积（RV）　补呼气后肺内不能呼出的残留气量。

5.肺的四种容量

（1）深呼气量（IC）：平静呼气后能吸入的最大气量，由潮气容积与补吸气容积组成。

（2）肺活量（VC）：最大吸气后能呼出的最大气量，由深吸气量与补呼气容积组成。

（3）功能残气量（FRC）：平静呼气后肺内所含有的气量，由补呼气容积与残气容积组成。

（4）肺总量（TLC）：深吸气后肺内所含有的总气量，由肺活量与残气容积组成。

潮气容积、深吸气量、补呼气容积和肺活量可用肺量计直接测定，功能残气量及残气容积不能直接用肺量计来测定，只能采用间接的方法。肺总量测定可由肺活量与残气容积相加求得。

肺活量减低见于胸廓、肺扩张受限，肺组织损害，气道阻塞。功能残气量改变常与残气容积改变同时存在。阻塞型肺疾病如支气管哮喘、肺气肿等残气容积增加。限制型肺疾病如弥漫性肺间质纤维化、肺占位性疾病、肺切除后肺组织受压等残气容积减少。临床上以残气/肺总量%作为考核指标。

（二）肺通气

肺通气功能测定是单位时间内肺脏吸入或呼出的气量。

1.每分钟静息通气量。是潮气容积与呼吸频率的乘积，正常成人静息状态下每分钟呼吸次数约为15次，潮气容积为500ml，其通气量为7.5L/min。

2.无效腔量。潮气容积中有140ml气体存留在气道内不进行气体交换，称为解剖无效腔，故肺泡通气量仅为5.5L/min。若呼吸浅快则解剖无效腔通气量相对增高，影响肺泡通气量。进入肺泡的气量可因局部血流量不足致使气体不能与血液进行气体交换。这部分气体称为肺泡无效腔量。肺泡无效腔量加上解剖无效腔量合称为生理无效腔量。

3.肺泡通气量=（潮气容积－生理无效腔量）× 呼吸频率。肺泡通气量不足，常见于肺气肿；肺泡通气量增加见于过度通气综合征。

4.最大通气量（MVV）。单位时间内以尽快的速度和尽可能深的幅度进行呼吸所得到的通气量。一般嘱患者深快呼吸12s，将得到的通气量乘以5即为每分钟的最大通气量。它是一项简单的负荷试验，用以衡量气道的通畅度，肺和胸廓的弹性及呼吸肌的力量通常用作能否进行胸科手术的指标。

5.用力肺活量（FVC）（图3-6-2）。用最快的速度所做的呼气肺活量，并可由此计算出第一秒呼出的容积和第一秒呼出容积占用力肺活量之比。用力肺活量是当前最佳的测定项目，可以反映较大气道的呼气期阻力，可作为慢性支气管炎、支气管哮喘和肺气肿的辅助诊断手段，也可用来考核支气管扩张剂的疗效。

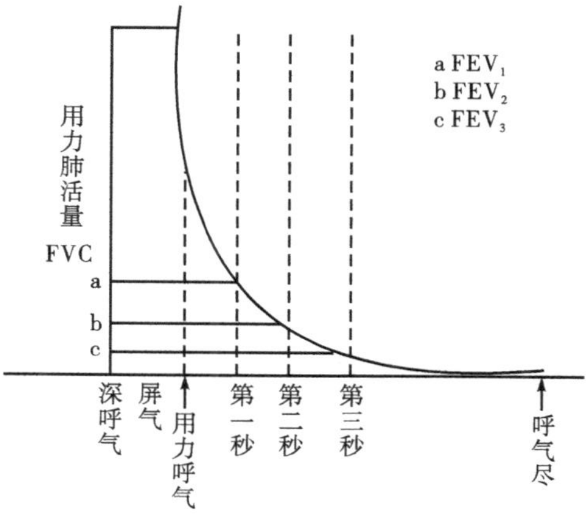

图3-6-2　用力肺活量描图

（三）呼气高峰流量（PEFR）

在肺总量位时，猛力快速吹向最高呼气流量计，即可观察最高呼气流速。该测定方法简单，易行，被广泛应用于呼吸疾病的流行病学调查中，尤其对支气管哮喘病情疗效的判断更为实用。哮喘患者24h病情动态观察时，发现其呼气高峰流量最低值常在凌晨0～5时出现。

（四）肺通气血流比率

吸入的空气在达到肺泡后与肺泡毛细血管中的血液进行氧与二氧化碳的交换。肺组织和血流受到重力的影响使肺上下各部位的通气量和血流量不能完全一致，如每分钟肺通气量和血流量能平均保持在一定比例（4 ∶ 5）时，气体交换即能正常进行。反映通气/血流值的肺功能检查有生理无效腔测定、肺泡动脉血氧分压差测定、生理分流测定（图3-6-3）。

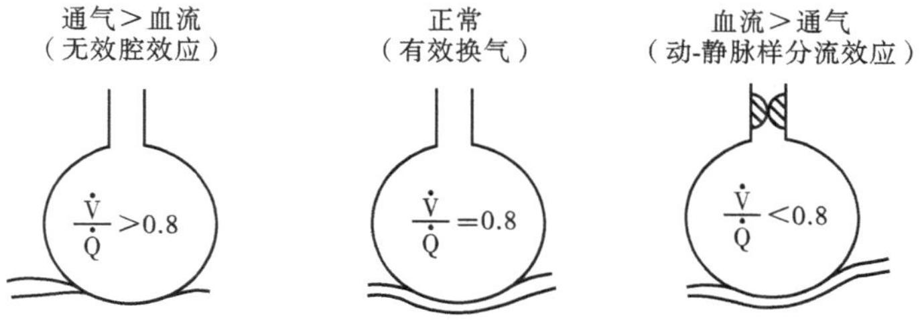

图3-6-3　通气/血流值对气体交换的影响

1.小气道功能损害、长期吸烟者或肺气肿患者可致气体分布不均。

2.若肺通气正常、肺毛细血管血流量减少或阻塞，使肺泡无效腔量增多，通气/血流值增大。

3.若肺细支气管阻塞，局部血流不能充分氧合，形成生理分流，通气/血流值减小。

4.生理无效腔增加可见于红色气喘型肺气肿或肺栓塞等疾病。生理分流量增多见于发绀臃肿型肺气肿或成人呼吸窘迫综合征等疾病。

（五）最大呼气流量—容积曲线（MEFR）

最大呼气流量—容积曲线是观察由肺总量位呼气至残气容积期间每一瞬间的呼气

流量。小气道功能受损时，呼出肺活量的50%以上的流量受到影响，当呼出肺活量的75%时尤为明显。

闭合容积（CV）测定由肺总量位匀速呼气时，当达到接近残气位、肺底部小气道开始闭合时所能继续呼出的气量。闭合容积/肺活量%增高表示肺底部小气道提早闭合，可由小气道病变或肺的弹性回缩力下降而引起。

二、适应证与禁忌证

（一）适应证

1.呼吸功能的评价。利用肺功能检测结果可对受试者呼吸功能进行评价，明确其呼吸功能是否减损、减损程度及类型等。

2.疾病的诊断，早期检出肺、呼吸道病变，如确诊慢性阻塞性肺疾病必须进行肺功能检查。

3.病情评估、干预策略的制订；鉴别呼吸困难的原因，判断气道阻塞的部位。

4.评估外科手术耐受力及术后发生并发症的可能性。

5.健康体检、劳动强度和耐受力的评估。

6.康复方法的选择或运动处方的确定。

7.职业病伤残等级评估及劳动能力的鉴定。

（二）禁忌证

1.近3个月内患心肌梗死、休克者。

2.近4周内严重心功能不稳定、心绞痛、大咯血、癫痫大发作者。

3.有活动性肺结核的患者。

4.支气管舒张剂过敏者，禁用舒张剂。

5.气胸、巨大肺大疱且不准备手术治疗者，慎做用力呼气的肺功能检查。

6.未控制的高血压（收缩压＞200mmHg，舒张压＞100mmHg）、心率＞120次/分、主动脉瘤患者等禁忌做用力肺功能检查。

7.气胸或脓胸闭式引流术后，如必须要做肺功能检查，应夹闭引流管，并禁做最大自主通气量检查。

8.近期进行眼部手术，如白内障。

三、物品准备

物品准备见表3-6-1及图3-6-4。

表3-6-1　肺功能监测技术的物品准备

物品名称	数量	物品名称	数量
肺功能仪	1台	沙丁胺醇气雾剂	1瓶
鼻夹	1个	雾化罐	1个
一次性口含嘴	1人1个		

四、操作流程

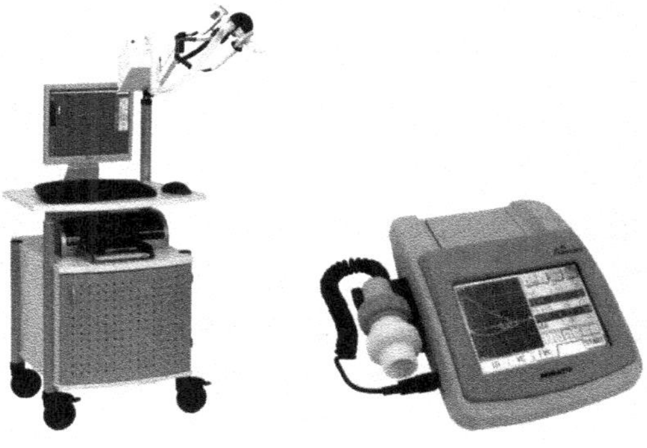

图3-6-4　肺功能监测仪

1.核对患者姓名、ID号，询问病史，操作前向患者解释说明检查目的、过程及注意事项。

2.测量患者身高、体重，输入患者基本信息。

3.用鼻夹将患者鼻子夹住，指导患者保持用嘴呼吸。

4.尽可能含紧一次性口含嘴，保证测试过程中不漏气。

5.根据检查项目给出患者口令，指导患者配合即时做呼气和吸气动作。

6.采集数据，分析并打印报告。

五、注意事项

1.如果为疑似哮喘病例，在检查前须停用平喘药物，停药时间要遵照医嘱。

2.凡是有血压不稳定或者心脏病发作等禁忌证的患者暂时不能做肺功能检查。

3.在进行肺功能监测前，要调整呼吸，等呼吸稳定后再接受检查。

4.检查前询问病史及过敏史，避免对通气功能障碍患者或对支气管激发试验药物过敏者进行激发试验。

5.检查者与被检查者尽量配合，确保数据准确性。

6.每个肺功能室面积应≥10m²。如果有多台肺功能仪，不同的检查仪最好独室放置，以减少多个患者同时检查时的相互影响。

7.室内的温度、湿度应当相对恒定，理想的温度为22～26℃，湿度为40%～70%。

8.肺功能室应设置在易于抢救的地方，如靠近病房和急诊室，并配备抢救药物、设备和有经验的医护人员，以防突发意外，如急性支气管痉挛、晕厥等。

9.肺功能仪器应定期进行标化以确保其工作处于正常状态。

10.临床上主要采用坐位检查，可避免因晕厥而摔伤。有些受试者因受伤或其他原因不能站立或坐起来，只能采取卧位检查，这种情况下所检查出的结果偏低，应在报告中记录检查时的体位。

六、重点与难点

（一）呼吸系统疾病在肺功能监测中的主要表现

1.阻塞性病变　指由于各种因素造成呼吸道狭窄而出现气流受阻的改变，其中以哮喘最为明显。

2.限制性病变　指肺部呼吸运动受到限制而出现肺通气量减少的改变，如肺气肿、胸膜炎及液气胸等，均有不同程度的肺通气量减少。

3.混合性病变　指阻塞性和限制性病变两者兼而有之，如慢性阻塞性肺疾病及哮喘晚期、尘肺等。

（二）预防控制交叉感染

肺功能监测要求受试者进行反复呼吸的动作，检查中常常会引起患者的剧烈咳嗽，患者用力呼气或咳嗽时产生的飞沫可在空中悬浮数小时，可污染检查环境、仪器和周围物品，若受试者患有呼吸道传染病则易发生交叉感染。因此：①肺功能室应设置在通风良好之处，注意开窗通风，也可选用一些通风设备，如排气扇、空气过滤净化消毒器等；②使用肺功能监测专用的呼吸过滤器，有效减少交叉感染的发生。

（三）受试者检查前需排除的影响因素

1.预约检查时需了解受试者最近的用药情况，包括使用的药物名称、类型、剂量、最后使用的时间等，判断是否会影响检查结果，告知患者具体的停药方法及禁止从事的活动。

2.支气管舒张剂（如肾上腺素能受体兴奋剂、胆碱能受体拮抗剂、黄嘌呤类药物）、支气管收缩剂（如肾上腺素能受体抑制剂）、激素类药物、抗过敏类药物等均应根据检查的目的、项目及药物的半衰期而停药。

（1）如果检查目的是为了评价气道的反应性或可逆性，则应避免用药。

（2）如果检查目的是为了观察某种药物或治疗方法的疗效，则可继续用药。

3.检查前2h禁大量进食，检查当天禁止饮用可乐、咖啡、浓茶等，检查前1h禁止吸烟，检查前30min禁止剧烈运动。

（郭　莹　袁熹娜）

第七节　多导睡眠监测技术

多导睡眠监测技术（polysomnography,PSG）主要用于诊断睡眠呼吸障碍，包括睡眠呼吸暂停综合征、鼾症、上气道阻力综合征及其他睡眠障碍的辅助诊断，是诊断睡眠呼吸疾病的金标准。

一、简介

多导睡眠监测技术（图3-7-1）是在全夜睡眠过程中，连续并同步记录睡眠期间的脑电图、肌电图、眼动电图、呼吸气流、血氧饱和度等生理信号，全部记录次日由仪器自动分析后再经人工逐项核实的技术。多导睡眠监测包含脑电（分析睡眠结构）、眼电、下颌肌电、口鼻气流和呼吸动度、心电、血氧、鼾声、肢动、体位等多个参数。

二、目的

1.正确评估和诊断失眠　多导睡眠监测是唯一可以客观、科学、量化的记录和分析睡眠的仪器，并可以发现如脑部病变、抑郁症、睡眠呼吸障碍、肢体异常活动等失眠的原因。

2.发现睡眠呼吸障碍　包括阻塞性和中枢性睡眠呼吸暂停综合征、良性鼾症、睡眠窒息感、睡眠呼吸急促等。

3.确诊某些神经系统病变　包括发作性睡病、周期性肢动征、下肢不宁综合征及各种睡眠期行为障碍疾病，如梦游症、夜惊、夜间惊恐发作、伴随梦境的粗暴动作等。

4.确诊隐匿性抑郁症　抑郁症在多导睡眠监测上有特殊表现。多导监测技术有助于隐匿性抑郁症的确诊，并可确诊器质性抑郁症。

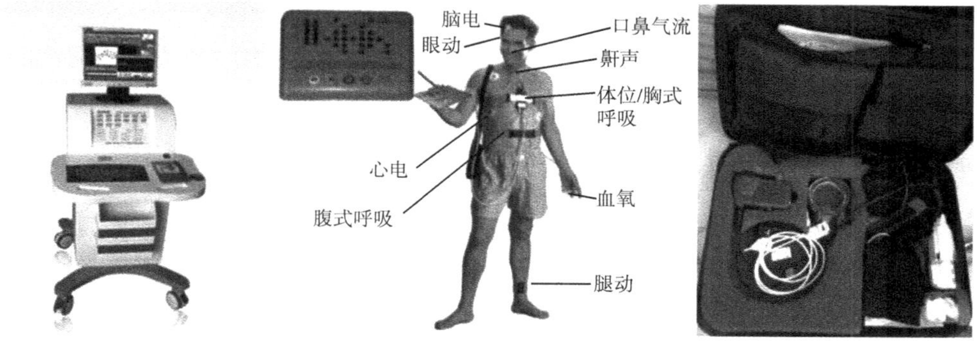

图3-7-1　多导睡眠监测仪

右图为便携式睡眠监测仪

三、物品准备

物品准备见表3-7-1及图3-7-2、图3-7-3。

表3-7-1　多导睡眠监测物品准备

物品名称	数量	物品名称	数量
多导睡眠监测仪	1台	导电膏	1瓶
电极	1套	医用胶带	1卷
血氧传感器	1个	治疗盘	1个
气流传感器	1个	皮尺	1卷
胸腹带	1套	剪刀	1把
磨砂膏/75%乙醇溶液	1瓶	手消毒液	1瓶

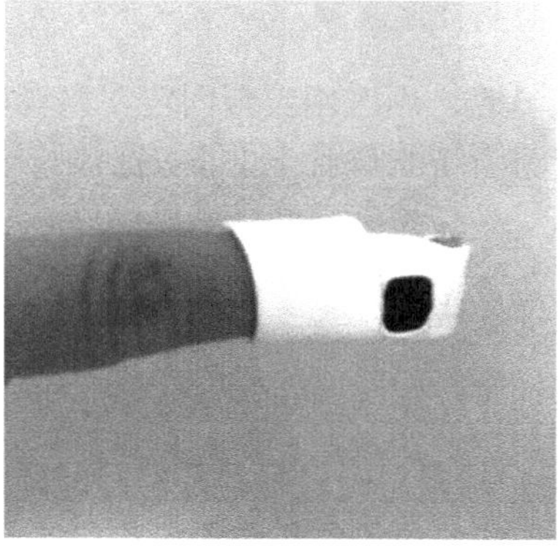

图3-7-2　血氧感受器

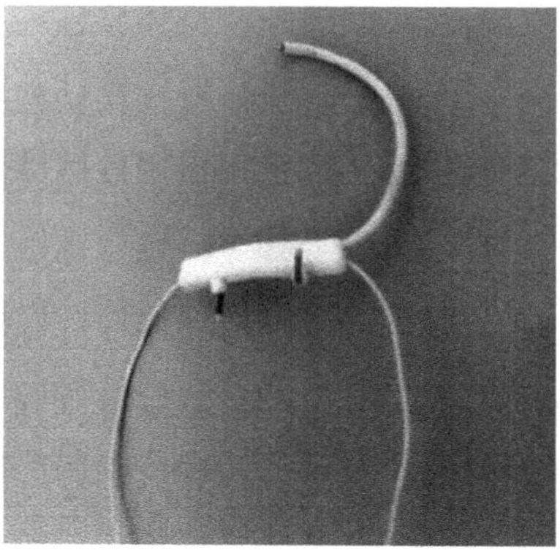

图3-7-3　气流感受器

四、操作流程

1.操作者洗手、戴口罩。

2.核对患者。两名医护人员持多导睡眠生理检查申请单与患者核对姓名、ID号、性别、年龄；核对检查项目、检查时间。

3.解释并评估。向患者解释操作目的和方法，评估患者病情，查看皮肤清洁情况。

4. 输入患者信息，建患者个人信息档案。

5.确定连接位置

（1）测量脑电电极连接位置：找到脑电电极定点重要参考部位，确定脑电电极FP_Z、O_Z、F_Z、C_Z、T_3、T_4、C_3、C_4、O_1、O_2、FP_1、FP_2、F_3、F_4点。

（2）确定耳后电极的连接位置。

（3）确定眼电的连接位置。

（4）确定下颌肌电的连接位置。

6. 连接脑电及参考电极

（1）将头部电极定点位置用剪刀剪除电极大小面积的头发，露出头皮。

（2）用磨砂膏/75%乙醇溶液擦拭皮肤。

（3）持金杯电极盛满导电膏后放至处理过的皮肤处并用医用胶带进行固定。

（4）依次连接脑电电极、参考电极、眼电电极、下颌肌电电极。

7. 连接心电电极

（1）右侧连接位置为锁骨中线下。

（2）左侧连接位置为心尖区域。

8. 连接胸腹带：胸腹带松紧适度，以一指为宜。

（1）在患者胸部平乳头处缠绕胸带。

（2）在患者腹部平脐处缠绕腹带。

9. 连接腿动电极：在患者大拇趾屈曲时，将电极放置在胫骨前肌的上1/3处，沿肌肉中段长轴对称放置2个电极，电极间距2~4cm。

10. 佩戴血氧传感器：将探头套在患者手指上并用医用胶带固定，红外线探头侧对准患者甲床。

11. 佩戴气流传感器：将气流传感器放入鼻腔，用医用胶带固定在患者鼻翼两侧。

12. 佩戴鼾声传感器：将鼾声传感器放于患者甲状软骨侧并固定。

13. 告知患者配合定标

（1）睁开眼，直视前方。

（2）闭上眼，放松。

（3）保持头部位置不变，双眼分别向上、向下、向左、向右看，做完后重复一遍。

（4）保持头部位置不变，慢慢眨眼5次。

（5）下颌用力，咬紧牙齿，张嘴时放松。

（6）慢慢吸气，慢慢呼气。

（7）屏气10s。

（8）依次向上屈伸左、右腿。

（9）定标完成，感谢患者配合，告知患者准备入睡，关灯。

14．点击“开始”键，多导睡眠监测开始。

15．整理用物，洗手，记录。

五、注意事项

1.进行监测前做好解释，向患者讲解睡眠监测的方法、意义、安装电极后可能会影响睡眠质量等，以缓解患者监测前的紧张情绪。对于重度呼吸障碍患者，应做好抢救准备。

2.胸腹带放于患者衣服外，以免影响患者睡眠和呼吸。胸带在乳头之上腋窝之下环绕患者胸部，腹带安放位置为脐平面。固定带的松紧度以恰好容纳一指为宜。

3.定点及连接电极前清洁头面部皮肤，有指甲油或假发者去除，以确保监测结果的准确性。

4.为了更准确地定位，必须明确头面部各解剖点的位置，如鼻根点、枕后隆凸、左耳前点、右耳前点、左耳后隆突、右耳后隆突、左眼外眦、右眼外眦等。

5.电极安装原则是保持一定的张力，妥善固定。电极放置准确是保证多导睡眠监测质量的关键。

6.注意定点测量和连接顺序：依次测定和连接脑电电极、耳后电极、眼电电极、下颌肌电电极、心电电极、胸腹带、腿动电极、血氧传感器、气流传感器、鼾声传感器。

7.定标时发现问题要在监测开始前及时处理。

8.用磨砂膏/75%乙醇溶液擦拭皮肤时，动作轻柔，切忌擦破皮肤。

9.监测全过程务必关好门窗，以确保遮光隔音效果，创造舒适的睡眠环境。巡视患者时，做到“四轻”。

六、重点与难点

（一）电极连接位置的确定方法

电极的放置质量密切关系到多导睡眠图监测质量。电极的安装对于睡眠分期的3个关键指标——脑电图、眼动图、下颌肌电图极为重要。以下是电极连接位置的确定方法。

1.确定脑电电极FP_Z、O_Z、F_Z、C_Z点

（1）分别在鼻根点和枕后隆凸点做标记，测量两点间的距离，假设两点的距离为50cm。

（2）确定FP_Z点：从鼻根向上沿中心线测量10%，该处做水平标记线，中心线与水平标记线的交点为FP_Z点，如鼻根向上测量10%的50cm，即向上5cm，确定为FP_Z点。

（3）确定O_Z点：沿中心线从枕后隆凸向上测量10%，该处做水平标记线，中心线与水平标记线的交点为O_Z点，如枕后隆凸向上测量10%的50cm，即向上5cm，确定为O_Z点。

（4）确定F_Z点：从FP_Z点向上测量20%，该处做水平标记线，中心线与水平标记

线的交点为F_Z点，如FP_Z点向上测量20%的50cm，即10cm交界处为F_Z点。

（5）确定C_Z点的第一条标记线：沿中心线找到鼻根点和枕后隆凸的中点，在该处做一水平线，此为C_Z点的第一条标记线，如鼻根点和枕后隆凸的中点，即25cm处，为C_Z点的第一条标记（图3-7-4）。

2. 确定脑电电极C_Z、T_3、T_4、C_3、C_4点

（1）确定C_Z点的第二条标记线：测量左、右耳前点之间的距离，皮尺沿确定C_Z的第一条标记线通过，在正中点做前后走行的标记线，该线与之前第一条左右走行标记线的交点即C_Z点，如左右耳前点间距离为40cm，正中点即20cm处为第二次确定的C_Z点。

（2）确定T_3、T_4点：分别从左右耳前点向上测量10%的点，左边为T_3点（图3-7-5）、右边为T_4点，如左右耳前点向上测量10%的40cm，即4cm，为T_3和T_4点。

（3）确定C_3的第一条标记线：左右耳前点向上测量10%为T_3和T_4点，左为T_3点、右为T_4点，在左侧找到从T_3至C_Z之间的中点，做前后走行的标记线，这是确定C_3的第一条标记线，如T_3至C_Z间的中点即T_3开始8cm处为C_3的第一条标记线（见图3-7-5）。

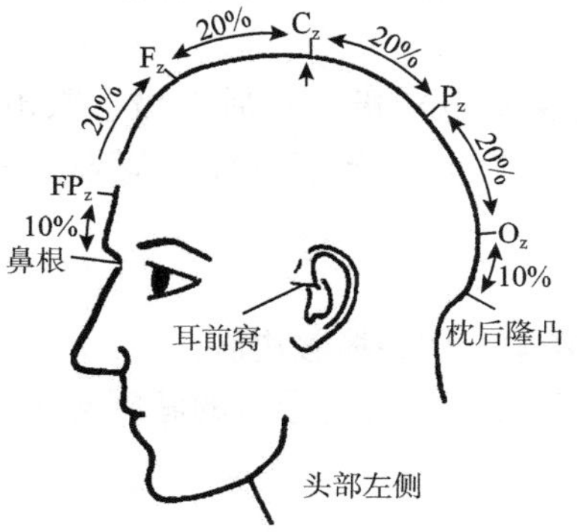

图3-7-4　头部电极位置图

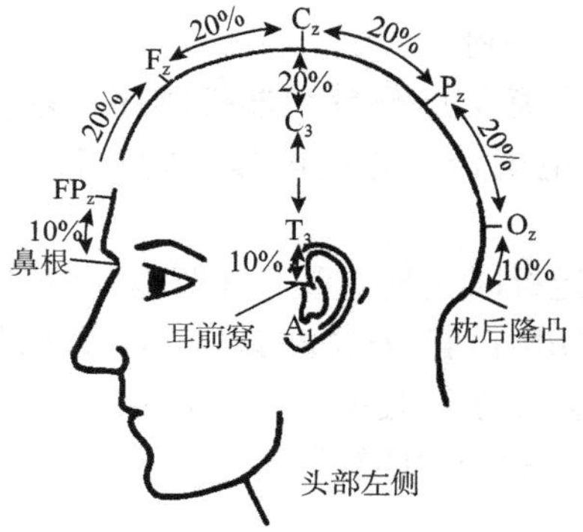

图3-7-5　头部电极T_3点、C_3点位置图

（4）确定C_4的第一条标记线：在右侧找到从T_4至C_Z之间的中点，做前后走行的标记线，这是确定C_4的第一条标记线，如T_4到C_Z间的中点即T_4开始8cm处为C_4的第一条标记线。

3. 确定脑电电极O_1、O_2、FP_1、FP_2点

（1）将皮尺沿FP_Z、T_3、O_Z、T_4测量头周长。

（2）确定FP_1、FP_2点：从FP_Z分别向两侧测量5%，分别做垂直标记线，与水平皮尺的交点左边为FP_1，右边为FP_2点，如周长为60cm，FP_Z点左右周长的5%即3cm，左边为FP_1（图3-7-6），右边为FP_2点。

（3）确定O_1、O_2点：在脑后从O_Z点分别向两侧测量5%，确定O_1和O_2点，如周长为60cm，O_Z点左右周长的5%即3cm，左边为O_1点（图3-7-6），右边为O_2点。

4. 确定脑电电极F_3、F_4点

（1）确定F_3点：将皮尺通过C_3的第一条前后走行的标记线连接FP_1和O_1点，找到

中点位置做左右走行的标记线，此线与第一条标记线的交点为C_3，找到从FP_1到C_3的中点位置，此为F_3点（图3-7-7）。

（2）确定F_4点：将皮尺通过C_4的第一条前后走行的标记线连接FP_2和O_2点，找到中点位置做左右走行的标记线，此线与第一条标记线的交点为C_4，找到从FP_2到C_4的中点位置，此为F_4点（图3-7-7）。

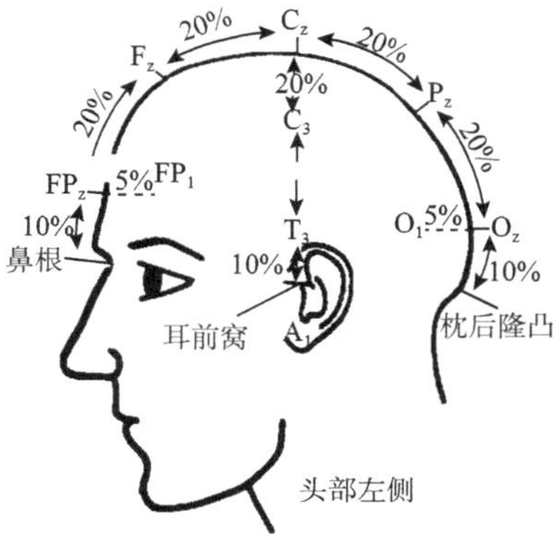

图3-7-6　头部电极FP_1点、O_1点位置图

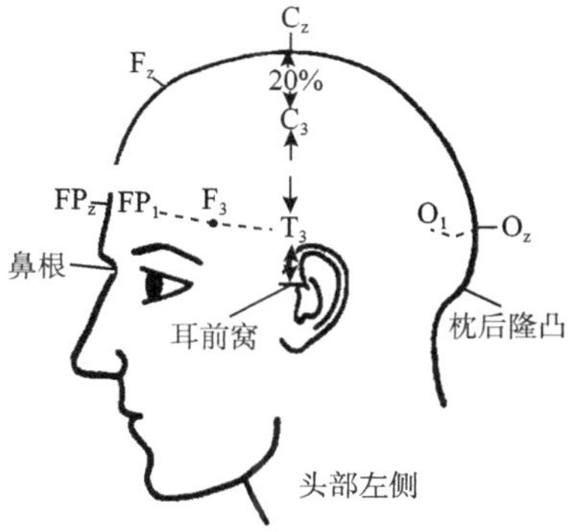

图3-7-7　头部电极F_3点位置图

5.确定耳后电极的连接位置　左耳后隆突处位置为A_1点；右耳后隆突处位置为A_2点。

6.确定眼电的连接位置　左眼眼电的连接位置在左眼外眦上1cm处；右眼眼电的连接位置在右眼外眦下1cm处。

7.确定下颌肌电的连接位置

（1）中线下颌骨下缘上1cm。

（2）以下颌中心为基点，在左右两处相距2cm，放置2个电极。

（3）下颌骨下缘下2cm中线右旁开2cm，下颌骨下缘下2cm中线左旁开2cm。

（二）患者配合定标的方法

1.睁开眼，直视前方。

2.闭上眼，放松。

3.保持头部位置不变，双眼分别向上、向下、向左、向右看，做完后重复一遍。

4.保持头部位置不变，慢慢眨眼5次。

5.下颌用力，咬紧牙齿，张嘴时放松。

6.慢慢吸气，慢慢呼气。

7.屏气10s。

8.依次向上屈伸左、右腿。

9.定标完成，告知患者准备入睡，关灯。

（袁熹娜　杨　阳）

第4章

呼吸专科介入技术及护理

呼吸专科介入技术是涉及呼吸疾病侵入性诊断和治疗操作的技术，用于诊断和治疗气管、支气管、肺部肿瘤及胸膜疾病，具有很高的临床价值。介入治疗的护理观察与措施也起到了至关重要的作用。

第一节　胸腔穿刺术及护理

胸腔穿刺术，简称胸穿，是呼吸内科常见的诊断与治疗技术，是为了明确胸腔积液患者的积液性状，进一步确定诊断，抽吸胸腔积液减轻积液对心肺及血管的压迫，胸腔内局部注射给药所进行的医疗技术操作，可以改善呼吸，避免肺功能损伤。

一、简介

胸腔穿刺术（thoracentesis）（图4-1-1）是经皮肤穿过胸壁，刺入胸膜腔，抽取胸膜腔内积液、积气、积血或胸膜腔内给药等，用于呼吸系统疾病诊断与治疗的技术。胸腔积液是临床常见症状，常见的致病因素包括感染性、肿瘤性、免疫损伤性、化学性等。临床上对有适应证的患者实施胸腔穿刺术，定期抽吸积液，然而反复进行该操作会增加患者痛苦，采用胸腔穿刺置管引流术，在减轻症状的同时能够显著减轻患者痛苦。现将两种方法介绍如下。

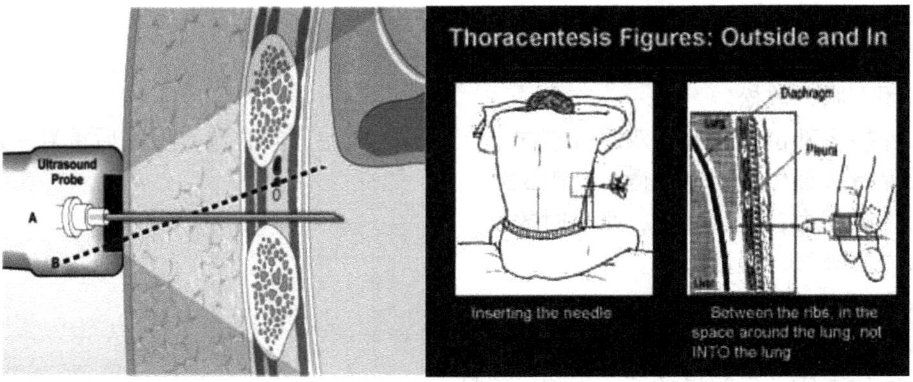

图4-1-1　胸腔穿刺术

二、适应证与禁忌证

（一）适应证

1.留取胸腔积液进行一般性状检测、化学检测、显微镜检测和细菌学检测，明确积液的性状，寻找引起积液的病因。

2.排出胸膜腔内积液或积气，减轻液体或气体对肺组织的压迫，使肺组织复张，缓解患者呼吸困难等症状。

3.抽吸胸膜腔内脓液，进行胸腔冲洗，治疗脓胸。

4.胸膜腔内给药，可胸腔注入抗生素或者抗癌药物。

（二）禁忌证

1.胸腔内积液或积气量过少的患者。

2.精神状态异常，不能合作或病情限制不能选择与保持正确体位的患者。

3.较理想的穿刺部位皮肤病变不宜进行穿刺，而无适合穿刺部位的患者。

4.患有出血性疾病或正在接受抗凝治疗，有严重出血倾向的患者。

三、物品准备

物品准备见表4-1-1。

表4-1-1　胸腔穿刺术物品准备

物品名称	数量	物品名称	数量
一次性胸腔穿刺包	1个	中心静脉置管	1套
治疗巾	1包	一次性引流袋（置管引流术）	1个
0.5%碘伏	1瓶	输液接头（置管引流术）	1个
75%乙醇	1瓶	无菌纱球	1包
2%利多卡因注射液	10ml	无菌小瓶	2个
无菌手套	2副	无菌容器500ml	1个
无菌纱布	2包	伤口敷料	2个
一次性注射器50ml	1个	抱枕	1个
一次性注射器20ml	1个	靠背座椅	1把
三通	1个	急救车及其他急救仪器药品、物品	

四、操作流程

（一）术前准备

1.环境准备　病房进行通风及紫外线消毒30min，减少人员流动。

2.患者评估　检查出凝血时间、血小板计数、血常规、肝功能等情况，进行影像学和超声检查，明确胸腔积液、积气量，确定穿刺进针部位并进行标记。手术风险及并发症需向患者及其家属交代清楚，并签署知情同意书。

3.药品准备　详细询问药物过敏史，服用抗凝血药物的患者，术前1周需停止服用抗凝药物。紧张或咳嗽者术前给予镇静或止咳药。

4.患者准备 术前向患者和其家属解释穿刺的目的、意义、操作过程、术中配合、注意事项、可能发生的不适及应对措施，协助患者做好精神心理准备，解除思想顾虑，给予个性化的健康教育指导。

（二）术中配合

1.胸腔穿刺抽液术

（1）查对患者姓名、ID号，向患者及其家属解释手术必要性，消除患者紧张情绪。

（2）监测生命体征及脉氧饱和度，给予吸氧。

（3）关闭门窗，按需协助患者大小便。洗手、准备并检查用物及药品。检验标本贴标签。

（4）协助患者摆放合适体位，反向坐在靠背木椅上，前额伏在手臂上，最大化暴露胸部和背部。不能起床者，可半卧位，患侧前臂置于枕部（图4-1-2）。

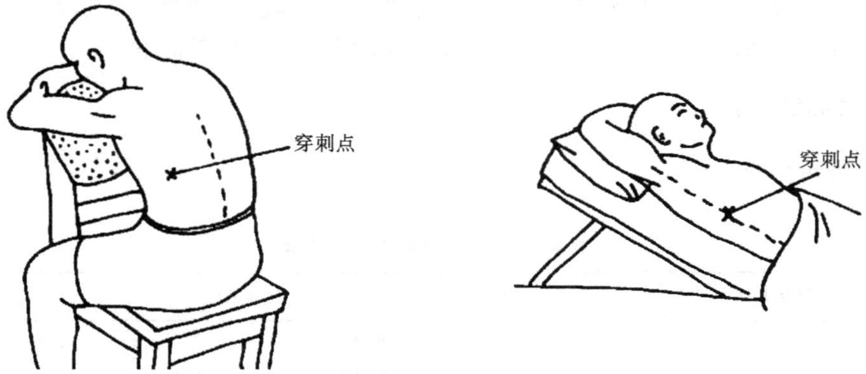

图4-1-2 穿刺体位示意图

（5）医师打开胸腔穿刺包，戴无菌手套，护士将0.5%碘伏和75%乙醇分别倒入治疗碗中，依次打开无菌注射器、无菌纱布外包装，放入胸腔穿刺包内。

（6）使用碘伏棉球常规消毒穿刺部位，消毒范围直径约为15cm，固定治疗巾。

（7）协助抽取2%利多卡因，沿穿刺点肋骨上缘分层浸润麻醉，注药前回抽以免误入血管内。

（8）穿刺成功后，递给医师一次性注射器50ml，使之与穿刺针导管连接，并抽取胸腔积液（图4-1-3）。反复抽吸可连接三通。第一次抽取的液体应先留取标本，分别装入各个标本瓶内。

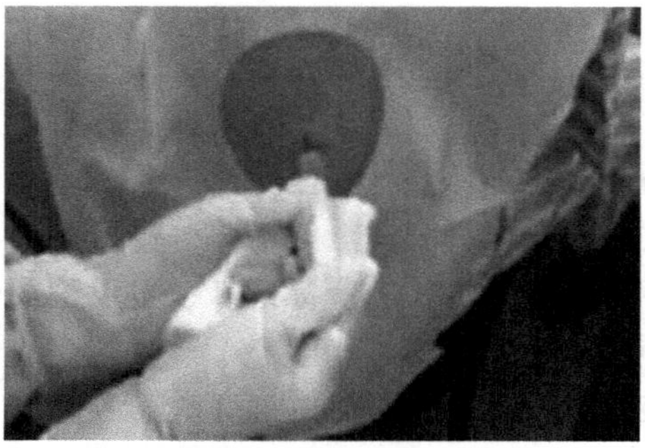

图4-1-3 抽取胸腔积液

（9）抽液结束后拔除穿刺针头，覆盖无菌纱布，稍用力压迫片刻，用伤口敷料覆盖穿刺点，妥善固定。

（10）协助患者穿衣，整理床单位，将呼叫器置于患者随手可及处。

（11）清洁器械，完成护理记录。根据检验单分送标本。

2.胸腔穿刺置管引流

（1）穿刺前配合同胸腔穿刺术。

（2）局部麻醉后，将穿刺针沿肋骨上缘刺入胸膜腔，送入导丝至胸腔，固定导丝，拔出穿刺针，用扩皮器扩开皮肤、皮下组织后沿导丝置入导管，导管进入胸腔8～10cm，退出导丝，抽出积液，证实管路在位通畅。

（3）置管成功后，连接输液接头，压迫止血，用伤口敷料将导管固定于胸壁。

（4）抽取适量胸腔积液，协助留取标本装入标本瓶。

（5）中心静脉导管末端连接引流袋引流胸腔积液，接头处妥善固定并覆盖无菌纱布。

（6）协助患者穿衣，整理床单位，将呼叫器置于患者随手可及处。

（7）清洁器械，完成护理记录。根据检验单分送标本。

（三）术后护理

1.嘱患者卧位或半卧位休息0.5h，减少说话和情绪波动，保持平和心态。

2.严密观察患者生命体征、神志、血氧变化。观察患者有无气促、胸痛、头晕、心悸、咳泡沫痰；有无面色苍白、血压下降。嘱患者有任何不适及时告知医护人员。

3.患者如出现体温升高、穿刺部位红肿热痛等异常，要及时通知医师，对症处理。

4.嘱患者术后第1d勿洗澡，以免弄湿穿刺口敷料造成感染。

5.观察穿刺口有无渗液及出血，并做好中心静脉置管引流护理（详见本节重点与难点）。

6.尽快送标本至病理科，以免胸腔积液在室温下变性、细胞自溶。

五、注意事项

1.操作前应向患者说明穿刺目的，消除其顾虑；对精神紧张者，术前0.5h给予镇静止痛。

2.操作中密切观察患者反应，如患者有头晕、出汗、心悸、胸部压迫感或剧痛、晕厥等胸膜过敏反应；或出现连续性咳嗽、气短、咳泡沫痰等现象时，应立即停止抽液，遵医嘱对症处理。

3.一次抽液不应过多过快。诊断性抽液，抽50～100ml即可；减压抽液，首次不得超过600ml，以后每次不超过1000ml；如为脓胸，每次尽量抽尽，疑有化脓性感染时，应用无菌试管留取标本；检查肿瘤细胞，应至少抽取100ml立即送检，以免细胞自溶。

4.严格无菌操作，操作中要始终保持胸膜负压，防止空气进入胸腔。

5.操作过程中必须保持穿刺体位，不能随意活动，咳嗽、打喷嚏和深呼吸，以免损伤胸膜和肺组织。必要时可给予镇咳药物。

6.避免在第9肋间以下穿刺，以免穿透膈肌损伤腹腔脏器。

7.留置中心静脉置管引流时，胸腔积液应缓慢排出，一般排液速度控制在≤50ml/min。

六、重点与难点

（一）并发症的观察与护理

1. 气胸 胸腔穿刺抽液时气胸发生率为3%～20%。产生原因一为气体从外界进入，如接头漏气、更换穿刺针或三通活栓操作不当，这种情况一般无须处理，预后良好。二为穿刺过程中误伤脏胸膜和肺所致，无症状者，应严密观察，摄片随访；有症状者，则需行胸腔闭式引流术。

2. 出血 如穿刺位置正确，一般不会刺伤大血管。穿刺针孔出血按压止血即可。如果是刺伤肋间血管，少量出血可不做处理，大量出血时胸腔积液为鲜红色血性，可用止血药物治疗，必要时需手术止血。

3. 痛性晕厥 行穿刺术时，患者会产生紧张、焦虑、恐惧的情绪，严重者会出现痛性晕厥，故术前应向患者做详细说明，介绍其目的和注意事项，舒缓其紧张情绪，消除其恐惧心理。如患者在穿刺过程中出现憋气、头晕、心率加快、全身冷汗、血压下降等症状，应拔出穿刺针，让患者口服糖水或稍事休息，症状消失后再行穿刺。

4. 减压性休克 减压性休克即复张后低血压，是胸腔穿刺中较为严重的并发症，一旦发生必须及时处理，故行穿刺术前应做好应急预案。有大量胸腔积液时，抽液速度不宜过快过多，首次一般不超过600ml，以后每次抽液不超过1000ml，术中多询问患者感觉，如出现头晕、心悸、脉细数等症状，应停抽拔针，立即皮下注射盐酸肾上腺素，并注意血压变化，防止休克。

5. 复张性肺水肿 由于过多过快的抽液、抽气或抽吸负压过大，导致胸膜腔负压骤增，压缩的肺组织快速复张，肺血管也随之扩张，可造成血管外渗，形成复张后肺水肿，其多发生于肺复张后1h内，表现为剧烈咳嗽、气促、咳大量泡沫痰、双肺湿啰音等，应立即将湿化瓶内加入35%～50%的乙醇，给予吸氧以纠正低氧血症，必要时进行机械通气、补充液体和应用正性肌力药物等治疗。

（二）胸腔穿刺置管引流的护理

1. 妥善固定中心静脉导管，防止管道移位、扭曲、打折。

2. 观察伤口是否红肿，有无渗血渗液情况。保持伤口干燥，每天更换穿刺口敷料。

3. 密切观察引流管通畅程度并注意观察引流液的颜色、性状及量。如引流不畅，首先应检查并纠正导管折叠。如有絮状物或血块，可用注射器抽吸或生理盐水冲洗。若仍无好转可再次行超声定位重新置管。

4. 引流袋不得高于胸腔穿刺点，翻身或活动时应将引流袋一起移动。如导管松脱，滑出的导管部分不可再回送入胸腔。

5. 加强巡视，密切观察患者反应，耐心倾听患者主诉，告知患者自觉胸痛、呼吸困难、出汗较多或发现敷料松动时及时报告医护人员。

6. 胸腔积液应缓慢排出，排液速度控制在≤50ml/min，以避免因引流过快导致的纵隔摆动及复张后肺水肿。

7. 引流液逐渐减少时需夹闭引流管，并遵医嘱定时排放，定时挤压引流管，以防堵管。不引流时，可取下引流袋，用生理盐水封管后妥善固定。

8. 向导管内注入化疗药物时要嘱患者变换卧位，按平卧位—左侧卧位—俯卧位—

右侧卧位顺序各保持15min，使化疗药物与胸膜充分接触，达到治疗效果。

9.灌注化疗药物后，密切观察患者不良反应，如出现恶心、呕吐等消化道症状时及时给予对症处理。指导患者进食高蛋白、高热量、高维生素、易消化食物。

10.每日引流量＜100ml时，经B超证实胸腔内无胸腔积液或胸腔积液量少时应拔管。拔管后严格消毒穿刺点皮肤，用伤口敷料固定穿刺点，密切观察敷料情况和患者反应，认真床旁交接班。

（三）穿刺部位的选择

1.胸腔积液穿刺部位　通常取胸部叩诊实音处，一般在肩胛下角线第7～9肋间，或腋中线第5～6肋间穿刺。包裹性积液，应根据X线或超声检查决定穿刺部位。

2.气胸穿刺部位　一般选取患侧锁骨中线第2肋间。

3.液气胸穿刺部位　患侧腋中线第4～5肋间。

（杨　阳　李双燕　吴　迪）

第二节　胸腔闭式引流术及护理

胸腔闭式引流术作为一种治疗手段广泛地应用于血胸、气胸、脓胸的引流及开胸术后，对疾病的治疗起着十分重要的作用。自发性气胸是呼吸内科常见急症，对于肺压缩30%以上的自发性气胸患者，主要治疗措施是通过行胸腔闭式引流术排出气体，恢复胸腔内负压状态。

一、简介

胸腔闭式引流术（closed thoracic drainage）是将一根引流管置于胸膜腔内，连接一个密闭式的引流装置（图4-2-1），其目的是运用重力原理引流胸膜腔内的积气、积血和积液。重建负压，保持纵隔的正常位置，促进肺膨胀，逐步恢复肺组织功能，使患者减少痛苦，促进疾病的康复。自发性气胸如不能及时、快速地诊断与处理，可能会受到纵隔压迫、肺萎缩等因素影响导致循环功能及呼吸功能衰竭，严重者可导致死亡。胸腔闭式引流术是临床治疗自发性气胸的常用方法。

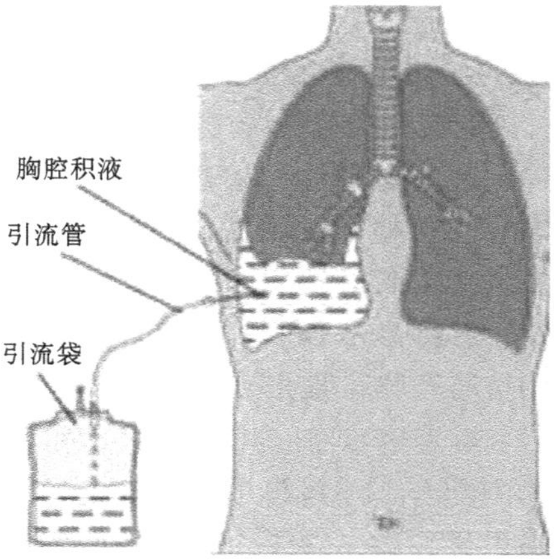

图4-2-1　胸腔闭式引流术

二、适应证与禁忌证

（一）适应证

1.自发性气胸，肺压缩大于30%。

2.外伤性中等量血、气胸。

3.大量胸腔积液或持续胸腔积液，需彻底引流，便于诊断和治疗者。

4.脓胸、支气管胸膜瘘或食管瘘。

5.开胸术后引流。

（二）禁忌证

1.出血性体质、应用抗凝剂、出血时间延长或凝血机制障碍者。

2.体质衰弱、病情危重，难以耐受操作的患者。

3.皮肤感染患者，如脓皮病或带状疱疹。

三、物品准备

物品准备见表4-2-1。

表4-2-1　胸腔闭式引流术物品准备

物品名称	数量	物品名称	数量
胸腔穿刺包	1个	一次性带针胸腔引流管	1套
0.5%碘伏	1瓶	静脉切开包	1个
75%乙醇	1瓶	无菌纱布	若干
2%利多卡因注射液	10ml	无菌纱球	1包
无菌治疗巾	1包	一次性注射器10ml	2个
无菌手套	2副	0.9%氯化钠注射液100ml	1袋
无菌透明敷料	2个	手消毒液	1瓶
一次性引流瓶	1个	急救车及其他急救药品、物品	

四、操作流程

（一）术前准备

1.环境准备　病房进行通风及紫外线消毒30min，减少人员流动。

2.患者评估　检查出凝血时间、血小板计数、血常规、肝功能等情况。进行影像学和超声检查，明确胸腔积液、积气量，确定穿刺进针部位并进行标记。手术风险及并发症需向患者及其家属交代清楚，并签署知情同意书。

3.药品准备　详细询问药物过敏史，服用抗凝血药物的患者，术前1周需停止服用抗凝药物。紧张或咳嗽者术前给予镇静或止咳药。

4.患者准备　术前向患者和其家属解释胸腔闭式引流术的目的、意义、操作过程、术中配合、注意事项、可能发生的不适及应对措施，协助患者做好精神心理准备，解除思想顾虑，给予个性化的健康教育指导。指导患者行呼吸功能训练，如指导患者练习深呼吸及腹式呼吸，增加肺活量。

（二）术中配合

1.操作者洗手、戴口罩。准备并检查用物。查对医嘱。

2.查对患者姓名、ID号，向患者解释手术的必要性，解除患者紧张情绪，取得更好的配合。

3.监测生命体征及脉氧饱和度，给予吸氧。

4.建立静脉补液通路，选择粗大的血管留置套管针，并备好三通通路。

5.协助患者取半卧位，充分暴露手术部位。手术部位通常选择在患侧前锁骨中线第2～3肋间。

6.告知患者术中尽量避免咳嗽或深呼吸，保持体位不变。

7.遵医嘱静脉用药。协助穿手术衣。

8.常规消毒穿刺部位皮肤，铺无菌巾。用2%利多卡因5～10ml逐层浸润麻醉达胸膜。

9.沿肋间切开皮肤1～2cm（图4-2-2），止血钳钝性分离胸壁肌层达肋骨上缘（图4-2-3），于肋间穿破壁胸膜进入胸膜腔。此时可有明显的突破感，同时切口处有液体溢出或气体喷出。

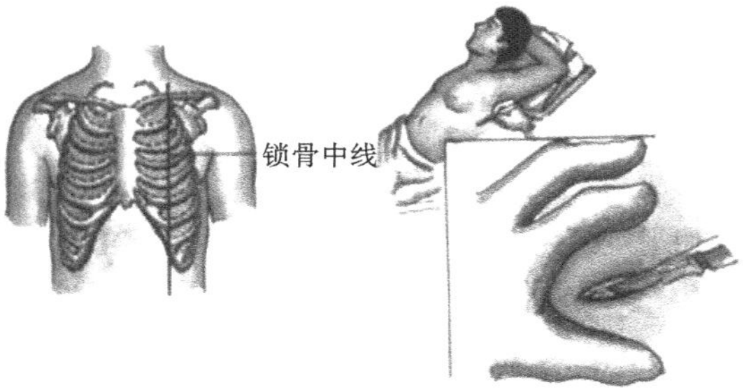

图4-2-2　切开皮肤

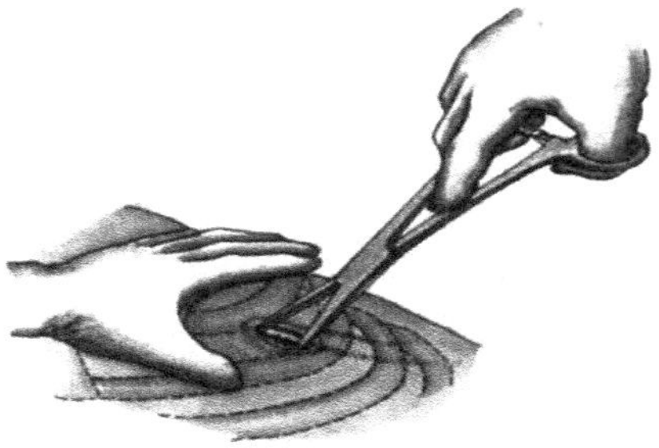

图4-2-3　钝性分离肌层

10.立即将引流管顺止血钳置入胸膜腔中（图4-2-4），其侧孔应进入胸内3～5cm（图4-2-5）。再将其尾部与无菌水封瓶连接，见有气泡逸出，说明引流通畅。

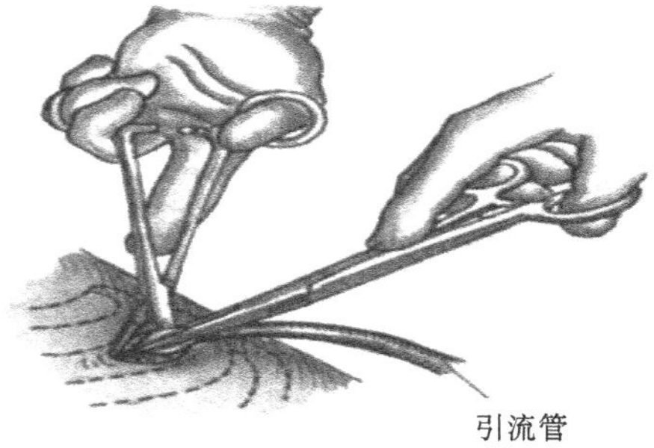

图4-2-4　置入引流管

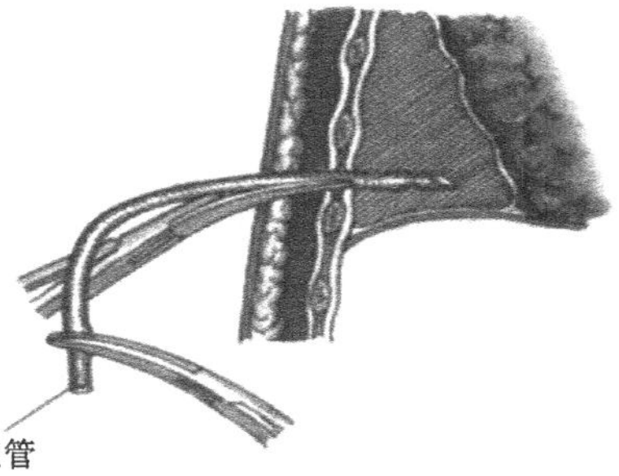

图4-2-5　引流管放置位置

11.切口缝合1～2针，并结扎固定引流管，同时检查接口是否牢固，避免漏气。

12.伤口处给予无菌敷料覆盖固定。

13.整理用物。将患者安全送至病房。

14.洗手，做好记录。

（三）术后护理

1.体位选择　患者应取半坐卧位，床头抬高30°～45°。水封瓶距患者胸部以下60～100cm，引流管保持畅通。

2.生命体征监测　持续心电监护，观察患者呼吸频率、节律、幅度及面色。24h内进行详细的记录。

3.观察术后出血情况　保持切口清洁干燥，及时更换敷料，若发现大量出血、感染，应及时报告医师，协助处理。

4.指导呼吸训练　进行正确的深呼吸运动与咳嗽锻炼，尽量排出积痰，必要时予以雾化协助排痰，嘱患者练习吹气球等促进肺部复张。

5.饮食指导　嘱患者进食高蛋白、高热量、高纤维素食物，多饮水，保持大小便通畅。

6.运动指导　适量活动，增强机体免疫力。

7.引流管护理　妥善固定，翻身时禁止牵拉，以防引流管滑脱。接头处要牢固，防止扭曲与受压。严密观察引流管里的水柱波动情况。及时做好护理记录。

五、注意事项

1.术中注意止血，操作要仔细、轻柔、准确，以免不必要的损伤。严密观察穿刺部位有无渗血渗液。

2.术中密切观察神志并监测生命体征，观察患者面色、呼吸，听取患者主诉，如有不适，立即告知医师，给予对症处理。

3.告知患者术中应保持体位稳定，均匀呼吸，避免咳嗽。

4.引流管置入成功后，应立即与水封瓶相连接，引流管末端置入水封瓶水面下3～4cm（图4-2-6），术后逐渐增加负压至25kPa，保持引流管通畅。

5.搬运患者前，应先用两把止血钳双重夹住引流管，再将引流瓶放在病床上以利于搬运（图4-2-7）。搬运后，应先把引流瓶置于低过胸腔的位置，再松开止血钳。

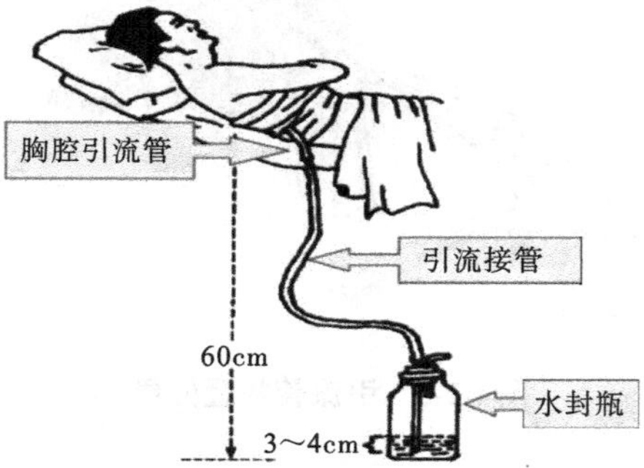

图4-2-6　引流瓶位置示意图

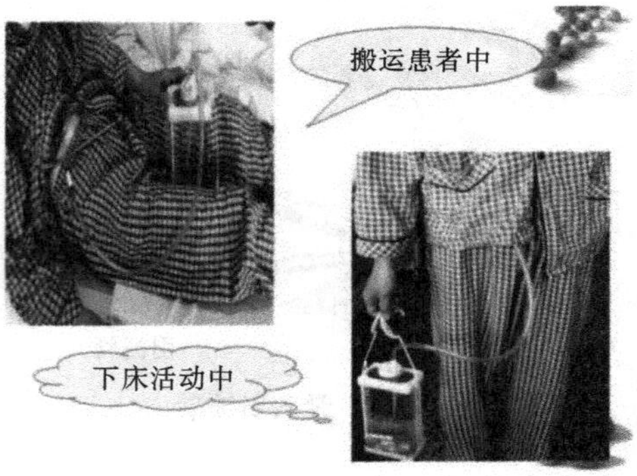

图4-2-7　引流瓶与患者体位关系示意图

6.引流管应与皮肤垂直，避免压迫皮肤。

7.每日协助患者适当变动体位，或鼓励患者适当咳嗽及深呼吸，达到充分引流的效果。

8.定期复查胸部X线片，了解肺膨胀及胸腔积液情况。

六、重点与难点

（一）并发症的观察与护理

1.疼痛　术后疼痛多为伤口疼痛或引流管固定线牵拉皮肤所致，如在患者可承受范围内，应多予以交流、沟通，做好心理护理。患者咳嗽排痰时应轻提引流管，防止摆动导致疼痛。疼痛较明显时，遵医嘱使用镇痛剂或在排痰前给予止痛药物。

2.皮下气肿　是胸腔闭式引流术最常见的并发症，其常见原因如下。

（1）触摸胸部皮下气肿可闻及捻发音，多由于插管深度不够或固定不牢使引流管或其侧孔开口于胸壁软组织中。

（2）引流管不通，气体无法引出，气体从胸腔进入皮下组织。

（3）引流管与皮肤未紧密缝合，气体从外界进入皮下组织。

发生皮下气肿后，应记录皮下气肿的范围和程度。嘱患者取半坐位，用手挤压皮肤，将皮下积气赶往引流管方向，以利于气体的排除。对于较多的皮下气肿，可给予热敷促进皮下吸收，必要时也可于气肿部位做小切口排气。

3.出血　多由于引流管位置靠近肋骨下缘，误伤肋间血管，刺破肋间动、静脉或进管过深损伤肺组织所致。发现此类情况，应停止抽液，遵医嘱用药，密切观察血压、脉搏、呼吸等生命体征变化。

4.感染　多由于长时间留置引流管、引流不充分或切口处污染引起。置管过程及护理均应严格无菌操作，避免医源性感染。要随时保持水封瓶处于低位，避免液体倒吸，引起逆行感染。引流管周围敷料如渗湿，要及时更换。指导患者进行有效咳嗽、叩背排痰等，避免肺部感染。如患者出现发热、寒战、伤口发红等，及时报告医师对症处理。

5.复张性肺水肿　由于过多过快的抽气或抽液，使胸膜腔负压骤然增大，压缩的肺组织快速复张，形成复张后肺水肿，表现为剧烈咳嗽、气促、胸痛、咳大量泡沫痰、氧分压下降。此时应立即给予35%～50%乙醇湿化吸氧，纠正低氧血症。必要时进行机械通气、补充液体和应用正性肌力药物。

（二）胸腔闭式引流的护理

1.妥善固定，保持管道的密闭

（1）妥善固定引流管，翻动患者时要注意保护，避免牵拉。

（2）随时检查引流装置是否密闭及引流管路有无脱落。

（3）水封瓶长玻璃管末端置入水面下3～4cm，并始终保持直立。

（4）引流管周围用油纱布包盖严密。

（5）搬动患者、引流管连接处脱落或引流瓶损坏、更换引流瓶时，需双重夹闭引流管，以防空气进入。

（6）若引流管从胸腔滑脱，立即用手捏闭伤口处皮肤，消毒处理后，用凡士林纱布封闭伤口，并协助医师做进一步处理。

2.严格无菌操作，防止逆行感染

（1）引流装置应保持无菌。

（2）保持胸壁引流口处敷料清洁干燥，每1～2d更换1次，有分泌物渗湿或污染时及时更换。

（3）引流瓶应低于胸壁引流口平面60～100cm，以防瓶内液体逆流入胸膜腔。禁止从引流管向胸腔内注入药液。搬动患者时，要随时保持水封瓶低于胸膜腔，避免瓶内液体倒流，引起逆行感染。

（4）每天更换引流瓶，更换时严格遵守无菌操作规程。换瓶拔出接管时要用无菌纱布包好，保持引流管、接管及引流瓶清洁，定时用无菌蒸馏水冲洗。

3.保持引流管通畅

（1）患者取半坐卧位，鼓励患者咳嗽及深呼吸运动，促进肺复张。

（2）每30～60min挤压一次引流管，挤压胸膜腔引流管，防止引流管阻塞、扭曲、受压。

（3）当引流液黏稠或引流出血性液体时，应根据病情定时捏挤引流管。操作时双手握住引流管10～15cm处，双手前后相接，一手手心向上，靠近胸壁，将引流管置于指腹与大鱼际之间，另一手在距前面一只手的下端4～5cm处阻断引流管，前面的手快速用力地挤压引流管，随后两只手同时松开，利用引流管内液体或空气冲击将堵塞引流管的血凝块或组织块冲出。

4.观察和记录

（1）注意观察长玻璃管内的水柱波动。通常水柱上下波动4～6cm，其波动的幅度反映无效腔与胸膜腔内负压的大小。若水柱波动过高，可能存在肺不张，若无波动，则示引流管不畅或肺已完全扩张；当水柱波动仅为2～4cm或有轻微波动时可以考虑拔管。

（2）当引流管被血块堵塞，患者出现胸闷、气促、气管向健侧偏移等肺受压的状况，需设法捏挤或使用负压间断抽吸引流瓶的短玻璃管，促使其通畅，并立即通知医师处理。

（3）观察引流液的量、性状、颜色，并准确记录。如术后每小时引流量超过200ml，连续4h不减少或每小时超过100ml，连续5h不减少时，应及时通知医师，做好开胸的准备。

5.拔管的护理

（1）拔管指征：患者生命体征平稳，置管引流48～72h后，临床观察水封瓶内无气体溢出，或引流量明显减少且颜色变浅，引流量＜100ml/d，听诊肺呼吸音清晰，复查胸部CT提示肺复张良好，可予以拔管。

（2）拔管操作：护士协助医师拔管，在拔管时嘱患者先深吸一口气屏住，在吸气末迅速拔管，并立即用凡士林纱布及厚敷料封闭胸壁伤口，并加压包扎固定。

（3）拔管后观察：拔管后患者需卧床休息2h，以免空气从胸壁引流管口处进入胸腔引起张力性气胸。观察患者有无胸闷、呼吸困难、切口漏气、渗液、出血、皮下气肿等症状，如发现异常应及时通知医师处理。

（鲁元雪　杨　阳　吴　迪）

第三节　内科胸腔镜技术及护理

内科胸腔镜技术是指由医师操作内科胸腔镜设备进行的以胸膜病变诊断为主的内镜技术，包括对不明原因的胸腔积液、胸膜占位性病变、气胸、肺癌的分期和肺外周性病变的诊断及进行胸膜粘连松解、脓胸引流等治疗。

一、简介

内科胸腔镜（medical thoracoscopy）又称胸膜腔镜（图4-3-1），是一项有创操作技术，能够在直视下观察胸膜病变，可到达常规检查不能到达的脏胸膜、膈胸膜及纵隔胸膜，发现病灶后在直视下活检取材行病理组织学或病原检查及治疗。内科胸腔镜检查操作简单，创伤小，并发症少，效率高，费用低，已逐渐在临床工作中推广。

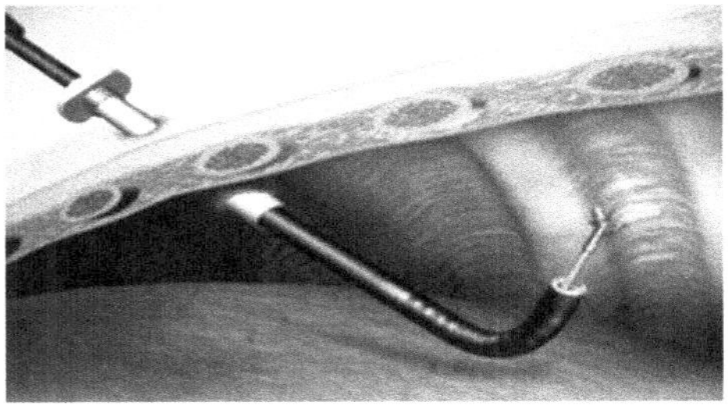

图4-3-1　内科胸腔镜示意图

二、适应证与禁忌证

（一）适应证

1.原因不明的胸腔积液及胸膜占位性病变的诊断。

2.胸腔积液患者用于松解胸膜粘连的松解。

3.急性脓胸粘连的去除与脓液引流。

4.纵隔、膈肌、胸壁和心包等部位病变做诊断和鉴别诊断。

5.反复自发性气胸的治疗。

（二）禁忌证

1.绝对禁忌证

（1）广泛胸膜粘连、胸膜腔消失者。

（2）终末期肺纤维化伴蜂窝肺。

（3）严重心肺功能不全不能平卧，或需要通气支持的呼吸衰竭患者。

（4）难以纠正的出血性疾病，血液凝固障碍或血小板低于40×10^9/L，或凝血酶原时间在40%以下者。

（5）极度衰弱不能承受手术者。

（6）肺泡囊虫病。

2.相对禁忌证

（1）发热。

（2）难以控制的剧烈咳嗽。

（3）低氧血症和呼吸衰竭。

（4）心血管功能状态不稳定，较严重的肺动脉高压。

三、物品准备

物品准备见表4-3-1。

表4-3-1 内科胸腔镜检查物品准备

物品名称	数量	物品名称	数量
电子胸腔镜、鞘、活检钳	1套	无菌纱布	若干
光源及图像系统	1套	无菌液状石蜡	1瓶
监护设备	1套	静脉切开包	1个
氧气装置	1套	闭式引流管、引流袋	1套
负压吸引装置	1套	标本瓶、防腐剂	1套
无菌手术衣	数件	一次性注射器（10ml、50ml）	数个
无菌手套	数副	2%利多卡因注射液	10ml

四、操作流程

（一）术前准备

1.环境准备　检查室进行通风及紫外线消毒30min，减少人员流动。

2.患者评估　检查出凝血时间、血小板计数、血常规、肝功能等情况。进行影像学和超声检查，明确胸腔积液、积气量，行胸腔超声定位并做好标记。手术风险及并发症需向患者及其家属交代清楚，签署知情同意书。

3.药品准备　详细询问药物过敏史，服用抗凝血药物的患者，术前1周需停止服用抗凝药物。高血压病史者遵医嘱服降压药。术前30min肌内注射阿托品0.5mg，以减少呼吸道分泌物，频繁咳嗽者检查前可给予可待因口服。对精神紧张者必要时可肌内注射地西泮10mg。

4.患者准备　术前向患者和其家属解释内科胸腔镜检查的目的、意义、操作过程、术中配合、注意事项、可能发生的不适及应对措施，协助患者做好心理准备，减轻心理压力。积极面对胸腔镜检查及治疗。术前4～6h禁食、禁水。有活动义齿者取出义齿。

（二）术中配合

1.检查床上铺检查单，保持室温在24～26℃，并给患者适度遮盖。

2.建立静脉补液通路，选择粗大的血管留置套管针，并备好三通通路。

3.监测生命体征及脉氧饱和度，给予吸氧。若患者血氧饱和度低于90%应及时向医师报告。

4.手术部位（图4-3-2）通常选择在腋中线第6～7肋间或第7～8肋间。协助患者取标准体位侧卧位90°（健侧卧位），健侧朝下，健侧腋窝下及腰部垫以软枕（图4-3-3），患侧上肢抬起过头，抱一软枕头，充分暴露手术部位。

5.遵医嘱静脉用药。

6.常规消毒穿刺部位皮肤，铺无菌巾。用2%利多卡因5～10ml逐层浸润麻醉达胸膜。

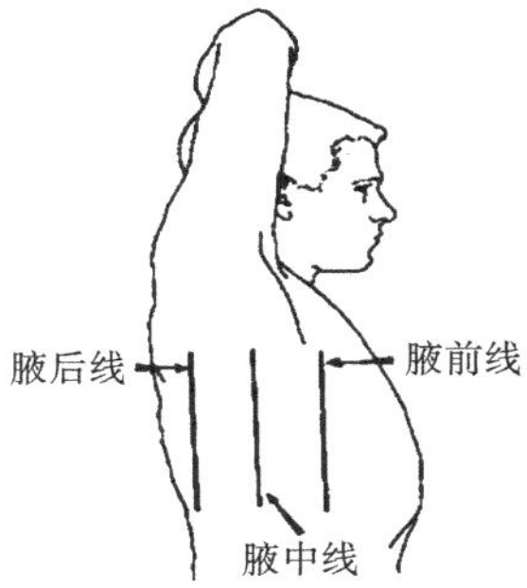

图4-3-2 手术部位示意图

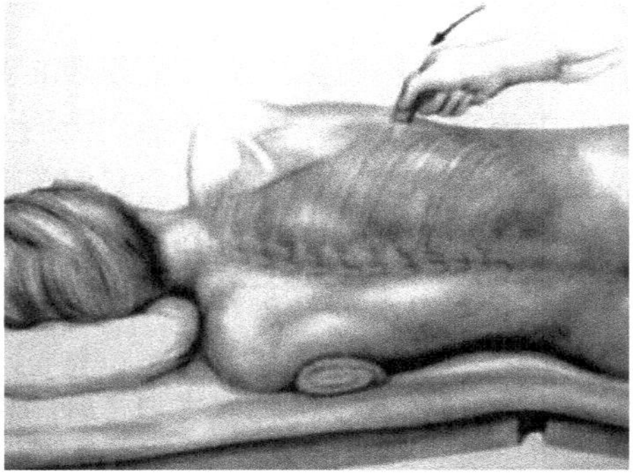

图4-3-3 手术体位示意图

7.切开皮肤1～2cm，止血钳钝性分离皮下脂肪及肌肉层，将鞘管沿肋骨上缘垂直旋转插入胸腔。拔出鞘管内芯，迅速沿套管置入胸腔镜。

8.按照内、前、上、侧、下的顺序观察脏胸膜、壁胸膜、膈胸膜和切口周围胸膜。对可疑病变部位多处取活检。

9.镜检结束后，尽量吸尽胸膜腔内液体或气体。

10.协助做好标本采集，如胸腔积液、病检组织等。

11.拔出胸腔镜和套管，视患者病情给予胸腔闭式引流，缝合皮肤固定引流管，伤口处给予无菌敷料覆盖固定。

12.术中如有出血，应协助医师给予去甲肾上腺素局部注射止血。

13.标本取出后，应立即放入甲醛标本固定液并及时送检。

（三）术后护理

1.密切监测生命体征12～24h。给予吸氧，观察生命体征，包括心率、脉搏、血压，尤其是呼吸及脉氧饱和度的变化。

2.协助取舒适体位。术后协助患者取平卧位或半坐卧位，适时更换体位，以利于胸腔引流及伤口恢复。

3.保持呼吸道通畅。术后患者因伤口疼痛、咳嗽无力，易造成痰液黏稠、阻塞呼吸道，应协助患者叩背，指导有效咳嗽排痰，必要时给予雾化吸入，鼓励患者早日下床活动，降低并发症的发生。

4.观察术后出血情况，如胸腔引流管引流出大量鲜红引流液，及时报告医师。

5.观察穿刺点情况。保持切口清洁干燥，及时更换敷料，若发现大量出血、感染应及时报告医师，协助处理。

6.术后止痛。术后24～48h，如患者伤口疼痛可按一定时间间隔给予镇痛药，以保证术后休息，以利于恢复，防止因疼痛影响咳痰，避免术后肺部并发症的发生。

7.做好引流管的护理（详见本节部分重点与难点）。

8.术后禁食、禁水2h。进食前尝试先少量饮水而不出现呛咳症状，说明吞咽反射恢复良好。注意加强营养，进食高蛋白、富含维生素易消化的食物。

五、注意事项

1.建立人工气胸时，穿刺定位务必准确，避免误将气体注入血管而产生空气栓塞。

2.术中注意止血，操作要仔细、轻柔、准确，避免不必要的损伤。

3.告知患者术中应均匀呼吸，避免咳嗽。

4.穿刺及检查过程中密切观察患者面色、呼吸，听取患者主诉，如出现头晕、出汗、面色苍白、心悸、四肢发冷等胸膜过敏反应症状，应暂时停止操作，必要时使用盐酸肾上腺素皮下注射。

5.治疗结束前，需将胸膜尤其是活检部位完整地检查一遍，确定无活动性出血方可结束。

6.如出现活检部位疼痛可在局部喷洒0.1%利多卡因注射液。

7.做好患者心理护理，使患者减轻心理压力，积极配合检查。

六、重点与难点

（一）并发症的观察与护理

1.空气栓塞　是制造人工气胸时极其严重的并发症。穿刺注气的过程中必须确保穿刺针位于胸腔内，抽吸无回血方可注气。注气速度要缓慢，边注气边监测患者胸腔内压力。若出现栓塞应立即停止注气，迅速抽出已注入胸腔的气体，给予患者高浓度吸氧，同时保持患者头低足高位并对症处理，病情允许应尽早行高压氧治疗。

2.出血　进针时损伤肋间动脉可导致血胸的发生，胸腔内活检也可损伤血管导致出血。检查结束前应常规检查胸腔内出血情况，特别是活检部位。少量渗血不需做特殊处理，个别出血多者可用胸腔镜压迫止血，必要时可进行输血及外科手术。术中和术后密切观察患者病情变化，特别是血压和胸腔引流管的引流情况。

3.气胸　若术中未损伤脏胸膜，仅由于胸腔镜内残留气体导致气胸，可给予留置引流，无须特殊处理。若有肺损伤造成气胸的可能，则需持续低流量吸氧，必要时再次留置引流管或转外科处理。

4.感染　严格无菌操作可有效预防术后感染的发生。当伤口局部红肿，分泌物增多呈脓性，体温增高时，应积极进行细菌学检查、伤口局部处理、充分胸腔引流及全身抗感染治疗。

5.胸痛　内科胸腔镜在局部麻醉下进行，整个过程患者处于清醒状态，操作过程中镜头触碰胸壁、胸膜活检及术后置管，患者都可能感到胸痛，但多数胸痛患者均可耐受，若患者出现较严重胸痛，应警惕胸腔内出血和引流管置入太长触碰胸壁的可能，及时对症处理。

（二）胸腔引流管的护理

1.妥善固定，保持引流管通畅，避免引流管过长、扭曲、堵塞、松脱等。每30～60min挤压管路1次。水柱波动可以反映胸腔闭式引流的通畅性，正常平静呼吸时水柱波动为2～6cm，当水柱波动突然消失时，需考虑管路不通畅或阻塞的可能。

2.保持管道的密闭性和无菌性，防止引流液倒流而发生逆行感染，确保患者的引流瓶平面低于胸腔引流口平面至少60cm。嘱患者活动时不要将引流瓶提得过高；更换引流瓶时，必须用双钳双向夹管；若出现管路连接不紧密或引流瓶倾斜至水封管露出水面等情况，应用两把钳子不同方向进行夹管后对症处理。

3.协助患者取半卧位，以利于呼吸和引流，指导患者进行有效咳嗽和深呼吸，以利于积液排出，恢复胸膜腔负压，使肺复张。

4.胸腔闭式引流时需注意引流速度，防止因引流速度过快导致复张性肺水肿。引流速度以不出现咳嗽及脉氧饱和度下降为宜。

5.观察、记录引流液的量、性状、水柱波动的范围值。若引流量多，颜色为鲜红色或红色，性质较黏稠，易凝血，则疑为胸腔内有活动性出血，应及时通知医师处理。每日更换水封瓶。做好标记，记录引流量。

6.严格无菌操作，预防感染。保持切口清洁，及时更换敷料。维持引流系统的密闭性，接头应牢固固定，以预防胸腔内感染。

7.拔管指征。胸腔闭式引流术后48～72h，观察引流液少于50ml/d，无气体溢出，胸部X线片呈肺膨胀或无漏气，患者无呼吸困难或气促时，可考虑拔管。拔管时指导患者深吸一口气，吸气末迅速拔管，用凡士林纱布封住伤口，包扎固定。

8.拔管后注意患者有无胸痛、呼吸困难、气促、皮下气肿等情况，观察伤口敷料是否清洁干燥，有无渗血、渗液。

9.脱管处理。若引流管从胸腔滑脱，立即用手捏闭伤口处皮肤，消毒后用凡士林纱布封闭伤口，协助医生做进一步处理。如引流管连接处脱落或引流瓶损坏，立即双钳夹闭胸壁导管，按无菌操作更换整个装置。

（田玉洁　杨　阳）

第四节　纤维支气管镜检查术及护理

纤维支气管镜检查术是指将细长的支气管镜经口或鼻置入患者的下呼吸道，即经过声门进入气管和支气管及更远端，直接观察气管和支气管的病变，并根据病变进行相应的检查和治疗的技术。

一、简介

纤维支气管镜（fiberoptic bronchoscopy，FB）（图4-4-1）适用于肺叶、肺段及亚段支气管病变的观察、活检采样、细胞学及细胞学检查。配合TV系统可进行摄影、示教和动态记录。能够帮助发现早期病变，开展息肉摘除等手术，对于支气管、肺疾病的研究，判断术后恢复情况等有重大意义。支气管镜检查具有实用性、安全性、易操作及创伤小等特点，不仅成为支气管肿瘤的主要诊断方法，而且在感染性肺疾病、间

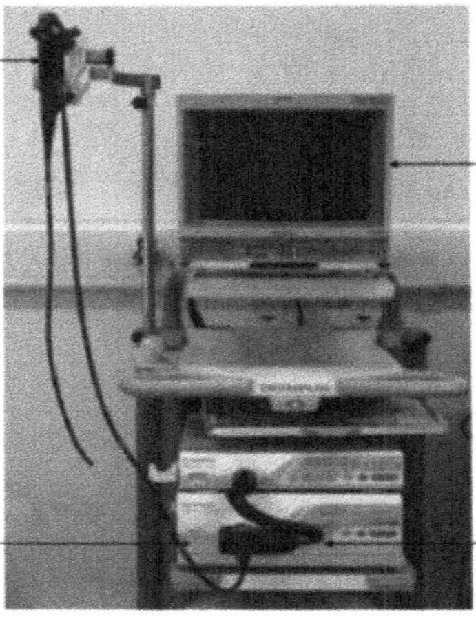

图4-4-1　纤维支气管镜

质性肺疾病等领域的诊断与预防治疗中发挥重要作用。

二、适应证与禁忌证

（一）适应证

1.不明原因的咯血、痰中带血、长期咳嗽、支气管阻塞或肺部弥漫性病变。

2.不明原因的局限性哮鸣音或声音嘶哑。

3.痰内找到癌细胞或抗酸杆菌而X线不能定位者。

4.查明纵隔及肺部阴影性质、侵犯气管和支气管的部位及范围。

5.肺部弥漫性病变的活检术或肺部感染性疾病的病因学诊断。

6.机械通气时的气道管理，排除呼吸道分泌物，取出较小的阻塞物。

7.向病变部位注药。

8.疑有气管、支气管瘘时的确诊。

（二）禁忌证

1.绝对禁忌证

（1）神智混乱而无法控制的患者。

（2）活动性大咯血者。

（3）低氧血症者。

（4）急性呼吸性酸中毒者。

（5）严重心律失常或高血压控制不佳者。

（6）新近发生心肌梗死或不稳定性心绞痛患者。

（7）疑有主动脉瘤或多发性肺大疱患者。

（8）未曾治疗的开放性肺结核患者。

2.相对禁忌证

（1）各种疾病的终末期。

（2）有出血倾向者。

（3）心肺功能不全者。

（4）肺动脉高压者，气喘发作或控制不良者。

三、物品准备

物品准备见表4-4-1。

表4-4-1　纤维支气管镜检查术物品准备

物品名称	数量	物品名称	数量
纤维支气管镜及主机设备	1套	标本盒	2个
一次性活检钳	1套	注射器（10ml、20ml）	若干
心电监护仪	1台	吸痰管	数根
2%利多卡因注射液	20ml	吸氧装置	1套
1%丁卡因注射液	20ml	吸引装置	1套
去甲肾上腺素	2mg	无菌手套	若干

四、操作流程

（一）术前准备

1.环境准备　气管镜室进行通风及紫外线消毒30min，减少人员流动。

2.患者评估　所有患者入院后均行心电图、肺功能及肺CT等常规检查及动脉血气分析、评价心、肺、肾、肝和凝血等各系统功能，如HBsAg为阳性者，应用专用内镜；评估有无鼻息肉、鼻中隔偏曲，手术风险及并发症需向患者及其家属交代清楚，并签署知情同意书。

3.药品准备　检查前30min肌内注射阿托品0.5mg，以减少呼吸道分泌物，防止迷走神经反射和减弱咳嗽反射；频繁咳嗽者检查前可给予可待因口服。对精神紧张者必要时可肌内注射地西泮10mg。

4.患者准备　做好患者心理护理，告知患者支气管镜检查术的步骤及术中可能出现的不适，使患者心中有数，提高其对检查的耐受性。术前一日可适当给予催眠药物，保证患者良好充足的睡眠。术前一日22时起禁食、禁水。术日有义齿者应取下义齿。

（二）术中配合

1.检查床上铺检查单，保持室温在24～26℃，并给患者适度遮盖。

2.患者取去枕仰卧位，头部后仰，可在肩部垫一软枕，下颌略抬高，不能平卧者可采取半坐位或坐位。

3.给予患者心电监护及持续低流量吸氧，氧流量3～5L/min。使用棉签清洁鼻腔，探查鼻腔是否通畅，有无鼻中隔偏曲。

4.建立静脉补液通路，选择粗大的血管留置套管针，并备好三通通路。

5.检查前10～15min协助医师用0.5%的丁卡因溶液喷洒咽喉部，同时用呋麻滴鼻剂滴鼻腔3～4次，以收缩鼻腔毛细血管，减少黏膜充血及水肿。

6.对未行静脉麻醉的患者给予适当的肢体约束，防止因其不配合检查导致治疗中断。

7.检查前指导患者做2～3次深呼吸，使其全身放松。医师操作时嘱患者做吞咽及大口哈气的动作以配合气管镜顺利通过声门（图4-4-2）。

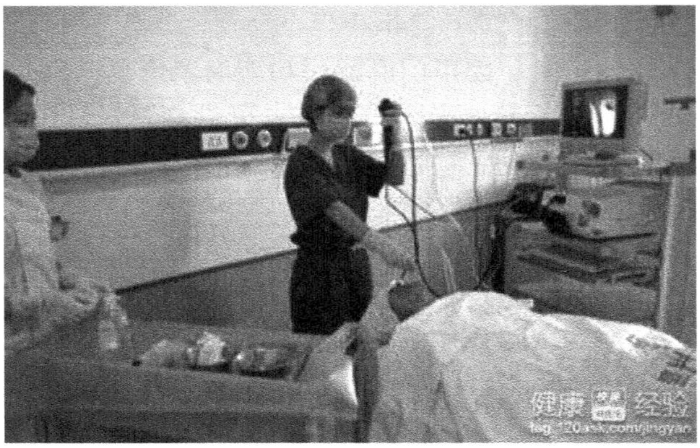

图4-4-2　纤维支气管镜检查术

8.告知患者检查过程中若有不适请做手势，切忌说话、摇头或者用手强行拔出气管镜。

9.术中配合医师及时吸引气道内分泌物，防止术野分泌物过多导致视野不清。

10.严密观察患者生命体征、面色、肢端色泽等，若患者血氧饱和度低于90%应及时向医师报告。

11.术中如有出血，应协助医师给予去甲肾上腺素局部止血。

12.纤维支气管镜取活检术（图4-4-3）标本取出后，应立即放入甲醛标本固定液中；如有刷片，用高浓度乙醇固定，并将检测样本及时送检。

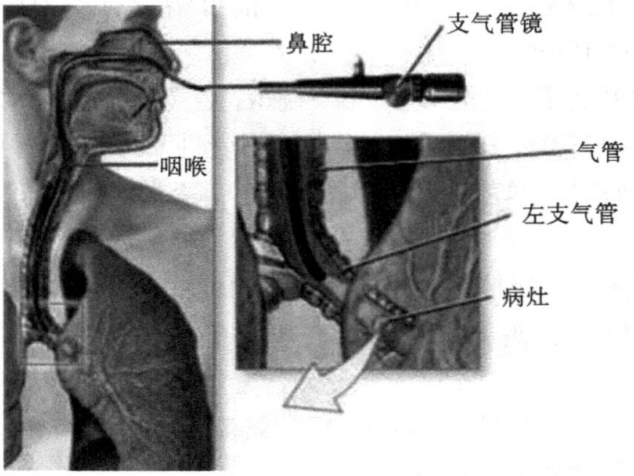

图4-4-3　纤维支气管镜取活检术

（三）术后护理

1.检查后患者应留诊观察30min。除一般生命体征外，还要观察患者有无咯血、声音嘶哑及呼吸音是否正常等情况。

2.有出血者，尤其取活检的患者，观察时间不能少于30min，并做好相关健康教育，消除其紧张情绪。多量出血者遵医嘱进行处理，待病情稳定后，护士应护送患者回病房或门诊留观室。

3.连接心电监护，连续监测12～24h。

4.嘱患者术后2h内勿进食，因声门麻醉后功能尚未恢复，以免呛咳引发吸入性感染。2h后需先喝一小口清水无呛咳及吞咽困难方可进食。术日进流食或半流食，第2天可过渡到普食，避免冷、硬、油炸食物及易导致过敏的食物。

5.告知患者检查后咽喉部会出现不同程度的异物感，24h左右可自行消失，尽量避免用力咳嗽，以免引起刷检或活检部位再次出血。

6.检查当日患者应避免剧烈活动，减少说话，适当休息。1周内尽量避免做需憋气用力的动作。

7.部分患者检查后24h 内易出现感染、发热等症状，可在检查后的3～5d预防性给予抗生素治疗。

五、注意事项

1.术前必须对支气管镜进行严格消毒，并选择合适型号的支气管镜（图4-4-4）。

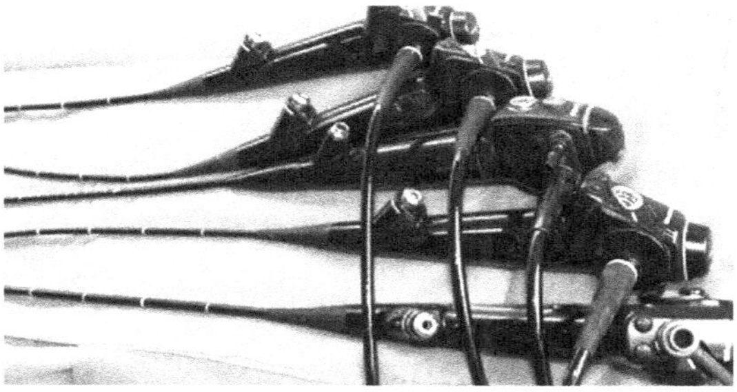

图4-4-4　不同型号的支气管镜

2.保证气管镜及各种器械处于良好的使用状态，气管镜图像清晰，导航键灵活。

3.选择大小适当，形状合适的活检钳、细胞刷及异物钳，并保证器械的完整性。

4.支气管镜检查时应先检查健侧气道，再检查患侧气道，防止肿瘤细胞种植转移或引起健侧继发感染。

5.严密观察患者生命体征。心率明显增快（＞150次/分）或减慢（＜60次/分）或SpO_2降至80%，应立即停止操作或暂时退出支气管镜，待病情平稳，缺氧改善后再行操作。操作中注意观察患者神志及有无发绀、出汗、烦躁、呼吸困难等情况。对于老年人及有心肺疾病的患者，术中应及时调整吸氧流量，提高血氧分压，避免心脏并发症的发生。

6.做好抢救设施及药物的准备，如吸引器、氧气、气管插管、急救物品药品等。

六、重点与难点

（一）并发症的观察与护理

咯血是纤维支气管镜取活检术的并发症之一，严重者可危及生命，需引起医护人员的高度重视。

1.给予患者严密心电监护，术后2h内每30min测量血压1次，2h后每60min测量血压1次。

2.患者卧床休息时应取侧卧位，避免平卧位及头部垫过高的枕头。

3.床旁备好负压吸引装置。

4.患者安静休息，避免不必要的交谈。通常在使用止血药的情况下，静卧休息能使小量咯血自行停止。

5.大咯血时按大咯血抢救流程处理

（1）保持呼吸道通畅，立即取头低足高俯卧位或侧卧位，轻拍背部，迅速排出气道和口咽部的血块，或直接刺激咽部以利于血块的咳出。有条件时使用吸痰管行负压吸引。

（2）立即加压给氧或给予高流量吸氧，对伴有呼吸功能衰竭的患者，在呼吸道通畅的情况下，可给予呼吸兴奋剂。

（3）咯血时要注意预防阻塞性肺不张、肺部感染及休克等并发症的发生。

（4）有急性心力衰竭时可给予毛花苷丙等强心剂。对呼吸、心跳停止者，应立即行心肺复苏。

（5）做好气管插管或气管切开的准备。

（二）麻醉药物过敏的预防

良好的麻醉是检查得以顺利进行的基本条件，可减轻咳嗽，减少喉、支气管痉挛的发生。麻醉过敏时轻则胸闷、恶心、呕吐或皮疹；重则出现抽搐甚至呼吸、心跳停止。

1.询问患者有无麻醉药过敏史。

2.于患者咽喉部先喷入极小量麻醉药以观察有无过敏反应。

3.出现过敏反应时，患者应立即平卧吸氧，必要时给予盐酸肾上腺素皮下注射；发生呼吸抑制者可使用呼吸兴奋剂、吸氧或人工辅助通气。

（三）确保患者检查过程中的安全

1.操作检查前，应使用棉签清洁鼻腔，清除鼻腔分泌物。用手电筒探查鼻腔是否通畅，有无鼻中隔偏曲（图4-4-5），确定支气管镜插入部位，杜绝患者二次损伤。

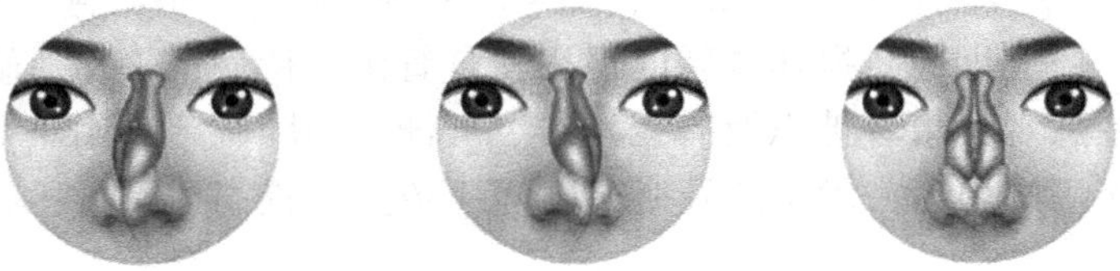

［S形歪鼻］　［S形歪鼻］　［正常鼻子］

图4-4-5　鼻中隔偏曲示意图

2.麻醉前于患者咽喉部先喷入极少量麻醉药以观察有无反应。

3.建立静脉补液通路，选择粗大的血管留置套管针，并备好三通通路。

4.检查前指导患者做2～3次深呼吸，使其全身放松，医师操作时嘱患者做吞咽及大口哈气的动作以配合气管镜顺利通过声门。

5.告知患者检查过程中若有不适请做手势，切忌说话、摇头或者用手强行拔出气管镜。

6.活检或刷检前，将盐酸肾上腺素准备好。对有出血倾向或已有少量出血的患者，先用纤维支气管镜吸出血液，再将盐酸肾上腺素注入出血部位。当活检钳、细胞刷到达预定位置时，应提醒患者减轻呼吸强度，有咳嗽者尽量控制不咳，如果出现剧烈咳嗽，要立即退出活检钳或细胞刷，以免损伤肺组织。

7.对未行静脉麻醉的患者给予适当的肢体约束，防止因其不配合检查导致治疗中断。

（黄佩佳　吴　迪　武淑萍）

第五节 超声内镜引导下的经支气管镜针吸活检术及护理

超声内镜引导下的经支气管针吸活检自2002年研发以来，被美国国立综合癌症网络和美国胸科医师学会肺癌指南推荐为肺癌术前评估的重要工具，为肺癌纵隔分期提供了新标准，且在趋势上有取代外科纵隔镜的可能。超声内镜引导下的经支气管针吸活检术（endobronchial ultrasound-guided transbronchial needle aspiration，EBUS-TBNA）是通过安装在支气管镜前端的超声探头设备，结合专用的吸引活检针，在实时超声引导下进行针吸活检的穿刺技术。

一、简介

超声支气管镜（图4-5-1）是一项超声与支气管镜结合的内镜技术，用于探查纵隔、肺门、气管、支气管周围肿大淋巴结及占位性病变，是评估纵隔和肺门状况的一种新型微创技术。超声引导下的经支气管镜针吸活检术，避免了纵隔镜或开胸进行肺活组织检查对患者的创伤及传统针吸活检术盲穿引起的严重并发症（如出血、气胸、感染等），具有更高的准确性与安全性。该技术是诊断纵隔淋巴结病变的最新微创检查方法，主要用于中央型肺癌的诊断和分期，以及结节病、淋巴结核、淋巴瘤等疾病的诊断。

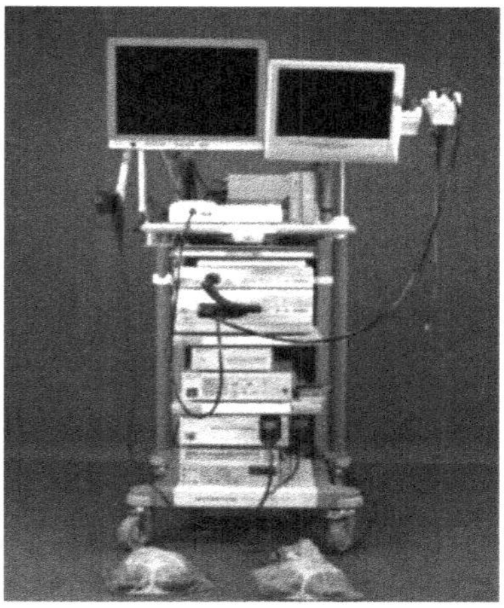

图4-5-1 超声支气管镜

普通气管镜仅能观察到气管腔内病变，无法探及气管腔外病变如纵隔内肿物和肿大淋巴结及肺动脉内血栓；超声支气管镜可以通过超声探测气道外肿物并引导穿刺针避开血管，准确进行活检，诊断准确率达98%。但由于解剖位置的局限性，食管旁淋巴结组、肺韧带淋巴结组、主动脉弓下淋巴结组及主动脉旁淋巴结组，该技术无法穿刺。

二、适应证与禁忌证

1.适应证

（1）肺癌的淋巴结分期。

（2）纵隔肿瘤的诊断。

（3）结节病的诊断。

（4）胸内淋巴结结核的诊断。

（5）纵隔囊肿的诊断。

2.禁忌证

（1）严重心肺功能不全。

（2）严重出血倾向及凝血功能障碍者。

（3）高热及咯血患者。

（4）主动脉瘤有破裂危险和严重上腔静脉阻塞者。

（5）不能配合检查者。

三、物品准备

物品准备见表4-5-1。

表4-5-1 超声内镜引导下的支气管镜针吸活检术物品准备

物品名称	数量	物品名称	数量
手消毒液	1瓶	无菌纱布	3包
超声支气管镜	1套	2%利多卡因注射液	10ml
止血药品	若干	注射器	若干
乳胶水囊	1个	急救箱	1个
一次性穿刺针	1个	其他同支气管镜用物准备	

四、操作流程

（一）术前准备

1.环境准备　检查室进行通风及紫外线消毒30min，减少人员流动。

2.患者评估　所有患者入院后均行心电图、肺功能及肺CT等常规检查，评价心、肺、肾、肝和凝血等各系统功能，手术风险及并发症需向患者及其家属交代清楚，并签署知情同意书。

3.药品准备　糖尿病患者需控制好血糖、服用抗凝药的患者需停药1周后方可进行手术。术前半小时注射阿托品。

4.患者准备　做好患者心理护理，告知患者该技术的原理、手术步骤及大致预后，使患者心中有数，减轻焦虑情绪。术前一日可适当给予催眠药物，保证患者良好的睡眠状态。术前1日22时起禁食、禁水，检查前1周停止吸烟。

（二）术中配合

1.检查床上铺检查单，保持室温在24～26℃，并给予患者适度遮盖。

2.患者取仰卧位，下颌上抬，必要时垫高肩部，由于超声支气管镜较普通电子气管镜管径粗，经口插入需放置口垫，单个义齿应取下。

3.建立静脉补液通路，选择粗大的血管留置套管针，并备好三通通路。

4.常规给予患者吸氧，其吸氧浓度应$FiO_2 < 40\%$。

5.术前10min协助医师给予患者1%丁卡因喷雾充分麻醉咽喉部（经口腔喷入）；2%盐酸利多卡因直接气管内吸入用以麻醉气道（经鼻腔吸入）。

6.静脉推注1～2mg咪达唑仑。

7.用治疗巾遮盖眼睛，防止操作中液体滴入眼内。

8.当支气管镜抵达声门时，通过声门酌情向气管内追加2%利多卡因2ml。置镜过程中如患者感到恶心，可以通过吞咽反射和深呼吸缓解，稳定情绪，症状缓解后再行操作。

9.该技术的穿刺顺序，依据解剖位置的关系，根据纵隔淋巴结分组（图4-5-2），首先穿刺第7、10、11组淋巴结，再依次穿刺第4、3、2、1组淋巴结。最常穿刺的是第7、10、11组与4R组淋巴结。

10.术中配合医师调控水囊的大小及吸引气道内分泌物，防止术野分泌物过多导致视野不清。

11.严密观察患者的生命体征、面色、肢端色泽等，若患者血氧饱和度低于90%，应及时向医师报告。

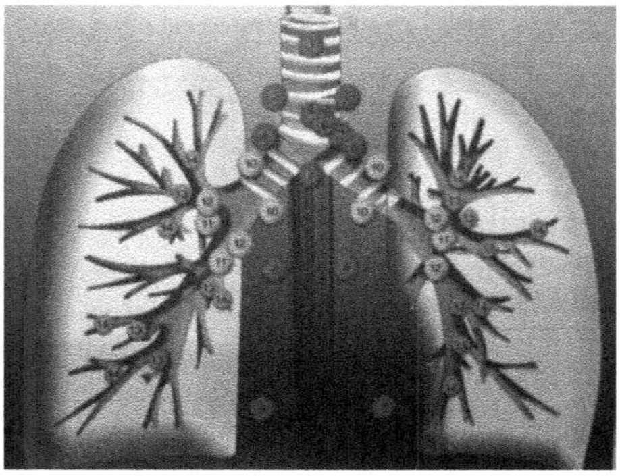

图4-5-2　纵隔淋巴结分组

12.术中如有出血，应协助医师给予去甲肾上腺素局部止血。

13.标本取出后，应立即放入甲醛标本固定液并及时送检。

（三）术后护理

1.穿刺结束后需保持患者检查时的体位不变，继续监测血压、心率、动脉血氧饱和度10 min左右，待各项指标趋于正常后慢慢将患者扶起送回病房。

2.回病房后连接心电监护，连续监测12～24h。

3.密切观察患者各项生命体征，尤其是脉氧饱和度的变化，如脉氧饱和度低于90%或有喘憋症状应及时呼叫医师。

4.密切观察并记录患者痰液的颜色、性状和量，防止术后出血的发生。

5.术后患者避免情绪激动，避免大声喊叫。告知患者术后要少说话，并适当休息，不可用力咳嗽、咳痰。

6.术后患者如有咽喉部位疼痛、少量痰中带血丝属正常现象，可给予雾化吸入治疗。

7.术后禁食、禁水至少2h，待吞咽反射恢复后方可协助患者进食。进食前尝试先少量饮水而不出现呛咳症状，说明吞咽反射恢复良好。术日进流食或半流食，第2d可过渡到普食，避免食冷、硬、油炸食物及易导致过敏的食物。

五、注意事项

1.安装水囊　超声探头与气管壁之间如果存在空气将不能获得清晰的超声图像，因此为使超声探头与气道接触紧密，需在探头上安装专用的天然乳胶制成的水囊（图4-5-3），通常使用20ml注射器并用三通活塞及延长管连接水囊通道，这样检查者就可以自由调控水囊的大小。

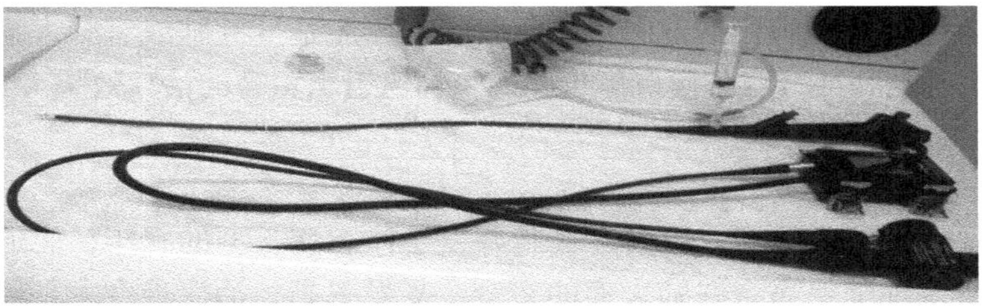

图4-5-3　水囊示意图

「BF TYPE UC260F-OL8」

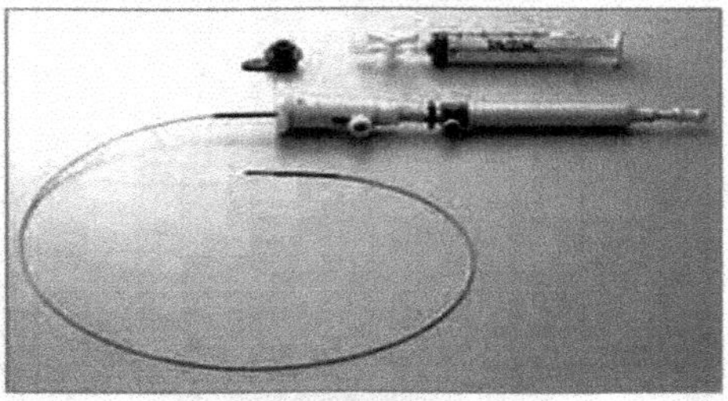

「NA-201SX-4022」

图4-5-4　穿刺针示意图

2.穿刺针的准备　备好专用的穿刺针（NA-201SX-4022）及Vaclok注射器（图4-5-4），并将Vaclok注射器调整至负压状态备用。应经常确认套管调节旋钮及穿刺针安全卡扣处于完全退回的状态；当穿刺针完全退回套管内时有明显的“咔嗒”感；避免穿刺针对支气管镜管道的损伤。

3.一般护理　给予高热量、高蛋白、高维生素、易消化的饮食。术后应保持情绪稳定，减少说话，切勿用力咳嗽咳痰。

六、重点与难点

（一）呼吸困难的观察与护理

1.常见于术者气管内操作时间过长、水囊过于充盈阻塞管腔、人为损伤等原因。

2.水囊内注水应逐步增加，尤其是气管内的操作，时间应短，注水量应少；对于一侧主支气管明显狭窄的患者，在另一侧主支气管内不宜行水囊显示法探测。

3.操作者动作应熟练、轻柔，避免器械损伤。

（二）出血的观察与护理

1.穿刺完成后患者均有少量出血，大部分出血可因自体组织压迫而止血，一般无须特殊处理。

2.中等量出血可经内镜给予0.02%去甲肾上腺素局部止血，但需注意药物吸收后出现血压升高、出血增加等不良反应，必要时（如有高血压等基础疾病患者）换用凝血酶局部止血。

3.若有大出血情况，应立即行气管插管，保持气道通畅，导管气囊局部压迫穿刺部位，并静脉给予止血药对症处理。

4.对于表面黏膜病变严重、触之易出血的患者，应慎行超声支气管镜检查，必要时在操作前后腔内应用止血药物。

（李春燕　吴　迪　武淑萍）

第六节　经支气管镜单向活瓣植入术及护理

经支气管镜单向活瓣植入术（bronchoscopic lung volume reduction，BLVR）是指通过支气管镜阻塞相应的肺段或亚肺段支气管，使膨胀过度的肺或有肺大疱部位的肺组织萎陷，从而达到肺部减容或瘘口停止漏气，加速组织愈合的治疗效果。

一、简介

气胸是呼吸科的常见病，原发性气胸好发于体态瘦长型的青年，而继发性气胸多继发于慢性阻塞性肺疾病合并肺大疱的患者，复发率高，治疗难度大。经支气管镜单向活瓣植入术能有效改善患者肺功能，减轻症状并提高运动耐量。其工作原理是随着每一次自然呼吸，单向活瓣（图4-6-1）呼气时打开，吸气时闭合。此手术属于微创手术，风险小，可根据病情需要取出植入物，患者易于接受。

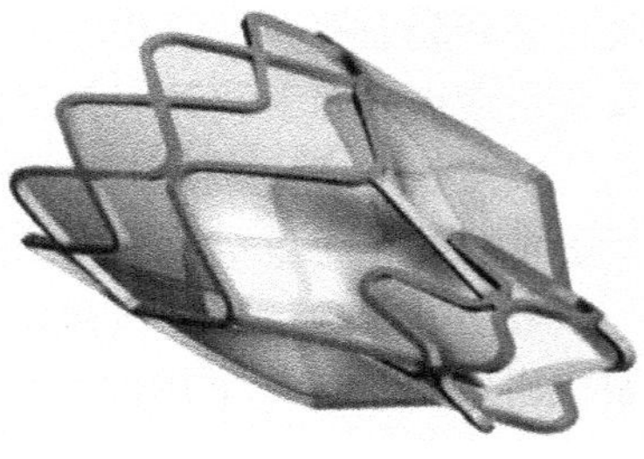

图4-6-1 单向活瓣示意图

二、适应证与禁忌证

（一）适应证

1.重度异质性肺气肿，积极规范治疗后症状呈进行性加重。

（1）肺功能检查：吸入支气管扩张剂后，FEV_1＜35%。RV＞150%；TLC＞120%；PaO_2＞45mmHg。

（2）6min步行距离≥140m。

（3）戒烟＞6个月，40岁≤年龄＜75岁。

2.支气管胸膜瘘。

3.顽固性气胸。

4.肺大疱。

（二）禁忌证

1.一氧化碳弥散小于预计值的20%者。

2.α_1-抗胰蛋白酶缺乏症者。

3.高热及合并活动性感染者。

4.重度哮喘者。

5.重度肺动脉高压及严重高血压患者。

6.不稳定性心血管事件。

三、物品准备

物品准备见表4-6-1。

表4-6-1 支气管镜单向活瓣植入术物品准备

物品名称	数量	物品名称	数量
手消毒液	1瓶	无菌纱布	3包
单项活瓣	若干	注射器	若干
止血药品	若干	急救箱	1个
利多卡因喷剂	10ml	其他同支气管镜用物准备	

四、操作流程

（一）术前准备

1.环境准备 检查室进行通风及紫外线消毒30min，减少人员流动。

2.患者评估 所有患者入院后均行心电图、肺功能及肺CT（异质性程度、叶间裂完整性）、通气/灌注扫描、心脏超声、CHARTIS评估侧方通气等检查，评价心、肺、肾、肝和凝血等各系统功能。如有吸烟史的患者，应停止吸烟1个月或以上。手术风险及并发症需向患者及其家属交代清楚，并签署知情同意书。

3.药品准备　糖尿病患者需控制好血糖，服用抗凝药的患者需停药1周后方可进行手术。根据患者实际情况预防性使用支气管扩张剂，术前30min注射阿托品。

4.患者准备　加强沟通，做好解释工作，缓解患者焦虑紧张情绪。发放宣教资料，耐心讲解支气管镜下单向活瓣植入术属于微创手术，过程安全，恢复快，还可避免外科手术引起的各种并发症。保持良好的睡眠，避免着凉，使患者以良好的状态迎接手术。术前一日22时起禁食、禁水。

（二）术中配合

1.检查床上铺检查单，保持室温在24～26℃，并给患者适度遮盖。

2.患者取去枕仰卧位，肩下垫软枕，保持头部过伸位。

3.2%利多卡因鼻黏膜滴入麻醉（每次1ml，共5次，间隔2min给药）。

4.建立静脉补液通路，选择粗大的血管留置套管针，并备好三通通路。

5.给予咪达唑仑2～3mg静脉注入用以镇静，根据患者实际情况给予哌替啶以减少咳嗽。

6.电子气管镜经鼻穿过声门进入气管到达靶支气管。

7.使用Chartis评估系统确定肺叶间有无旁路通气，经内镜工作孔道将活瓣装载系统引至靶支气管。

8.用活瓣装载系统尖端部的长径和短径测量靶支气管的直径，再次确定所选用的活瓣阀型号是否适用。

9.确定活瓣装载系统正对靶支气管分支的嵴处，确定活瓣装载系统前端到达标置线距离为靶支气管最小深度，活瓣的隆突部位需齐平或稍低于靶支气管开口水平（图4-6-2）。

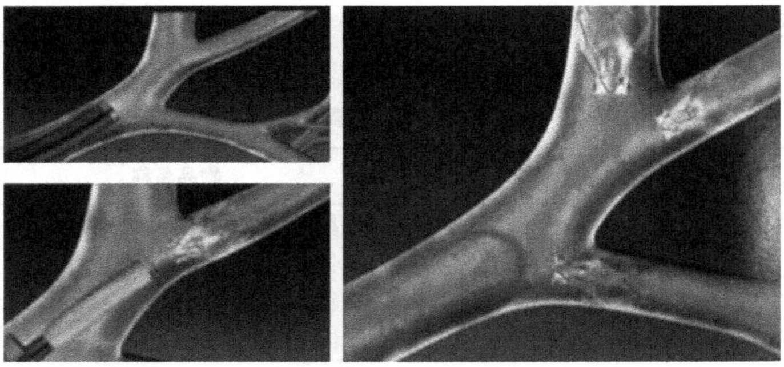

图4-6-2　手术过程示意图

10.确定适当深度后，保证支气管镜及活瓣装载系统位置不动，直接滑动活瓣装载系统上的按钮，释放支气管活瓣。

11.观察活瓣阀开合状况，将电子气管镜退出气道。

12.术中配合医师及时吸引气道内分泌物，防止术野分泌物过多导致视野不清。

13.密切观察患者的生命体征、面色、肢端色泽等，若患者血氧饱和度低于90%应及时向医师报告。

14.术中如有出血，应协助医师给予去甲肾上腺素局部注射止血。

（三）术后护理

1.连接心电监护，连续监测12～24h。

2.密切观察患者各项生命体征，尤其是脉氧饱和度变化，如脉氧饱和度低于90%或有喘憋症状应及时呼叫医师。床旁备好呼吸机，防止发生病情变化。

3.术后患者避免情绪激动、大声喊叫。勿用力咳嗽、咳痰，以免引起出血或单向活瓣移位。

4.术后禁食、禁水至少2h，待吞咽反射恢复后方可协助患者进食。进食前尝试先少量饮水而不出现呛咳症状，说明吞咽反射恢复良好。术日进流食或半流食，第2d可过渡到普食，避免食冷、硬、油炸食物及易导致过敏的食物。

5.遵医嘱进行肺功能锻炼,可进行吹水练习或吹气球练习，锻炼肺功能，防止其他肺叶肺不张。

五、注意事项

1.术后遵医嘱进行复查：术后1d X线复查胸片；术后1个月复查血气；术后3个月复查肺功能；术后6个月复查胸CT；术后12个月复查6 min步行试验。

2.术后3d应保持情绪稳定，减少说话，切勿用力咳嗽咳痰，以免活瓣移位。

3.患者经内科药物治疗多年无效，反复肺部感染，营养状况差，需给予高热量、高蛋白、高维生素、易消化的饮食。

4.单项活瓣放置6～8周后，如患者症状得到改善，气胸不再漏气时，可结合患者意愿将其取出，以减少感染、黏膜粗糙、活瓣移位或咳出的风险。

5.出院指导和随访，向患者及其家属宣教，指导患者出院后进行合理的功能锻炼，避免呼吸道感染，保护肺功能，定期复查。

六、重点与难点

（一）并发症的观察与护理

1.气胸

（1）术后应严格卧床休息2d，以预防气胸发生。

（2）严密观察患者有无胸痛、咳嗽等症状，若出现上述情况，及时遵医嘱对症处理。

（3）配合医师进行相关治疗与护理。

（4）固定好管道，防止管道扭曲、堵管及脱管。

2.咯血

（1）如出血量少，可密切观察或应用少量止血药物。

（2）如出血量较多，应向患者说明咯血时不要屏气，应尽量将血轻轻咯出，否则易诱发喉头痉挛，出血引流不畅形成血块，造成呼吸道阻塞、窒息。

（3）警惕大咯血的发生，床旁准备好抢救用品，一旦出现窒息，立即置患者于头低足高45°俯卧位，头侧一边轻拍背部以利于血块排出；或直接刺激喉部以咳出血块。

按大咯血护理常规护理。

（4）大咯血者暂禁食，小咯血者宜进少量凉或温的流质饮食。

（二）指导患者有效的咳嗽方法

指导患者用一只手托住颈部，以起到固定作用，另一只手放在腹部起支撑作用，嘱患者进行2～3次深而缓慢的腹式呼吸，深吸气末屏气，缩唇（噘嘴），缓慢呼气，再深吸一口气后屏气3～5s，身体前倾，从胸腔进行2～3次短促适度（轻咳）咳嗽，张口咳出痰液，咳嗽时收缩腹肌，以帮助咳嗽。

（三）预防阻塞性肺炎的发生

1.术后遵医嘱给予抗生素，预防肺部感染。

2.护士应向患者解释有效咳痰的作用，强调咳痰的必要性。教会患者有效咳嗽咳痰的方法。

3.密切观察患者体温、痰液的变化。

4.治疗后及时为患者叩背排痰：护士将一只手放在患者的前胸或腹部固定患者的身体。用另一只手对患者背部从下向上、由外向内进行反复连续叩击。

5.适量增加每日饮水量，1500～2000ml/d，及时补充身体丢失的水分，以稀释痰液。

（四）Chartis旁路通气评估系统

在没有旁路通气的肺段，气流会随时间逐渐减小，直至消失；在存在旁路通气的肺段，气流随时间无明显变化。采用Chartis评估系统检测旁路通气是目前评估靶肺叶与相邻肺叶间有无旁路通气的“金标准”，耗时短，一般5min以内可完成检测，其评价结果与术后肺不张情况相关性好。

（五）6min步行试验方法

1.选平坦的地面划1条30m长的直线，两端各置1座椅。

2.测试者沿直线尽可能快速行走，记录者每2min提示1次，如出现胸痛、不能耐受的呼吸困难、下肢痉挛、出虚汗、面色苍白或灰白、脉氧饱和度＜85%应立即停止6 min步行试验。

3.试验前后应记录测试者的血压、心率及呼吸频率，直到6min停止，测量步行距离。

（李春燕　吴　迪　武淑萍）

第七节　支气管热成形术及护理

支气管热成形术（bronchial thermoplasty，BT）是一种创新的非药物治疗哮喘的技术。通过应用Alair支气管热成形系统高温消融气道平滑肌，控制和减轻哮喘症状。Alair支气管热成形系统是目前应用于临床的支气管热成形术设备，它由支气管成形射频控制器及支气管热成形导管组成。

一、简介

支气管热成形术（图4-7-1）原理是通过纤维支气管镜在病变气道部位使用射频消

融技术产生一定的生物热，当气道局部烧灼温度达到65℃时，可以使细胞膜溶解，细胞内蛋白变性，细胞内外水分丧失，气道表面黏膜出现凝固性坏死；之后气道管腔的黏膜组织会通过增生的形式完成修复，胶原组织最终代替气管平滑肌（ASM）。

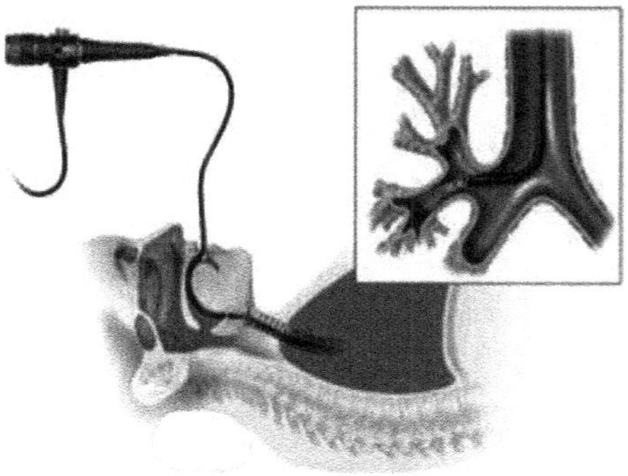

图4-7-1　支气管热成形术示意图

二、适应证与禁忌证

（一）适应证

1.重度持续性哮喘患者。

2.应用糖皮质激素及长效β受体激动剂治疗时间超过3个月，没有得到良好控制，经常规治疗无效且能够耐受支气管镜检查的患者。

（二）禁忌证

1.已知对支气管热成形术操作过程中所用药物过敏者。

2.装有起搏器或有其他置入装置者。

3.拟治疗区曾经接受过支气管热成形术治疗者。

4.活动期的呼吸道感染者。

5.14d内出现过哮喘发作或调整了口服糖皮质激素用量。

6.不能停用抗凝药或抗血小板药物的凝血功能障碍者。

7.正在使用的其他药物可能与支气管热成形术治疗期间用药发生反应，对患者健康造成损害。

三、物品准备

物品准备见表4-7-1。

表4-7-1　支气管热成形术用物准备

物品名称	数量	物品名称	数量
手消毒液	1瓶	无菌纱布	3包
Alair支气管热成形系统	1套	2%利多卡因注射液	10ml
止血药品	若干	注射器	若干
急救箱	1个	其他同支气管镜用物准备	

四、操作流程

（一）术前准备

1.环境准备　检查室进行通风及紫外线消毒30min，减少人员流动。

2.患者评估　所有患者入院后均行心电图、肺功能及肺CT等常规检查及动脉血气分析等，评价心、肺、肾、肝和凝血等各系统功能，手术风险及并发症需向患者及其家属交代清楚，并签署知情同意书。

3. 药品准备　治疗前第3天开始至检查后1d（共5d）于饭后口服泼尼松50mg/d。指导患者正确的吸入技术（即打开、上药、呼气、吸药、屏气、漱口），术前30min可吸入β受体激动剂，阿托品0.5mg肌内注射。

4. 患者准备　做好患者心理护理，告知患者支气管热成形术的原理、手术步骤、大致预后及应用糖皮质激素的不良反应，使患者心中有数，缓解其紧张情绪。术前一日可适当给予安眠药物，保证患者良好的睡眠。术前一日22时起禁食、禁水。

（二）术中配合

1. 检查床上铺检查单，保持室温在24～26℃，并给患者适度遮盖。

2. 患者取去枕仰卧位，肩下垫软枕，保持头部过伸位。

3. 建立静脉补液通路，选择粗大的血管留置套管针，并备好三通通路。

4. 常规给予患者吸氧，其吸氧浓度应FiO_2＜40%，以避免治疗时因氧浓度过高、热量过大导致气道灼伤。

5. 对未行静脉麻醉的患者给予适当的肢体约束，防止因其不配合检查导致治疗中断。

6. 术前10min协助医师给予患者口咽部表面麻醉。

7. 术中配合医师及时吸引气道内分泌物，防止术野分泌物过多导致视野不清。

8. 监测生命体征及面色、肢端色泽等，若患者血氧饱和度低于90%应及时向医师报告。

9. 术中如有出血，应协助医师给予去甲肾上腺素局部止血（图4-7-2）。

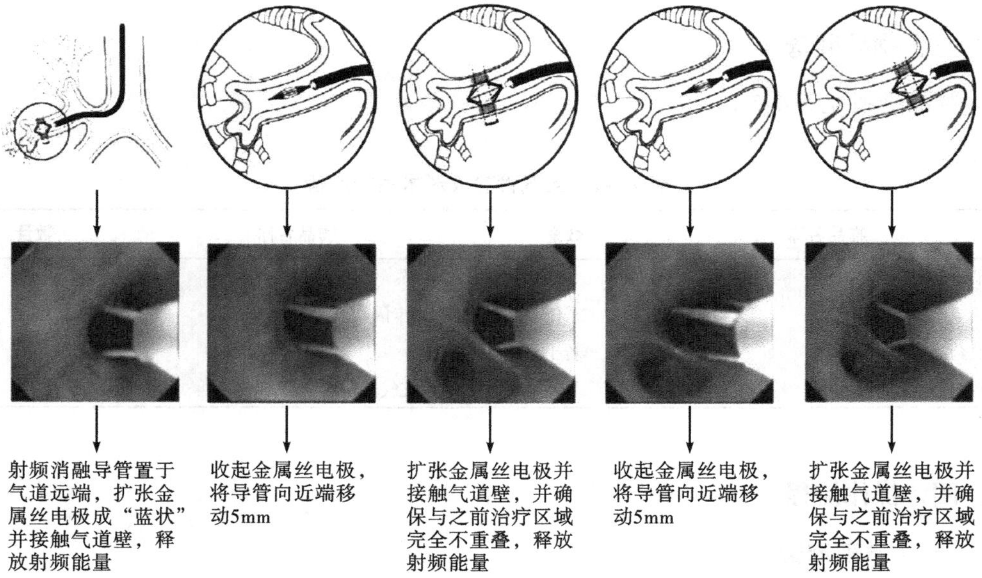

图4-7-2　手术过程示意图

（三）术后护理

1.连接心电监护，连续监测12～24h。

2.密切观察患者各项生命体征，尤其是脉氧饱和度变化，如脉氧饱和度低于90%或有喘憋症状应及时呼叫医师。

3.密切观察并记录患者痰液的颜色、性状和量，防止术后出血的发生。

4.术后患者避免情绪激动、大声喊叫。

5.术后患者如咽喉部位疼痛，可给予雾化吸入治疗。

6.术后禁食、禁水至少2h，待吞咽反射恢复后方可协助患者进食。进食前尝试先少量饮水，若不出现呛咳症状，说明吞咽反射恢复良好。术日进流食或半流食，第2天可过渡到普食，避免食冷、硬、油炸食物及易导致过敏的食物。

7.避免理化刺激（包括放射性物质接触、油漆、某些化学物质的长时间接触、特殊金属元素的急性中毒等）。

五、注意事项

1.该方法用于主支气管远端和直径≥3mm的所有可到达气道，细支气管和终末细支气道不在治疗范围内。

2.支气管热成形术被分成三个治疗期，每期治疗肺脏的不同区域（图4-7-3）：第一期治疗右肺下叶；第二期治疗左肺下叶；第三期治疗双肺上叶。需三次手术治疗，每次历时小于1h，且两次之间间隔至少3周。

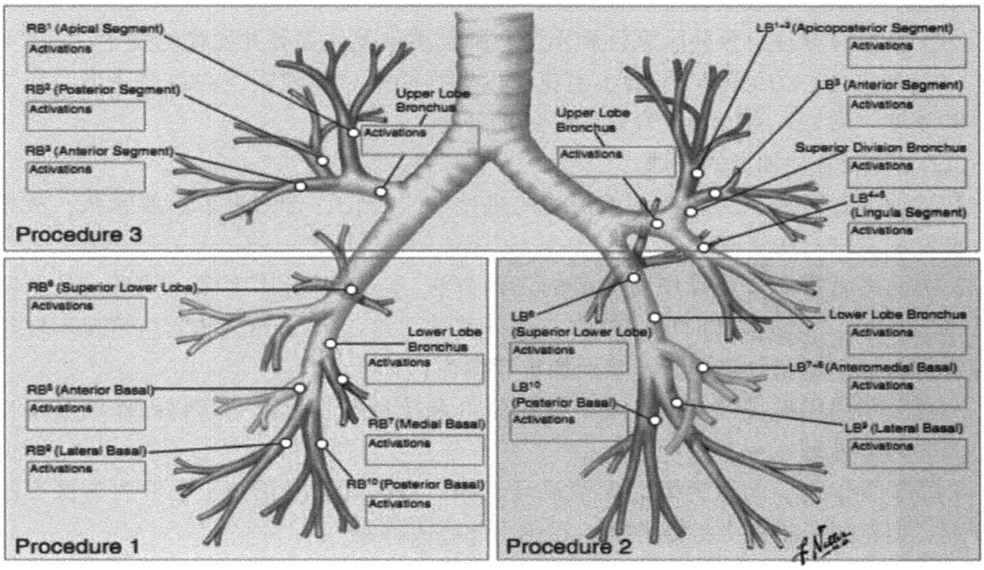

图4-7-3　分期手术示意图

3.严格遵医嘱服药。治疗前第3天开始至检查后1d（共5d）口服泼尼松50mg/d。防止患者术后因气道水肿引起气道痉挛、呼吸困难等一系列并发症。

4.适量增加每日饮水量，1500～2000ml/d，及时补充身体丢失的水分，以稀释痰液。

5.治疗间歇期继续吸入糖皮质激素治疗。医护人员要行电话随访，评估患者术后状态，及时询问患者的病情、用药情况，并做好登记，按照随访计划电话通知复诊时间。

6.治疗间歇期嘱患者注意休息，适度运动，加强营养，预防感冒。

六、重点与难点

（一）咯血的观察与护理

1.患者应行严密心电监护，术后2h内每30min测量血压1次，2h后每60min测量血压1次。

2.患者卧床休息时应取侧卧位，忌取平卧位及头部垫过高的枕头。

3.床旁备好负压吸引装置及抢救物品。

4.患者安静休息，避免不必要的交谈。通常在使用止血药的情况下静卧休息能使小量咯血自行停止。

5.大咯血时按大咯血抢救流程处理

（1）保持呼吸道通畅，立即取头低足高俯卧位或侧卧位，轻拍背部，迅速排出气道和口咽部的血块，或直接刺激咽部以利于血块的咯出。有条件时使用吸痰管行负压吸引。

（2）立即加压给氧或给予高流量吸氧，对伴有呼吸功能衰竭的患者，在呼吸道通畅的情况下可给予呼吸兴奋剂。

（3）咯血时要注意预防阻塞性肺不张、肺部感染及休克等并发症的发生。

（4）有急性心力衰竭时可给予毛花苷丙等强心剂，对呼吸、心跳停止者，应立即行心肺复苏。做好气管插管或气管切开的准备。

（二）哮喘急性加重的护理

1.给予患者吸氧，为患者调整舒适的坐位或半卧位，告知患者不要紧张，放松情绪，鼓励患者进行缓慢呼吸。

2.协助患者排痰。指导患者咳痰的正确方法，咳嗽时身体前倾，护理人员行叩背以帮助其排痰，痰液黏稠时应多饮水，保证其饮水量≥1500ml。非紧急情况不要经口鼻腔吸痰，以免刺激气道引起挛缩而加重哮喘症状。

3.遵医嘱使用糖皮质激素、支气管扩张剂和抗炎药物，观察药物副作用及不良反应，及时对症处理。

4.哮喘发作时应向患者做好病情解释工作，消除其紧张情绪，必要时遵医嘱给予镇静剂。但禁用吗啡和大量镇静剂，以免引起呼吸抑制。

5.哮喘发作时指导患者勿讲话和进食，缓解时给予营养丰富、高维生素的清淡流质或半流质饮食，多吃水果和蔬菜，多饮水。

（李春燕　吴　迪　武淑萍）

第八节　金标植入术及护理

放射治疗是指用各种不同能量的射线照射肿瘤，以抑制和杀灭癌细胞。而常规放射治疗不仅会破坏或消灭癌细胞，同时也容易对正常组织造成不同程度的损伤，导致一系列放疗副作用。近年来，三维适形放射治疗应用日趋广泛，即在三维影像重建的基础上，实施射线剂量体积与靶体形状相一致的放疗。与常规放疗相比，三维适形放射治疗技术有靶区照射剂量大、靶区外周围正常组织受照射剂量小、靶区定位和照射准、靶区剂量分布均匀的优势。此方法可明显提高肿瘤的局部控制率，减少正常组织的放射损伤。为确保三维适形放射治疗精准有效，需要在放疗前行金标植入。

一、简介

金标植入（gold mark implantation）是指三维适形放疗前使用金标对肿瘤进行精准的定位方法。金标是纯金粒子，直径为0.6～0.8mm，长度为3～4mm。选择金标用于植入的主要原因是其密度大，容易与周围组织区分，且稳定性好，金标植入实体组织后不会活动，会被组织包裹、纤维化，所以金标对患者的身体不产生任何影响。1个金标计算平移位移，3个及以上金标可以计算转动位移。治疗前1周，在超声或CT引导下，把金标植入肿瘤附近，距离肿瘤不超过5～6cm，金标间距离约2cm，夹角＞15°。

二、适应证与禁忌证

1.适应证　作为全身性病灶放射外科治疗手段，金标植入应用非常广泛，适用于头部和全身肿瘤的治疗，尤其适用于颅内良恶性肿瘤、血管畸形、三叉神经痛、脊髓肿瘤、胸腹部肿瘤、骨科肿瘤、五官科肿瘤、泌尿系统肿瘤及妇科肿瘤的治疗。

2.禁忌证　身体极度虚弱、严重凝血功能障碍、严重心肝肾基础疾病、严重感染等情况的患者。

三、物品准备

物品准备见表4-8-1。

表4-8-1　金标置入物品准备

物品名称	数量	物品名称	数量
16层螺旋CT	1台	无菌纱布	3包
3DD数控立体定位仪	1台	无菌纱球	2包
18G穿刺套管针	若干	2%利多卡因注射液	10ml
金标	若干	注射器	若干
手消毒液	1瓶	急救箱	1个
氧气袋	1个	止血药品	若干

四、操作流程

（一）术前准备

1.患者评估　所有患者入院后均行常规检查，评价心、肺、肾、肝和凝血等各系统功能，所有患者需满足以下条件：纤溶酶原激活剂（PA）≥60%，血小板数≥50×10^9/L；手术风险及并发症需向患者及其家属交代清楚，并签署知情同意书。

2.患者准备　手术当天医师在患者胸部标注金标植入的大概部位，患者应注意保护标记，避免清洗及擦拭该处。嘱患者穿柔软、棉质、开襟的上衣。陪同患者前往手术地点的护士应携带准备好的物品至放疗科。

（二）术中配合

1.根据患者的病情、植入金标的部位及肿瘤所在的位置选择患者在CT检查床上的体位，因平均手术时间为0.5h，需选择可以持久保持且医师容易操作的体位。

2.根据患者的体位选择合适部位予以留置套管针。

3.金标植入手术过程中应注意保暖，避免受凉。CT检查床上应铺设中单，调整室内温度为26℃左右，充分暴露胸部皮肤，其余部位需加以遮盖保暖。

4.根据肿瘤部位体表投影，在体表贴上光栅，然后进行CT扫描。扫描时医护人员应指导患者在吸气末进行憋气，且尽可能每次扫描时呼吸相保持一致，确保定位准确。

5.于预定皮肤穿刺点以穿刺针穿刺，穿刺针达到瘤体或瘤体附近预定部位后，拔出针芯，观察无血液或其他体液从套管针内腔溢出后，用镊子将金标从套管针尾端送入套管针内腔，并用针芯将金标沿套管针内腔向前推进至套管针前端的预定部位组织。

6.根据定位进行金标植入。植入完毕，嘱患者屏气后拔针，压迫止血，无菌敷料包扎，局部稍加压。

7.手术过程中要密切观察患者意识、呼吸、血压及脉搏等变化。

8.30min后再次行X线胸片或CT扫描，观察植入部位是否正确，有无出血、气胸等并发症。

9.监护状态下护送患者返回病区。

（三）术后护理

1.手术室至病房途中应平车接送，并备好急救物品及吸氧装置。

2.金标植入术后需仰卧6～8h，并避免剧烈运动24h。

3.回病房后应行心电监护，密切观察生命体征，经常询问患者感受。

五、注意事项

1.手术当天医师在患者胸部标注金标植入的大概部位，患者应注意保护标记，避免清洗及擦拭该处。

2.术中保持患者体位不变至关重要，轻微移动会使穿刺针偏离预定部位，指导患者术中要绝对制动并配合呼吸。

3.术中拟定进针路线时应充分考虑周围血管、气管、胃肠道及胆道等重要结构免受术中损伤，对肺行金标植入时要避开肺裂、肺大疱，减少血气胸的发生。

4.做好患者心理护理。肺癌多为恶性肿瘤的中晚期患者，患者思想负担重，对放疗知识缺乏了解，易产生消极、悲观及恐惧心理。护士协助医师做好健康教育，介绍射波刀治疗的先进性，金标植入的意义及如何让患者更好地配合，使其能有效应对不良反应，解除心理顾虑，增强实施该手术的信心，积极配合医师，为手术的顺利实施奠定良好的基础。

5.鼓励患者少食多餐，以高蛋白易消化的食物为主，增加营养，促进组织修复，提高机体免疫力。告知患者要适度活动，锻炼身体，积极预防感冒，少去公共场所及人多的场合，出现咳嗽、气急、低热等表现要及时复诊，按要求定期复查。

六、重点与难点

（一）并发症观察与护理

1.气胸　是肺癌患者肿瘤靶区金标植入最为常见的呼吸道并发症，做好气胸的护理，对保障患者安全至关重要。

（1）患者体位：金标植入术后6～8h后可行半卧位，此体位由于重力作用使膈肌下降，扩大胸腔容量，减轻腹内脏器对心肺的压迫，有利于胸腔气体引流，如需翻身应取平卧位或健侧卧位，避免胸管受压或扭曲打折。

（2）引流管的观察与护理：检查引流管是否通畅最简单的办法就是观察引流瓶的观察窗内是否有气泡排出，定期挤压引流管，避免受压、扭曲、滑脱或阻塞，鼓励患者有效咳嗽和深呼吸，患者下床活动时应妥善携带引流管，保持引流系统的密闭性和低位性；保持无菌防止逆行感染；如引流袋中出现血性胸腔积液提示有出血，应立即报告医师及时处理。

（3）拔管的护理：经治疗症状改善、肺膨胀良好，X线检查胸腔内无积气，患者无明显的呼吸困难即可拔管。拔管后要观察患者有无呼吸困难、气胸或皮下气肿，检查引流管口恢复情况，是否有渗血、渗液。拔管后第2天更换敷料。

（4）生活护理：急性期绝对卧床休息，保持情绪稳定。饮食上进食流食、半流食或蔬菜、水果等易消化的食物，避免便秘的发生。对于气胸刚闭合的患者近期内应慎乘飞机，若再次出现胸痛、气短等气胸表现应及时就诊。在气胸痊愈的1个月内，不做剧烈运动。避免诱发气胸的因素如抬提重物、剧烈咳嗽等。

2.皮肤的护理　因皮肤与黏膜为早反应组织，常规放射治疗达到10～20Gy或7～14d时，会出现不同程度的放射性损伤。

（1）告知患者治疗期间，应穿着柔软、棉质的衣物，禁止穿含纤维多的衣物，防止化学材质的衣物过度刺激皮肤造成皮肤干燥、脱屑或损伤。

（2）应保持皮肤清洁，局部禁用肥皂、聚维酮碘等刺激性物质。治疗期间尽量使用清水洗澡，禁用刺激性强的沐浴露等用品。

（3）告知患者不可抓挠局部皮肤。皮肤干燥、脱屑或有刺激感时，应告知医师，酌情给予三乙醇胺乳膏（比亚芬）或其他药物局部涂抹。

（4）治疗期间应注意保护皮肤，尽量少接触尖锐及粗糙物品，减少磕碰划伤。

3.胸部出血的护理　术后胸部出血是肺癌患者金标植入术的常见并发症，通常出血量少且可自行吸收，其原因主要是由于术中损伤过大及术后活动不当所致。护理重点在于嘱患者术后24h内注意卧床休息，保持呼吸平稳及情绪稳定，同时给予止血药预防出血，如出血量过大则需留置引流管。

（二）呼吸功能锻炼方法

1.术前加强呼吸锻炼有利于术中保证呼吸缓慢深长。金标植入原则根据金标追踪算法和系统结构而制订，需植入金标的数量为4～6颗，且每粒金标之间的距离大于2cm。这就需要患者在整个手术过程中尽量保持平稳呼吸，按照医师的提示进行吸气和屏气，减少因呼吸运动引起的器官移位，因此术前对患者进行呼吸训练能有效预防和减少术后并发症的发生。对于确定行金标植入术的患者，指导其进行腹式呼吸和缩唇呼吸，吸气末屏住气再缓慢呼出，7～8次/分，每日2次，每次15min。

2.腹式呼吸即吸气时，用鼻缓慢吸气，膈肌最大程度下降，腹部尽可能地扩张，手感到腹部向上抬起。屏气15～30s。呼气时，经口呼出，腹肌收缩，推动肺部气体排出，手感到腹部下降。如此反复训练3min，休息2min，每天训练3～4次。

3.缩唇呼吸即闭嘴经鼻吸气，通过缩唇缓慢呼气，呼气时将嘴唇缩成口哨状或口含吸管状，同时收缩腹部。吸呼气末均屏气15～30s。吸气与呼气时间比为1∶2或1∶3。每次训练5～10min，每天3～4次。

（吴　迪　武淑萍）

第九节　CT引导下经皮穿刺肺活检术及护理

CT引导下经皮穿刺肺活检术是胸部介入放射治疗领域的一项重要诊断技术，是肺部占位性病变和肺部肿块获取病理标本的重要微创性检查方法。借助CT扫描能够清楚观察断层面的结构，为病变位置及与周围结构关系提供影像学依据。它具有定位精确、检出率高、并发症少等优点，已被临床广泛应用，为临床诊断和治疗提供重要依据。

一、简介

CT引导下经皮穿刺肺活检术（percutaneous meedle lung biopsy，PNLB）（图4-9-1）是通过CT扫描床对患者的病灶区域进行扫描，选取合适的穿刺层面和穿刺点及穿刺深度、角度，精确地将穿刺针引导至肺部病变部位，进行病灶组织的选取，从而获取该部位的组织进行病理学及组织学的检查。

CT引导下经皮穿刺肺活检术是一种安全可靠的诊断方法，其不受影像重叠的影响，能够对心脏后、脊柱旁边的特殊部位病灶进行穿刺，该技术为临床治疗方案选择和临床病症分析提供了有效的病理依据，其对肺部的恶性肿瘤、早期的小肺癌诊断治疗和提升手术后的生存率有着重要的作用。

二、适应证与禁忌证

（一）适应证

1.肺内孤立性病变的定性诊断，尤其是诊断位于周边部位的肿块。如怀疑周围型肺癌病灶，纤维支气管镜不能到达，亦不靠近脏胸膜，不便做胸腔镜检查的患者。

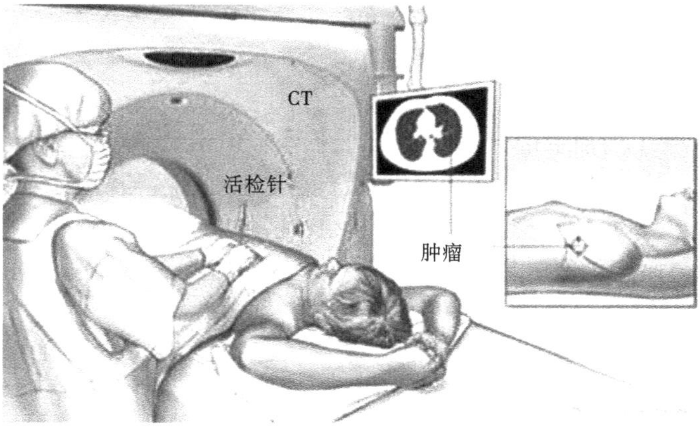

图4-9-1　CT引导下经皮穿刺肺活检术

2.肺部多发病灶的鉴别诊断。

3.伴有胸腔积液、胸膜肥厚性病变的肺内实变的定性诊断。

4.放疗、化疗前取得细胞组织学诊断或手术前提供参考依据，制订治疗方案。

5.纵隔肿瘤。

6.肺内原发或转移性肿瘤不能手术切除者行介入治疗。

（二）禁忌证

1.有严重心肺功能不全，极度衰弱不能耐受者。

2.凝血障碍性病变，有严重出血倾向者。

3.高度怀疑血管性病变，如动静脉畸形、动脉瘤者。

4.严重低氧血症者，肺气肿、肺纤维化、肺动脉高压者。

5.穿刺行经有肺大疱或肺囊肿。

6.难保持安静且又无法控制咳嗽的患者，不能配合手术者。

7.有严重气道梗阻、心律失常者。

三、物品准备

物品准备见表4-9-1。

表4-9-1　CT引导下经皮穿刺肺活检术物品准备

物品名称	数量	物品名称	数量
螺旋CT扫描仪	1台	多功能重症监护仪	1台
胸腔穿刺包	1个	碘伏	1瓶
治疗巾	1包	无菌手套	3～4副
自动活检枪	1个	无菌纱布	数块
穿刺针	1支	标本瓶	1个
2%利多卡因注射液	10ml	载玻片	数个
生理盐水	1袋	手消毒液	1瓶
一次性注射器（5ml、10ml）	数个	吸引器	1套
伤口敷料	1贴	急救车及其他急救仪器和物品	

四、操作流程

（一）术前准备

1.环境准备　CT扫描室进行通风及紫外线消毒30min，减少人员流动。

2.患者评估　检查出凝血时间、血小板计数、血常规、肝功能等情况。检查心电图，必要时查血气和肺功能；穿刺前最好做胸部增强CT扫描，以排除肺血管病和血管畸形；观察肿块与血管关系，以免误穿血管。手术风险及并发症需向患者及其家属交代清楚，并签署知情同意书。

3.药品准备　详细询问药物过敏史，服用抗凝血药物的患者，术前1周需停止服用抗凝药物。血糖高的患者，术前需将血糖控制在正常范围内。有紧张或咳嗽者术前给予镇静药或止咳药。

4.患者准备

（1）向患者及其家属介绍CT引导下穿刺活检的步骤及穿刺中、穿刺后情况及注意事项，并告知可能出现的并发症，消除其思想顾虑及心理负担，使其积极配合活检术。

（2）穿刺术前指导患者屏气训练，特别是咳嗽或有阻塞性肺疾病的患者，以及病灶离胸膜稍远的患者。教患者先深吸气，然后在呼气末屏气，如此反复数次直到患者熟练掌握为止，有利于术中配合。

（3）嘱患者术前8h禁食、禁水，避免术中引起恶心、呕吐。

（二）术中配合

1.检查床上铺检查单，保持室温在24～26℃，并给患者适度遮盖。

2.建立静脉补液通路，选择粗大的血管留置套管针，并备好三通通路。

3.监测生命体征及脉氧饱和度，给予吸氧。

4.根据肿块位置确定取平卧位、侧卧或俯卧位，双臂上举或抱头。根据CT确定病变部位，病灶侧向上。

5.经CT扫描，寻找最大直径病灶层面并测量直径，确定穿刺点、进针方向、角度及深度，避开大血管、支气管和肺大疱，做好穿刺点皮肤标记。

6.协助医师给予2%利多卡因局部浸润麻醉。

7.按预定的角度及深度进穿刺针，进针接近（或到达）胸膜后，嘱患者屏气，迅速刺入肺实质病灶部位（图4-9-2）。

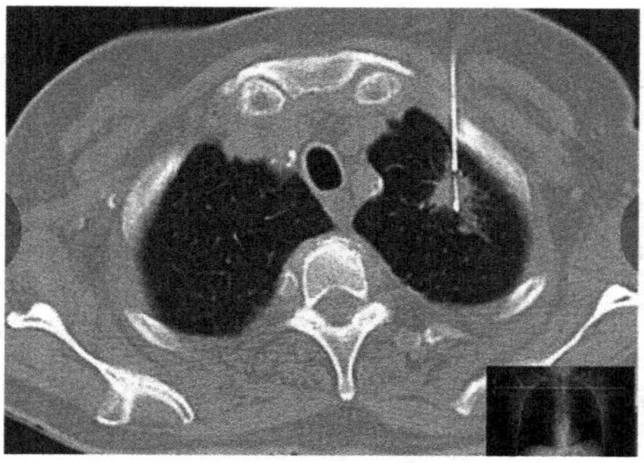

图4-9-2　CT引导下穿刺意识图

8.在穿刺活检过程中，密切观察患者意识、呼吸、血压、脉搏的变化。

9.取材时嘱患者屏住呼吸，取材后退出穿刺针，将取出的活检组织涂片及时固定送检。

10.用碘伏消毒穿刺部位并按压数分钟，再用无菌纱布块加压包扎。穿刺部位按压时间不少于10～15min。

11.再次行胸部CT扫描，观察有无气胸及出血等。

12.向患者及其家属交代注意事项，休息

15min后护送患者回病房。

（三）术后护理

1.观察穿刺部位情况，局部用碘伏棉球消毒穿刺点，无菌纱布加压覆盖，穿刺部位压迫时间不少于5～10min，预防感染。

2.密切观察患者生命体征，尤其注意观察其呼吸及血压。

3.术后患者避免情绪激动、大声喊叫、剧烈咳嗽、打喷嚏及重体力工作。对咳嗽剧烈的患者，嘱其尽量轻咳，必要时服用镇咳药物。

4.老年患者对有创性检查的承受力弱于年轻人，术后绝对卧床休息6h，吸氧，监测生命体征，避免不必要的活动。无不适者术后可进食。

5.观察穿刺部位是否有红、肿、热、痛，取健侧位，避免局部受压，每日消毒。

6.术后应观察患者的咳嗽、呼吸情况，观察是否有气胸、咯血等并发症，及时发现报告医师。若患者有胸闷、气喘、呼吸困难等症状时，应积极予以吸氧、平喘、休息、止血等措施，必要时行胸腔闭式引流。

7.术后患者若有轻微疼痛，应向其介绍有关知识，说明术后疼痛的原因及缓解的时间。如疼痛较重者遵医嘱给予有效的止痛剂及镇静剂，或根据患者对疼痛的耐受力和感知程度进行心理护理。

五、注意事项

1.有创检查，要充分讲解其目的、意义，签署知情同意书。

2.术中需医护人员陪同，备好急救药品、物品。

3.严格无菌操作，预防感染，遵医嘱应用抗生素。

4.穿刺过程中密切观察患者的面色、神志、呼吸及脉搏等，如出现呼吸困难、出汗、咳嗽、咯血等异常情况，应立即停止穿刺，协助医师采取相应的处理措施。

5.指导患者在活检过程中要绝对制动并配合呼吸，不要咳嗽、用力憋气及打喷嚏，以防损伤肺部组织。进针时嘱患者吸气后屏气，穿刺针进入病变部位后嘱患者保持平稳呼吸，切割病理组织时嘱患者屏住呼吸。

6.操作时进针路线应该避开骨性胸廓、大血管和病灶坏死区。

7.麻醉和穿刺时进入胸膜前进针不宜太深，穿过胸膜时应令患者屏气以免针尖划破胸膜造成气胸。

8.术后24h内可有少量痰中带血，告知患者不必过于紧张，避免用力咳嗽。

六、重点与难点

（一）并发症的观察与护理

1.气胸　为最常见的并发症，气胸的发生与进针次数、操作时间和穿刺针的粗细呈正相关，特别是病灶离胸膜稍远或有慢性阻塞性肺疾病患者发生率较高。为了预防和减少气胸的发生，主要措施如下。

（1）掌握正确的穿刺方法，操作轻柔，做到准确、快速进针。

（2）指导患者正确的呼吸。取材时嘱患者屏气，尽可能避免多次穿刺脏胸膜及叶间胸膜。对年老患者，尤其是有慢性阻塞性肺疾病病史者，术前耐心训练患者屏气，穿刺针尽可能避开肺大疱和局限性肺气肿。

（3）术前做好患者及其家属的思想工作，说明穿刺过程中的注意事项及可能发生的不良反应。对过度紧张、不能配合者，术前给予镇静剂以稳定其情绪。

（4）意外发生气胸时，即刻停止操作，给予置管排气吸氧，观察患者生命体征。15min后行螺旋CT扫描，观察肺压缩情况。术后24h内应密切观察患者的呼吸频率和深浅度的变化，注意有无胸闷、胸痛、气促等症状，注意穿刺侧呼吸音的变化，如有异常，及时报告医师。

2.咯血　一般为痰中带血或少量咯血，偶见大咯血及胸腔出血，大咯血较为少见。

（1）穿刺前根据医嘱给予止血药。

（2）术后患者出现痰中带血，一般无须特殊处置。如咯血痰，护士应观察咯血的性状、颜色、量；密切观察患者有无面色苍白、脉搏细速、四肢厥冷、血压下降、剧烈咳嗽等大咯血先兆。

（3）如发现患者咳嗽、咯血，即刻将患者头偏向一侧，鼓励患者将血咯出，防止窒息，及时报告医师并配合抢救。

3.血胸

（1）对双肺下野贴近脊柱的块状病变要行CT增强扫描以明确病变部位与周围血管关系，排除血管性疾病，如肺隔离症、血管瘤、肺动脉瘘、肺静脉瘘，避免误伤血管引起大出血而危及生命。

（2）因经过放疗、化疗后的块样组织脆性大，极易引起瘤体出血，穿刺时要特别慎重。

（二）提高肺穿刺成功率的要点

1.要求患者在扫描与穿刺过程中保持相对固定的呼吸相位，术前要训练患者呼吸，取得患者最好的配合。

2.准确定位，根据术前胸部CT确定最佳的大体穿刺进针点，确保穿刺距离尽可能短。进针的距离越远，穿越的肺组织越多，对肺损伤越大从而越易引起并发症。

3.对肺门、大血管及纵隔区附近的病灶，术前应做增强扫描，了解病灶的血供、与邻近大血管的关系、病灶周围及穿刺道的血管结构进行准确评估，避免误穿而引起大出血等严重并发症。

4.在操作中要严格掌握适应证、禁忌证，选择正确的穿刺方法、合适的肺穿刺针，从而提高穿刺的成功率、诊断率，降低并发症的发生率。

（杨　阳　武淑萍）

第十节　体外膜肺氧合技术及护理

体外膜肺氧合（extracorporeal membrane oxygenation，ECMO）又称体外生命支持系统，是使用胸腔外插管进行持续性呼吸、心脏支持的生命支持手段，其原理是将患者的静脉血引流到体外，经膜肺氧合后由驱动泵泵回体内，起到心肺辅助的作用。此系统可使心肺得到充分休息，为心肺功能的恢复赢得宝贵时间。

一、简介

ECMO（图4-10-1）按照治疗目的和血液转流方式，可分为静脉-动脉方式ECMO（V-A ECMO）和静脉-静脉方式ECMO（V-V ECMO）两种。其中V-A ECMO模式可同时支持呼吸和循环功能，V-V ECMO模式适用于仅需要呼吸支持的患者。应用ECMO期间，膜肺可进行二氧化碳排除和氧的摄取，体外循环机使血液在机体内流动，此时心脏和肺脏能得到充分休息，全身氧供和血流动力学处于相对稳定的状态。ECMO优越性表现在以下几个方面。

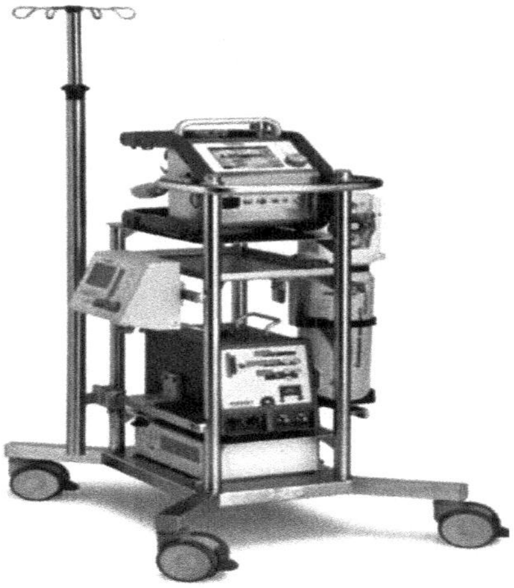

图4-10-1 ECMO机

1.可有效地进行气体交换及循环支持。

2.长期支持灌注，为心肺功能的恢复赢得时间。

3.避免长期吸入高浓度氧所致的氧中毒。

4.避免机械通气所致的气道损伤。

5.ECMO治疗中可用人工肾对机体内环境如电解质等进行调节。

以下均是ECMO针对仅需要呼吸支持的成人重症急性呼吸窘迫综合征进行介绍。

二、适应证与禁忌证

（一）适应证

1.在吸纯氧条件下，氧合指数（PaO_2/FiO_2）＜100，超过4h，或肺泡动脉氧分压差＞600mmHg，Murray肺损伤评分≥3.0。

2.pH＜7.2达3h。

3.年龄＜65岁。

4.传统机械通气出现呼吸机相关肺损伤。

5.无抗凝禁忌。

6.对继续机械通气治疗有禁忌。

（二）禁忌证

1.绝对禁忌证

（1）病变不能逆转或无相应治疗措施的患者。

（2）传统机械通气时间＞10d。

（3）已发生多器官功能衰竭，终末期疾病的患者。

（4）存在中枢神经系统损害的患者。

（5）有显著出血倾向者。

2.相对禁忌证

（1）传统机械通气时间＞7d。

（2）年龄＞60岁等。

（3）出现感染性休克的患者。

三、物品准备

物品准备见表4-10-1及图4-10-2。

表4-10-1　ECMO物品准备

物品名称	数量	物品名称	数量
生理盐水	适量	穿刺套包	2套
加压袋	2个	ECMO导管	2套
碘伏	适量	穿刺包	2套
无菌纱布	适量	无菌手术衣	4包
弯盘	2个	注射器	若干
一次性无菌手术单	1包	肝素	2支
0号慕斯线	适量	其他急救物品与药物	
三棱皮针	若干		

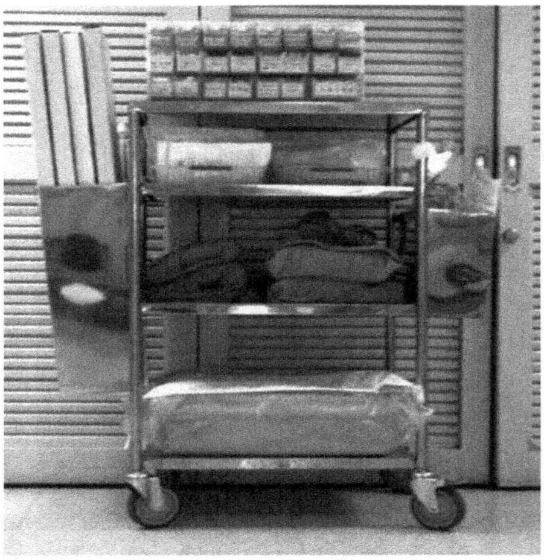

图4-10-2　ECMO物品

四、操作流程

（一）术前准备

1. 环境准备　将床头桌、椅、垃圾桶等不必要的物品移出室外。穿刺侧无输液架、输液泵等物品。ECMO机器放在穿刺侧。治疗室进行通风及紫外线消毒30min，减少人员流动。

2. 患者准备

（1）手术部位：常规选择右侧颈内静脉和右股静脉置管，穿刺部位予以清洁及备皮。

（2）体位摆放：患者取平卧位，垫高肩部，穿刺部位下方铺清洁垫巾。下肢稍外展，充分暴露穿刺部位。

（3）皮肤保护：患者骨突处垫减压垫，保护好皮肤。

（4）静脉通路：于术肢对侧至少准备3条静脉通路，预留出给药通路。

（5）监护：进行有效心电监护，提前放置动脉导管，持续进行动脉血压（ABP）监测。

（6）做好交叉配血及备血准备。

3. 仪器设备准备

（1）氧、气源：使用独立氧源和气源，检查其是否在合适压力范围内，标识醒目（ECMO专用）。

（2）水箱：应提前预热至36.5～37.3℃。

（3）其他标配：检查手摇泵、管钳、强光手电等物品是否在位、性能良好。

4.药品准备

（1）肌松剂：罗库溴铵、维库溴铵等。

（2）镇静剂：丙泊酚注射液、咪达唑仑注射液等。

（3）肝素盐水：1ml肝素+50ml生理盐水，遵医嘱根据患者身高、体重计算，穿刺置管时静脉推注的抗凝负荷剂量。

（4）其他：血制品、人血白蛋白、琥珀酰明胶、生理盐水、多巴胺、肾上腺素、重酒石酸去甲肾上腺素等。

5.ECMO管路预冲

（1）操作者戴口罩、帽子、无菌手套，严格无菌操作。

（2）按要求连接和安装氧合器、回流室、动脉微栓过滤器及管道等。确保管路连接紧密、牢固、准确，并使用匝带固定。

（3）按预冲流程将乳酸林格液加入肝素进行预冲排气，确保管路内无气泡。

（4）进行流量、压力校零、监测、使用停泵用管钳夹闭动静脉管路，等待连接动静脉插管。

（二）术中配合

1.所有人员均需戴口罩、帽子，操作者穿无菌手术衣戴无菌手套。

2.减少室内其他人员的数量，最大化无菌屏障，覆盖整个床单位。

3.患者在镇静、镇痛（必要时给予肌松剂）加局部麻醉下，床旁行动静脉穿刺加切开置管术。

4.器械护士负责协助医师进行动静脉置管配合，提供物品。

5.置入导管前，肝素静脉推注并等待3 min以达到全身肝素化，防止导管内凝血。治疗开始后使用微量泵持续泵入，根据全血活化凝血时间（ACT）监测结果调整用量。

6.置入导管后，在导管穿刺处皮肤及距离穿刺处10～15cm处，用外科缝线对导管进行固定，无菌敷料覆盖穿刺处。留置管路后行胸部X线检查证实导管位置。

7.巡回护士负责病情观察与数值记录，遵医嘱给药。

8.按置管方式将预冲好的管道与患者体内的动静脉管路准确连接。

9.管路管理护士负责ECMO仪器的准备与转机启动。妥善固定动静脉置管及血液循环管路，保证膜肺位置低于患者心脏（防止血泵停转时气体进入膜肺造成空气栓塞），给予股静脉置管侧下肢制动。

10.ECMO治疗期间严密监测生命体征及各项指标，班班进行床旁交接。

（三）术后监护

1.ECMO系统监护

（1）血流：动脉血氧饱和度大于80%且静脉血氧饱和度大于70%，ECMO即达到充分支持。治疗期间，观察患者生理指标，包括动脉血压、平均动脉压、动脉血氧饱和度、静脉血氧饱和度和指脉氧饱和度。如有异常及时记录并报告医师。

（2）氧合器功能：观察氧合器前后血液颜色，氧合器前血液呈暗红色，氧合器后血液呈鲜红色，监测动、静脉血氧饱和度的数值。如动、静脉血氧饱和度均维持在70%～80%，说明氧合器丧失氧合功能，需更换氧合器。

（3）CO_2的清除：持续ECMO治疗过程中需每2h监测动脉血气，观察患者的pH、PCO_2、HCO_3^-等数值，如有异常及时报告。

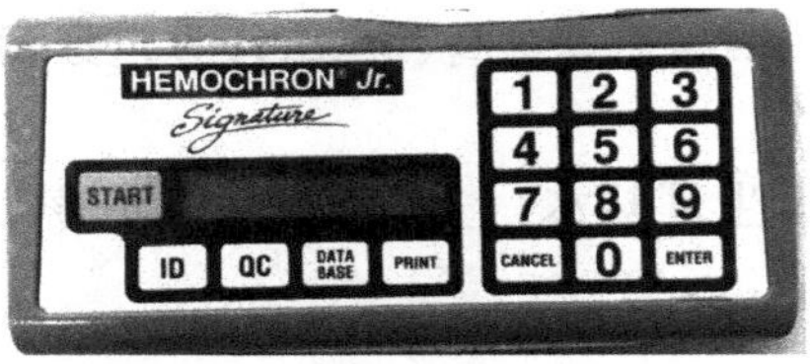

图4-10-3　床旁快速APPT、ACT机

（4）抗凝：ECMO置管前需遵医嘱抽取动脉血标本、静脉血标本（血常规、生化、凝血及血栓弹力图）、部分凝血活酶时间（aPTT）、全血活化凝血时间（ACT）等。ECMO上机后至少每2h监测aPTT和（或）ACT，常用快速APPT、ACT机（图4-10-3）床旁监测，如有异常及时报告医师（aPTT 50～70s、ACT 160～180s）。

（5）管路监测、报警及安全性：可用强光手电检查管路中是否有空气或血栓形成，重点观察泵头和膜肺（泵头最易聚集空气，膜肺最易出现血栓），发现空气应立即排出，发现血栓应及时报告（血栓形成处颜色深暗），遵医嘱处理。主机报警通常是流量和电源报警，应调整流量或检查电源。水箱报警通常是水箱内循环水位低于下限，需及时加水。

2.患者监护

（1）循环系统监护：①ECMO转流过程中进行持续有创血压监测。②使用微量泵静脉泵入血管活性药物维护心功能。③持续心电监测，密切观察心电图变化。④使用输液泵输注液体，保证液体匀速输入。持续监测中心静脉压，使中心静脉压维持在5～12cmH_2O。⑤观察血氧饱和度，定时观察左右手血氧饱和度的动态变化。⑥维持尿量在正常范围，观察尿量及颜色，记录出入量，保持出入量平衡，预防组织水肿和肺水肿。⑦定时监测电解质，及时纠正电解质紊乱。⑧监测血液温度和体表温度。温度过高将增加氧耗，温度过低易发生凝血机制障碍和血流动力学紊乱。通常设置ECMO的循环复温装置为36.5～37.3℃，使流经体外的血液在流回体内时维持正常的生理温度，避免冷热刺激，同时做好肢体保暖。

（2）呼吸系统监护：①每2～4h监测动脉血气，通过调节ECMO氧流量，使血气分析数值维持在正常水平。12 h抽取肺动脉血校正SvO_2，保持其准确性。②使用ECMO期间，呼吸机参数设置在正常范围的最低限，使肺得到充分休息，并根据血气分析结果及时调整。③为避免脱机吸痰引起供氧不足，可使用密闭式吸痰管，吸痰时密切观察生命体征，如发现心率减慢、血氧饱和度下降应立即停止吸痰，并给予纯氧吸入。④定期复查胸部X线片，了解肺部情况。

（3）牢固固定：①颈内静脉置管/股静脉置管的固定（图4-10-4），医师置管时用0号慕斯线缝合两个部位（穿刺点处、管路卡口处），透明敷料覆盖，应用寸带在管路上打结后绕头/绕腿固定，远端用管钳牢固固定于床单上。②穿刺部位换药时应认真检查导管位置及固定情况，测量导管外露长度，防止脱管。③更换体位时应由3～5名护士协作进行轴线翻身，注意保护管路，防止脱出。④如患者躁动，可使用约束带对患者双上肢及置管侧下肢进行保护性约束，必要时遵医嘱使用镇静剂。

（4）观察出血情况：①穿刺点，应清洁干燥，无血液或仅有少量血液渗出。②瞳孔，双侧瞳孔直径为2～5mm、对光反射灵敏。③鼻、口腔，黏膜正常无充血及出血点。④气道，吸痰应遵循必要时、浅吸痰原则。⑤消化道，每2h回抽胃液观察性状、颜色及量，观察大便、尿液颜色性状及量。以上所有情况如有异常及时报告医师并做好记录。

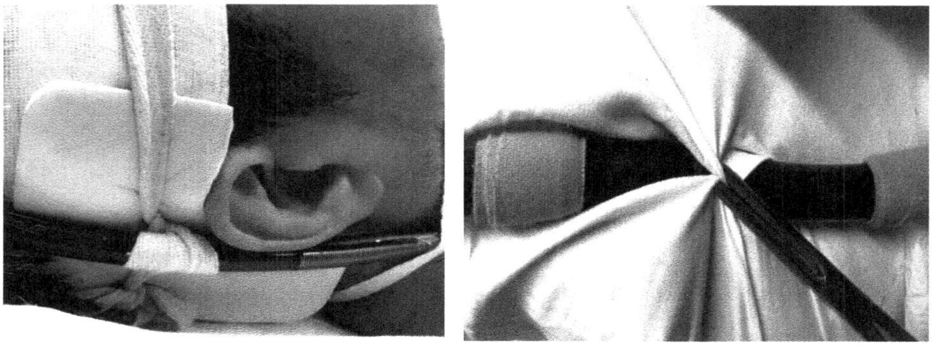

图4-10-4　静脉置管固定方法

五、注意事项

1.密切监测心率、血压、血氧饱和度、中心静脉压、体温及电解质肝肾功能、出入量等，并准确记录。

2.观察末梢灌注和内脏灌注情况，注意观察口唇、甲床颜色、皮肤黏膜色泽及温度等。治疗过程中出现血压下降应立即通知医师并遵医嘱及时给药，以维持合适的心排血量，保证足够的血流量。

3.为保证引出血流量维持在3～5L/min，ECMO治疗期间置管侧肢体需制动，患者不宜进行较大幅度的翻身。为预防压疮发生采取的措施：①术前给骨隆突及受压处皮肤予减压垫保护。②使用防压疮气垫床，在不影响患者血流动力学稳定及ECMO血流量的情况下，每2～4h翻身1次。③治疗期间保持床单整洁、干燥，防止皮肤潮湿。

4.使用床旁快速测定仪器对APTT或ACT进行监测，常规采用动脉压力套组留取血标本，留取后应立即进行监测，以免影响结果。

5.由于大多使用ECMO治疗的患者均建立人工气道，所以ECMO治疗期间需采用保护性通气肺复张策略，尽早降低呼吸机支持力度，充分发挥自主呼吸的生理优势，减少机械性肺损伤和氧中毒的发生。

6.尽量避免在ECMO管路中进行输液、抽血等操作，以避免出现空气栓塞或患者出血。如必须对管路进行操作，应先停止血泵、夹闭前后端管路后再行操作。

六、重点与难点

（一）并发症的观察与护理

1.出血

（1）原因：出血是ECMO最严重的并发症。ECMO治疗中血液在体外与大量非生理异物表面接触，因此，必须进行全身肝素化以避免血液凝固。但肝素化的同时又易有出血倾向，应严密观察皮肤及动静脉穿刺处周围有无血肿、皮下瘀斑等出血迹象。

（2）预防措施

1）避免不必要的穿刺等操作。

2）加强外科止血，局部使用止血材料或加压止血。

3）减少肝素钠的用量，尽量使用有肝素涂层的ECMO系统或者静脉输注抗纤溶药物。

4）脑出血患者应控制血压，避免血压骤升，观察意识及瞳孔1次/小时，备好降压药，及时处理。

5）消化道出血时，在控制抗凝和补充缺失的凝血因子的同时，使用冷生理盐水洗胃，必要时使用垂体加压素止血。

2.感染

（1）原因：ECMO治疗期间，建立的侵入性管道多，如股动静脉插管、中心静脉插管、桡动脉插管等，易成为病原菌侵入血液的途径。治疗期间肠道黏膜功能衰竭和呼吸机的使用也增加了患者感染的机会。因此预防感染是ECMO治疗的重要工作。

（2）预防措施

1）给予患者单间隔离，加强空气消毒，严格无菌操作，严格手卫生。

2）穿刺置管前应清洁局部皮肤并备皮，加强基础护理。每日观察置管部位有无红肿及脓性分泌物，有渗血渗液时应随时更换，保持切口无菌干燥。

3）密切观察体温变化，定时行细菌培养，遵医嘱应用抗生素。

4）使用呼吸机期间应注意无菌吸痰，加强湿化以利于痰液排出，及时清理呼吸道分泌物。

5）给予营养支持，改善患者全身状况。

3.溶血

（1）原因：静脉血引流不良，造成离心泵前负压过大；或离心泵轴心产生血栓，造成泵转动不平衡或血栓在泵内转动，直接破坏红细胞，造成溶血。

（2）预防措施

1）血泵高速运转会破坏部分红细胞，因此需控制辅助流量和血细胞比容，减少红细胞破坏，定时检测血色素及血细胞比容。

2）控制静脉引流负压，负压应不低于–30mmHg。

3）注意观察尿液颜色，若患者出现严重血红蛋白尿和肉眼血尿，则提示溶血，需静脉滴注5%碳酸氢钠注射液以碱化尿液，防止酸性血红蛋白阻塞肾小管。

4）出现严重溶血伴血栓形成时需更换ECMO装置。

5）提高心肺辅助效率，及时分析心肺恢复情况来缩短ECMO应用时间。

4.栓塞

（1）原因：ECMO支持系统离心泵，氧合器和硅胶管道对血细胞的破坏是不可避免的。血细胞破坏，凝血因子释放，微血栓形成，会在血流缓慢、血管腔狭小处形成栓子。另外，粗大的ECMO管道放置于大动脉或大静脉腔内，会减少局部组织血供，引起脉搏细弱，皮肤色泽温度改变等。

（2）预防措施

1）选择有肝素涂层的膜肺以减少血液成分的激活和破坏。ECMO运转过程中应适当增加流量，减少肝素用量。

2）每小时评价并记录肢体脉搏强弱、皮温、色泽、感觉、反应。每日测量双下肢腿围，注意插管侧下肢有无肿胀、水肿等情况。

3）评估意识状况，及早发现脑部血栓并对症处理。

5. 肾衰竭

（1）原因：肾衰竭的发生率较高，占ECMO治疗患者的16.7%～27.2%，可能与ECMO期间溶血、非搏动灌注、儿茶酚胺分泌增加、栓子形成栓塞、全身炎性反应等因素有关。

（2）预防措施

1）监测尿量、尿比重、肾功能和血浆游离血红蛋白浓度，维持尿量＞1ml/（kg · h）。

2）如出现肾功能进行性恶化、尿量明显减少或无尿等疑似肾衰竭的症状，应及时报告医师，做好血液滤过治疗准备，也可使用连续肾替代治疗或腹膜透析方法。

（二）ECMO管路的管理

1. 专人管理，严格无菌操作，严格遵守操作规程，正确安装和预冲管路。

2. 定时检查管道各接口是否固定牢固，保证管路密闭性，防止管道扭曲、受压、打折及脱管发生。

3. 患者更换体位时应轴线翻身，并注意保护管路防止脱出。如患者出现躁动，可使用约束带进行保护性约束，必要时遵医嘱应用镇静剂。

4. 因管路静脉段有负压，极有可能吸入空气，应尽量避免在管路中进行输液、抽血等操作。将氧气管与氧合器进气口连接，严禁堵塞出气口，以避免出血或空气栓塞的发生。如必须对管路进行操作，应先停止血泵、夹闭前后端管路后再行操作。

5. ECMO治疗开始第1天每小时记录离心泵头转速及血流速，观察泵前压力及泵后压力，泵前负压以不超过30mmHg，泵后负压以不超过300mmHg为原则，防止负压过大造成溶血。1d以后每3h记录1次。

6. 严密观察膜肺进出两端血液颜色的变化，可用强光手电检查膜肺内有无血栓形成，发现异常要及时报告并班班交接血栓大小。如发现膜肺两端颜色转为暗红色，应采取两端血标本做血气分析，氧分压过低时应更换膜肺重新转流。

7. 泵头转速高时离心泵表面温度高，应用冰袋包于离心泵表面或将管道浸入冰水里降温，以保持离心泵头正常工作，延长泵头使用时间。

（谷红俊　杨　阳　武淑萍）

第5章

呼吸道管路置入技术

在危重患者的救治过程中，保持呼吸道通畅，维持有效通气，是保证各项治疗顺利进行的前提。因此，人工气道的建立显得尤其重要。人工气道（artificial airway）是指通过人工的方法，将导管置入气道的通路，包括解除上呼吸道梗阻的通路及建立有效通气的呼吸通路。临床上通常特指经上呼吸道置入气管插管或通过气管造口置入气管套管所建立的气体通道。

第一节　口咽通气管放置技术

口咽通气管（oropharyngeal airway，OPA）是一种非气管导管性通气管道，又称口咽导气管或口咽通气道，是简单有效的通气道，常用于舌后坠的患者保持气道通畅，还可以当作牙垫来防止牙齿咬合造成舌咬伤，在临床急救及全身麻醉术后复苏中有明显上气道梗阻、需短时间内清除口咽部分泌物、保持呼吸道通畅时均可使用。

一、简介

口咽通气管（图5-1-1）通常由橡胶或塑料制成，亦可由金属或其他弹性材料制成。口咽通气管包括翼缘（flange）、牙垫（bite block）部分和咽弯曲（pharynx）部分。翼缘即口颊端（近端），有一个凸缘来防止吞咽和插入过深，咽弯曲部分为半圆形（远端），曲率按照口、舌、后咽部的走行设计，置入后可使舌体前移，解除舌后坠，打开梗阻的上气道。当口咽通气管放置正确且型号合适时，其翼缘位于口唇外缘，咽弯曲段位于舌根后，通气管腔远端位于会厌上方附近（图5-1-2）。

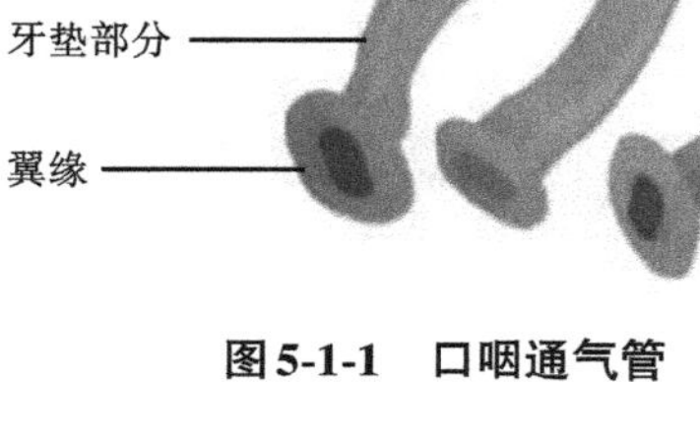

图5-1-1　口咽通气管

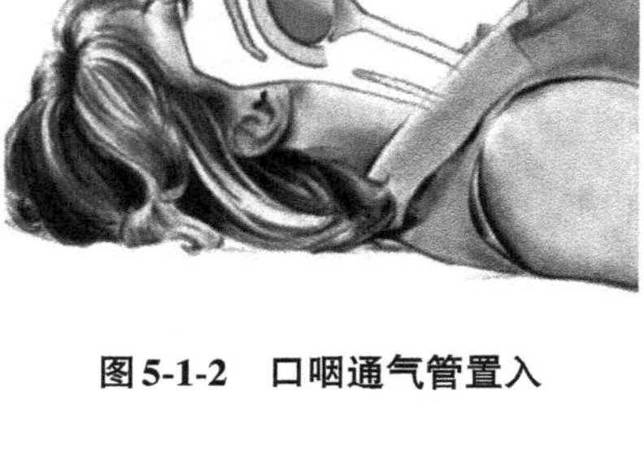

图5-1-2　口咽通气管置入

二、适应证

1.防止舌后坠阻塞气道，维持呼吸道通畅。
2.经口咽通气管进行口咽部分及气道分泌物吸引。
3.抽搐或癫痫发作时作为牙垫防止患者咬伤舌头。
4.经口气管插管时取代牙垫以避免牙齿咬合夹闭气道。
5.需要用口咽通气管引导进行气管插管时。

三、物品准备

操作宜在患者床旁进行，需备有负压吸引装置、一次性吸痰管、痰液收集袋、生理盐水、1 ：5000呋喃西林溶液等气道护理用物，以及吸氧装置，必要时备监护仪（表5-1-1、图5-1-3）。

表5-1-1　放置口咽通气管物品准备

物品名称	数量	物品名称	数量
口咽通气管	1套	纱布	数块
宽胶布或寸带	1卷	治疗巾或垫巾	1块
护理手套	1副	开口器（必要时）	1个
压舌板	数个	舌拉钩或舌钳（必要时）	1把
润滑液	适量	手消毒液	1瓶

四、操作流程

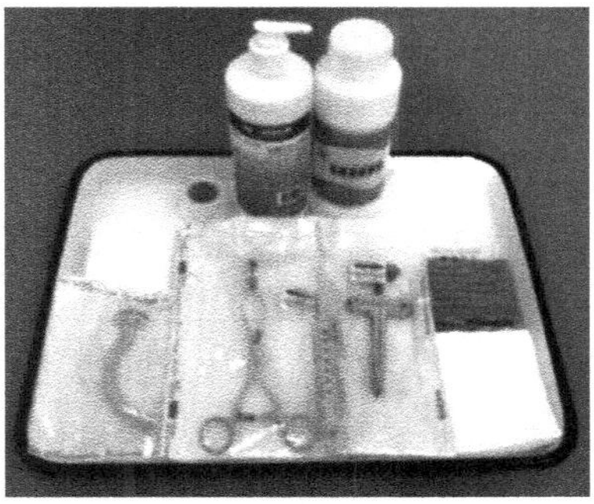

图5-1-3　放置口咽通气管物品

1.操作者洗手、戴口罩，在治疗室准备物品，检查物品有效性。
2.携用物至床旁，查对患者姓名、ID号，向患者及其家属解释操作目的。
3.评估患者神志意识状态、配合程度。
4.协助患者取舒适体位，一般为平卧位，不能平卧者可抬高床头15° ～ 30°，头后仰。
5.洗手，戴手套。患者颌下铺治疗巾，清理口咽部及呼吸道分泌物，检查门齿有无松动。
6.选择合适型号的口咽管（测量患者门齿到耳后下颌角连线的长度）。
7.充分润滑口咽通气管，可用润滑剂或生理盐水润滑。
8.置入口咽通气管，具体放置方法如下：①把口咽管的咽弯曲部分向腭部缓慢插入口腔，当其内口通过悬雍垂并接近口咽后壁时，将口咽通气管旋转180°，同时于患者吸气时顺势向下推送，至合适位置。②用舌钳或压舌板作为辅助工具，将口咽通气管的咽弯曲部分沿舌体上缘缓慢推送至上咽部，使舌根与口咽后壁分开，打开气道。
9.确认气流通畅，监测生命体征及脉氧饱和度（SpO_2）。
10.将口咽通气管妥善固定于患者双侧面颊部，具体方法如下。

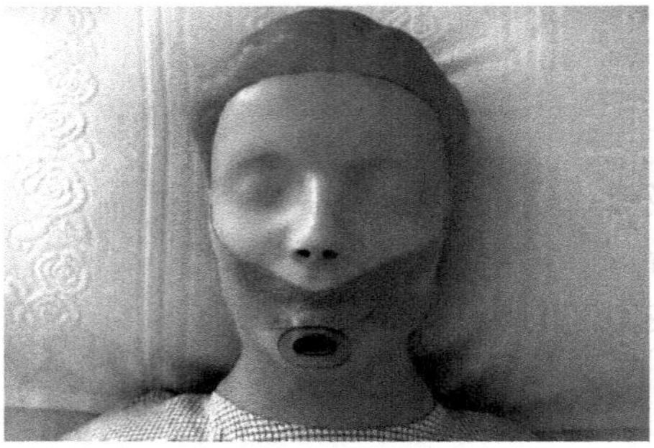

图5-1-4　胶布固定口咽通气管

（1）胶布固定（图5-1-4）：准备2条长30～35cm的胶布，第1条胶布的一端固定于右侧面颊部，绕口咽通气管外口端1周，然后固定于左侧面颊部，第2条胶布相同方法固定于对侧面颊。或者胶布的中间部分在口咽通气管翼缘下外露部位环绕1周，两端交叉固定于患者左右面颊部。

（2）寸带固定：1条长60～70cm的寸带，对折后中间部分在口咽通气管外露端打结固定，两端绕头1周后固定或挂于双耳固定。

11.向家属及陪护人员交代注意事项。

12.整理床单位及物品。

13.洗手，做好记录。

五、注意事项

1.观察导管在口腔中的位置，避免不正确的操作将其推至下咽部而引起呼吸道梗阻。

2.选择合适型号的口咽通气管，过短不能到达舌根部，起不到开放气道的作用，过长可能阻碍通气。

3.保持口腔清洁，定时进行口腔护理，经口咽通气管置入吸痰管将口咽部的分泌物、呕吐物、血液及时吸出，以免误吸。

4.口咽通气管放置成功后，妥善固定，防止脱落，固定时勿封住通气管的开口处，胶布被分泌物浸湿或寸带松脱时，及时予以更换。

5.放置口咽通气管后检查口腔，以防舌或唇被夹置于牙和口咽通气管之间，口咽通气管翼缘应放置在患者的口唇外，不应压迫唇部。

6.意识清醒或浅麻醉患者仅适宜短时间应用口咽通气管，如患者不能配合张口，将压舌板从臼齿处放入助其张口，操作时注意动作轻柔、准确，切勿急于强行插入或撤出，如果置管失败，应将口咽通气管取出重新放入。

7.对意识清楚的患者置入口咽通气管时，需耐心说服取得合作，吸痰时注意鼓励患者做咳痰动作。由于口咽管放置位置靠近会厌，患者会因明显不适感而抗拒吸痰，若患者出现烦躁、恶心、心率明显增快等不良反应时应终止吸痰，待病情稳定后再行操作。

8.口咽通气管存在患者耐受差，置入后影响口腔正常功能的不足，可发生吐管、堵管现象，易引起口腔感染发生，但如果确有舌后坠和舌咬伤倾向时还是应当首选口咽通气管。

9.口咽通气管的消毒。口咽通气管为一次性使用物品，使用后按医疗垃圾处理，如同一位患者间断使用时，可用含氯消毒液浸泡15min，清水冲净晾干，避污保存，放置患者处备用。

六、重点与难点

（一）口咽通气管放置的有效性

1.需要留置口咽通气管的临床情况

（1）昏迷或意识不清的患者，为避免咽喉部肌肉松弛堵塞气道发生呼吸困难可置入口咽通气管。

（2）上呼吸道梗阻患者，尤其是舌后坠患者，置入口咽通气管可减轻气道梗阻。

（3）口、咽、喉分泌物过多时，置入口咽通气管可便于吸引分泌物。

（4）癫痫发作或痉挛性抽搐时置入口咽通气管可保护舌、齿免受损伤。

（5）留置经口气管插管后放置口咽通气管时可防止气管插管被咬合。

2.口咽通气管留置的禁忌情况

（1）喉头水肿、气管内异物、哮喘、咽反射亢进者。

（2）门齿有折断或脱落风险及有误吸风险者。

（3）呼吸肌麻痹或中枢性呼吸衰竭需要进行机械通气的患者。

（4）存在面部或下颌部创伤的患者。

3.选择大小合适的口咽通气管

（1）口咽通气管的长度相当于从门齿到下颌角的长度。

（2）口咽通气管的宽度以能接触上颌和下颌的2～3个牙齿为最佳，降低患者咬闭通气管腔的可能性。

（3）口咽通气管必须放到舌根部才能开放气道，因此选择适宜的型号至关重要，其咽弯曲段正好位于舌根后，管腔的前端位于会厌上方附近，才能有效地开放气道。

（4）如果口咽通气管太短，舌仍可能在口咽水平阻塞上呼吸道；如果太长，口咽通气管可到达咽喉部接触会厌，甚至将会厌推向声门或进入食管上端。

（二）口咽通气管置入的方法

1.反向插入

（1）放平床头，协助患者取平卧位、头后仰，使上呼吸道口、咽、喉在一条轴线上。

（2）清醒的患者嘱其张口，或应用开口器助其打开口腔。

（3）将通气管的咽弯曲部分（远端）凹面端向腭部置入口腔，当前端通过悬雍垂并接近口咽部后壁，大约为口咽通气管1/2长度时，将口咽通气管旋转180°，旋转成正位后，口咽通气管翼缘（近端）距离门齿约为2cm（图5-1-5）。

（4）然后双手托下颌，将导管向下推送2cm，使口咽通气管远端到达会厌的上方。

2.舌拉钩或压舌板协助置入

（1）对于清醒的患者，嘱其张口或协助打开口腔，放置舌拉钩或压舌板于舌根部，向上提起使舌离开咽后壁。

（2）将口咽通气管从患者臼齿放入口腔，直至其末端突出门齿1～2cm，此时口咽通气管的远端将到达口咽部后壁。

（3）双手托起下颌，使舌离开咽后壁，然后将双手的拇指放置在口咽通气管两侧的翼缘上，向下至少推送2cm，直至口咽通气管的翼缘（近端）到达唇部的上方，此时口咽通气管的咽弯曲段正好位于舌根后。

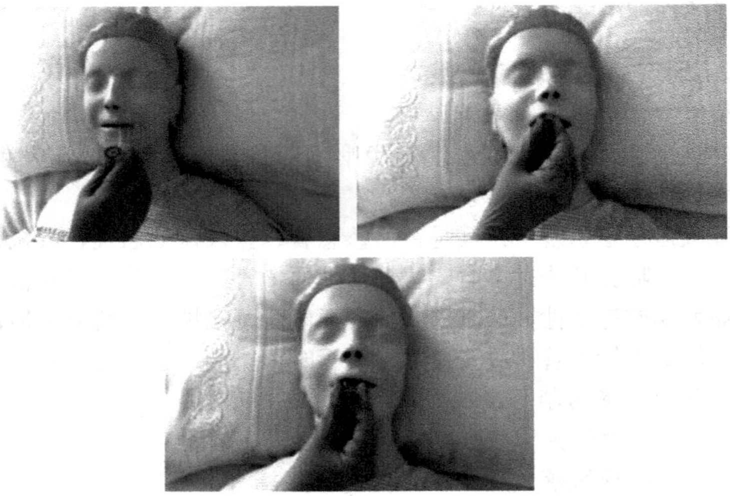

图5-1-5　放置口咽通气管

（三）口咽通气管放置的安全性

1.放置前充分评估患者状况，包括以下内容：①患者精神、神志状态、合作程度。②患者生命体征及脉氧饱和度。③评估患者咳嗽能力及咽部反射情况。④检查患者口腔、唇、舌，有无义齿或牙齿松动。

2.必须保持导管翼缘（近端）位于口腔外部，以避免通气管滑入口腔深部导致气道梗阻。

3.有门齿折断或脱落危险的患者，一般情况下禁用，如必须置入可采取侧卧位放置口咽通气管，以防牙齿脱落掉入咽腔吸入气管内引起窒息。

4.给清醒的患者置入口咽通气管所产生的对会厌和声门的刺激会引起其咳嗽和喉痉挛，可在咽部喷局部麻醉药，或在口咽通气管表面涂抹水溶性局部麻醉药软膏，以降低喉反射，但饱胃患者禁止给予咽部麻醉。

5.观察创伤性并发症，观察有无悬雍垂损伤、牙齿折断或脱落损伤、唇部、舌体损伤、口腔糜烂、口腔或咽部溃疡、生命体征的应激反应等。

附：口咽通气管放置技术考核评分标准（表5-1-2）

表5-1-2　口咽通气管放置技术考核评分标准

项目	分值	技术操作要求及评分					
操作前准备	10分	着装、仪表、举止符合要求	5				
		备齐物品、型号适宜、洗手、落实查对	3				
		环境整洁、舒适、安全	2				
评估	15分	向患者解释沟通、语言内容适当、态度真诚	5				
		评估患者一般情况、病情、生命体征	5				
		评估患者口腔状况、咳嗽反射	5				

续表

项目	分值	技术操作要求及评分					
操作过程	60分	用物至床旁放置合理	3				
		协助患者取正确体位	5				
		开放患者气道方法正确	5				
		口咽通气管插入口腔方向、手法正确	8				
		口咽通气管旋转方法正确	5				
		口咽通气管到达合适的位置	8				
		观察口咽通气管是否通畅方法正确	5				
		观察胸壁运动幅度和听诊方法正确	5				
		观察患者口腔方法正确	5				
		固定口咽通气管方法正确	5				
		患者体位舒适，床单位整洁	3				
		整理用物，洗手，记录	3				
评价	15分	操作熟练、动作轻柔	5				
		操作过程注意保护患者安全	5				
		操作过程注意和患者的沟通	5				
提　问		回答问题错误从总分中扣除一定分值					
完成时间		5min，超过30s扣1分					
总　分		100分					

（武淑萍　吴琳娜）

第二节　鼻咽导气管放置技术

鼻咽导气管（nasopharyngeal airway，NPA）是经鼻置入的一种非气管导管性通气管道，可解除软组织导致的上呼吸道梗阻，利于上呼吸道分泌物吸引，置入后可改善患者通气和氧合。

一、简介

鼻咽导气管又称鼻咽通气道，由塑料或软橡胶制成，凸缘或可活动的调节圈可以防止外端滑入鼻孔并控制插入深度。鼻咽导气管有单腔或双腔等不同型号（图5-2-1）。插入后咽部使舌根前移，达到解除呼吸道阻塞、吸出痰液、保持气道通畅的目的。鼻

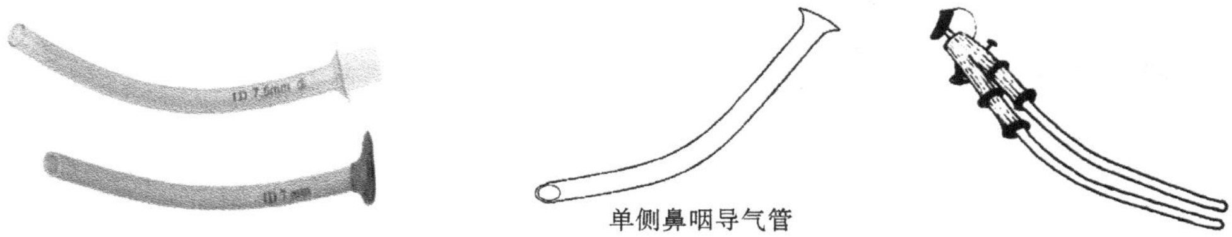

A　　B

图5-2-1　鼻咽导气管

A.单腔鼻咽导气管；B.双腔鼻咽导气管

咽导气管与口咽通气管相比，置入鼻咽导气管对患者刺激性小、耐受性好、易于固定、留置时间长，同时不影响口腔功能，仍可经口进食，保持口腔清洁，因此患者更容易接受。鼻咽导气管的斜面向内有助于其沿气道前移并将黏膜损伤降至最低。

二、适应证

1.鼻咽部呼吸道阻塞患者打开气道。
2.肥胖患者麻醉诱导时保持呼吸通畅。
3.呼吸心搏骤停的急救。
4.需要经鼻咽或喉咽部吸引的患者。
5.呼吸困难通过鼻咽导气管进行氧气吸入者。
6.有牙齿疾病或口咽外伤不适用口咽通气管的患者。

三、物品准备

操作宜在患者床旁进行，需备负压吸引装置、气道护理用物、吸氧装置，必要时备监护仪（表5-2-1、图5-2-2）。

表5-2-1　放置鼻咽导气管物品准备

物品名称	数量	物品名称	数量
鼻咽导气管	1套	纱布	数块
宽胶布（或寸带）	1卷（1卷）	治疗巾或垫巾	1块
生理盐水	1瓶	一次性吸痰管	数根
护理手套	1副	手电筒	1个
无菌棉签	数包	手消毒液	1瓶
润滑液（液状石蜡）	适量		

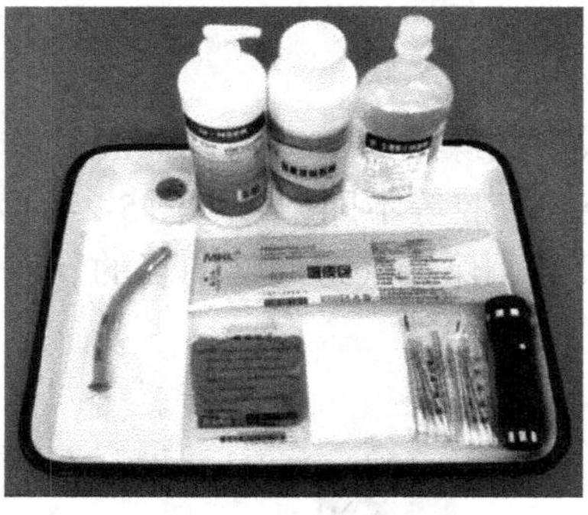

图5-2-2　放置鼻咽导气管物品

四、操作流程

1.操作者洗手、戴口罩，在治疗室准备物品，检查物品有效性。

2.携用物至床旁，查对患者姓名、ID号，向患者或其家属解释操作目的。

3.评估患者神志意识状况、配合程度。

4.协助患者取侧卧或头偏一侧，或取半卧位30°～45°。

5.洗手，戴手套。患者颌下铺治疗巾，检查鼻孔的大小、通畅性、是否有鼻息肉和明显的鼻中隔偏曲。

6.选择通畅一侧鼻腔，清洁鼻腔，并用棉签蘸液状石蜡润滑鼻孔，清理口咽、鼻咽部及呼吸道分泌物。

7.选择合适型号的鼻咽导气管，一般成人选择7号或7.5号鼻咽导气管。

8.充分润滑鼻咽导气管，用浸润液状石蜡的纱布充分润滑鼻咽导气管外壁，亦可用生理盐水润滑。

9.置入鼻咽导气管，具体放置方法如下（图5-2-3）。手持鼻咽导气管上1/3处，弯曲面朝上，轻轻捻动鼻咽通气管，自一侧鼻孔沿鼻中隔向内推送，到达鼻—口咽后壁—舌根部，直到外露边缘紧贴鼻翼为止，如遇到阻力换至另一侧鼻腔放置。

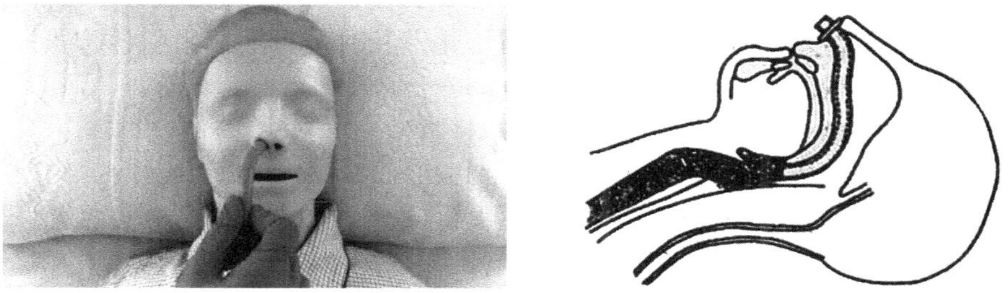

图5-2-3　置入鼻咽导气管

10.确认气流通畅后，将鼻咽导气管妥善固定于患者双侧面颊部，可采用胶布固定法或寸带固定法（图5-2-4）。固定方法：①用一条长30～35cm的胶布以鼻咽导气管外露部位为中心环绕一周，两端交叉固定于患者左右脸颊部。②用一条长60～70cm的寸带，对折后中间部分在鼻咽导气管外露端打结固定，两端绕头一周固定或挂在双耳固定。

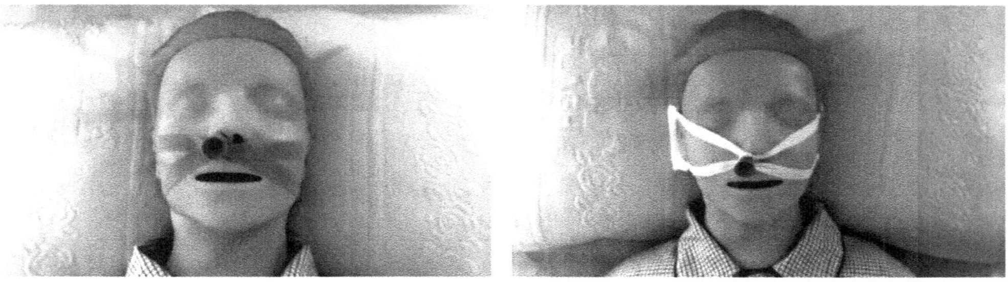

图5-2-4　鼻咽导气管固定

11.协助患者取舒适体位，按需给予氧疗，监测患者生命体征及脉氧饱和度变化。

12.向家属及陪护人员交代注意事项。

13.整理床单位及物品。

14.洗手，做好记录。

五、注意事项

1.放置鼻咽导气管前，做好耐心解释与沟通，取得患者或其家属的同意及配合。

2.放置过程中如果鼻咽导气管全部插入后患者出现咳嗽或剧烈反应，应将其退出1～2cm。

3.放置鼻咽导气管后注意观察患者的鼻部有无损伤及出血，定期观察有无鼻翼压力性溃疡或鼻窦炎。

4.鼻咽导气管放置成功后，妥善固定，防止脱落，胶布被分泌物浸湿或寸带松脱时，及时予以更换。

5.保持鼻咽导气管通畅，每日做好鼻腔护理，及时清除鼻腔分泌物，鼻孔涂抹润滑剂或黏膜保护剂。

6.防止鼻腔黏膜压伤，每1～2d可更换鼻咽导气管于另一鼻孔置入。

7.观察鼻咽导气管是否通畅，做好气道湿化，及时进行痰液吸引，防止痰痂阻塞管道，按需给予氧气吸入，及时评价效果。

8.记录患者插管时间、型号、患者反应、脉氧饱和度及痰液性状等。

9.密切监测病情变化，必要时及时配合医师行气管插管等进一步救治。

六、重点与难点

（一）保证鼻咽导气管放置的有效性

1.准确掌握鼻咽导气管的适应证

（1）舌后坠的患者不能置入口咽通气管时可置入鼻咽导气管以减轻气道阻塞。

（2）需要行后咽喉部分泌物吸引时，通过置入的鼻咽导气管插入吸痰管进行负压吸引。

（3）为避免咽喉部肌肉松弛堵塞气道发生的呼吸困难可置入鼻咽导气管。

（4）需经上呼吸道进行吸引者，为防止反复经鼻腔吸引引起鼻腔黏膜破损可留置鼻咽导气管。

2.不宜应用鼻咽导气管的临床情况

（1）鼻息肉、鼻腔肿物、鼻腔畸形的患者。

（2）鼻腔内出血、鼻腔急性炎症、鼻通道堵塞、鼻骨骨折的患者。

（3）明显的鼻中隔偏曲、鼻咽通道狭窄的患者。

（4）喉头水肿、气管内异物、哮喘、咽反射亢进者。

（5）呼吸肌麻痹或中枢性呼吸衰竭需要进行机械通气的患者。

（6）管道的粗细与患者的鼻腔不适合时。

3.准确选择大小合适的鼻咽导气管，长度估计方法为从患者鼻尖至外耳道口的距离。

（二）保证鼻咽导气管放置的安全性

1.向清醒患者告知使用目的并取得患者及家属配合。

2.放置前充分评估患者状况，包括以下内容。

（1）患者精神、神志状态、合作程度。

（2）患者生命体征及脉氧饱和度。

（3）评估患者咳嗽能力及咽部反射情况。

（4）检查患者有无鼻腔疾病或有不适宜置入鼻咽导气管的疾病。

3.将鼻咽导气管弯度向下、弧度朝上，内缘口向下沿垂直鼻面部方向缓缓插入鼻孔至管的外口缘。

4.插入过程中，若用力后导管仍不能通过，可经鼻咽导气管放入一根吸引管作为引导或更换一根更细的管子，再次扩张鼻孔或尝试另一只鼻孔。

5.清醒的患者难以耐受、出现刺激性咳嗽或喉痉挛，可在鼻腔、后咽部喷局部麻醉药，以减轻刺激反应。

6.观察创伤性并发症，观察有无悬雍垂损伤、牙齿折断或脱落损伤、唇部及舌体损伤、口腔糜烂、口腔或咽部溃疡等应激反应等。

附：鼻咽导气管放置技术考核评分标准（表5-2-2）

表5-2-2　鼻咽导气管放置技术考核评分标准

项目	分值	技术操作要求及评分					
操作前准备	10分	着装、仪表、举止符合要求	5				
		备齐物品、型号适宜、洗手、落实查对	3				
		环境整洁、舒适、安全	2				
评估	15分	向患者解释沟通、语言内容适当、态度真诚	5				
		评估患者一般情况、病情、生命体征	5				
		评估患者鼻腔状况、咳嗽反射	5				
操作过程	60分	携用物至床旁放置合理	3				
		协助患者取正确体位	5				
		开放患者气道方法正确	5				
		鼻咽导气管插入鼻腔方向、手法正确	8				
		鼻咽导气管旋转方法正确	5				
		鼻咽导气管到达合适的位置	8				
		观察鼻咽导气管是否通畅方法正确	5				
		观察胸壁运动幅度和听诊方法正确	5				
		观察患者鼻腔方法正确	5				
		妥善固定鼻咽导气管方法正确	5				
		患者体位舒适，床单位整洁	3				
		整理用物，洗手，记录	3				
评价	15分	操作熟练、动作轻柔	5				
		操作过程注意保护患者安全	5				
		操作过程注意和患者的沟通	5				
提　问		回答问题错误从总分中扣除一定分值					
完成时间		5min，超过30s扣1分					
总　分		100分					

（武淑萍　吴琳娜）

第三节　喉罩放置技术

喉罩（laryngeal mask airway，LMA）是用于意识丧失患者急救及麻醉时的微创气道管理工具。喉罩与有创的气管插管相比，具有置入便捷、易于掌握、成功率高、对血流动力学影响小、并发症少等优点，在临床紧急气道建立时得到了广泛应用。

一、简介

喉罩（图5-3-1）又称喉罩通气管，是一种特殊类型的通气管，前端衔接一个硅橡胶材料制成扁长型套，其大小恰好能盖住喉头，故有喉罩通气管之称。喉罩由罩囊、指示气囊、气道导管、机器端接口（15mm圆锥接头）、充气管等组成。喉罩是在盲探下由患者口腔插入，无须使用喉镜显露声门，罩体扣住声门周围组织以保证肺通气。

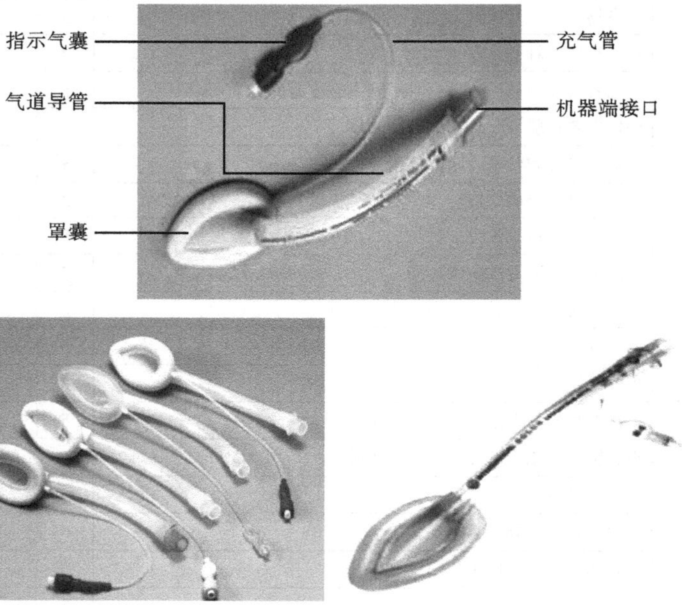

图5-3-1　喉罩

二、适应证

1. 心跳呼吸骤停等各种紧急抢救时置入喉罩，用作急救通道，保证通气。
2. 可使用喉罩作为气管插管的向导，先将一根气管导管导引或支气管镜插入喉罩进入气管内，然后再套入气管导管顺势置入气管内。
3. 需要气道保护而又不能行气管插管的患者。
4. 手术时应用喉罩插管建立通气。
5. 气管插管困难的病例。

三、物品准备

物品准备见表5-3-1及图5-3-2。

表5-3-1　放置喉罩物品准备

物品名称	数量	物品名称	数量
喉罩	1个	一次性吸痰管	数根
宽胶布或寸带	1卷	表面麻醉剂	适量
生理盐水	1瓶	润滑液（液状石蜡）	适量
护理手套	1副	纱布	数块
一次性注射器（20ml）	1个	手消毒液	1瓶

四、操作流程

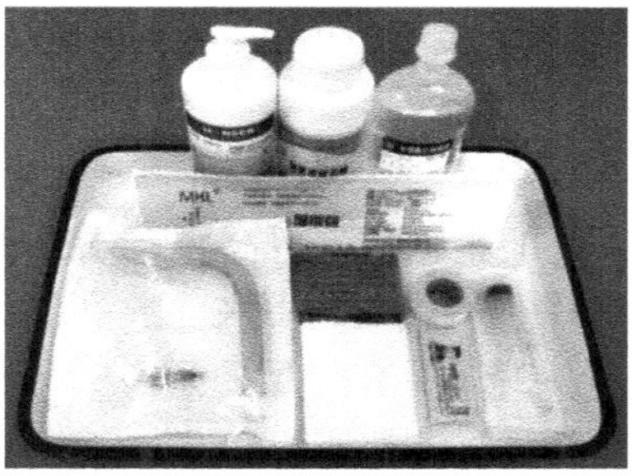

图5-3-2　放置喉罩物品

1.操作者洗手、戴口罩，在治疗室准备物品，检查物品有效性。

2.携用物至床旁，查对患者姓名、ID号，向患者或其家属解释操作目的。

3.评估患者神志意识状态、配合程度。

4.协助患者去枕平卧，清理口腔、呼吸道分泌物，仰面举颌，打开气道。

5.洗手，戴手套。喉罩指示气囊内注气20ml，检查指示气囊是否漏气，然后抽空囊内气体，并进行手法塑形（图5-3-3）。

6.将润滑剂或表面麻醉剂涂抹在喉罩的尖端背面及两侧，注意避开喉罩开口。

7.操作者位于患者头侧，左手打开口腔，暴露声门，右手持笔式握住喉罩，尖端抵住口腔硬腭，沿着硬腭-软腭生理弯曲插入，喉罩送入口腔后，继续推进管道，受到明显阻力后即放置到位（图5-3-4）。

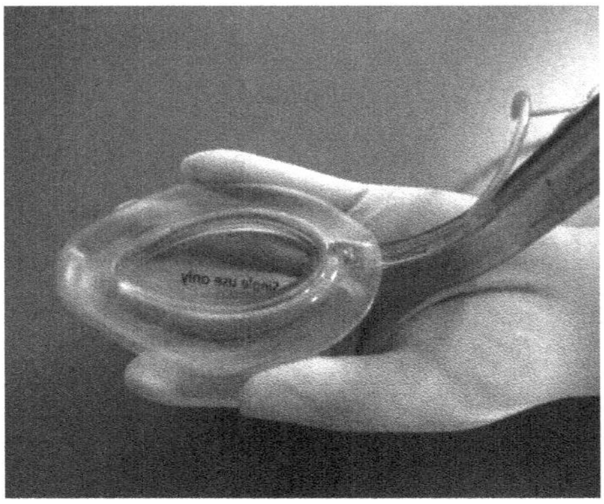

图5-3-3　喉罩手法塑形

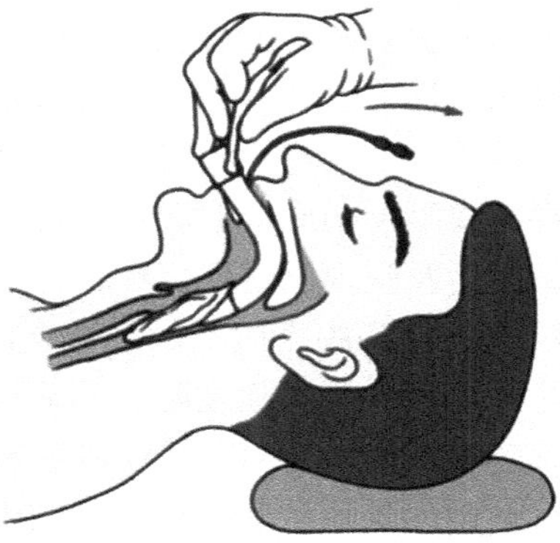

图5-3-4　置入喉罩

8.根据喉罩型号向套囊内适当充气，通常成人使用喉罩充气20～30ml。

9.接简易呼吸器或呼吸机通气，听诊呼吸音，观察胸廓起伏。

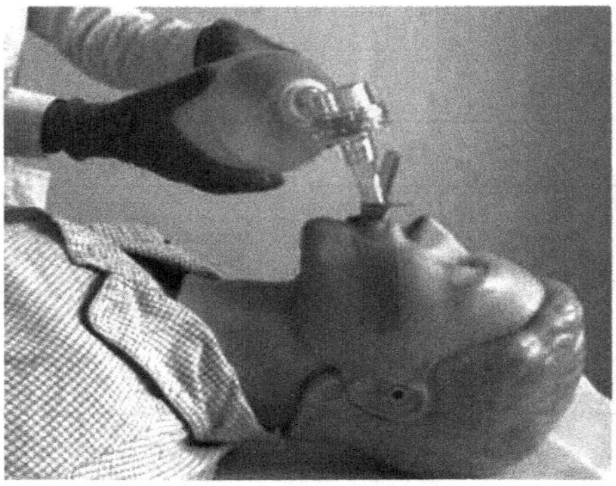

图5-3-5　喉罩辅助通气

10.确认气流通畅后，置入牙垫防止患者牙齿咬合，固定喉罩位置，继续保持通气。然后用1条长30～35cm的胶布以喉罩通气管为中心环绕一周，两端交叉固定于患者左右脸颊部用胶布将喉罩妥善固定。

11.协助患者取舒适体位，按需给予辅助通气或其他方法氧疗（图5-3-5），监测患者生命体征及脉氧饱和度变化。

12.向家属及陪护人员交代注意事项。

13.整理床单位及物品。

14.洗手，做好记录。

五、注意事项

1.根据患者身高体重选择适宜的喉罩。成人一般选择4号喉罩，喉罩过小常致插入过深，造成通气不良。喉罩过大不易到位，容易漏气。

2.气囊充气量要适宜，一般充气20～30ml，充气过多时气囊变硬不仅易产生漏气，还会对咽喉部产生压迫。

3.润滑剂不能涂在喉罩开口处，避免润滑剂刺激喉头诱发喉痉挛。

4.确保喉罩插入位置正确，深度不够或套囊过度充气时可能发生血管受压和神经损伤。

5.喉罩仅提供通气方法，不能完全替代传统的气管插管，仅可在短时间内应用，不适宜长期机械通气者。

6.喉罩使用完毕后，先充分吸引口咽部分泌物，再用专用外圆锥接头的注射器顶开气阀抽尽喉罩内的气体后方可拔除喉罩，拔管前充分吸引口咽部分泌物。

六、重点与难点

（一）不适宜喉罩应用的临床情况

1.肺顺应性差患者，呼吸道有出血、胸腔手术及阻塞性肺部疾病行正压通气者。

2.咽喉部病变者、会厌损伤、扁桃体异常肿大、有潜在呼吸道梗阻风险的患者。

3.存在口咽损伤或口咽病变、张口度难以通过喉罩者。

4.饱食后及腹内压过高，具有高度反流误吸风险的患者。

5.喉罩不能解决声门下的气道梗阻问题，气道阻力增加、气管受压和气管软化患者麻醉后可能发生呼吸道梗阻，不适宜使用喉罩。

6.了解喉罩使用的局限性　需患者张口大于3cm，不能完全避免反流误吸，亦可致胃扩张，长时间使用致暂时性构音障碍。

（二）有效置入喉罩的方法

1.喉罩置入过程中，引导的手指应保持将喉罩的罩体压向患者硬腭方向，以减少喉罩罩体尖端发生折叠的可能，使喉罩置入正确的位置。如果罩体发生折叠，须将喉罩拔出再重新置入。

2.润滑剂应适量，且不可将润滑剂涂擦于气囊正面，以免喉罩插入后发生喉罩与喉组织间的滑动，影响喉罩的定位。

3.喉罩插入前应用注射器将气囊内的气体完全抽净，抽气过程中可以边抽气边用手指捏住气囊尖端并稍向前牵拉，避免气囊发生卷曲，以确保其形状。有条件时可使用专用喉罩气囊抽气定型夹，保证气囊在抽气过程中保持其平整的形态。

4.患者张口度较好且肌肉完全放松时可使用气囊部分充气法置入喉罩，下颌关节僵硬及小口的患者慎用。

附：喉罩放置技术考核评分标准（表5-3-2）

表5-3-2 喉罩通气管放置技术考核评分标准

项目	分值	技术操作要求及评分					
操作前准备	10分	着装、仪表、举止符合要求	5				
		备齐物品、型号适宜、洗手、落实查对	3				
		环境整洁、舒适、安全	2				
评估	15分	向患者解释沟通、语言内容适当、态度真诚	5				
		评估患者一般情况、病情、生命体征	5				
		评估患者口腔状况、咳嗽反射	5				
操作过程	60分	携用物至床旁放置合理	3				
		协助患者取正确体位	5				
		开放患者气道方法正确	5				
		喉罩经口腔插入方向、手法正确	8				
		喉罩到达合适的位置	8				
		喉罩置入后充气方法正确	5				
		观察喉罩是否通畅方法正确	5				
		观察胸壁运动幅度和听诊方法正确	5				
		观察患者口腔及咽喉腔方法正确	5				
		固定喉罩方法正确妥善	5				
		患者体位舒适，床单位整洁	3				
		整理用物，洗手，记录	3				
评价	15分	操作熟练、动作轻柔	5				
		操作过程注意保护患者安全	5				
		操作过程注意和患者的沟通	5				
提 问		回答问题错误从总分中扣除一定分值					
完成时间		5min，超过30s扣1分					
总 分		100分					

（吴琳娜 武淑萍）

第四节　气管插管技术

气管插管是将特制的气管导管（endotracheal tube，ET）（图5-4-1）经声门置入气管的技术。气管插管技术能为气道通畅、通气供氧、呼吸道吸引和防止误吸等提供有效保障。

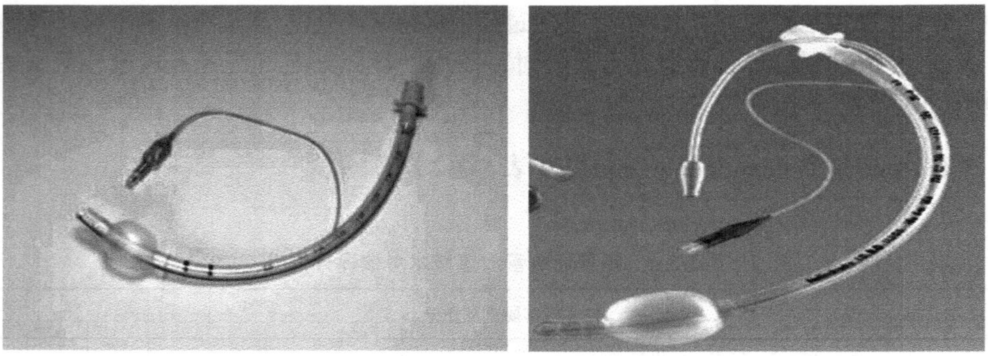

图5-4-1　气管插管导管

一、简介

气管插管术（endotracheal intubation）已成为对心脏骤停及伴有呼吸功能障碍的急危重症患者进行抢救的重要措施，且能够及时吸出气管内分泌物或异物，防止异物进入呼吸道，保持呼吸道通畅，进行有效的人工辅助或机械辅助通气，解除患者缺氧和二氧化碳潴留，是呼吸道管理中应用最广泛、最有效、最快捷的手段之一，对抢救患者生命、降低病死率起到了至关重要的作用。

二、适应证

1. 自主呼吸突然停止，需紧急建立人工气道行机械通气复苏抢救者。
2. 严重低氧血症和高碳酸血症需要机械通气者。
3. 各种原因引起呼吸道阻塞，如分泌物阻塞、异物吸入、溺水等。
4. 中枢性或周围性呼吸衰竭及各种急慢性呼吸衰竭需要辅助通气者。
5. 不能自主清除上呼吸道分泌物或需要反复气道内吸引者。
6. 存在上呼吸道损伤、狭窄、阻塞、气管食管瘘等影响正常通气者。
7. 胃内容物反流或出血随时可能发生误吸者。
8. 外科手术和麻醉需要，如全身麻醉手术、特殊体位手术、口腔及咽喉部手术，需提供呼吸支持、预防血性分泌物阻塞气道者。
9. 因诊断和治疗需要，在短时间内要反复插入支气管镜者，为了减少患者的痛苦和操作方便，也可先行气管插管术。

三、常见气管插管类型

临床上应用于老年患者的气管插管常用方法有喉镜引导下经口气管插管和纤维支

气管镜引导下经鼻气管插管。

1.经口气管插管　常于紧急情况下使用，各种原因导致的呼吸、心搏骤停抢救时经口气管内插管快速而方便，应用可视喉镜（图5-4-2）协助气管插管可提高成功率。但经口气管插管固定困难，留置时间短，大多数患者在意识恢复初期会因烦躁不安或难以耐受而容易发生脱管，另外增加了口腔清洁的难度。

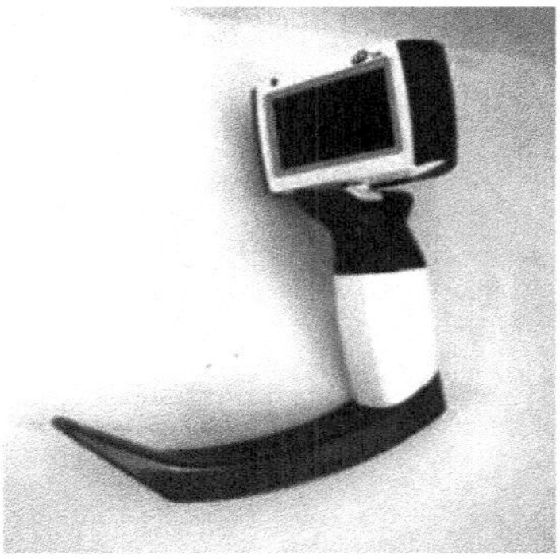

图5-4-2　可视喉镜

2.经鼻气管插管　常用于病情允许、充分准备、有自主呼吸的患者，或择期进行的气管插管。纤维支气管镜引导下经鼻气管插管，其优势主要有直视下操作、快速精准、成功率高、患者痛苦小，对于清醒者亦能耐受，且易于固定、不影响口腔护理，可较长时间留置。但长时间留置经鼻气管插管也增加了鼻腔黏膜损伤、鼻窦炎等并发症的发生率。

四、气管插管配合

（一）经口气管插管

1.物品准备见表5-4-1及图5-4-3。

表5-4-1　经口气管插管物品准备

物品名称	数量	物品名称	数量
气管插管（7号或7.5号）	1根	智能呼吸机	1台
导丝	1根	简易呼吸器	1套
一次性注射器（10ml）	1个	负压吸引装置	1套
宽胶布	1卷	一次性吸痰管	数根
纱布	数块	喉镜	1套
牙垫	1个	开口器	1个
生理盐水	1瓶	舌钳	1个
灭菌注射用水	2瓶	75%乙醇	1瓶
无菌手套	2副	手消毒液	1瓶
听诊器	1个	急救车及其他急救仪器物品	

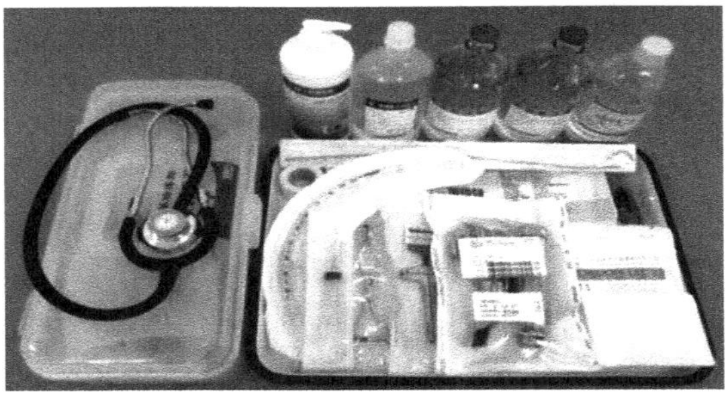

图5-4-3　经口气管插管物品

2.操作流程

（1）操作者洗手，戴口罩。在治疗室准备物品，检查物品有效期。

（2）携用物至床旁，查对患者姓名、ID号，向家属解释操作目的。

（3）评估患者神志意识状态、合作程度。

（4）操作者洗手，戴手套。

（5）清理口腔分泌物，协助患者去枕平卧，头后仰，打开气道（图5-4-4），必要时约束双手。

（6）打开喉镜包装，连接叶片，检查灯泡。

（7）检查气管导管气囊无漏气，抽净气体，将导丝置入导管内（图5-4-5）。

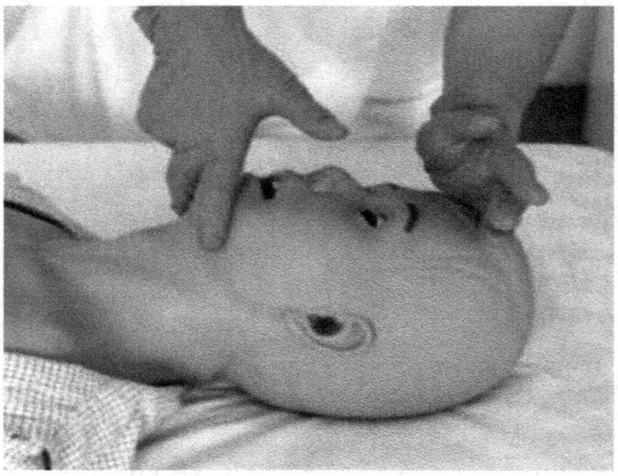

图5-4-4　开放气道手法

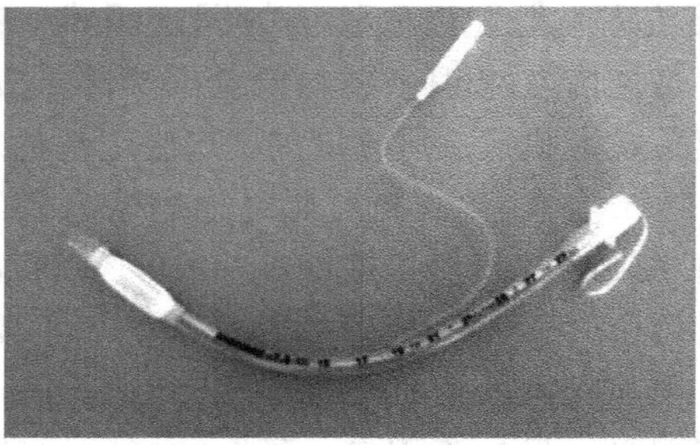

图5-4-5　导丝置入导管内

（8）去掉床头，助手协助医生固定患者头部，操作者站在患者头侧，左手持喉镜，将喉镜叶片插入会厌谷（舌根与会厌之间），上抬叶片暴露声门，右手持气管导管，沿口腔经声门导入气管导管至气道（图5-4-6），置入长度（至门齿）19～21cm，缓慢退出喉镜叶片及导丝。

（9）助手协助固定气管导管，防止患者躁动导致管路移位或脱出，必要时协助吸痰。

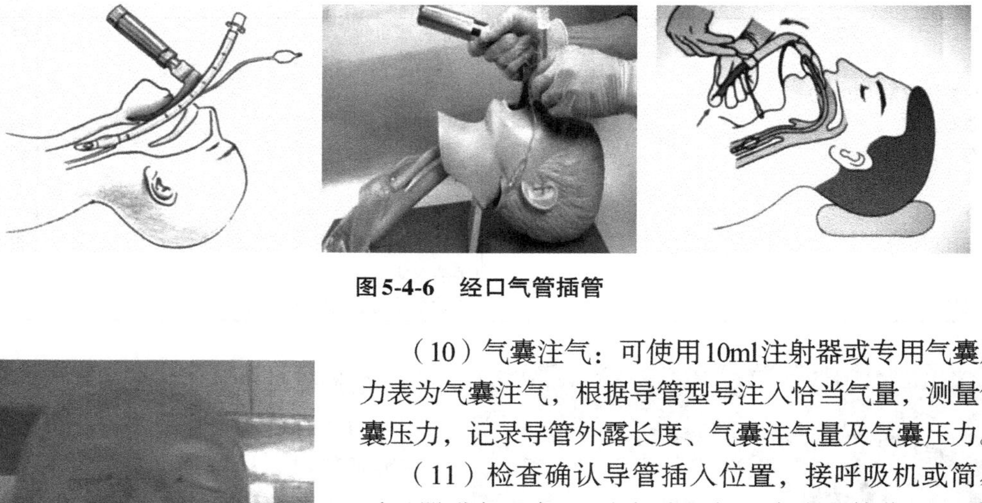

图5-4-6　经口气管插管

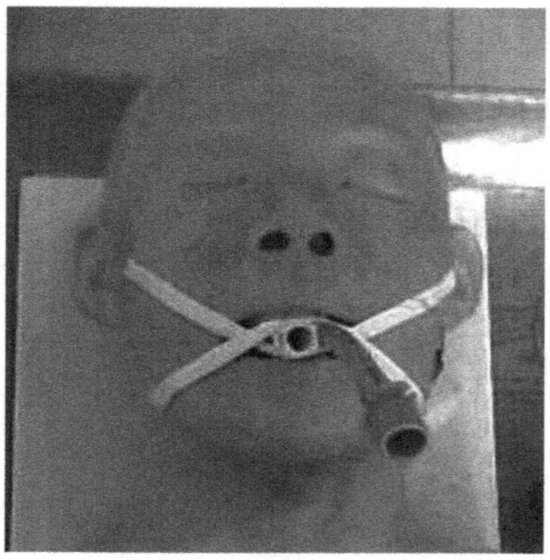

图5-4-7　专用固定带固定

（10）气囊注气：可使用10ml注射器或专用气囊压力表为气囊注气，根据导管型号注入恰当气量，测量气囊压力，记录导管外露长度、气囊注气量及气囊压力。

（11）检查确认导管插入位置，接呼吸机或简易呼吸器进行通气，听诊呼吸音，确认导管位置正确，必要时协助吸痰。

（12）固定导管：先用长10cm的胶布将导管与牙垫缠绕一周，然后使用两条长30～35cm的胶布，分别以气管导管外露根部为中心，环绕导管外周，并交叉固定于患者两侧脸颊部（详见第6章第一节），亦可用寸带或专用固定带固定（图5-4-7）。

（13）垫枕头、整理床单位及用物，约束患者双手，安装床头档。
（14）向家属及陪护人员交代注意事项。
（15）监测生命体征及脉氧饱和度，观察患者通气情况。
（16）洗手，做好记录。

（二）经鼻气管内插管

1.物品准备见表5-4-2及图5-4-8。

表5-4-2　经鼻气管插管用物

物品名称	数量	物品名称	数量
气管导管（7号或7.5号）	1根	智能呼吸机	1台
宽胶布	1卷	简易呼吸器	1套
纱布	数块	纤维支气管镜	1套
生理盐水	1瓶	负压吸引装置	1套
灭菌注射用水	2瓶	一次性吸痰管	数根
无菌手套	2副	手消毒液	1瓶
听诊器	1个	一次性注射器（10ml）	1个
75%乙醇	1瓶	急救车及其他急救仪器物品	

2.操作流程。

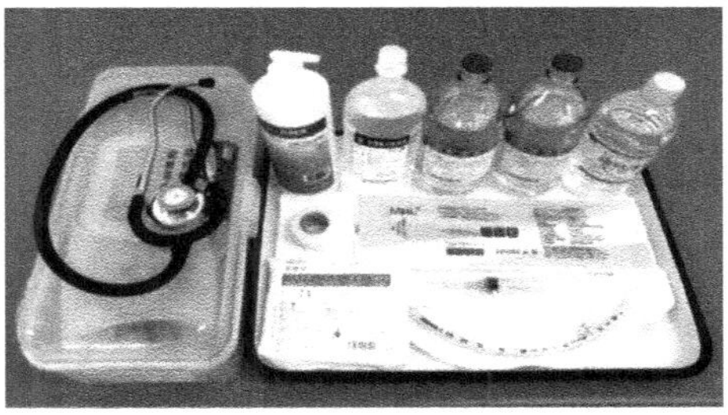
图5-4-8　经鼻气管内插管用物

（1）操作者洗手，戴口罩。在治疗室准备物品，检查物品有效期。
（2）携用物至床旁，查对患者姓名、ID号，向患者或其家属解释操作目的。
（3）评估患者意识状态、配合程度。
（4）洗手，戴手套。清理口腔分泌物，协助患者取去枕平卧位，头后仰打开气道。洗手。
（5）检查气管导管气囊无漏气，抽净气体。
（6）润滑气管镜及气管导管，取下导管接头，将气管导管套在气管镜上，纤维支气管镜侧孔接负压吸引管。
（7）去掉床头，助手协助固定患者头部。
（8）操作者站在患者头侧，手持纤维支气管镜顺着鼻腔插入，前端过声门（至隆突上6～8cm处），将导管沿鼻腔缓慢导入，置入长度（至鼻孔）27～29cm，缓慢退出纤维支气管镜（图5-4-9）。
（9）助手协助固定气管导管，防止患者躁动导致管路移位或脱出，必要时协助吸痰。
（10）气囊注气：可使用注射器或专用气囊压力表为气囊注气，根据导管型号注入恰当气量，测量气囊压力，记录导管外露长度、气囊注气量及气囊压力。
（11）检查确认导管插入位置：插入导管后应立即确定导管位置，记录导管外露长度。将呼吸机或简易呼吸器连接气管导管进行通气，听诊呼吸音。

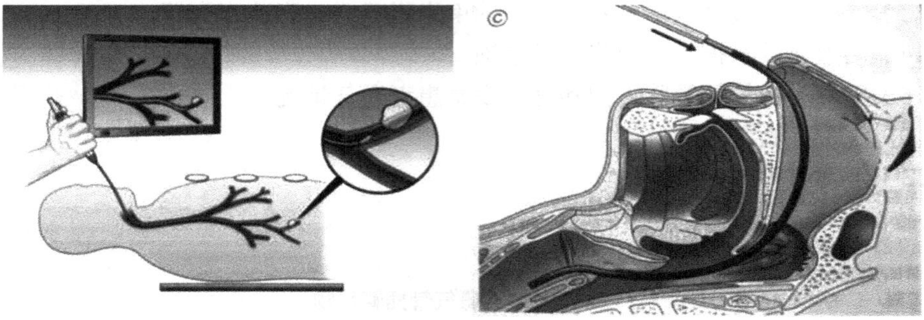

图5-4-9　气管镜引导下气管插管

（12）再次确认导管位置无误后，采用适宜方法固定气管导管（图5-4-10），一般采用胶布或寸带固定（详见第6章第一节人工气道固定）。

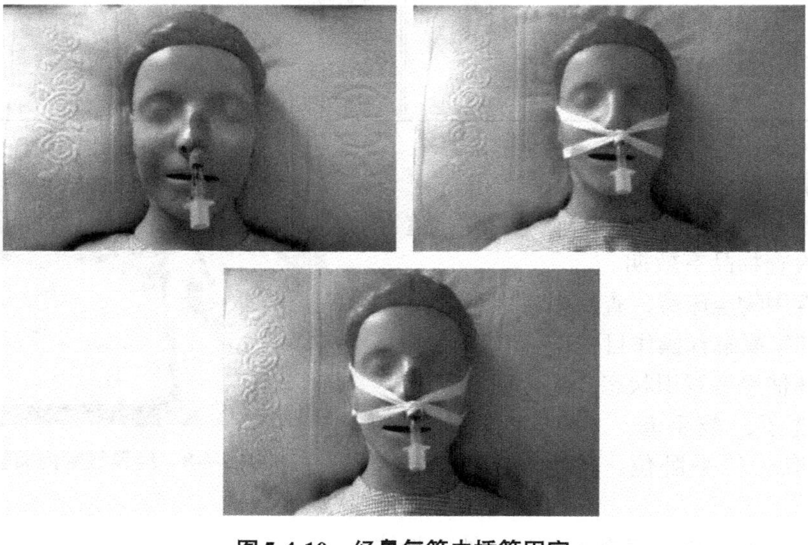

图5-4-10　经鼻气管内插管固定

（13）垫枕头、整理床单位及用物，约束患者双手，安装床头档。
（14）向家属及陪护人员交代注意事项。
（15）监测生命体征及脉氧饱和度，持续观察患者通气情况。
（16）洗手，做好记录。

五、注意事项

1.气管导管的型号选择应按患者年龄、性别、身材大小等决定，成人一般选择7.5号。

2.置入深度适宜，经口气管导管长度为20～22cm，经鼻气管导管长度为27～29cm。

3.导管插入后，应立即确定导管位置，并记录导管外露长度。检查两肺呼吸音是否正常，防止误入支气管。如发现导管已经进入一侧主支气管或误入食管时，必须立即调整或重新插管。

4.经口气管插管后应放置牙垫，以防患者咬合导致导管曲折发生气道阻塞，并标记导管在门齿水平的放置位置，以便观察导管移动情况。

5.气管导管套囊内充气要适度，其内压一般应维持在25 ～ 30cmH_2O以下。

6.插管后导管位置必须正确，导管固定要牢固，并随时观察导管是否通畅，防止滑脱、扭曲。

7.及时吸引气管内分泌物，吸痰动作要轻柔，吸痰管插入深度以超过气管导管前端2 ～ 3cm为宜。

8.需要较长时间机械通气患者、痰液较多排痰不畅者，以气管切开为宜。

9.插管前应充分吸氧，备好急救药和器械，插管过程中严密观察病情变化，注意有无呕吐、误吸、心律失常、血压骤然升高不良反应。

10.气管插管是紧急抢救的重要措施，无绝对禁忌证，但如存在以下情况时需注意。

（1）喉头急性炎症，由于插管可以使炎症扩散，故应谨慎。

（2）喉头水肿、喉头黏膜下血肿等患者，除非急救，禁忌气管插管。

（3）严重凝血功能障碍，宜待凝血功能纠正后进行。

（4）颅底骨折、鼻腔闭锁、鼻骨骨折、鼻息肉、鼻咽部血管瘤等不宜行经鼻气管插管。

（5）巨大动脉瘤，尤其主动脉弓部位的动脉瘤，气管插管可能造成动脉瘤破裂，宜慎重。

六、重点与难点

（一）插管前对患者进行评估

1.患者神志意识状态、配合程度，心率、呼吸、血压等生命体征情况，插管需求与紧急程度，以及有无气管插管禁忌证等。

2.头颈活动度。患者需取去枕平卧位，头后仰打开气道。正常头颈伸屈范围为90° ～ 165°，若头后仰不足80°可致插管困难。

3.口齿情况。观察有无活动义齿，插管前应全部取下。经口气管插管需将喉镜叶片插入会厌谷（舌根与会厌之间），上抬叶片暴露声门。正常张口可达4 ～ 5cm，如张口小于2.5cm常妨碍喉镜置入。

4.拟行鼻腔插管时应了解鼻腔通畅情况，有无鼻中隔偏曲、鼻咽部手术史、咽部扁桃体是否肿大、咽后壁有无脓肿等。

5.了解有无颈部肿瘤、主动脉瘤、气管软骨环软化、气管腔狭窄等，应参考X线片或CT片测量气管内径，按内径缩小25%准备导管为宜。

6.咽喉部肿瘤、水肿、狭窄等病变对插管路径可能有阻挡，无法经声门行气管插管者，需考虑行气管切开术。

（二）操作中需重点关注问题

1.操作时动作轻柔，避免损伤牙齿。待声门开启时再插入导管，避免导管过度刺激，以保护声门及后咽部黏膜，减少喉头水肿的发生。

2.插管时喉头、声门应暴露良好，视野清楚，根据解剖标志循序推进喉镜片，术中及时清除气管内分泌物。

3.防止牙齿脱落误吸。术前应检查患者有无义齿和已松动的牙齿，将其去除或摘掉，以免插管时损伤或不小心致其脱落、滑入气道，引起窒息而危及生命。

4.采用上提喉镜的手法，将喉镜的着力点始终放在喉镜片的顶端，并严禁用“翘”的手法将上门齿作为支点使用喉镜，以免碰落门齿。

5.防止插管意外。气管插管时，尤其是在挑起会厌时，由于迷走神经反射，有可能造成患者呼吸、心搏骤停，特别是生命垂危或原有严重缺氧、心功能不全的患者更容易发生。因此实施操作前需做好抢救准备，插管前应向患者家属充分告知，取得理解和配合。

（三）确定导管位置的具体方法

1.直接镜下直视看到导管通过声门。

2.机械通气时胸廓有规律性地起伏。

3.呼吸音情况：①双肺上叶可闻及；②双肺下叶可闻及；③机械通气时单侧呼吸音消失或减弱（通常是左侧），表明气管导管插入太深而进入主支气管，可轻轻往外移动少许，再次评估直至两侧呼吸音相同。

4.上腹部吹气音。通气过程中如听到上腹部的“汩汩”声，表明导管已进入食管，应立即拔出导管，进行预氧合（人工简易呼吸器通气1min）后，重新插管。

5.通常气管插管后或机械通气后应常规行床边X线检查，以确定导管位置。

（四）插管后重点关注的问题

1.及时进行插管后效果评价

（1）患者机械通气有效，缺氧状况改善、生命体征平稳，神志、意识逐渐恢复，颜面、甲床发绀缓解，心率、呼吸趋于稳定。

（2）呼吸机运转正常，机械通气参数稳定，人机协调。

（3）吸痰管可顺利插入行气管内吸痰，未见阻力和异常。

2.关注血压变化　插管后行机械通气致胸腔压力改变，回心血量减少，血压可能降低，需密切观察患者血压变化，插管前连接监护仪，插管后30min内每隔5min测量1次血压。观察患者面色、表情、呼吸、心率等情况变化。

3.关注患者清醒后情绪变化　插管后痛苦不适，难以忍受，躁动不安，应酌情应用镇静剂，而镇静剂的应用，可导致血压进一步下降，需引起高度重视。

4.关注脱管问题　插管后缺氧与二氧化碳潴留未及时得到改善，以及镇静剂的应用，均影响患者的判断力，加之痛苦不适，经常无意识肢体动作，极易导致意外拔管，应做到妥善固定插管。

5.关注皮肤损伤问题　患者神志意识不清，约束双手时，需注意及时观察皮肤、黏膜局部血供情况、防止皮肤损伤问题发生，关节处垫以海绵圈垫，以防局部受伤。

6.关注动脉血气变化　一般在气管插管机械通气30min后采集动脉血送检，观察呼吸参数变化，判断缺氧和二氧化碳潴留是否改善，体内酸碱平衡是否得到纠正，指导镇静剂使用、呼吸参数调整，判断病情趋势。

（武淑萍　杨　晶）

第五节　食管–气管联合导气管放置技术

食管-气管联合导气管（esophageal-tracheal combitube，ETC），也称食管气管双腔气道，临床上简称盲插管，是一个同时具备食管阻塞式通气管和传统气管导管功能的紧急插管装置，无论插入食管还是气管，均可提供有效通气（图5-5-1），插管时不受体位限制，操作简便，为抢救赢得宝贵时机，在院前急救、心肺复苏和困难气管插管时，能更加迅速、有效地开放气道，减少胃内容物反流误吸等致命并发症的发生。

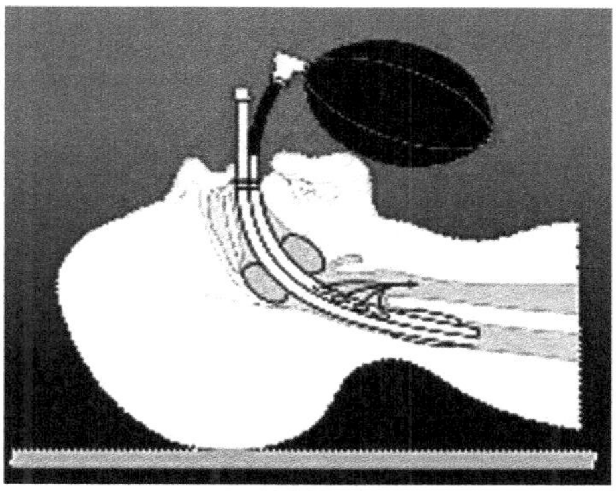

图5-5-1　ETC紧急插管通气

一、简介

ETC是一个双气囊和双管腔的导管（图5-5-2），具有食管阻塞式通气管和常规气管插管的联合功能，常用有37F和41F两种型号。图5-5-2中数字表示ETC的结构：1.食管腔，即1号管；2.气管腔，即2号管；3.食管腔的侧孔；4.食管腔远端（前端封闭）；5.1号气囊（大气囊）；6.气管腔远端（前端开放）；7.2号气囊（小气囊）；8.环形标志刻度；9.食管腔通气接口；10.气管腔通气接口。其具体结构与使用原理如下。

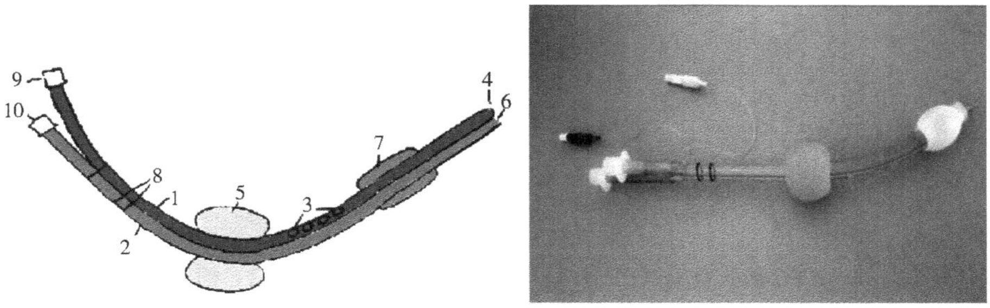

图5-5-2　ETC

1.双腔　一个腔类似于阻塞食管的通气管（称1号管），其远端封闭，在近于咽喉水平有8个侧孔，亦称作食管腔；另一个腔类似于传统的气管导管（称2号管），远端开放，又称作气管腔。

2.双囊　导管上有2个气囊，1号气囊位于导管中部，为大气囊，外露注气端小囊为蓝色，依型号不同分别可充气85ml或100ml，充气后可压迫舌根和软腭，从下咽部封闭口腔、鼻腔，并且有助于固定导管；2号气囊位于近导管尖端（远端），为小气囊，依型号不同分别可充气12ml或15ml，外露注气端小囊为白色，充气后可保持食管或气管与导管壁之间的气体密闭性。

3.环形标志刻度　ETC近端距大气囊约8cm处有一标记线称为环形标志刻度，该标志线正对上下门齿时表示插管深度合适。

4.用盲插法插入ETC（图5-5-3）　ETC一般情况进入食管，此时可通过ETC的食管腔（即1号管）进行通气，即气体通过食管腔的侧孔进入咽部，再从咽部通过会厌进入气管，达到开放气道并进行有效通气的目的（图5-5-4）。而当ETC插入气管时，则可通过ETC的气管腔（即2号管）进行通气，即气体通过气管腔的远端进行通气，此时ETC相当于普通气管插管（图5-5-5）。

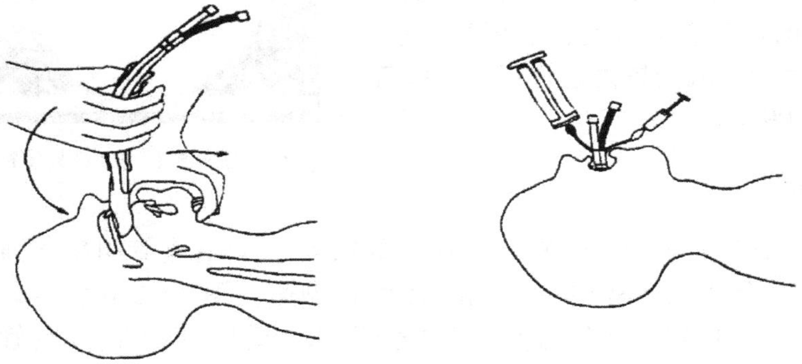

图5-5-3　ETC插入

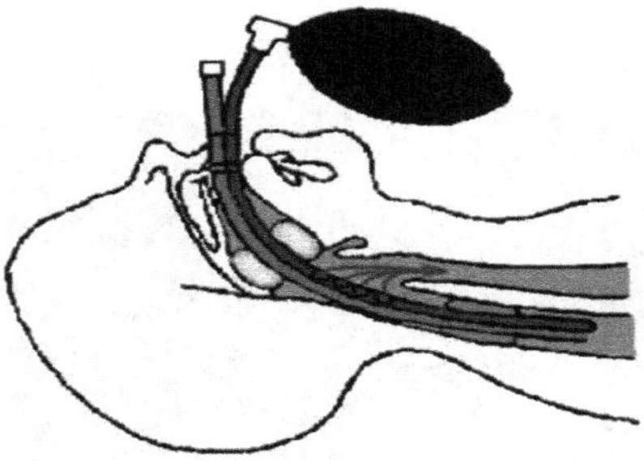

图5-5-4　ETC插入食管通气

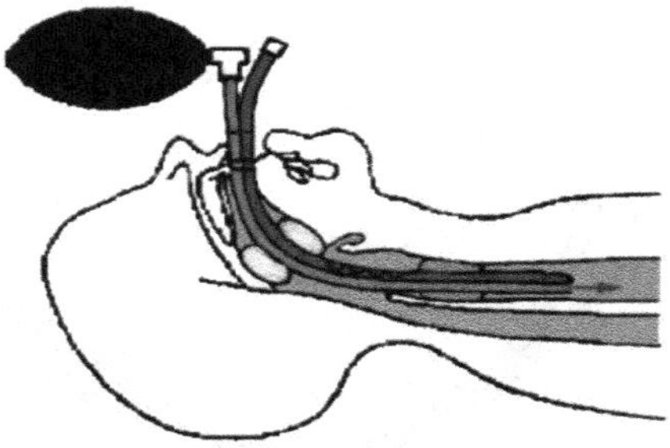

图5-5-5　ETC插入气管通气

二、适应证

1.任何紧急情况下的呼吸、心搏骤停的复苏抢救。

2.经口、鼻气管插管困难的急救。

三、物品准备

物品准备见表5-5-1及图5-5-6。

表5-5-1　放置盲插管物品准备

物品名称	数量	物品名称	数量
盲插管	1套	呼吸机或简易呼吸器	1台/1套
宽胶布	1卷	负压吸引装置	1套
纱布	数块	一次性吸痰管	数根
牙垫	1个	喉镜（必要时）	1套
生理盐水	1瓶	开口器（必要时）	1个
灭菌注射用水	2瓶	舌钳（必要时）	1个
无菌手套	2副	手消毒液	1瓶
听诊器	1副	急救车及其他急救仪器物品	

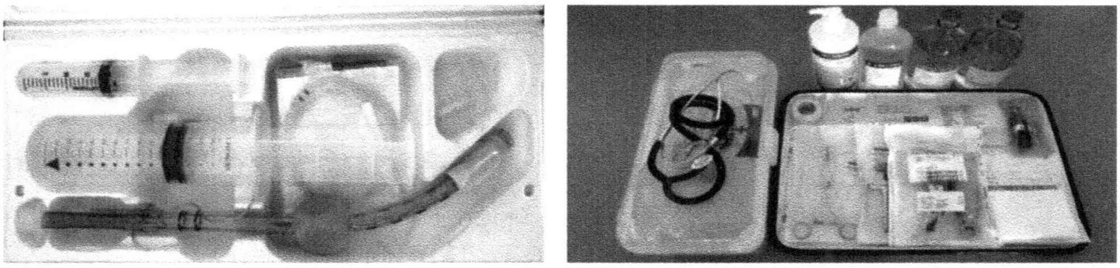

图5-5-6　放置ETC物品

四、操作流程

1.呼叫患者，触摸颈动脉，评估患者神志意识状况，迅速判断需要放置ETC急救（图5-5-7）。

2.操作者洗手，戴口罩、手套。

3.协助患者去枕平卧、头偏向一侧，迅速清理呼吸道（图5-5-8），使患者头后仰，头颈部置于正中位（图5-5-9）。

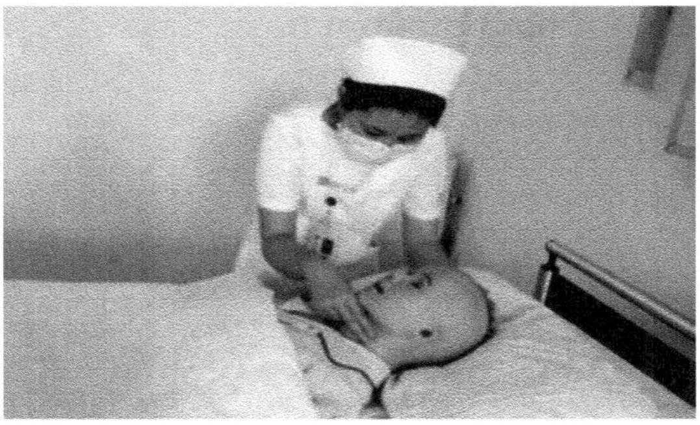

图5-5-7　判断患者情况

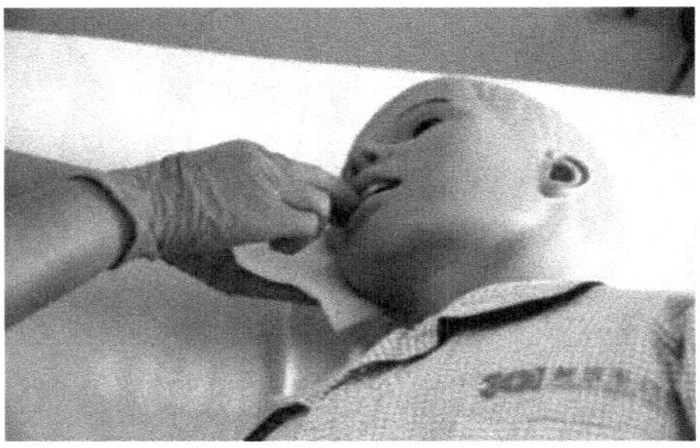

图5-5-8　清理口咽部分泌物

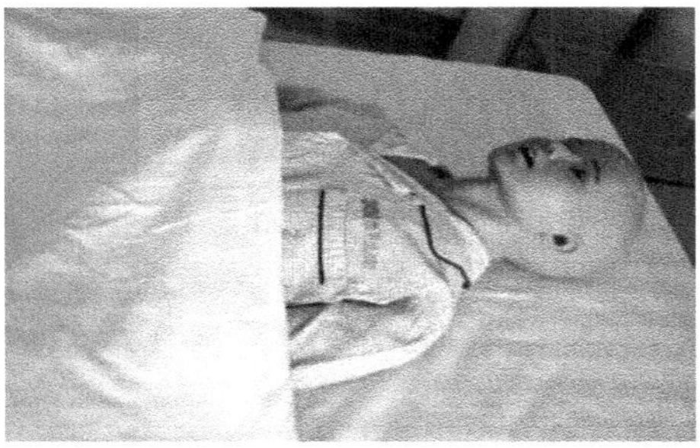

图5-5-9　头颈部正中位

4.洗手。取出ETC，分别向1号、2号气囊注气进行检查，确保气囊完好无漏气（图5-5-10），然后充分润滑导管（图5-5-11）。

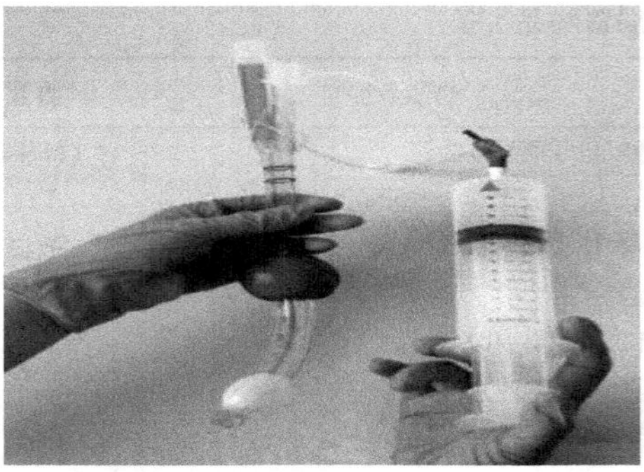

图5-5-10　检查ETC气囊

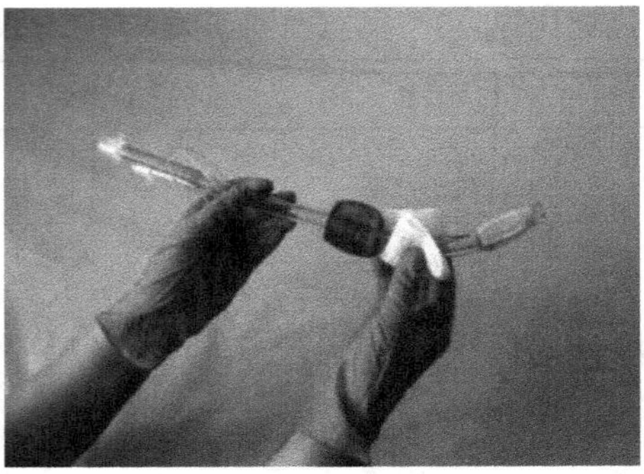

图5-5-11　润滑ETC

5.移去床头档，助手协助操作者固定患者头部，操作者站在患者头侧。

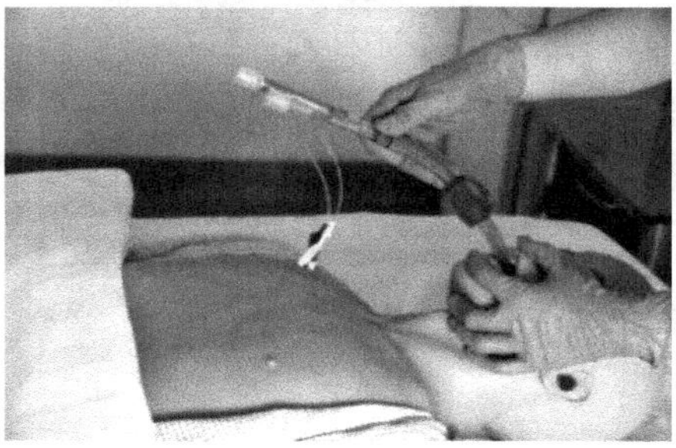

图5-5-12　插入ETC

6.插管方法。术者站患者头侧，一手打开口腔，另一手执笔式持ETC，保持导管居中位置，沿口腔生理弯曲缓慢插入至环形标志刻度位于上下门齿之间（图5-5-12）。

7.判断ETC位置

（1）将1号、2号气囊分别注气（图5-5-13），将呼吸机或简易呼吸器接于1号管试通气，听诊肺部有呼吸音（图5-5-14），证实插管成功，通气有效。

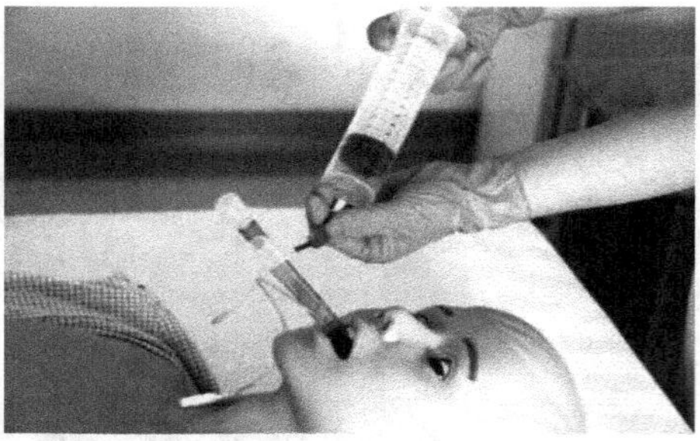

图5-5-13　气囊注气图

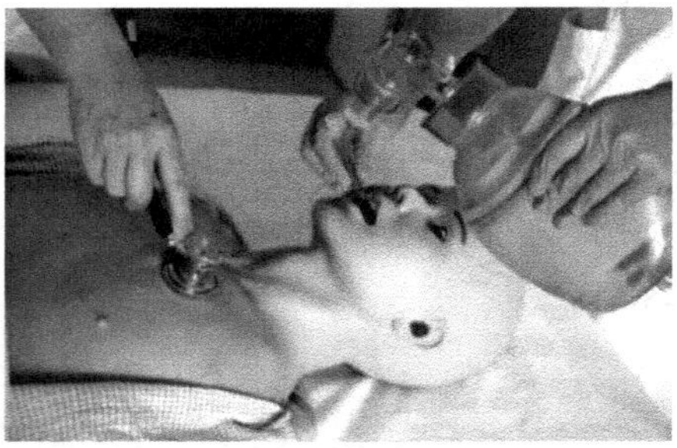

图5-5-14　听诊呼吸音

（2）听诊肺部无呼吸音、胃部听到吹气音，将呼吸机或简易呼吸器接于2号管试通气，听诊肺部有呼吸音时，证实插管成功，通气有效。

8.固定ETC。先用长10cm胶布将导管与牙垫缠绕一周，然后使用2条长30～35cm的胶布，分别以ETC外露根部为中心，环绕导管外周，并交叉固定于两侧脸颊部（图5-5-15）。

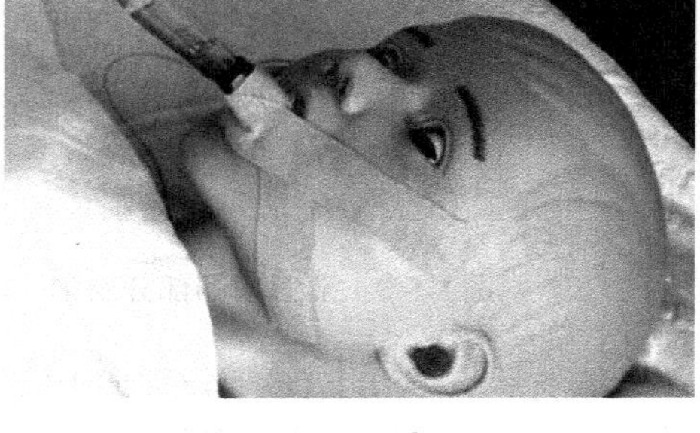

图5-5-15　固定ETC

9.垫枕头、整理床单位及用物，约束患者双手，安装床头档。
10.向家属及陪护人员交代注意事项。
11.监测生命体征及脉氧饱和度，持续观察患者通气情况。
12.洗手，做好记录。

五、注意事项

1.插管时保持ETC置于口腔正中位，动作轻柔，避免损伤口咽部黏膜。
2.当患者有尖锐断齿或牙裂时，须避开断裂牙齿，防止划破气囊。
3.ETC插入食管时不能吸痰，如需要吸痰时，待病情稳定后，更换经口或经鼻气管插管后再行吸痰。
4.依型号不同1号气囊注气85ml或100ml，2号气囊注气12ml或15ml。通气过程中如有漏气现象，气囊中可再次注入少量气体。
5.拔出ETC前须先放尽2个气囊中的气体。

六、重点与难点

（一）保证ETC使用的有效性

1.ETC作为急救器材应时刻保持良好备用状态，需要时可立即使用，于任何紧急情况和困难气道，均可快速建立人工气道。
2.ETC插入后1号管通气有效时，判断ETC位于食管内，此时ETC相当于食管阻塞式通气管，不能经1号管插入吸痰管进行吸痰，经2号管可插入鼻胃管进行胃内容物引流。
3.ETC插入后2号管通气有效时，判断ETC位于气管内，此时ETC相当于普通的气管插管，可经2号管插入吸痰管进行气道内分泌物吸引。
4.ETC插入后先行1号气囊注气100ml，再行2号气囊注气15ml，如需调整置入深度时，ETC位于食管中，仅需1号气囊放气，2号气囊无须放气。
5.ETC插入后未能有效通气的判断与处理
（1）现象：当呼吸机或简易呼吸器接1号、2号管试通气时，均未听到呼吸音，且通气阻力大，呼吸机持续压力高限报警，或挤压简易呼吸器球囊时阻力过大不能通气。
（2）判断：ETC位于食管内，可能插入过深。
（3）原因：由于导管插入过深，1号气囊注气后膨胀，堵塞了会厌部，影响气体经会厌进入气道的通路。
（4）处理：将1号气囊放气，ETC往外拔出2～3cm，然后将1号气囊重新充气（此时ETC位于食管，故2号气囊无须放气），再接1号管即可通气，听诊肺部有呼吸音时，证明插管成功。

（二）保证ETC使用的安全性

1.掌握ETC使用的绝对禁忌证：ETC盲插时多数情况下直接进入食管，食管静脉曲张、食管狭窄等有食管疾病的患者、误食腐蚀性物质的患者为ETC使用的绝对禁忌证，以免造成大出血、食管穿孔等严重并发症。
2.因其型号限制，ETC不适合用于身高低于140cm的患者或儿童。
3.清醒或对咽部刺激敏感者、肺顺应性显著降低及上呼吸道水肿者、需频繁进行气管内吸引者，以及呕吐反射活跃的患者应慎用。

4.ETC为双腔导管，材质较普通气管内插管粗硬，插管时动作要轻柔缓慢，以免损伤口腔、咽喉部组织。

5.插管时头颈部必须保持在同一条轴线上，确保ETC经口腔插入时位置准确，提高成功率。

6.气囊注气要缓慢，尤其是1号气囊容量为100ml，注气时缓慢匀速，以免刺激咽喉部组织，引发恶心呕吐而导致误吸。

附：盲插管放置技术考核评分标准（表5-5-2）

表5-5-2 盲插管放置技术考核评分标准

项目	分值	技术操作要求及评分					
操作前准备	10分	着装、仪表、举止符合要求	5				
		物品准备齐全	3				
		环境整洁、舒适、安全	2				
评估	10分	评估患者一般情况、病情、生命体征	5				
		评估患者口腔状况、咳嗽反射	5				
操作过程	70分	检查盲插管，进行气囊充气测试	5				
		去枕平卧位、头偏一侧、清理呼吸道，头后仰，头颈部置于正中位置	8				
		去床头，润滑盲插管	5				
		术者站患者头侧，一手打开口腔	6				
		另一手持盲插管，经口腔沿咽部生理弯曲缓缓插入	8				
		保持导管居中位置，插入至环型标志刻度位于上下门齿之间	8				
		气囊充气：1号气囊充气85ml或100ml；2号气囊充气12ml或15ml	6				
		呼吸机或简易呼吸器接1号管试通气，听诊肺部有呼吸音以证实通气有效	8				
		如听诊肺部无呼吸音而胃部听到吹气音时，将呼吸机或简易呼吸器接2号管试通气，听诊肺部呼吸音以证实通气有效	5				
		如听诊肺部、胃部均无声音时，1号气囊放气，将导管向外拔出2～3cm，1号气囊重新充气，再接1号管试通气，听诊肺部呼吸音以证实通气有效	5				
		固定插管	3				
		整理床单位，整理用物	3				
评价	10分	操作熟练、动作轻柔	5				
		操作过程注意保护患者安全	5				
提　问		回答问题错误从总分中扣除一定分值					
完成时间		8min					
总　分		100分					

（武淑萍　吴　迪）

第六节　气管切开技术

通过气管切开可以解除各种原因所致的呼吸困难，救治上呼吸道阻塞、下呼吸道分泌物潴留、呼吸功能失常、呼吸肌麻痹患者。

一、简介

气管切开术（tracheotomy）是将颈段气管前壁切开的一种常见手术，通过切口将适当大小的气管套管置入气管（图5-6-1），使患者可以直接经气管套管进行自主呼吸或辅助通气，以解除各种原因所致的呼吸困难。

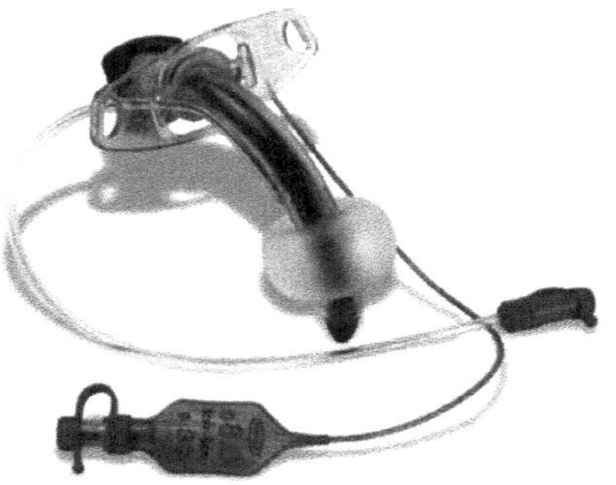

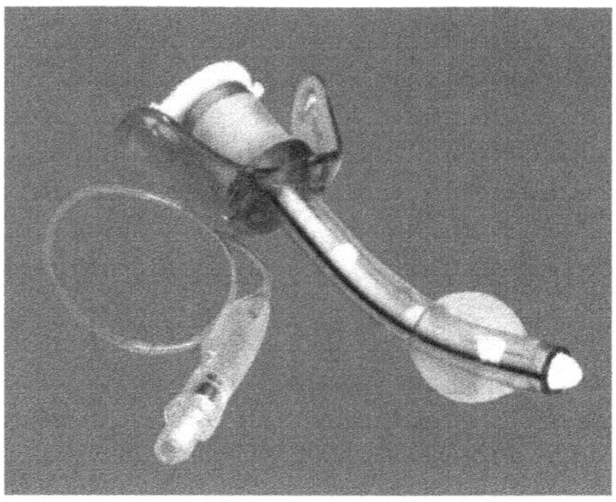

图5-6-1　气管套管

二、适应证

1. 下呼吸道分泌物阻塞、自主排痰能力差、需长期留置人工气道者。
2. 自主呼吸能力减弱或丧失，需要较长时间应用呼吸机辅助通气者。
3. 呼吸中枢受损、肺通气及换气功能障碍者。
4. 呼吸道肿瘤、异物、外伤或瘢痕性狭窄等引起喉梗阻导致缺氧、窒息者。
5. 各种原因引起的呼吸肌麻痹，需要机械通气者。
6. 气管插管拔管困难，需长期机械通气者。
7. 某些需行气管内麻醉手术而又不能经口鼻插管者。

三、物品准备

物品准备见表5-6-1及图5-6-2。

表5-6-1　气管切开物品准备

物品名称	数量	物品名称	数量
电凝设备	1台	0.5%碘伏	1瓶
气管切开包	1个	无菌手套	3～4副
气管套管（8号）	1～2个	0.9%氯化钠溶液250ml	1袋
气管导管（备用）	1个	无菌剪口方纱	数包
套管固定带（或寸带备用）	1条	无菌纱布	数包
负压吸引装置	1套	卷枕（或两条浴巾卷起）	1个
一次性吸痰管	数根	手消毒液	1瓶
2%利多卡因注射液	10ml	急救车及其他急救仪器物品	
一次性注射器（5ml、10ml）	数个		

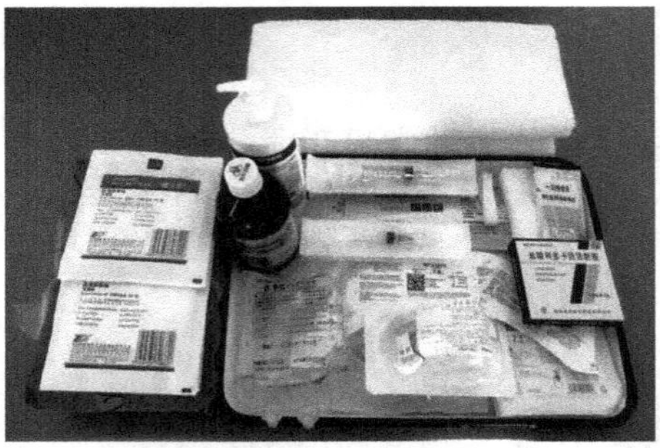

图5-6-2　气管切开物品

四、操作流程

（一）术前准备

1.环境准备　房间通风及紫外线消毒30min，减少人员流动。

2.患者准备

（1）患者评估：包括健康史、身体状况、生命体征，精神状态、营养状况、行动能力及书写交流能力等。

（2）实验室检查：凝血五项指标。

（3）基础疾病：有无糖尿病、高血压。

（4）切口局部评估：颈围、皮下脂肪、皮肤弹性、有无甲状腺肿大。

（5）术前4～6h禁食、禁水。

（二）术中配合

1.查对患者姓名、ID号，向患者及其家属解释手术必要性，解除患者紧张情绪，更好地配合治疗和护理。

2.监测生命体征及脉氧饱和度，给予吸氧。

3.移去床头档，协助患者去枕仰卧位，肩下垫卷枕，保持头后仰、颈部过伸位，约束患者双手（图5-6-3），一名配合者立于床头，双手固定头部，保持头部正中，切口在颈中线进行。

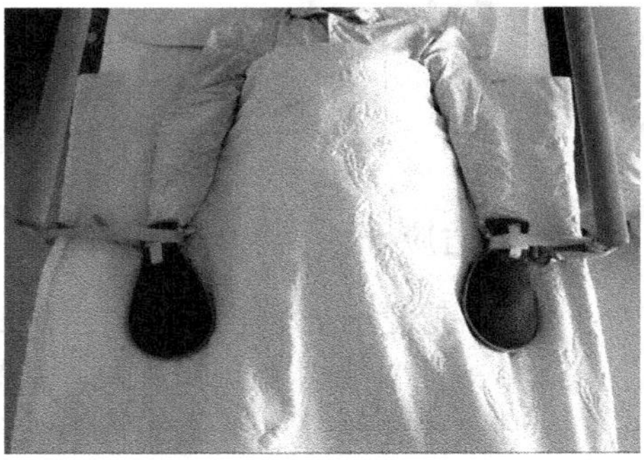

图5-6-3　约束双手

4.监测患者心率、呼吸、血压及脉氧饱和度。

5.备好吸氧管，术中持续吸氧或继续同前的呼吸机辅助呼吸治疗，保持$SpO_2 \geq 95\%$。备好吸痰管，持续开启负压，术中配合及时吸引出血及分泌物。

6.助手打开气管切开包，准备物品。

7.操作者进行常规皮肤消毒，铺无菌巾，局部浸润麻醉。于颈前正中线自甲状软骨下缘至接近胸骨上窝处行切开术。

8.助手打开气管切开套管，将气囊充气检查是否漏气，确定无误后，将气囊完全放气。

9.操作者经气管切开处放入气管套管，拔出管芯，护士协助进行套管内及口鼻腔分泌物的吸引。

10.气囊充气后将呼吸机或简易呼吸器连接气管套管进行通气，听诊呼吸音确认导管位置。

11.用寸带固定气管套管，将无菌剪口方纱垫于切口处（图5-6-4）。

12.垫枕头、整理床单位及用物，约束患者双手，安装床头档。

13.向家属及陪护人员交代注意事项。

14.监测生命体征及脉氧饱和度，观察患者通气情况。

15.洗手，做好记录。

（三）术后护理

1.病情观察：持续心电监测，严密观察生命体征及脉氧饱和度的变化，每小时观察一次并做好记录。

2.气管切开套管固定：应用两条寸带分别固定在套管两侧（打红领巾结），再将两条寸带相交在颈部一侧打一死结，松紧度以寸带下放入一指为宜。气管切口窦道形成后可使用一次性固定带固定，确保松紧度及粘扣粘贴牢固（图5-6-5）。

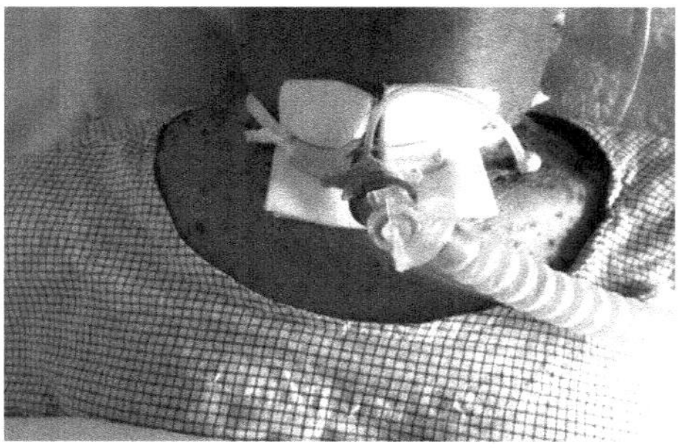

图5-6-4　气管切开后固定

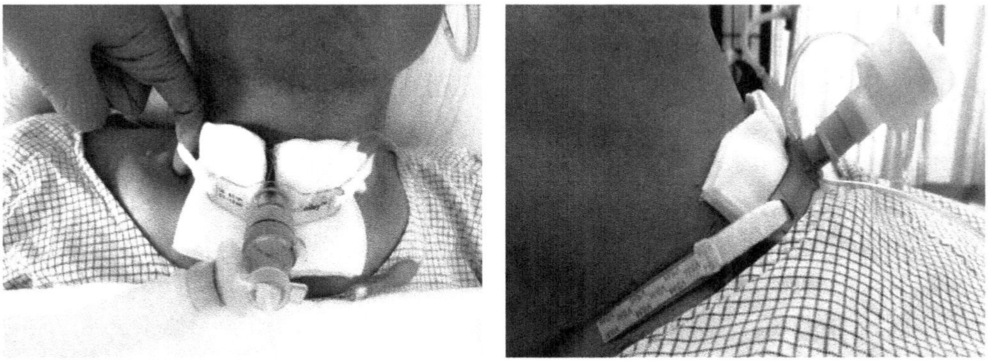

图5-6-5　气管套管固定

3.体位：患者术后采取头高位，头抬高10°～15°，头下垫枕，避免头后仰，以降低颈部张力，减少伤口渗血。病情允许情况下翻身时脱开呼吸机管道，先将患者平移，再将头、颈、脊柱在同一轴线上进行翻身。侧卧角度以30°～60°为宜，可垫翻身垫，避免90°卧位。

4.切口护理：观察切口有无出血、分泌物，切口周围皮肤有无红肿。术后第1天更换敷料不易过频，以免刺激局部延缓凝血时间。渗血浸湿方纱约2/3时更换，并记录出血量。术后第2天后每日更换2～3次。

5.气囊护理：术后24h内不松气囊，以后每24h监测气囊压力1次，维持气囊压力≤25cmH$_2$O，一般不超过30cmH$_2$O（图5-6-6）。

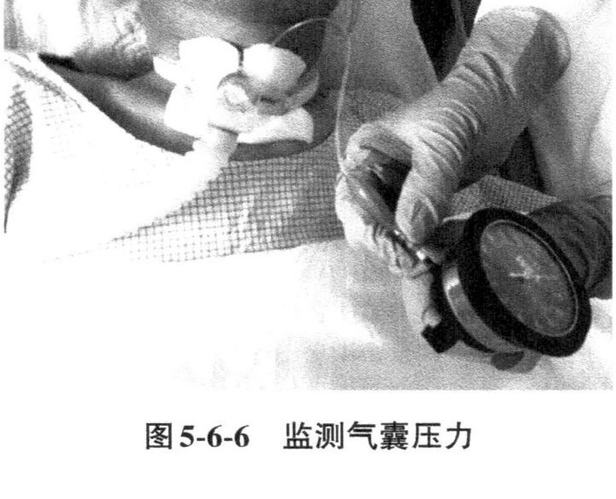

图5-6-6　监测气囊压力

6.妥善固定呼吸机管路，操作时避免碰触呼吸机管路，防止过度牵拉，导致气管套管移位及脱管。

7.做好交接班记录，内容包括套管置入深度、方位或气囊标线位置、气囊压力、寸带松紧度、出血量、纱布更换次数及特殊处理。

五、注意事项

1.术前评估患者颈围、皮下脂肪、皮肤弹性，如颈部较粗者、肥胖者应另备可调节近端加长气管套管。

2.协助患者更换卧位时，保持头、颈及上身在同一水平线上，避免气管套管刺激气管壁引起剧烈咳嗽，以及牵拉导致气管套管扭曲或移位。

3.翻身前后，应评估管道位置、寸带松紧度、呼吸机参数、脉氧饱和度等。

4.寸带与皮肤接触部位可垫纱布，潮湿后及时给予更换。

5.气管切开后密切观察有无出血、皮下气肿、切口感染、套囊漏气及套管扭曲脱出等并发症，如有异常报告医师及时处理。

六、重点与难点

（一）切开前需关注的问题

1.评估患者病情是否稳定、凝血功能是否正常，患者神志意识状态、配合程度，心率、呼吸、血压等生命体征情况，以及有无气管切开禁忌证等。

2.评估患者颈部长短及气道情况，选择合适型号的气管切开套管，一般成人选用8号气管套管，需备用2个。

3.评估头颈部活动度。气管切开时需充分暴露颈部，正常头颈屈伸范围为90°～165°，若头后仰不足100°可致切开困难。

4.保证颈部过伸位。需在患者肩下垫卷枕，亦可用2条浴巾卷起垫于肩下，一般垫起肩部约10cm，使患者头部处于低于肩部的位置，以保持颈部过伸位，充分暴露甲状软骨，便于术中操作。

5.切开前，需充分吸净患者痰液，防止因痰液堆积过多及患者术后免疫力降低导致感染。

（二）切开中需关注的问题

1.操作时动作轻柔，避免损伤不必要的软骨及血管。

2.拔除气管插管前，需双人配合松气囊并进行彻底吸痰，防止气囊上分泌物及气管切开局部积血流入气道。

3.操作过程中密切观察患者生命体征，密切注意有无呼吸困难、呼吸次数增多和阻力增大、套管内有无出血等，如有心率过快、血压过高或突发喘憋等现象，应立即停止操作进行对症处理。

4.根据手术医师要求随时吸痰，防止患者呛咳及误吸。

5.使用电凝器止血时，将电凝器的电极片贴于患者肌肉丰厚处并且避免患者身体接触金属物体，防止在使用电凝过程中发生皮肤灼伤。

（三）切开后重点关注的问题

1.及时进行气管切开后效果评价

（1）患者机械通气有效，呼吸、心率、血压等生命体征平稳。

（2）呼吸机运转正常，机械通气参数稳定，人机协调。

（3）吸痰管可顺利插入行气管内吸痰，未见阻力和异常。

2.关注气管套管固定

（1）记录气管套管型号、位置、外露长度、气囊充气量、气囊压力、固定方法及松紧度等。一般情况下，气管切开后1周后才能形成窦道，而老年患者组织修复愈合能力较差，大约需要2周局部伤口才能愈合形成窦道。

（2）由于伤口疼痛、不适，患者可能出现躁动不安，头颈部过度扭转，应强化固定气管套管。同时避免大幅度扭动身体及颈部，有效预防脱管问题的发生。

（3）一般在气管切开初期应采用寸带打红领巾结和外科手术结固定，避免松脱。随着病情好转、全身及颈部水肿消退，需要随时调整固定带松紧度。

（4）一次性固定带有较好的弹性和延展性，窦道未形成前不建议使用。

3.关注皮肤损伤问题　气管切开后2周内套管固定原则是宜紧不宜松，为避免皮肤损伤可在寸带下垫以纱布或皮肤保护敷料。由于患者神志不清或不能表达，约束双手时，需注意及时观察皮肤、黏膜局部血运情况，防止皮肤损伤问题发生，关节处垫以海绵圈垫，防止局部皮肤损伤。

4.关注出血情况　切开后可能会因为损伤无名动脉引发出血，需在切开2h内密切观察患者血压、心率、神志等变化。术中大出血很少见，除非罕见的高位无名动脉受到损伤。前颈静脉或甲状腺峡部引起的少量出血可以进行缝扎或用电凝止血。

5.关注皮下气肿　皮下气肿是术后最常见的并发症，与气管前侧软组织分离过多，气管切口外短内长或皮肤切口缝合过紧有关。自气管套管周围逸出的气体可沿切口进入皮下组织间隙，沿皮下组织蔓延，气肿可达头面、胸腹，但一般多限于颈部，有握雪感和捻发音。应告知患者会恢复良好，减少其恐惧感，同时做好肿胀处皮肤的护理。

6.关注气管切开处的护理　患者气管切开后，切口周围会有不同的渗血，如渗血不超过剪口纱的2/3可不必更换，以防过多、过度牵拉切口导致出血量增加。

7.关注患者情绪变化　患者难以表达不适的需求，切开后切口疼痛难以忍受，可酌情使用镇静剂和适量镇痛药物，减少患者痛苦。应及时解释疏导患者不良情绪，主动沟通，指导患者采用书面文字、动作交流，了解患者需求并及时予以解决。

附：气管切开术后观察记录（表5-6-2）

表5-6-2　气管切开术后观察记录

日期	时间	套管位置	气囊标线位置	外露长度	气囊压力	寸带松紧度	出血量	纱布更换次数	特殊处理	护士签名
2017-9-20	10：00	正常	9点	3cm	20cmH$_2$O	寸带下1指	少	1次	无	徐琳

（武淑萍　吴琳娜）

第七节　特殊气管导管应用

人工气道的建立，为危急重症患者的有效救治创造了条件，但是人工气道改变了正常人体吸入气体的途径，患者气道廓清能力减弱或消失，长期留置人工气道时气囊压迫气管黏膜，气道压力性损伤和下呼吸道感染的风险增加，为最大程度减少相关并发症，可应用特殊气管导管。

一、可吸引冲洗式气管导管

（一）简介

可吸引冲洗式气管导管，是在导管的管腔背侧增加了一个附加腔，此单独附加腔到达声门下间隙，末端开口于套囊上方的导管背侧，通过附加腔的吸引口对声门下间隙分泌物进行引流，可简单快速清除声门下（气囊上）间隙的分泌物，并可以对局部进行冲洗（图5-7-1）。气管插管超过48h或气管切开的患者，均应考虑使用可吸引式气管冲洗导管，可分别应用可吸引冲洗式气管插管和气管切开套管。研究显示，87%的肺炎源自革兰氏阴性细菌感染，感染致病前大部分致病菌存在于声门下间隙分泌物中，应用吸引冲洗式气管导管，及时清除气囊上滞留物，可有效降低呼吸机相关性肺炎（ventilator-associated pneumonia，VAP）的发生率。

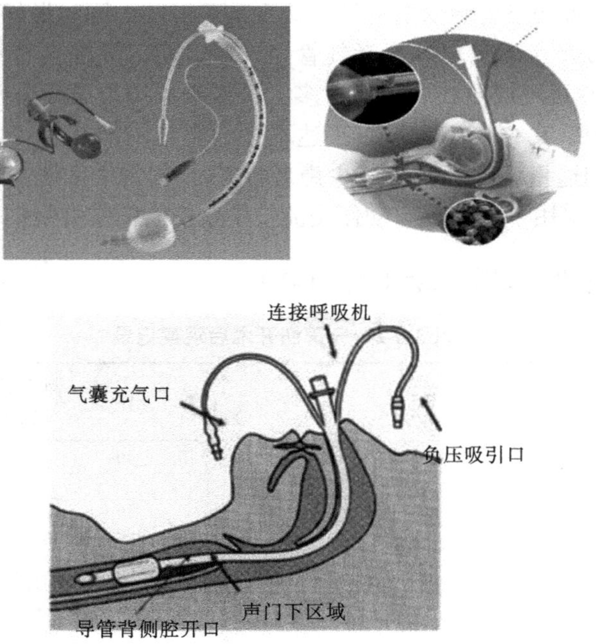

图5-7-1　可吸引冲洗式气管导管

（二）适应证

1.需清除声门下间隙分泌物、降低呼吸机相关性肺炎概率的患者。

2.痰液黏稠、气囊上分泌物多的患者。

3.长期留置人工气道、呼吸机相关性肺炎风险较高的患者。

（三）物品准备

可吸引冲洗式气管导管置入及更换与普通气管插管或气管切开相同，本节只介绍导管的吸引与冲洗技术应用（表5-7-1、图5-7-2）。

表5-7-1　可吸引冲洗式导管物品准备

物品名称	数量	物品名称	数量
一次性注射器（10ml）	1～2个	生理盐水	1瓶
气囊压力表	1个	护理手套	1副
负压吸引装置（必要时）	1套	碘伏棉签	1包
一次性吸痰管（必要时）	数根	手消毒液	1瓶

（四）操作流程

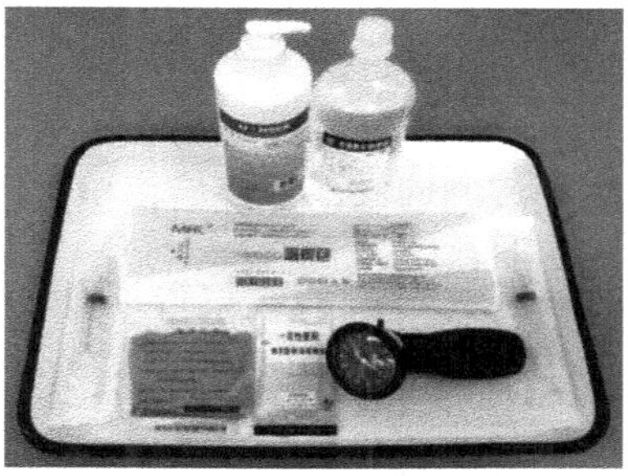

图5-7-2　可吸引冲洗式导管物品

1.操作者洗手、戴口罩。在治疗室内准备用物。

2.携用物至床旁，查对患者姓名、ID号，向患者解释操作目的。

3.患者取平卧位，评估其生命体征、配合程度及气道情况。

4.声门下分泌物吸引

（1）注射器抽吸：将10ml注射器与吸引口相连接，缓慢抽吸，每2h抽吸1次（图5-7-3）。

（2）负压吸引：将负压吸引表调至100～200mmHg（0.13～0.26bar），负压吸引管与导管的吸引口连接，吸出气囊上滞留物，也可使用专用装置（EVAC吸引泵）进行声门下分泌物持续吸引（图5-7-4）。

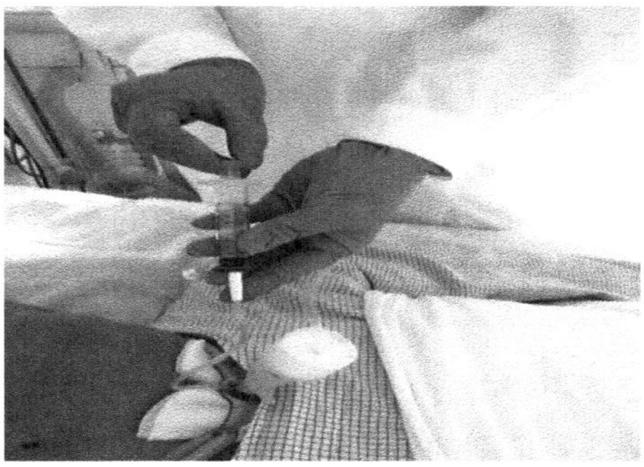

图5-7-3　注射器抽吸

5.冲洗方法

（1）将气囊压力调整至30～35cmH_2O。

（2）注射器冲洗：10ml注射器抽取生理盐水5ml，连接于“负压吸引口”，缓慢推注，然后抽吸出来，或连接负压吸引抽吸。

6.监测患者生命体征及脉氧饱和度变化。

7.协助患者取舒适体位，整理床单位。

8.向家属及陪护人员交代注意事项。

9.整理用物。洗手，做好记录。

（五）注意事项

1.操作过程中监测患者生命体征及脉氧饱和度变化。

2.痰液黏稠时，为防止痰痂堵塞，每4h冲洗吸引导管1次，注射器抽取5ml生理盐水由吸引口注入，并及时吸引，必要时可重复进行冲洗与抽吸。

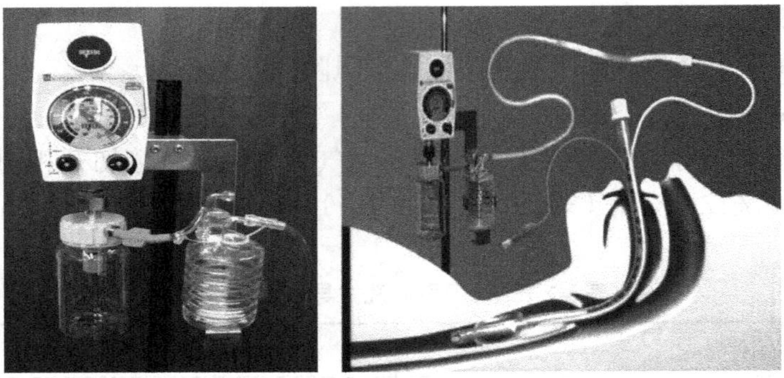

图5-7-4 持续声门下吸引

3.声门下的分泌物不多，可适当延长抽吸间隔时间或减少抽吸频次。

4.患者出现剧烈咳嗽、心率加快、血氧饱和度降低时暂停冲洗及负压抽吸。

5.吸引管头部被分泌物堵塞时，可用注射器注入少许空气推开分泌物后，再行抽吸。

6.分泌物黏稠不易被抽吸时，可用注射器注入1～2ml无菌生理盐水稀释分泌物，防止痰痂堵塞，冲洗后再接负压进行持续抽吸。

二、可调节式气管切开套管

（一）简介

可调式气管切开套管带有沿导管滑动的固定器，通过移动固定器位置调节导管的插入深度，满足特殊患者的个性化需求（图5-7-5）。由于生理或疾病原因导致使用常规气管套管长度不恰当、固定不牢、容易脱出的患者，或长期留置人工气道，尤其是长期机械通气的老年患者，组织修复能力降低、气管老化更容易发生人工气道并发症，为预防或应对气道压力性损伤问题，均可有针对性地临时或长期应用可调节气管套管。

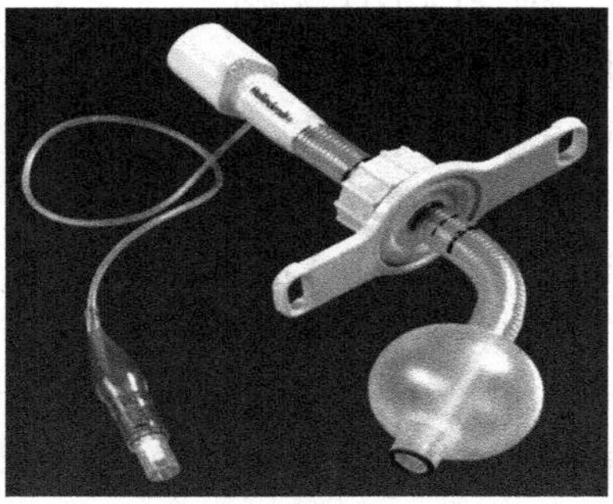

图5-7-5 可调节气管套管

（二）适应证

1.颈部肥胖患者，即气管切开部位脂肪层较厚，常规导管易脱出的患者。

2.气管软化或气道肉芽肿需紧急处理的患者，利用导管长度，穿过肉芽肿或气管软化部位，维持患者正常通气。

3.长期气管切开患者，预防气道压力性损伤，需定期更换不同型号长度的气管套管。

（三）物品准备

物品准备见表5-7-2及图5-7-6。

表5-7-2　应用可调节气管套管物品准备

物品名称	数量	物品名称	数量
可调节气管套管	1个	无菌剪口纱布	1包
一次性换药盘（B包，带剪刀）	1个	人工鼻（必要时）	1个
生理盐水	1瓶	负压吸引装置（必要时）	1套
气囊压力表	1个	一次性吸痰管（必要时）	数根
一次性注射器（10ml）	1个	碘伏棉签	1包
气管切开固定带（或固定寸带）	1条（2条）	手消毒液	1瓶
无菌手套	1～2副		

（四）操作流程

1.操作者洗手、戴口罩。在治疗室内准备用物。

2.携用物至床旁，查对患者姓名、ID号，向患者解释操作目的。

3.患者取平卧位，评估其生命体征、配合程度及气道情况。

4.打开一次性换药盘，生理盐水倒于盘中。

5.打开可调节套管，检查气囊，并根据患者需求，调节套管适宜长度（上下移动固定器调整套管至适宜位置）（图5-7-7）。

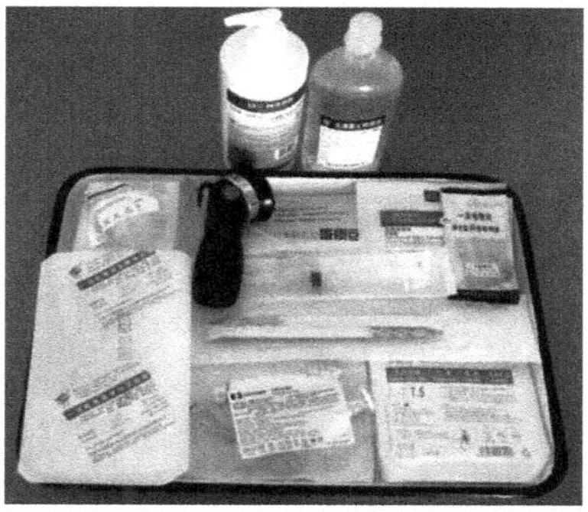

图5-7-6　应用可调节气管套管物品

6.套管润滑后协助医师置入可调节气管切开套管。

7.将固定器旋转拧紧，固定套管，气管切开造口处碘伏棉签消毒后垫以剪口纱布。

8.用气囊压力表或注射器进行气管套管气囊注气，接人工鼻给氧或呼吸机辅助通气。

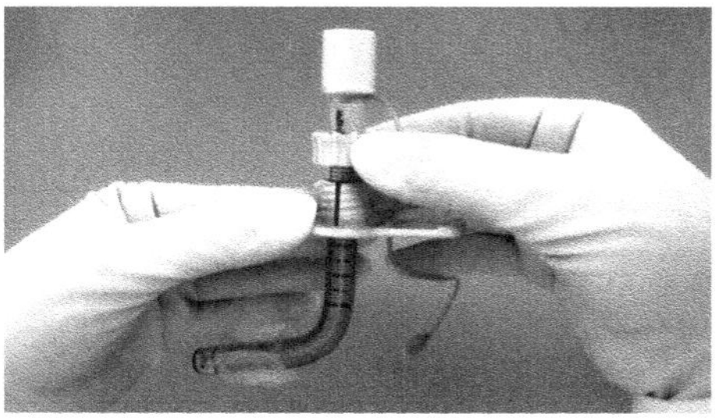

图5-7-7　调节套管置入深度

9.监测患者生命体征及通气情况，观察是否存在漏气。

10.协助患者取舒适体位，整理床单位。

11.向患者、家属及陪护人员交代注意事项。

12.整理用物。洗手，做好记录。

（五）注意事项

1.记录套管位置、置入深度、气囊注气量等。

2.密切观察套管刻度、固定器是否旋紧，班班交接，以防移位。

3.确保气囊标线在9点钟方位，以防套管扭曲。

4.随时监测呼吸机通气状态，观察患者有无憋气、呼吸困难、脉氧饱和度下降等漏气表现。

三、锥形套囊气管导管

（一）简介

锥形套囊气管导管具有独特的锥形套囊（即气囊）设计（图5-7-8），外形类似于锥体，其直径从近端到远端（气管下端）逐渐减小，套囊的直径和锥形角度能够契合患者气管内径，可能减少了最小化皱褶和通道的存在，针对不同形状和大小的气管都有良好的封闭效果（图5-7-9），可降低患者经套囊的隐匿性吸入或微误吸。减少分泌物经导管套囊渗漏的风险，能够有效预防早期呼吸机相关性肺炎的发生，因而锥形套囊气管导管能更好地预防及减少人工气道并发症。

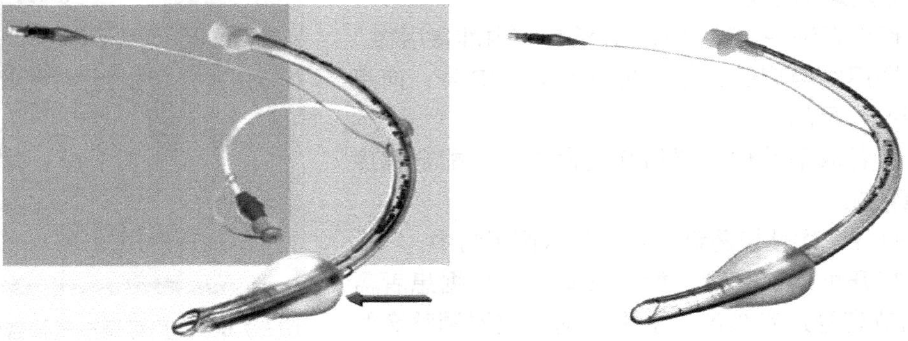

图5-7-8　锥形套囊气管导管

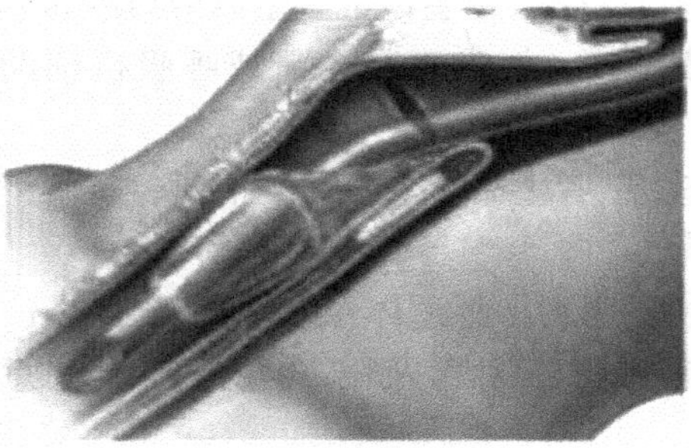

图5-7-9　锥形套囊良好封闭气道

（二）适应证

1.需增强气道封闭效果，以降低呼吸机相关性肺炎概率的患者。

2.频繁发生经套囊产生微误吸的患者。

3.长期留置人工气道、呼吸机相关性肺炎风险较高的患者。

（三）物品准备

锥形套囊气管导管置入及更换与普通气管插管或气管切开相同，本节只介绍导管应用技术（表5-7-3）。

表5-7-3　应用锥形套囊气管导管物品准备

物品名称	数量	物品名称	数量
锥形套囊气管导管	1个	无菌剪口纱布	1包
一次性换药盘（B包，带剪刀）	1个	人工鼻（必要时）	1个
生理盐水	1瓶	负压吸引装置（必要时）	1套
气囊压力表	1个	一次性吸痰管（必要时）	数根
一次性注射器（10ml）	1个	碘伏棉签	1包
固定用胶布（或固定用寸带）	1～2条（2条）	手消毒液	1瓶
无菌手套	1～2副		

（四）操作流程

1.操作者洗手、戴口罩。在治疗室内准备用物。

2.携用物至床旁，查对患者姓名、ID号，向患者解释操作目的。

3.患者取平卧位，评估其生命体征、配合程度及气道情况。

4.打开一次性换药盘，生理盐水倾倒于盘中。

5.打开锥形套囊气管导管，检查气囊是否良好。

6.生理盐水或专用润滑剂润滑导管后，配合医师置入。

7.气囊压力表或注射器予气囊注气，接呼吸机或简易呼吸器辅助通气。

8.用胶布或寸带固定导管。

9.监测患者生命体征及通气情况，观察是否存在漏气。

10.向患者及其家属交代注意事项。

11.协助患者取舒适体位，整理床单位。

12.向家属及陪护人员交代注意事项。

13.整理用物。洗手，做好记录。

（五）注意事项

1定时检测气囊压力，保持气囊压在25cmH_2O以下。

2.观察气囊有无缓慢漏气现象，必要时及时予以更换。

3.长期留置人工气道患者，建议如无特殊情况，至少每3个月更换导管一次。

4.观察气道分泌物性状、量及黏稠度。

5.误吸风险高的患者，在进餐时适当增加气囊封闭气量。

四、重点与难点

（一）可吸引冲洗式气管导管应用

1.气囊上抽吸及冲洗时可能发生误吸的原因

（1）气管插管时声门下间隙容积（3.6±2）ml，而气管切开时可达（10.5±5）ml。研究表明，声门下分泌物滞留物中存活的细菌多为耐药菌，吸入约0.01ml分泌物，至少约10亿个微生物同时被带入下呼吸道。

（2）抽吸用力过大或速度过快会刺激患者咳嗽，气道压力急剧变化不仅增加气囊上分泌物流入气道的概率，还可能导致恶心呕吐使胃内容物反流误吸。

（3）从吸引口注入冲洗液至声门下间隙，有时可能抽吸不出来，或抽吸出的量少于注入的量，致使局部间隙滞留物增多，增大了分泌物误吸风险。

2.避免气囊上抽吸及冲洗时发生误吸的方法

（1）抽吸分泌物时用力要均匀缓慢，避免引起患者刺激性咳嗽。

（2）气管导管套囊充盈，对气道密闭良好是可吸引冲洗式气管导管应用的前提，冲洗前要检查气管导管的气囊压力，适当增加气囊压至30～35cmH_2O，使气囊处于完全封闭状态，最大程度减少气囊上分泌物流入气道。

（3）长时间饱和气道密闭，气囊压力增大，气囊对气道局部组织的压力随之增大，压迫气道黏膜，重者会增加气道压力性损伤的概率，气道冲洗操作结束后，患者呼吸平稳时将气囊压力调节至≤25cmH_2O。

（4）抽吸与冲洗频次，可定时或持续抽吸气囊上分泌物，冲洗则不作为常规操作进行，当痰液黏稠度Ⅲ度、气囊上分泌物黏稠难以抽吸时，可行冲洗。

（5）调整气囊压力时，严格按照气囊管理方法来调整气囊压力，以避免气囊上分泌物流入气道引起误吸（气囊管理方法详见第6章第四节人工气道气囊管理）。

（二）可调节气管套管应用

1.评估患者是否需要使用可调节气管套管

（1）颈部过于肥胖、颈部肿瘤、皮下气肿的患者，气管切开部位皮肤至气管间厚度明显增加，因普通气管套管近端（即套管外露端）长度不足，易发生人工气道脱出的问题，需要更换近端加长的可调节气管套管。

（2）长期留置人工气道时，尤其是机械通气的患者，为了保证有效通气，需使导管气囊与气管之间保证完全封闭，而气囊长期压迫气道黏膜时，可能造成气管软化、气道肉芽肿，严重时甚至发生气管食管瘘，可应用远端（即套管气管端）加长可调节气管套管。

（3）当患者发生气管软化或气道肉芽肿堵塞气道，影响通气时，需进行紧急处理，更换远端加长可调节气管套管，利用导管长度，越过肉芽肿或气管软化部位，维持患者正常通气。

2.使用可调节气管套管方法

（1）长期留置人工气道患者，尤其是长期机械通气患者，可定期更换不同型号长度可调节的气管套管（远端加长），使气囊压迫气管黏膜的位置定期变换，以避免或减少气管软化或气道肉芽肿发生，建议依据个体情况，2～3个月更换1次（图5-7-10）。

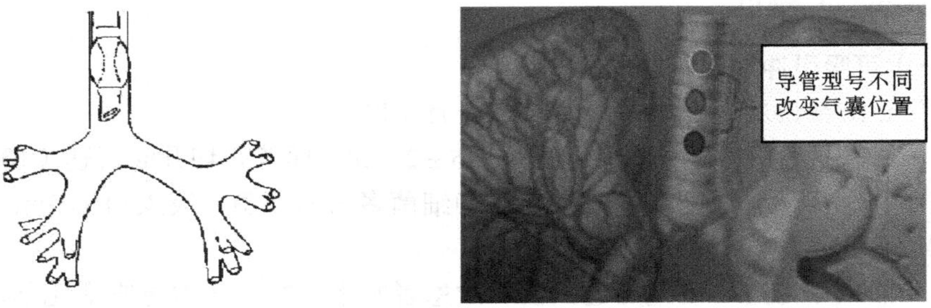

图5-7-10　可调节气管套管应用

（2）更换或置入远端加长套管时，因其导管较长，需掌握好置入方向与角度，避免加重刺激，引发剧烈咳嗽。

（3）维持气管套管气囊压≤$25cmH_2O$，在不影响通气效果的前提下，气囊注气量越少越好，气囊压力越小越好，最大程度减少气囊对气管黏膜的压迫。

（4）如气囊漏气增加注气量后，仍不能维持有效通气时，则需要更换大一号的气管套管。

（5）可调节气管套管管壁内由特制金属导丝螺旋状支撑，此结构容易发生扭曲，需加强固定，随时观察套管外端标志刻度及气囊管线位置，保证套管置入深度、角度正确。

（三）锥形套囊气管导管应用

1.锥形套囊的特点

（1）套囊壁薄：锥形套囊气管导管采用新型聚氨酯材料，厚度0.01mm，仅为普通PVC套囊的1/7，套囊即使在充盈不足的情况下也不易产生褶皱，在不平整的气道表面也能达到低压封闭的效果。

（2）高顺应性、低弹性套囊：软硬适度，放气后套囊壁会完全贴附于插管壁，从而使导管拔出更顺利。

（3）高静息容量。在气道发生变化时可自动调节容量，保证低压效果，套囊静息容量越大，充气时内压升高的量越低，对气管黏膜侧壁的压力越小。

（4）导管安全性：无损伤尖端设计减少了导管对气道黏膜的刺激作用。

2.使用锥形套囊气管导管的时机与护理要点

（1）锥形套囊气管导管使用目的：有效提高气道的封闭性能，减少经套囊产生的微误吸，从而减少呼吸机相关肺炎的发生率。

（2）无明显胃内容物反流误吸病史而反复发生呼吸机相关肺炎的患者，可应用锥形套囊气管导管以减少经气囊的微误吸。

（3）观察患者有无胃内容物反流及微误吸情况，监测口腔分泌物、声门下分泌物、痰液的颜色及性状，并监测pH及细菌培养与鉴定，观察吸出痰液或声门下分泌物是否混有胃内容物。

（4）使用时注意监测气囊压力，保证有效通气情况下，维持气管气囊压力$\leqslant 25cmH_2O$，最多不超过$30cmH_2O$。

（武淑萍　来纯云）

第6章

人工气道护理技术

建立人工气道是抢救急危重患者的重要手段，为保证有效引流和机械通气创造了条件。人工气道护理管理是维持人工气道安全与有效的保障，做好人工气道有效固定、湿化排痰、气囊管理，有利于早日撤机拔管，减少并发症，提高患者生命质量。

第一节　人工气道固定

一、简介

人工气道的建立是危重患者抢救的重要措施，人工气道的固定措施应用恰当，才能确保机械通气的有效性，为抢救成功赢得时机，为患者康复打下基础。人工气道固定不当不仅影响治疗的效果，还会造成皮肤黏膜的损伤，固定不当也是人工气道意外脱管的重要原因。一旦发生人工气道意外脱出，就可能发生气道梗阻、窒息，甚至导致呼吸、心搏骤停等严重问题。因此必须重视人工气道固定，通过应用针对性、个体化的固定措施，确保管路固定牢固，避免因固定不当而导致人工气道并发症的发生。

二、经口插入的人工气道固定技术

临床上经口插入的人工气道最多见的为经口气管插管，应急抢救或困难气道亦可置入喉罩和盲插管（食管气管联合导气管），建立机械通气的支持通路。常用的固定方法为胶布固定法，经口气管插管亦可采用寸带固定法及专用固定带固定法。

目的：①固定经口插入的人工气道，防止导管脱出或扭曲，保持呼吸道通畅。②及时更换固定带，保持平整清洁。③避免面颊部等处的皮肤损伤或破溃。④配合经口插管患者的口腔护理。实施该操作宜在患者床旁进行，需备有负压吸引装置、一次性吸痰管、痰液收集袋、无菌生理盐水等气道护理用物，必要时备有监护设备。

（一）胶布固定法

1. *物品准备*　见表6-1-1及图6-1-1。

表6-1-1 经口气管插管胶布固定物品准备

物品名称	数量	物品名称	数量
一次性换药盘B包（含剪刀）	1个	手消毒液	1瓶
宽胶布	1卷	干棉签（必要时）	若干
牙垫	1个	松节油（必要时）	少许
护理手套	1副	清洁毛巾（或纱布数块）	1条

2.操作流程

（1）操作者洗手、戴口罩。在治疗室准备用物，检查物品有效期。

（2）携用物至床旁，查对患者姓名、ID号，向患者或其家属解释操作目的。

（3）评估患者神志意识状态、配合程度、固定情况及周围皮肤状况。

（4）协助患者取恰当体位，一般为平卧位床头抬高30°。

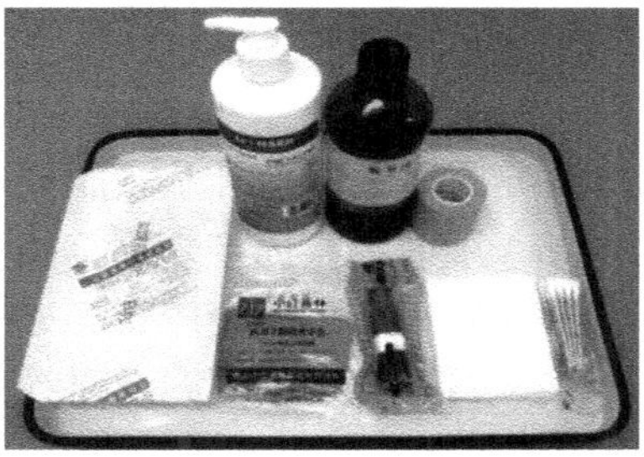

图6-1-1 经口气管插管胶布固定物品

（5）洗手，戴手套。打开换药盘，用剪刀剪取长约10cm的胶布1条、长30～35cm胶布2条备用。

（6）去除旧固定胶布，清洁局部皮肤，洗手。

（7）固定

1）取10cm长的胶布将牙垫与导管缠绕1圈（图6-1-2）。

2）再取30～35cm长的胶布1条，以气管插管外露根部为中心环绕导管外周1圈，胶布两端分别交叉固定于两侧脸颊部（单胶带固定，图6-1-3）。

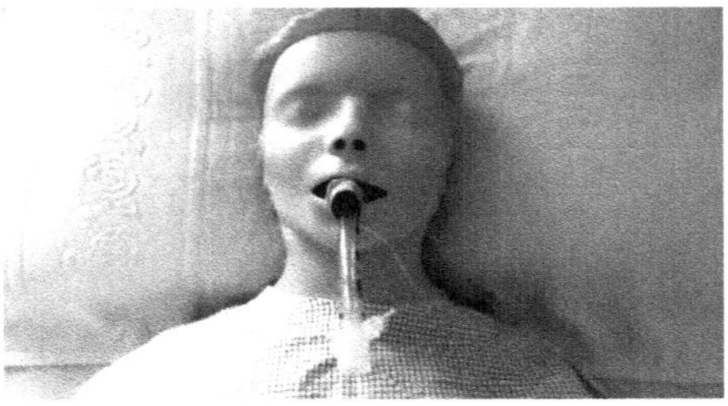

图6-1-2 牙垫与导管固定

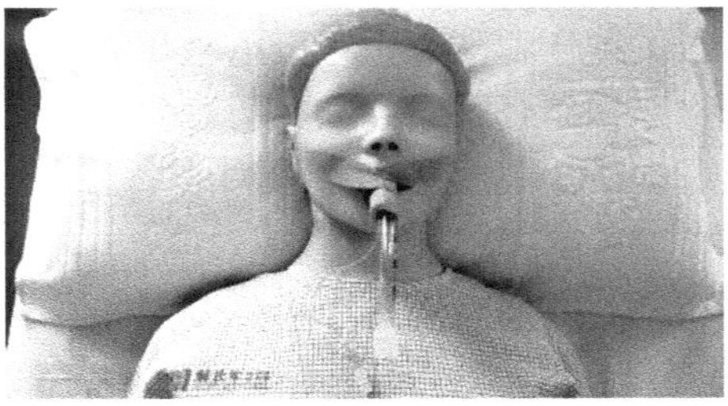

图6-1-3 单胶带固定

3）必要时再取同等长度宽胶布1条，以相同方法交叉固定于面颊部（双胶带固定，图6-1-4）。

（8）确认固定效果，观察患者生命体征情况。

（9）向患者及其家属交代注意事项。

（10）整理床单位及物品。

（11）洗手，做好记录。

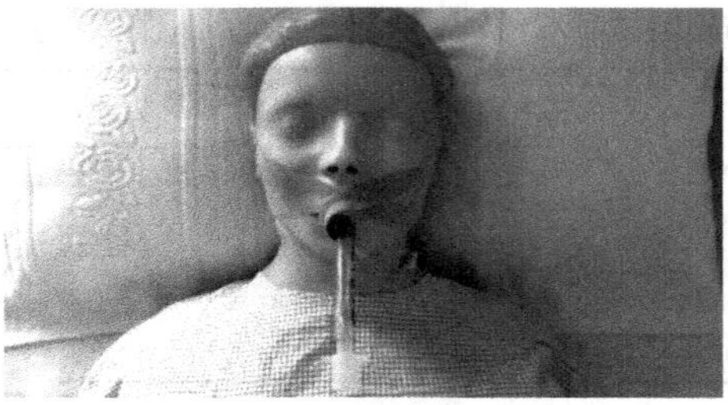

图6-1-4　双胶带固定

3.注意事项

（1）根据患者情况采用适宜的固定方法，必要时同时采用两种方法强化固定。

（2）用纱布或毛巾清洁固定处皮肤，必要时用干棉签蘸松节油去除胶布痕迹。

（3）去除旧胶布时及固定操作时，均需助手配合扶持气管导管，保持管路位置正确，防止移位或脱出。

（4）先将牙垫与导管固定在一起，再用胶布固定导管，以防牙垫松脱导致气管插管移位。

（5）随时观察固定效果，翻身、调整体位后，必须再次确认导管位置正确。

（6）定时更换固定胶布，如有污染、松脱或分泌物浸渍时应及时更换。

（7）躁动患者遵医嘱予以约束，必要时应用镇静剂，防止发生意外脱管。

（二）寸带固定法

1.物品准备　见表6-1-2及图6-1-5。

表6-1-2　经口气管插管寸带固定物品准备

物品名称	数量	物品名称	数量
一次性换药盘B包（含剪刀）	1个	手消毒液	1瓶
宽胶布	1卷	干棉签（必要时）	若干
寸带（宽1.5～2cm）	1卷	皮肤保护敷料（必要时）	1块
牙垫	1个	纱布	数块
护理手套	1副	清洁毛巾	1条

2.操作流程

（1）操作者洗手、戴口罩。在治疗室准备用物，检查物品有效期。

（2）携用物至床旁，查对患者姓名、ID号，向患者或其家属解释操作目的。

（3）评估患者神志意识状态、配合程度、固定情况及周围皮肤状况。

（4）协助患者取恰当体位，一般为平卧位床头抬高30°。

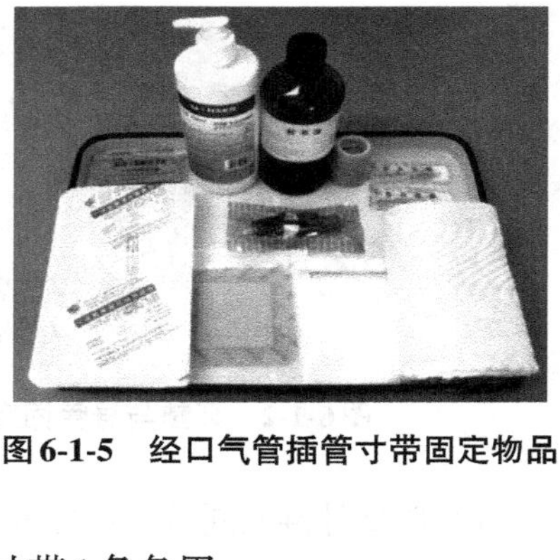

图6-1-5　经口气管插管寸带固定物品

（5）洗手，戴手套。打开换药盘，用剪刀剪取长约10cm的胶布1条、适当长度（60～70cm）的寸带1条备用。

（6）去除旧的固定寸带，清洁局部皮肤，洗手。

（7）固定

1）取胶布将牙垫与导管紧密缠绕。

2）单股寸带固定法：取1条寸带中段部分以气管插管外露根部为中心环绕导管打

结固定，寸带从一侧耳郭上缘经枕部绕头1周至另一侧打结固定（图6-1-6）。

3）双股寸带固定法：取寸带1条对折，调整适宜长度后，中间部位在气管插管外露根部环绕导管打结固定，两端分别挂在耳后固定（图6-1-7）。

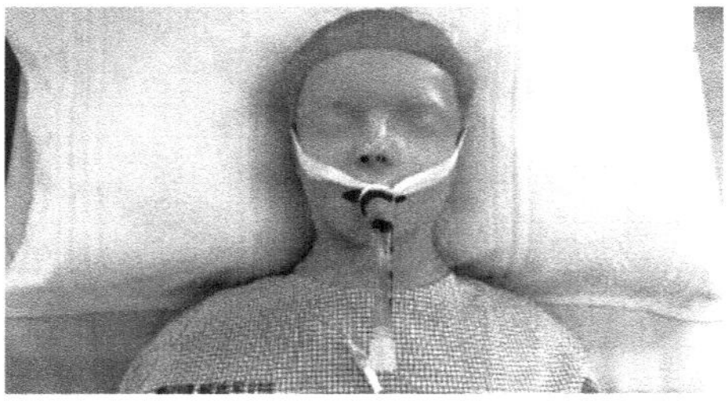

图6-1-6　单股寸带固定

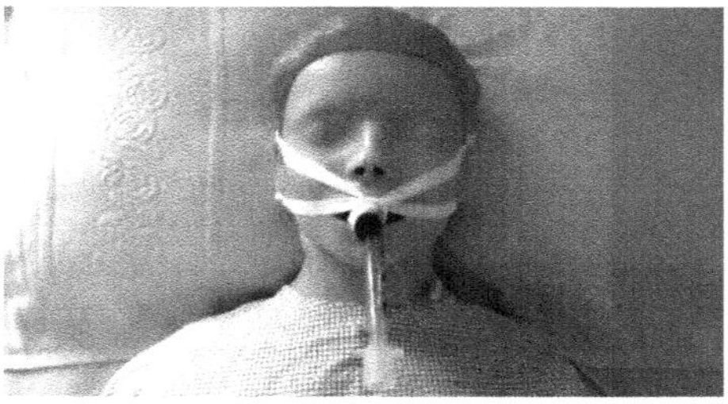

图6-1-7　双股寸带固定

4）最后剪去多余绳结。

（8）裁剪适宜形状大小的皮肤保护敷料或用纱布垫在寸带下以免皮肤损伤（图6-1-8）。

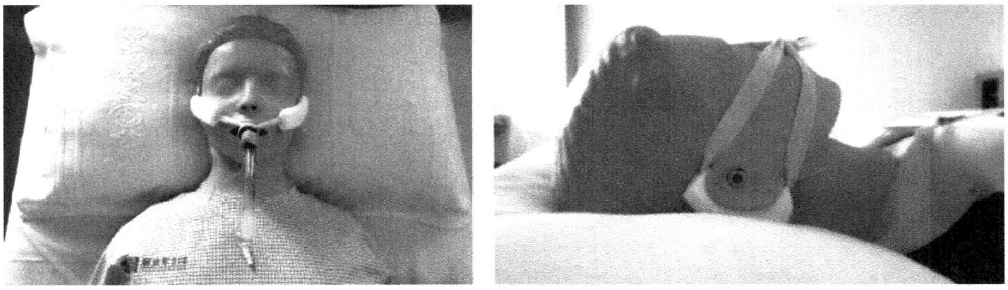

图6-1-8　寸带下垫纱布保护皮肤

（9）确认固定效果，观察患者生命体征情况。

（10）向患者及其家属交代注意事项。

（11）整理床单位及物品。

（12）洗手，做好记录。

3.注意事项

（1）根据患者情况采用适宜的固定方法，必要时同时采用两种方法强化固定。

（2）干棉签、纱布或毛巾蘸温水清洁固定处皮肤黏膜。

（3）可用单股寸带固定法或双股寸带固定法，单股寸带需绕头一周后打结固定。

（4）用剪刀去除旧寸带时注意避免损伤气管导管的气囊注气管。

（5）去除旧寸带及固定操作时，均需助手配合扶持气管导管，保持管路正确位置，防止移位或脱出。

（6）先用胶布将牙垫与导管固定，然后再用寸带固定。

（7）随时观察固定效果，翻身、调整体位后，必须再次确认导管位置正确。

（8）寸带固定打结要牢固，避免松脱，打结避开受压处。

（9）定时更换固定寸带，如有污染、松脱或分泌物浸渍时及时更换。

（10）注意保护皮肤，必要时在耳郭及寸带打结处垫以纱布或皮肤保护敷料，防止局部皮肤损伤。

（11）躁动患者遵医嘱予以约束，必要时应用镇静剂，防止发生意外脱管。

（三）专用固定带固定法

1.物品准备　见表6-1-3。

表6-1-3　经口气管插管专用固定带固定物品

物品名称	数量	物品名称	数量
宽胶布	1卷	手消毒液	1瓶
专用固定带	1个	清洁毛巾（或纱布数块）	1条
护理手套	1副	牙垫（必要时）	1个

2.操作流程

（1）操作者洗手、戴口罩。在治疗室准备物品，查对物品有效期。

（2）携用物至床旁，查对患者姓名、ID号，向患者或其家属解释操作目的。

（3）评估患者神志意识状态、配合程度、固定情况及周围皮肤状况。

（4）协助患者取恰当体位，一般为平卧位床头抬高30°。

（5）去除旧的固定带，清洁口腔、面颊等局部皮肤黏膜。

（6）洗手，戴手套。取出专用固定带（图6-1-9），松开环扣，将固定带环绕过头部，将气管插管外端置入正中螺旋口内，调整并拧紧调节钮，最后调节固定带松紧。

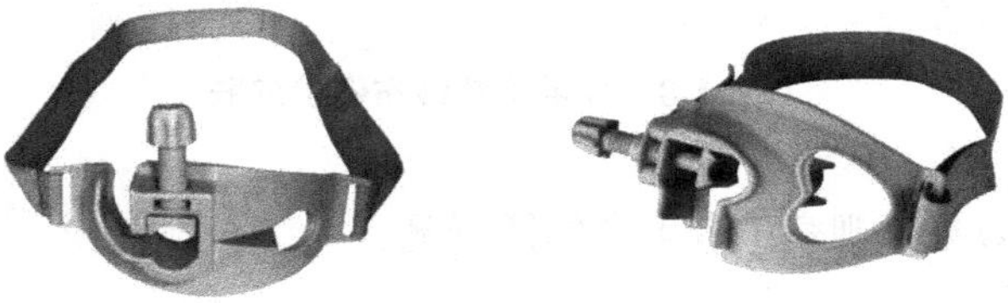

图6-1-9　经口插管专用固定带

（7）确认固定效果，观察患者生命体征情况。

（8）向患者及其家属交代注意事项。

（9）整理床单位及物品。

（10）洗手，做好记录。

3.注意事项

（1）根据患者情况采用适宜的固定方法。

（2）专用固定带（又称经口气管插管固定器）有牙合板，一般不需要使用牙垫，带弹性带，方便使用。

（3）以纱布或毛巾蘸温水清洁固定处皮肤黏膜。

（4）固定操作时，需助手配合扶持气管导管，保持管路正确位置，防止移位或脱出。

（5）拧紧螺旋扣，避免松脱，随时检查观察固定效果，确认固定导管位置正确。

（6）注意保护皮肤黏膜，必要时在固定带下垫纱布或皮肤保护敷料。

（7）如有污染或分泌物浸渍时及时清洁，必要时更换固定带。

（8）口腔护理时须清洁专用固定带咬合部位。

（9）躁动患者遵医嘱予以约束，必要时应用镇静剂，防止发生意外脱管。

三、经鼻插入的人工气道固定技术

经鼻插入的人工气道主要为经鼻气管插管，其固定方法临床上主要采用胶布固定法，也可采用寸带固定法及专用固定带固定法。胶布固定法有3种，分别为鼻头胶布固定法、双胶带固定法和单胶带固定法，其中最常用的是鼻头胶布固定法，在此基础上亦可同时加用寸带以强化固定效果，确保管路安全。

目的：①固定经鼻气管内插管，防止导管脱出或扭曲，保持呼吸道通畅。②及时更换固定带，保持清洁、减少刺激。③避免鼻部及面颊部皮肤损伤或破溃。实施该操作宜在患者床旁进行，需备有负压吸引装置、一次性吸痰管、痰液收集袋、无菌生理盐水等气道护理用物，必要时备有监护设备。

（一）胶布固定法

1.物品准备　见表6-1-4及图6-1-10。

表6-1-4　经鼻气管插管胶布固定物品准备

物品名称	数量	物品名称	数量
一次性换药盘（B包，含剪刀）	1个	纱布	数块
胶布（宽2.5cm）	1卷	清洁毛巾	1条
护理手套	1副	干棉签（必要时）	若干
手消毒液	1瓶	松节油（必要时）	少许

2.操作流程

（1）操作者洗手、戴口罩。在治疗室准备物品，查对物品有效期。

（2）携用物至床旁，查对患者姓名、ID号，向患者或其家属解释操作目的。

（3）评估患者神志意识状态、配合程度、固定情况及周围皮肤状况。

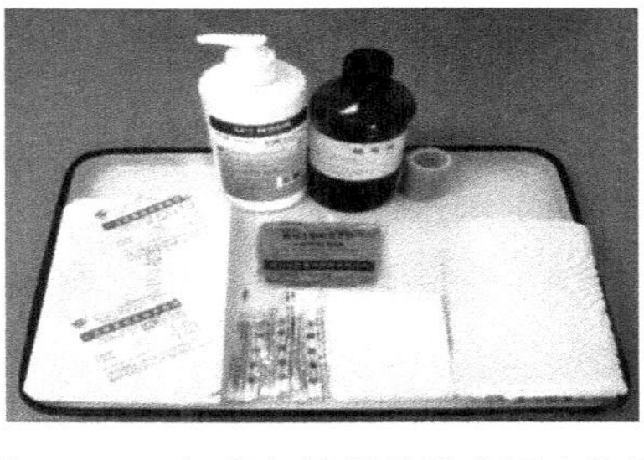

图6-1-10　经鼻气管插管胶布固定物品

（4）协助患者取恰当体位，一般为平卧位床头抬高30°。

（5）洗手，戴手套。打开换药盘，用剪刀剪取合适长度及形状的胶布备用。鼻头胶布固定法所用胶布为长约10cm、宽2.5cm的胶布1条，从一端的正中剪开2/3（约7cm），另一端修剪为弧形。

（6）去除旧固定胶布，清洁局部皮肤，洗手。

（7）固定方法

1）鼻头胶布固定法：取剪裁好的鼻头胶布，弧形一端固定于导管上方鼻翼上，将剪开一端的两翼胶布分别从左右不同方向起始依次环绕在气管导管的外露根部（图6-1-11、图6-1-12）。

2）双胶带固定法：用长约20cm、宽2.5cm的胶布2条，分别取2条胶布一端缠绕气管导管，余下胶布部分再分别交叉固定于两侧脸颊部（方法同经口气管插管）。

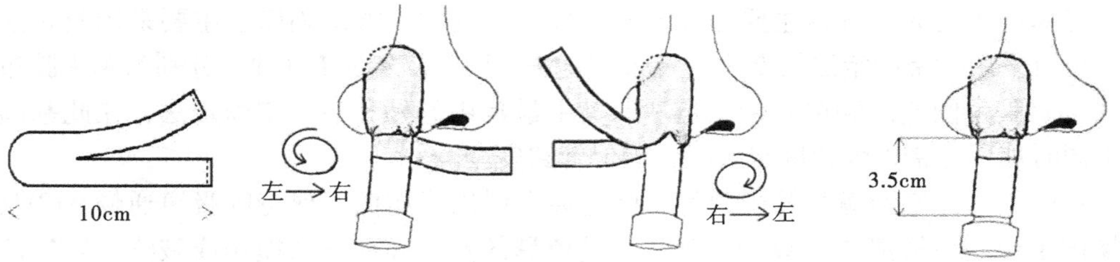

图6-1-11　鼻头胶布固定法步骤图

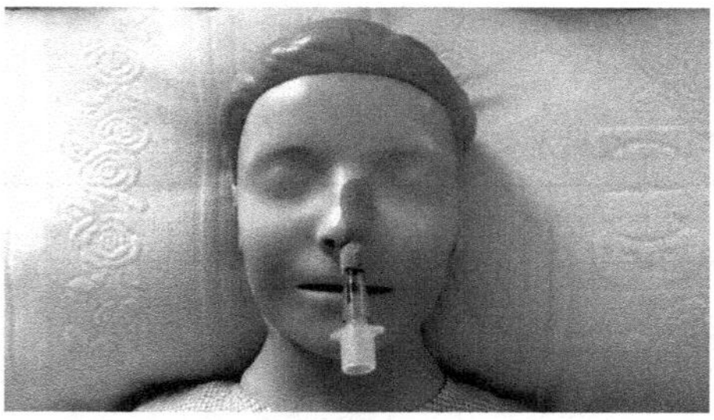

图6-1-12　经鼻气管插管鼻头胶布固定法

3）单胶带固定法：长30～35cm、宽2.5cm的胶布1条，胶布中间缠绕气管导管后两头分别于两侧脸颊部固定（方法同经口气管插管）。

（8）确认固定效果，观察患者生命体征情况。

（9）向患者及其家属交代注意事项。

（10）整理床单位及物品。

（11）洗手，做好记录。

3.注意事项

（1）根据患者情况采用适宜的固定方法。

（2）注意保护鼻孔周围皮肤黏膜，必要时局部涂抹皮肤黏膜保护剂。

（3）用纱布或毛巾清洁固定处皮肤，必要时用干棉签蘸取松节油去除胶布痕迹。

（4）去除旧胶布、固定操作时，均需助手配合扶持气管导管，保持管路正确位置，防止移位或脱出。

（5）随时观察固定效果，翻身、调整体位后，必须再次确认导管位置正确。

（6）定时更换固定胶布，如有污染、松脱或分泌物浸渍时及时更换。

（7）躁动患者遵医嘱予以约束，必要时应用镇静剂，防止发生意外脱管。

（二）寸带固定

1.物品准备　见表6-1-5及图6-1-13。

表6-1-5　经鼻气管插管寸带固定物品准备

物品名称	数量	物品名称	数量
一次性换药盘（B包，含剪刀）	1个	胶布（必要时）	1卷
寸带（宽1.5～2cm）	1卷	干棉签（必要时）	若干
护理手套	1副	皮肤保护敷料（必要时）	1块
手消毒液	1瓶	清洁毛巾（或纱布数块）	1条

2.操作流程

（1）操作者洗手、戴口罩。在治疗室准备用物，检查物品有效期。

（2）携用物至床旁。查对患者姓名、ID号，向患者或其家属解释操作目的。

（3）评估患者神志意识状态、配合程度、固定情况及周围皮肤状况。

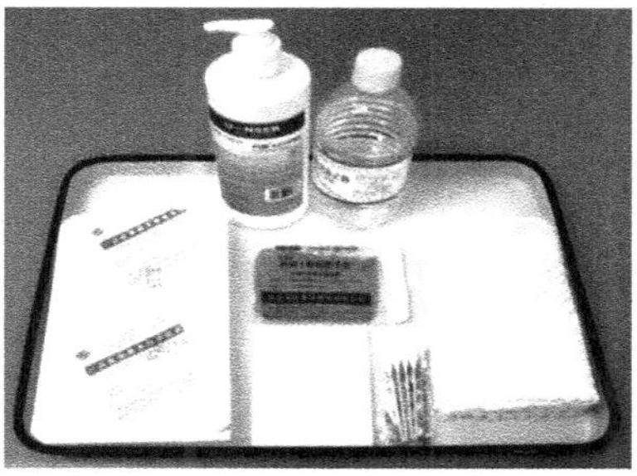

图6-1-13　经鼻气管插管寸带固定物品

（4）协助患者取恰当体位，一般为平卧位床头抬高30°。

（5）洗手，戴手套。打开换药盘，用剪刀剪取适当长度的寸带1条（60～70cm）备用。

（6）去除旧的固定寸带，清洁局部皮肤，洗手。

（7）固定

1）取寸带对折，中间部分以气管插管外露根部为中心环绕导管打结固定。

2）寸带两端调整适宜长度后分别挂在耳后固定，或寸带从一侧耳后经头枕部绕头1周至另一侧打结固定（图6-1-14），也可同时使用胶布和寸带双重固定（图6-1-15）。

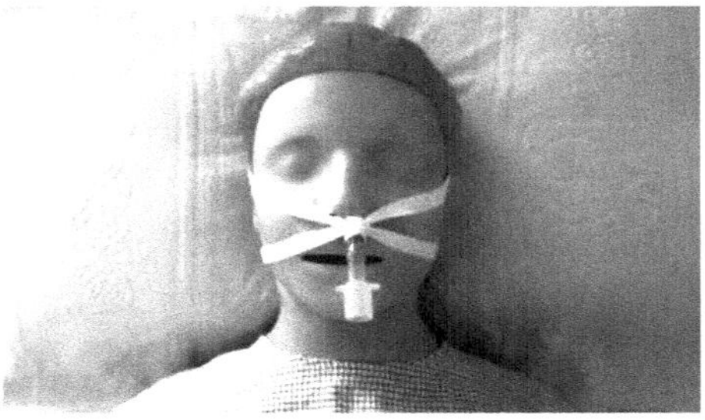

图6-1-14　经鼻气管插管寸带固定

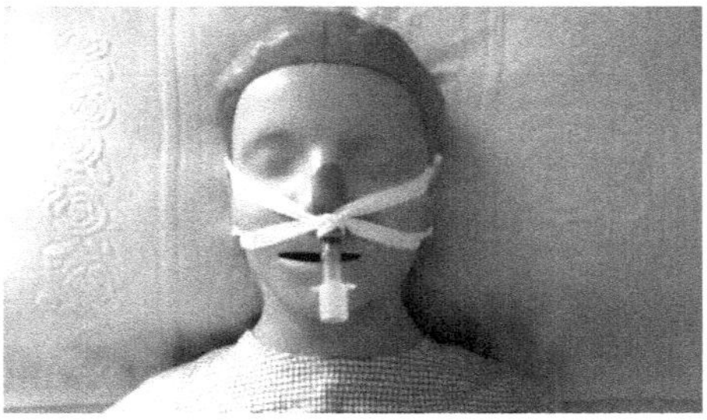

图6-1-15　经鼻气管插管双重固定

3）最后剪去多余绳结。

（8）裁剪适宜形状大小的皮肤保护敷料或用纱布保护容易损伤处皮肤。

（9）确认固定效果，观察患者生命体征情况。

（10）向患者及其家属交代注意事项。

（11）整理床单位及物品。

（12）洗手，做好记录。

3.注意事项

（1）根据患者情况采用适宜的固定方法，必要时采用胶布和寸带双重固定以强化固定效果。

（2）干棉签、纱布或毛巾蘸温水清洁鼻孔、鼻翼、脸颊等部位的皮肤黏膜。

（3）可用单股寸带固定法或双股寸带固定法，用单股寸带固定时需绕头1周打结。

（4）用剪刀去除旧寸带时注意避免损伤气管导管的气囊注气管。

（5）去除旧寸带、固定操作时，均需助手配合扶持气管导管，保持管路正确位置，防止移位或脱出。

（6）随时观察固定效果，翻身、调整体位后，必须再次确认导管位置正确。

（7）寸带固定打结要牢固，避免松脱，打结避开受压处。

（8）可先用胶布缠绕导管外露处（鼻孔外导管部位），再用寸带固定，能够增加摩擦力，减少寸带松脱，增强固定效果。

（9）定时更换固定寸带，如有污染、松脱或分泌物浸渍时及时更换。

（10）注意保护皮肤，必要时在耳郭、寸带打结处垫以纱布或皮肤保护敷料，防止局部皮肤损伤。

（11）躁动患者遵医嘱予以约束，必要时应用镇静剂，防止发生意外脱管。

（三）专用固定带固定

1.物品准备　见表6-1-6。

表6-1-6　经鼻气管插管专用固定带固定物品准备

物品名称	数量	物品名称	数量
专用固定带	1个	手消毒液	1瓶
胶布	1卷	干棉签（必要时）	若干
护理手套	1副	皮肤保护敷料（必要时）	1块

2.操作流程

（1）操作者洗手、戴口罩。在治疗室准备用物，检查物品有效期。

（2）携用物至床旁。查对患者姓名、ID号，向患者或其家属解释操作目的。

（3）评估患者神志意识状态、配合程度、固定情况及周围皮肤状况。

（4）协助患者取恰当体位，一般为平卧位床头抬高30°。

（5）去除旧的固定带，清洁鼻腔、面颊等局部皮肤黏膜。

（6）洗手，戴手套。取出专用固定带（图6-1-16），松开环扣，将固定带环绕过头部，将气管插管置入卡扣内固定，调整固定带松紧（图6-1-17）。

（7）确认固定效果，观察患者生命体征情况。

（8）向患者及其家属交代注意事项。

（9）整理床单位及物品。

（10）洗手，做好记录。

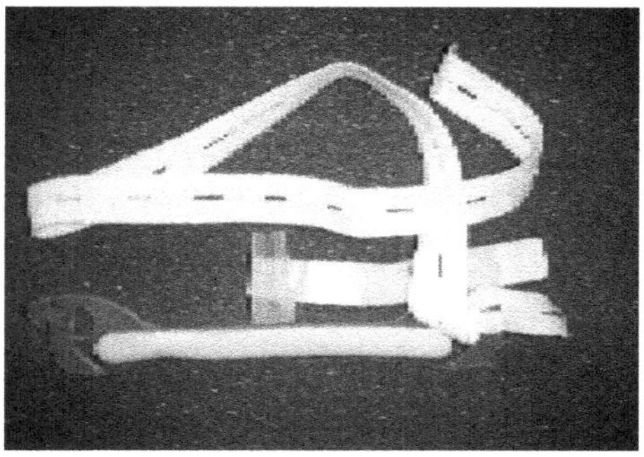

图6-1-16　经鼻插管专用固定带

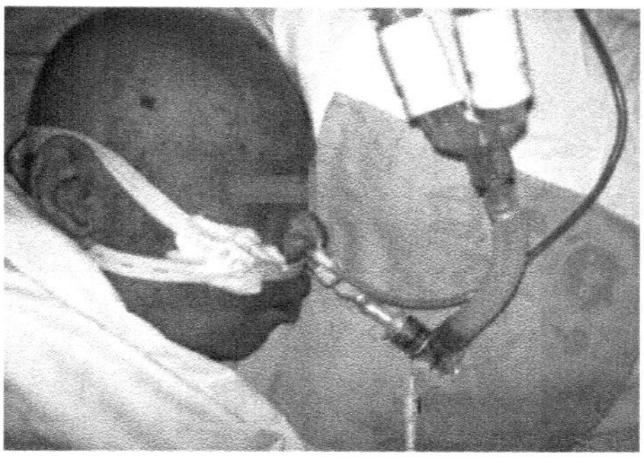

图6-1-17　调整固定带

3.注意事项

（1）根据患者情况采用适宜的固定方法。

（2）以纱布或毛巾蘸温水清洁鼻孔及面部皮肤。

（3）固定操作时，需助手配合扶持气管导管，保持管路正确位置，防止移位或脱出。

（4）调节固定带松紧度，避免松脱，随时检查观察固定效果，确认导管固定位置正确。

（5）注意保护皮肤，必要时在固定带下垫纱布或皮肤保护敷料。

（6）如有污染或分泌物浸渍时及时清洁，必要时更换固定带。

（7）躁动患者遵医嘱予以约束，必要时应用镇静剂，防止发生意外脱管。

四、气管切开固定技术

气管切开固定是指将气管切开套管妥善固定，以保证气管切开套管的正确位置及人工气道的通畅。气管切开固定技术临床上主要应用寸带固定法和专用固定带固定法两种。

目的：①固定气管套管，防止套管脱出或扭曲，保持呼吸道通畅。②及时更换固定带，避免颈部血肿及皮肤发生破溃。③保持固定带平整，避免扭转松脱。④保持颈部皮肤的清洁。实施该操作宜在患者床旁进行，需备有负压吸引装置、一次性吸痰管、痰液收集袋、无菌生理盐水等气道护理用物，必要时备有监护设备。

（一）气管切开寸带固定法

1.物品准备　见表6-1-7及图6-1-18。

表6-1-7　气管切开寸带固定物品准备

物品名称	数量	物品名称	数量
一次性换药盘B包（含剪刀）	1个	纱布	数块
寸带（宽1.5～2cm）	1卷	清洁毛巾	1条
护理手套	1副	干棉签（必要时）	若干
手消毒液	1瓶	75%乙醇（必要时）	适量

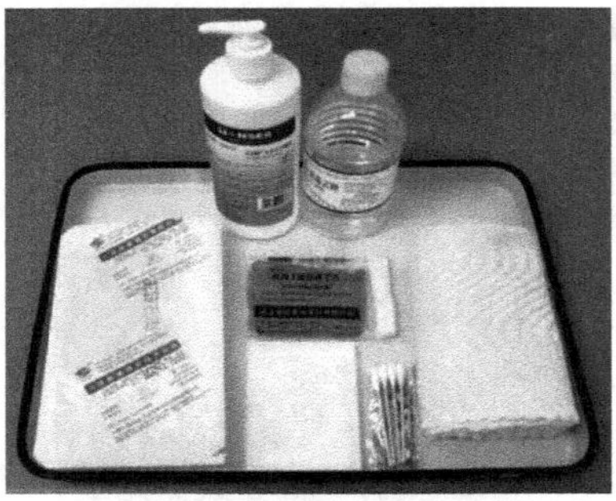

图6-1-18　气管切开寸带固定物品

2. 操作流程

（1）操作者洗手、戴口罩。在治疗室准备用物，检查物品有效期。

（2）携用物至床旁，查对患者姓名、ID号，向患者或其家属解释操作目的、配合方法。

（3）评估患者

1）生命体征、病情状况、脉氧饱和度情况。

2）精神、神志意识状态、配合程度。

3）评估气管套管固定及周围皮肤情况。

4）切口局部、颈围、皮下脂肪、皮肤弹性、有无甲状腺肿大。

（4）协助患者取恰当体位，一般为平卧位床头抬高30°。

（5）洗手，戴手套。打开一次性换药盘，剪取合适长度的寸带2条备用，一条长约20cm，另一条长35～40cm。

（6）除去旧的或污染的寸带，洗手。具体方法：先以左手拇指、示指分别固定气管套管两侧固定翼（亦可由助手配合协助固定气管套管），右手持剪刀去除旧固定带，然后用纱布或清洁毛巾清洁颈部皮肤污渍。

（7）固定

1）取1条寸带，以一端穿过气管切开套管固定翼上的侧孔，打红领巾结。

2）另一条寸带以同样方法在对侧固定翼打红领巾结（图6-1-19）。

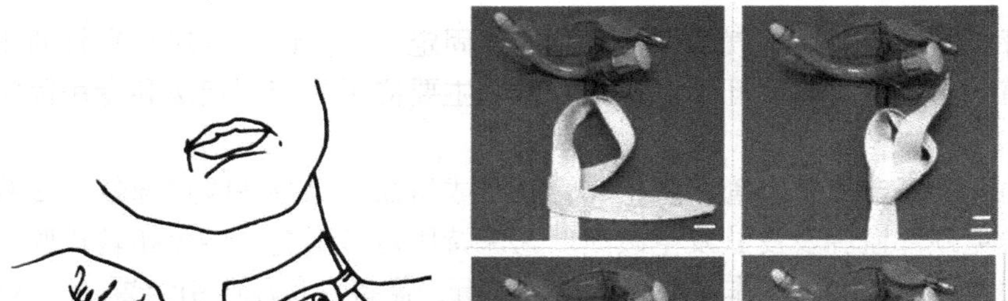

图6-1-19　打红领巾结寸带固定

3）再将2条寸带相交在颈部一侧打结固定，松紧度以寸带下放入一指为宜（图6-1-20）。

（8）剪去多余绳结。裁剪适宜形状大小的皮肤保护敷料或用纱布保护绳结处皮肤（图6-1-21）。

（9）观察患者生命体征情况并确认固定效果。

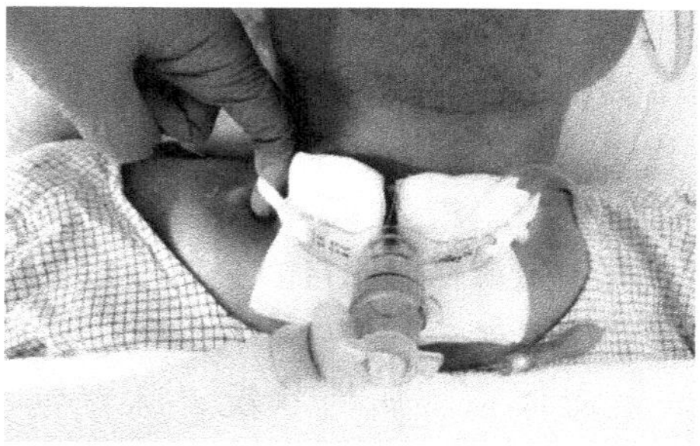

图6-1-20 气管切开寸带固定

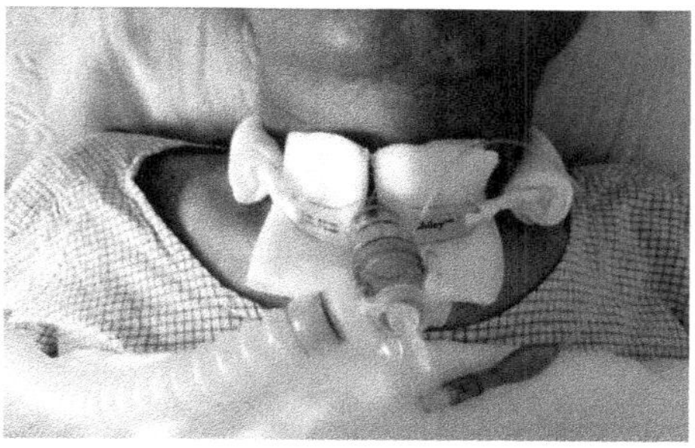

图6-1-21 寸带下垫纱布保护皮肤

（10）向患者及其家属交代注意事项。

（11）整理床单位及物品。

（12）洗手，做好记录。

3.注意事项

（1）根据患者情况采用适宜的固定方法，气管切开一周内宜采用寸带固定法。

（2）温水清洁颈部皮肤，如有顽渍，可使用干棉签蘸取75%乙醇轻轻擦拭。

（3）寸带打结固定时宜采用外科手术结，即打死结固定，避免松脱，打结应避开受压处。

（4）用剪刀去除旧寸带时注意避免损伤气管导管的气囊注气管。

（5）去除旧寸带及固定操作时，均需助手配合扶持气管导管，保持气管套管的正确位置，防止移位或脱出。

（6）随时观察固定效果，翻身、调整体位后，必须再次确认气管套管位置正确。

（7）寸带固定打结要牢固，避免松脱，打结避开受压处。

（8）定时更换固定寸带，如有污染、松脱或分泌物浸渍时及时更换。

（9）注意保护颈部皮肤，必要时在寸带打结处垫以纱布或皮肤保护敷料，防止局部皮肤损伤。

（10）更换寸带前与清醒的患者做好沟通，以防患者躁动，影响套管固定，必要时予以约束，防止发生意外脱管。

（二）专用固定带固定法

1.物品准备　见表6-1-8及图6-1-22。

表6-1-8　气管切开专用固定带固定物品准备

物品名称	数量	物品名称	数量
一次性换药盘（B包，含剪刀）	1个	纱布	数块
专用固定带	1条	清洁毛巾	1条
护理手套	1副	干棉签（必要时）	若干
手消毒液	1瓶	75%乙醇（必要时）	适量

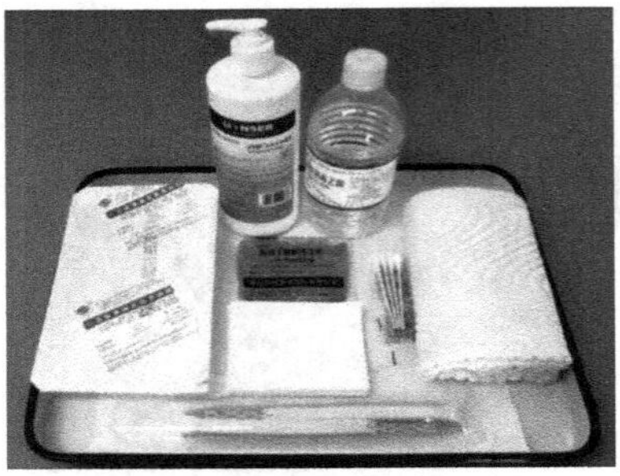

图6-1-22 气管切开专用固定带固定物品

2.操作流程

（1）操作者洗手、戴口罩。在治疗室准备用物，检查物品有效期。

（2）携用物至床旁，查对患者姓名、ID号，向患者或其家属解释操作目的、配合方法。

（3）评估患者

1）生命体征、病情状况、脉氧饱和度情况。

2）精神、神志意识状态、配合程度。

3）评估气管套管固定及周围皮肤情况。

4）切口局部、颈围、皮下脂肪、皮肤弹性、有无甲状腺肿大。

（4）协助患者取恰当体位，一般为平卧位床头抬高30°。

（5）洗手，戴手套。打开一次性换药盘及专用固定带包装。

（6）除去旧的或污染的固定带，洗手。具体方法如下：①将旧固定带的尼龙搭扣松解。②以左手拇指、示指分别固定气管套管两侧固定翼（亦可由助手配合协助固定气管套管）。③右手依次从气管套管左右两侧固定翼的穿孔中取下旧固定带（或用剪刀去除）。④用纱布或清洁毛巾清洁颈部皮肤污渍。

（7）固定：取出专用固定带，将尼龙搭扣固定带一端穿过套管固定翼的穿孔，将搭扣反折粘紧固定，再以同样的方法固定另一侧，调节固定带松紧度，确认搭扣牢固粘贴（图6-1-23）。

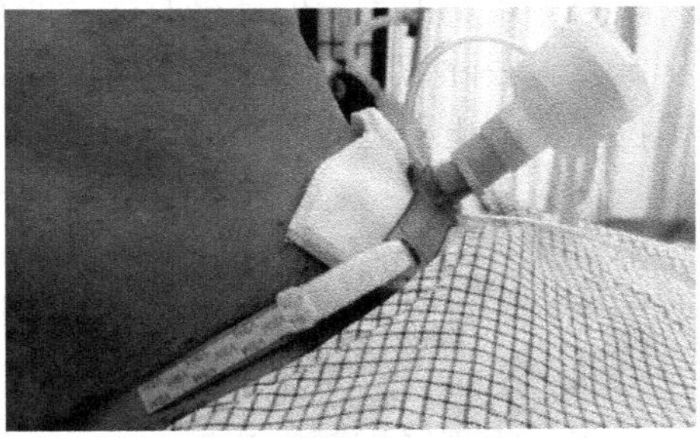

图6-1-23 专用固定带固定

（8）观察患者生命体征并确认固定效果。

（9）向患者及其家属交代注意事项。

（10）整理床单位及物品。

（11）洗手，做好记录。

3.注意事项

（1）专用固定带材质有延展性，气管切开一周内不宜采用。

（2）用温水清洁颈部皮肤，如有顽渍，可使用干棉签蘸取75%乙醇轻轻擦拭。

（3）用剪刀去除旧固定带时注意避免损伤气管导管的气囊注气管。

（4）操作过程中需助手配合扶持气管导管，保持气管套管的正确位置，防止移位或脱出。

（5）随时观察固定效果，翻身、调整体位后，必须再次确认气管套管位置正确。

（6）经常检查固定带，确认松紧度和搭扣牢固粘贴，并及时进行调整，一般以固定带下容纳一指为宜。

（7）定时更换固定寸带，如有污染、松脱或分泌物浸渍时及时更换。

（8）更换固定带前与清醒患者做好沟通，以防患者躁动，影响套管固定，必要时予以约束，防止发生意外脱管。

五、重点与难点

（一）保证气管导管的正确固定位置

1.操作过程中助手配合扶持气管导管，头颈部移动时保持导管同时移动，防止移位或脱出，始终保持管路正确位置。

2.人工气道患者需约束双手，尤以气管切开一周以内更需注意，防止自行拔管或自行移动管路位置。

3.翻身、调整体位时，先脱开呼吸机管道，再将患者平移，保持患者头、颈、脊柱在同一轴线上进行翻身。

4.侧卧位角度以45°～60°为宜，避免90°翻身，翻身后再次评估管道位置。

5.嘱患者在接用呼吸机时禁止自行更换体位，气管切开患者避免头颈部转动，患者侧卧时，避免站在患者背侧与其谈话。

6.气管切口初期应采用寸带固定并打死结，患者颈部水肿消退后应及时调整气管套管固定带松紧度，绕颈的松紧度以伸入一指为宜，窦道形成后方可使用一次性固定带，并注意确保松紧度及粘扣粘贴牢固。

7.患者生命体征稳定，呼吸平稳无喘憋、呼吸机参数稳定无报警、气道压力保持在20cmH$_2$O以下，经导管气道内吸痰时一次性吸痰管置入顺畅。

8.随时观察导管正确固定情况，记录固定带更换时间、材质、固定效果，观察记录操作前后不同种类气管导管的气囊导管外露标志位置。

（二）固定导管过程中意外情况预防与处理

1.更换前要整理好气囊注气管，如使用可吸引导管时还需整理吸引管，避免剪除旧固定带时损伤气管导管吸引管或气囊注气管。

2.操作前与患者做好充分沟通，取得配合，躁动患者可待其安静后再行操作，防止因患者躁动而影响导管的固定，必要时约束或应用镇静剂，防止发生意外脱管。

3.更换固定带过程中，动作应轻柔，避免过度刺激患者。患者一旦发生剧烈咳嗽，应暂停操作并扶住导管，加大给氧浓度，必要时气管内吸痰，待患者呼吸平稳后再行固定操作。

4.随时检查气管导管的位置，防止脱管。观察患者生命体征及脉氧饱和度变化，有无憋气喘息，观察呼吸机参数变化及是否报警。如发生导管滑出，立即给予吸氧或简易呼吸器辅助呼吸，并通知医师准备重新置管。

5.一旦发生误剪，应立即报告医师，用注射器接粗针头直接从气囊注气管注气，并立即用止血钳夹闭注气细管，以维持机械通气，同时准备用物更换气管导管。

6.气管切开1周内备气管插管及气管套管、气管切开包等急救用物，以应对突发情况。

（武淑萍　杨　晶）

第二节 人工气道湿化

上呼吸道对吸入气体具有加温、加湿、过滤的作用，95%的加温、加湿在鼻咽、口咽部及气管完成（图6-2-1）。人工气道建立后通过气管插管或气管套管进行呼吸，气体直接经气管导管进入下呼吸道，上呼吸道对吸入气体的加温、加湿作用完全丧失，下呼吸道分泌物中水分丢失增加，气道黏膜干燥，纤毛运动功能减弱、咳嗽能力减弱，因此必须通过湿化保持呼吸道黏膜纤毛系统的正常运动，以维持气道防御功能，促进分泌物清除，预防支气管痉挛、肺不张、气道阻塞、肺部感染。

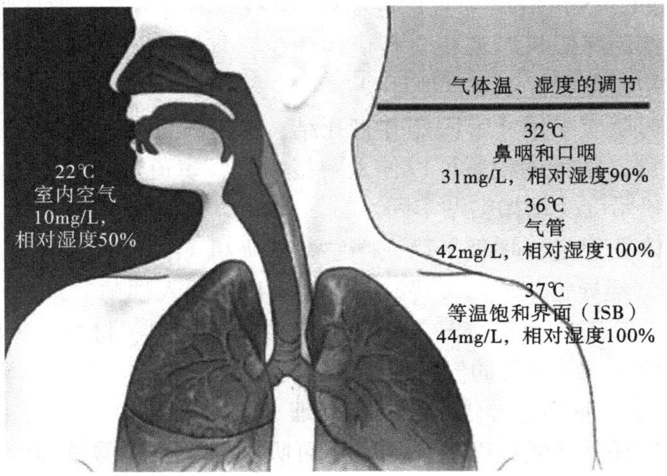

图6-2-1 气体温、湿度的调节

一、简介

人工气道湿化是指通过湿化疗法增加吸入下呼吸道气体的温、湿度，湿润气道黏膜、稀释痰液、保持呼吸道通畅。人工气道必须充分湿化保持湿润，维持分泌物的适当黏度，才能维持气道黏液纤毛系统正常的生理功能和防御功能，使气道分泌物易于咳出或经气道内吸引排出，促进肺部感染控制，防止相关并发症的发生。人工气道吸入气体的理想温、湿度应相当于生理饱和湿度状态，即温度达到37℃，含水量达到每升44mg（图6-2-2）。

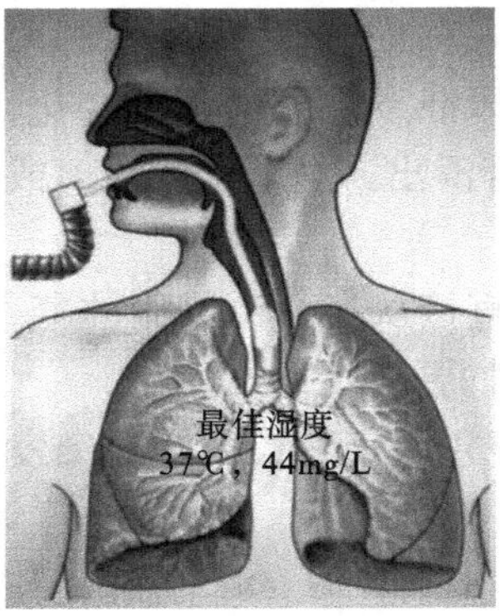

图6-2-2 吸入气温湿度

二、湿化的种类

（一）加热湿化器湿化

加热湿化器（heated humidifier，HH）（图6-2-3）：加热湿化为主动湿化，是以物理加热的方法为干燥气体提供恰当的温度和充分的湿度，当吸入气体经过加热湿化器时主动增加吸入气体的温度及湿度。

对机械通气患者吸入气体进行湿化属于生理替代，吸入气体温度是判断输送气体湿度监测的简便指标，可以通过呼吸机上加热湿化器的储水罐（湿化罐）挡位调节来实现吸入气体湿化的目标设定。吸入气体在Y形接头处的温度处于34～41℃，能够提供湿度水平在33～44mgH$_2$O/L，相对湿度达100%，气体温度误差在2℃之内。一般通过湿化器挡位调节来实现（表6-2-1）。

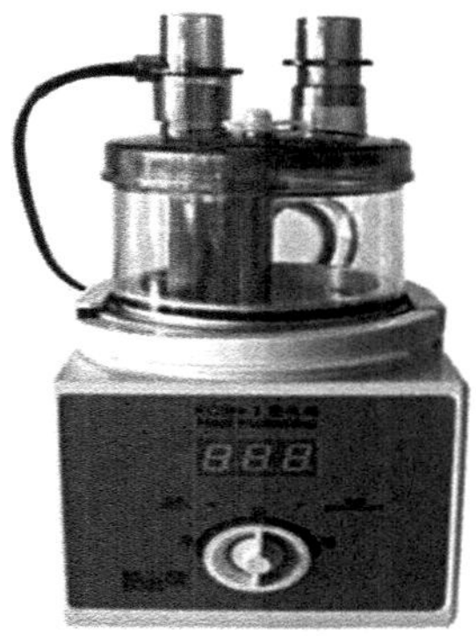

图6-2-3　加热湿化器

表6-2-1　加热湿化器挡位与温度调节对应表

名称	项目	管路前置短管温度	湿化罐底盘温度
挡位	1～4挡	23～28℃	45℃
	5～7挡	28～34℃	60℃
	8～9挡	＞35℃	70℃
指示灯	1灯亮	25～26℃	45℃
	2灯亮	30～33℃	60℃
	3灯亮	＞35℃	70℃

1.适应证　有创通气和无创通气均可使用。

2.禁忌证　加热湿化属于对人工气道患者吸入气体的主动湿化，无禁忌证。

3.物品准备　见表6-2-2。

表6-2-2　加热湿化器物品准备

物品名称	数量	物品名称	数量
呼吸机湿化罐	1个	碘伏棉签	1包
呼吸机管路	1套	护理手套	2副
灭菌注射用水	2瓶	手消毒液	1瓶
一次性输液器	1个		

4.操作流程

（1）操作者洗手、戴口罩。在治疗室准备、检查物品。

（2）携用物至床旁。查对患者姓名、ID号，向患者或其家属解释操作目的。

（3）评估患者神志意识状态、配合程度。

（4）洗手，戴手套。打开湿化罐外包装，置于加热盘上。

（5）将灭菌注射用水注入湿化罐内，加至水位线。

（6）连接呼吸机管路与湿化罐，接通电源，打开湿化罐开关。

（7）按无菌操作要求使用一次性输液器连接灭菌注射用水及湿化罐，形成密闭加水系统（图6-2-4），使用过程中随时打开输液器开关加水，加水后及时夹闭。

（8）调整湿化器挡位选择适宜温度或湿化强度（图6-2-5）。

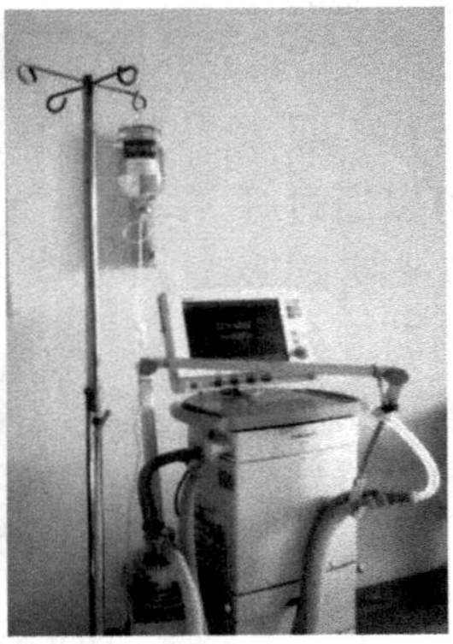

图6-2-4　密闭加水系统

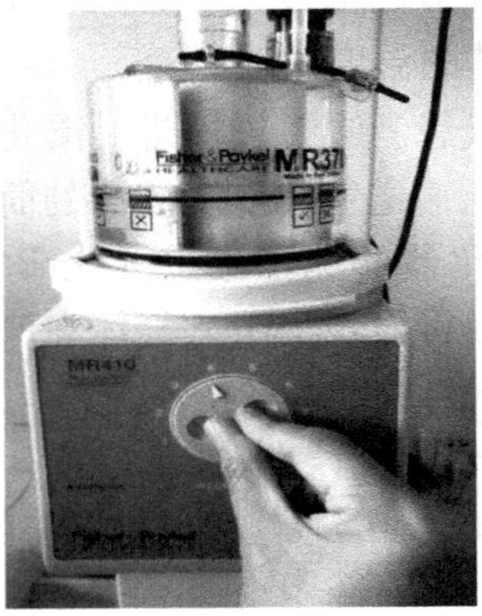

图6-2-5　调整湿化器挡位

（9）再次检查呼吸机管路连接及湿化罐水位线。

（10）观察患者生命体征、脉氧饱和度、痰液的量及性状。

（11）交代注意事项。整理用物。

（12）洗手，做好记录。

5. 注意事项

（1）使用灭菌注射用水湿化，湿化罐加水量在水位线范围内。达到厂家建议的水位线。

（2）机械通气过程中观察湿化液消耗情况，应用密闭式加水方法，湿化用输液器每日更换。

（3）避免湿化罐加水过多或者回路内冷凝水积聚过多，防止冷凝水回流导致肺部感染。

（4）呼吸回路内的冷凝水作为感染性废物，应按照医院感染控制制度进行处理，倒入含氯消毒液容器内，浸泡30min后倾倒（图6-2-6）。

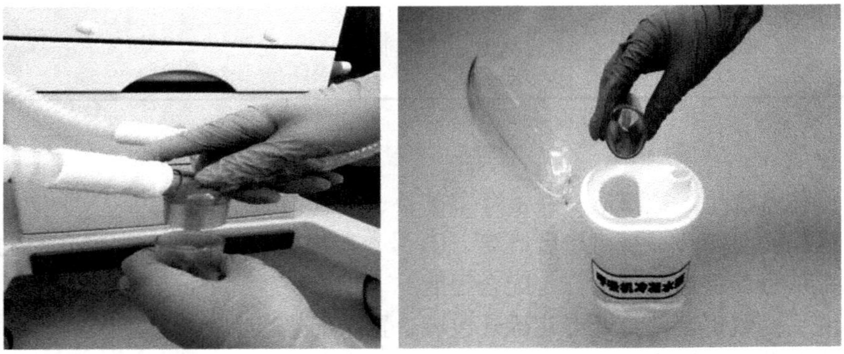

图6-2-6　倾倒呼吸机冷凝水

（5）在气管套管连接处形成冷凝水则提示气体相对湿度为100%。

（6）温度设置过低或湿化水平低于标准水平、不合理应用可导致湿化不足。

（7）持续机械通气患者加热湿化器与呼吸机管路同时更换消毒，每周1次。更换前先将新的湿化罐加水至恰当水位线、连接好管路，再取下旧湿化罐与旧管路。

（8）严重低氧血症或危重患者不能脱机时，两人配合更换呼吸机湿化罐。

（二）温湿交换器湿化

温-湿交换器（heat and moisture exchanger，HME）：又称人工鼻，是由数层吸水材料及亲水化合物制成的细孔网纱结构的过滤装置（图6-2-7）。

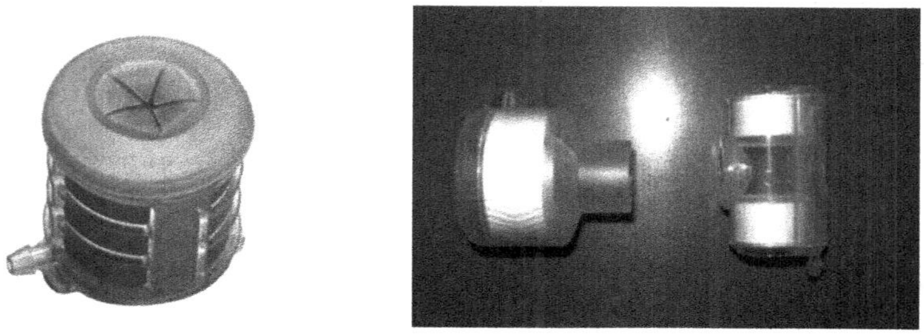

图6-2-7 人工鼻

人工鼻作为被动型湿热交换器，在呼气时，相当于体温和饱和湿度的气体进入人工鼻的内侧面凝结，同时释放以蒸汽状态保存的热量，以温热和湿化吸入的气体。吸气时气体经过人工鼻，外部干燥的气体在人工鼻内得到湿化和温热，热量和水分被带入气道内，保证气道获得有效、适当的湿化（图6-2-8）。人工鼻内气体的温度越高，它提供的湿度水平也越高。人工鼻湿化方法对吸入气体加湿均匀，并有滤过和加温作用，对呼吸道无刺激，能有效减少痰痂形成、湿化过度、气道高反应等并发症，可以达到吸入气体的绝对湿度≥30mgH_2O/L的目标设定。

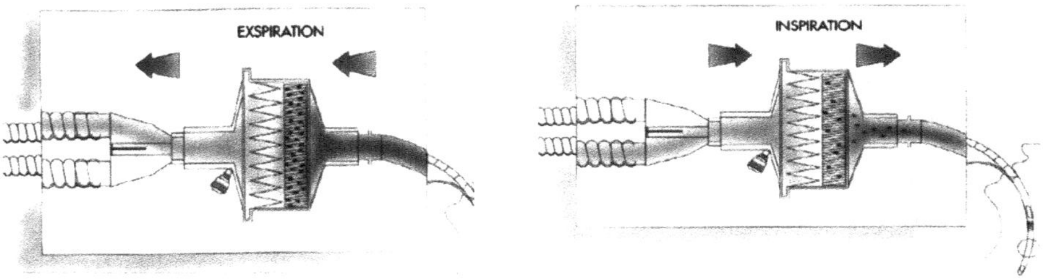

图6-2-8 人工鼻湿化原理

1.适应证　适用于长期留置人工气道不需要使用呼吸机或间断停机期间，更适合于患者的短期（≤96h）治疗和转运过程。

2.禁忌证

（1）有明显血性痰液，痰液过于黏稠且痰量过多的患者。

（2）对于潮气量过小或过大的患者，应避免人工鼻的应用。

（3）脱水、低温、肺部感染引起分泌物潴留的患者。

（4）急性呼吸衰竭患者，人工鼻会显著增加静息每分钟通气量、呼吸驱动和呼吸功耗。

3.物品准备　见表6-2-3及图6-2-9。

表6-2-3　应用人工鼻湿化物品准备

物品名称	数量	物品名称	数量
人工鼻	1个	碘伏棉签（备用）	1包
吸氧装置（必要时）	1套	护理手套	1副
其他湿化用物（必要时）	1套	手消毒液	1瓶

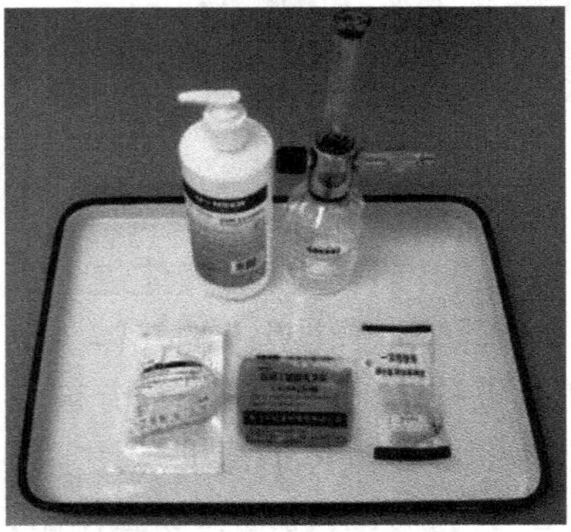

图6-2-9　应用人工鼻湿化物品

4.操作流程

（1）操作者洗手、戴口罩。在治疗室准备物品，检查人工鼻包装完好，在有效期内。

（2）携用物至床旁。查对患者姓名、ID号，向患者或其家属解释操作目的。

（3）评估患者神志意识状态、配合程度。

（4）洗手，戴手套。打开人工鼻外包装。

（5）将吸氧管连接于人工鼻氧气管端口，依患者个体需要调节氧流量。

（6）将人工鼻连接在气管套管口（图6-2-10）。

（7）观察患者生命体征及脉氧饱和度情况。

（8）交代注意事项。整理用物。

（9）洗手，做好记录。

5.注意事项

（1）人工鼻是一次性应用，不可重复使用，一般为24h更换，最长使用72h，痰液污染或堵塞时及时更换。

（2）使用时观察湿化效果，防止分泌物的堵塞，痰液黏稠时配合其他湿化方式。

（3）人工鼻最大交换效率仅能保持呼出气湿度的70%～80%，不能额外提供热量和水分，应防止造成湿化不充分。

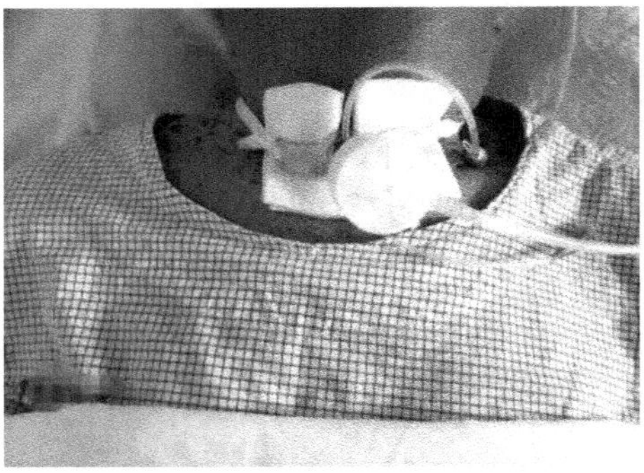

图6-2-10　气管切开应用人工鼻

（4）增加吸气阻力、无效腔容积及吸气做功，慢性呼吸衰竭及撤机困难的患者慎用。

（5）人工鼻不额外提供热和水分，对脱水、呼吸道分泌物黏稠的患者不是理想的湿化装置。

（6）人工鼻会显著增加呼吸驱动和呼吸功耗，气道高阻力患者不宜使用。

（三）雾化吸入湿化

雾化吸入是以气流或超声波为动力，使药液成为气溶胶微粒悬浮于气流中随吸气进入呼吸道，能到达终末支气管及肺泡。人工气道患者常采用雾化吸入进行气道内给药或增强气道湿化效果，一般用于脱机患者。常用的方法有超声雾化、氧气雾化、空气压缩泵雾化（图6-2-11）。

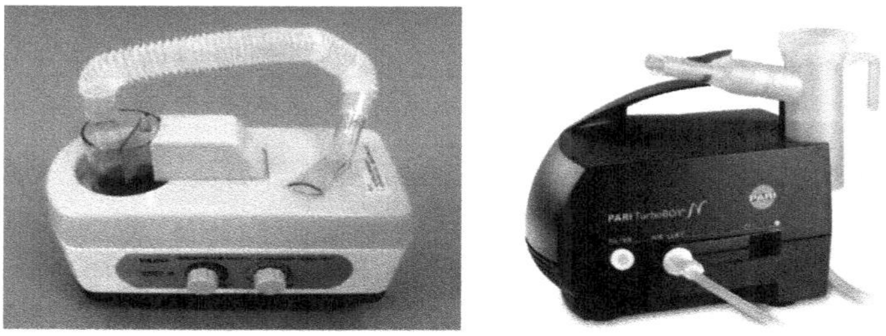

图6-2-11　超声雾化器、空气压缩泵雾化吸入

超声雾化器（ultrasonic nebulizer）是特制的气溶胶发生装置，利用超声波定向压强，使水槽底部晶体换能器发生超声波声能，声能震动了雾化罐底部的透声膜，作用于雾化罐内的液体，使药液成为气溶胶微粒，吸入后沉降于支气管和肺泡。

1.适应证

（1）需要进行气道内给药的人工气道患者。

（2）人工气道患者痰液黏稠、排痰不畅时。

（3）需加强气道湿化的人工气道患者。

2.禁忌证

（1）雾化治疗引起气道痉挛、发生低氧血症的患者。

（2）无自主呼吸及呼吸机麻痹的患者。

（3）不能停机的危重症患者。

3.物品准备　见表6-2-4及图6-2-12。

表6-2-4　雾化吸入湿化物品准备

物品名称	数量	物品名称	数量
雾化器（依需要准备）	1个	碘伏棉签	1包
雾化吸入用管路	1套	护理手套	1副
雾化药液或湿化液	若干	手消毒液	1瓶

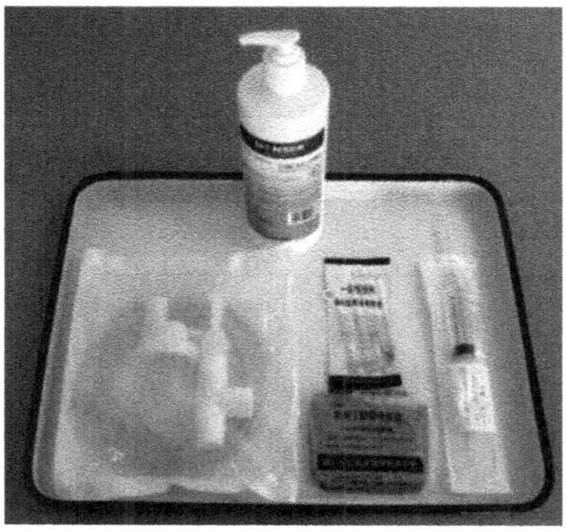

图6-2-12　雾化吸入湿化物品

4.操作流程

（1）操作者洗手、戴口罩。

（2）治疗室内准备物品，查对药品、治疗单（医嘱单），配制雾化药液。

（3）携雾化器及药液至床旁。查对患者姓名、ID号，向患者或其家属解释操作目的。

（4）评估患者神志意识状态、配合程度。

（5）洗手。将药液加入雾化器储药罐内（图6-2-13），连接雾化吸入器管路（超声雾化器水

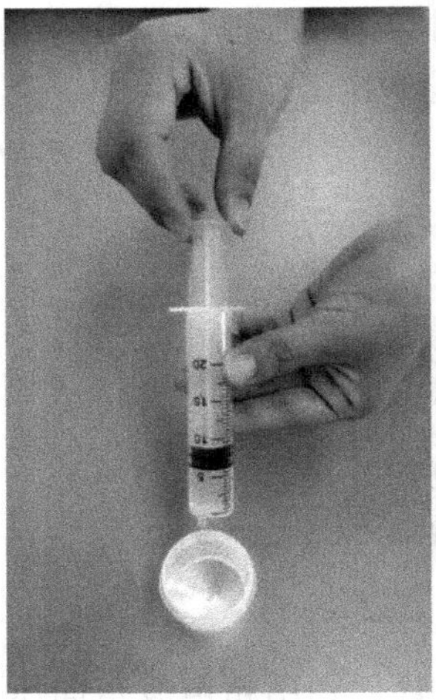

图6-2-13　药液注入雾化器

槽内先加入蒸馏水至恰当水位)。

(6)打开电源，雾气即溢出(氧气雾化时调节氧流量至6～8L/min，超声雾化时打开雾化器开关，设置吸入治疗时间，依据患者需要调节适宜雾量大小)。

(7)取下人工鼻，将雾化管口置于患者气管套管口开始雾化吸入。

(8)吸入过程中观察患者生命体征及脉氧饱和度情况，必要时吸痰。

(9)吸入结束后接上人工鼻，交代注意事项。

(10)整理用物。洗手，做好记录。

5.注意事项

(1)连续雾化时，吸入气体温度低，可能诱发哮喘，单次雾化量为4～6ml。

(2)雾化时间控制在10～15min，可行间断吸入，以免患者因长时间雾化吸入而引起氧饱和度下降。

(3)因加热而降低药效的药物避免使用加温雾化法。

(4)雾化吸入器专人专用，不用时清洁干燥避污保存，按要求定期更换或消毒。

(5)按不同种类雾化吸入装置使用要求与规范进行管理，确保使用安全。

(四)气道内滴注湿化

气道内滴注湿化液是一种稀释痰液的方法，间断或持续将湿化液滴入人工气道，以达到湿化气道、稀释痰液的目的。

1.适应证

(1)痰液黏稠或形成痰痂的人工气道患者。

(2)需要加强气道湿化的人工气道患者。

(3)需要行药物气道内滴注治疗的人工气道患者。

2.禁忌证　无绝对禁忌证。因气道内滴注后常常需行吸痰操作，故严重低氧血症患者确有必要使用时在预充氧后实施。

3.物品准备

(1)间断气道内滴注湿化物品准备见表6-2-5及图6-2-14。

表6-2-5　间断气道内滴注湿化物品准备

物品名称	数量	物品名称	数量
生理盐水(或其他药液)	1袋(适量)	手消毒液	1瓶
一次性注射器	1个	负压吸引装置(必要时)	1套
护理手套	1副	吸痰管(必要时)	数根
碘伏棉签(备用)	1包		

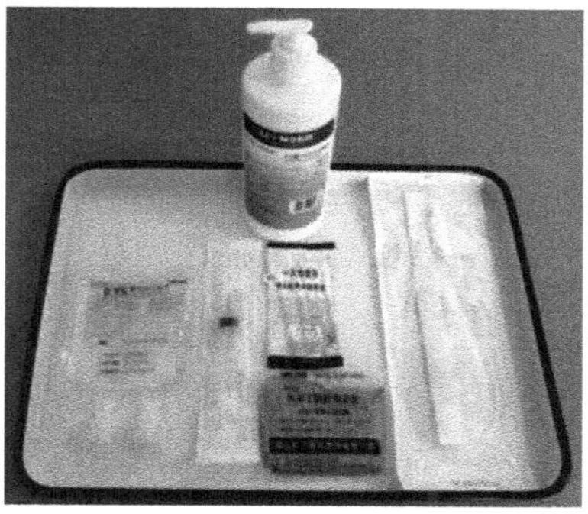

图6-2-14　间断气道内滴注湿化物品

（2）持续气道内滴注湿化物品准备见表6-2-6及图6-2-15。

表6-2-6　持续气道内滴注湿化物品准备

物品名称	数量	物品名称	数量
生理盐水	1袋	无菌剪刀	1把
输液器及头皮针	各1个	护理手套	1副
微量泵或输液泵（必要时）	1台	手消毒液	1瓶

4.操作流程

（1）间断气道内滴注湿化

1）操作者洗手、戴口罩。在治疗室准备物品，查对治疗单（医嘱单），配制或抽取湿化液。

2）携用物至床旁。查对患者姓名、ID号，向患者或其家属解释操作目的。

3）评估患者神志意识状态、配合程度。

4）洗手，戴手套。取下人工鼻或呼吸机接口。

5）一次性注射器抽取湿化液3～5ml，取下针头后将湿化液沿气管导管管壁缓慢注入气管内（图6-2-16）。

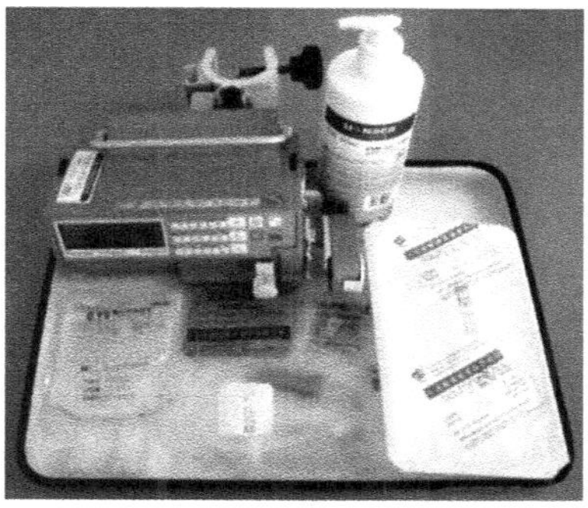

图6-2-15　持续气道内滴注湿化物品

6）观察患者生命体征及脉氧饱和度情况，必要时吸痰。

7）交代注意事项。整理用物。

8）洗手，做好记录。

（2）持续气道内滴注湿化

1）操作者洗手、戴口罩。在治疗室准备物品，查对治疗单（医嘱单），配制或抽取湿化液。

2）携用物至床旁。查对患者姓名、ID号，向患者或其家属解释操作目的。

3）评估患者神志意识状态、配合程度。

4）洗手，戴手套。取下人工鼻或呼吸机接口。

5）按密闭式输液方法将湿化液、输液器、一次性头皮针连接，调节滴注速度。

6）用无菌剪刀剪去头皮针针头部分，前端软管插入气管导管内5～8cm，外端反折用胶布固定，持续气道滴注湿化（图6-2-17）。

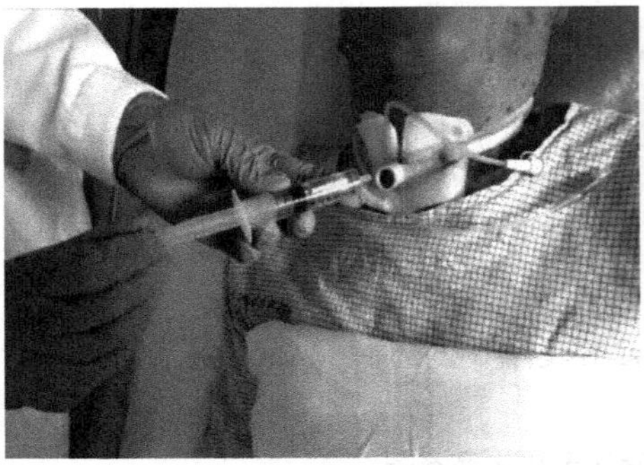

图6-2-16　间断气道内滴注法

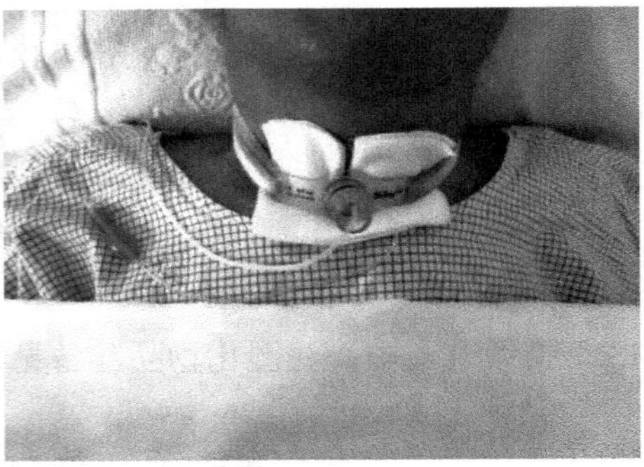

图6-2-17　持续气道内滴注法

7）观察患者生命体征及脉氧饱和度情况，必要时吸痰。

8）以无菌纱布覆盖气管导管口。

9）交代注意事项。整理用物。

10）洗手，做好记录。

5.注意事项

（1）气道湿化用物每24h更换，置于床旁备用（图6-2-18）

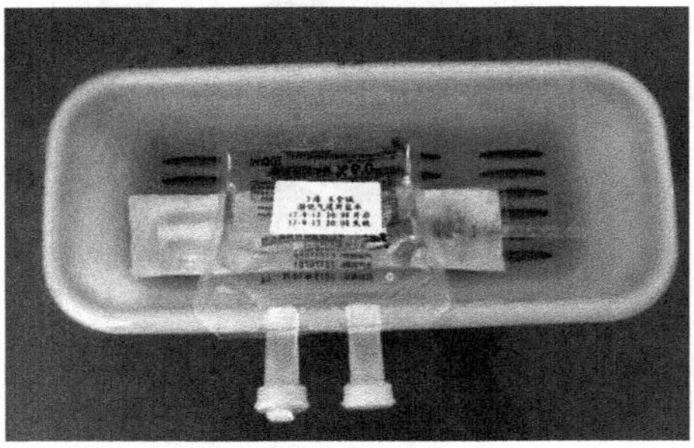

图6-2-18　气道湿化用物

（2）气道内滴注时液量不宜过多、次数不宜过频，速度不宜过快，以免导致患者刺激性咳嗽、憋闷、心率增快、缺氧等不良反应。

（3）根据患者痰液黏稠度及患者耐受情况选择湿化液，调整滴注频率及速度，以达到充分湿化稀释痰液。

（4）持续滴注一般应用0.45%氯化钠注射液或生理盐水。间断滴注可选择盐酸氨溴索溶液、乙酰半胱氨酸注射液等药物稀释后应用。

（5）生理盐水湿化液开启后24h有效，需配制的湿化液2h内有效，现用现配。

（6）可采用输液器、输液泵或微量泵控制行持续气道内滴注。

（7）气道内滴注湿化时注意无菌操作。

（8）气道内滴注后及时吸痰，保持呼吸道通畅。

（9）一般不主张气道内滴注抗生素。

（五）高流量呼吸湿化治疗仪气道湿化

高流量呼吸湿化治疗仪可输送经过加温湿化的吸入气体，其作用及原理同加热湿化器湿化，主动增加吸入气体的温度及湿度，达到持续的气道温湿化效果，可应用于有自主呼吸的人工气道患者（图6-2-19）。

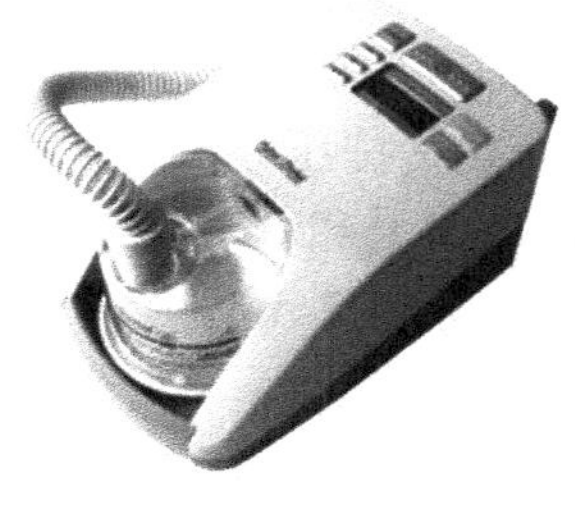

图6-2-19　高流量呼吸湿化治疗仪

1.适应证

（1）痰液黏稠不易咳出的人工气道患者。

（2）人工气道患者停机锻炼或脱机期间。

（3）需要加强气道湿化的人工气道患者。

2.禁忌证　无自主呼吸患者不能使用。

3.物品准备　见表6-2-7及图6-2-20。

表6-2-7　高流量呼吸湿化治疗仪气道湿化物品准备

物品名称	数量	物品名称	数量
呼吸湿化治疗仪	1台	碘伏棉签	1袋
专用管路与湿化罐	1套	湿化液标签	1枚
灭菌注射用水	1瓶	护理手套	1副
网套	1个	手消毒液	1瓶

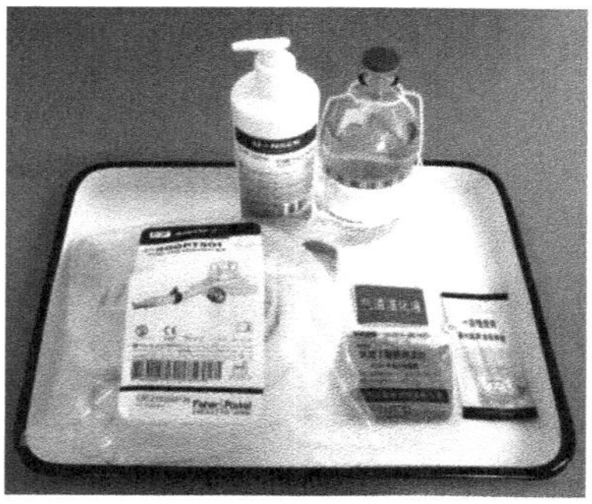

图6-2-20　高流量呼吸湿化治疗仪气道湿化物品

4.操作流程

（1）操作者洗手、戴口罩。在治疗室准备物品，检查仪器状态，查对治疗单（医嘱单）。

（2）携用物至床旁。查对患者姓名、ID号，向患者或其家属解释操作目的。

（3）评估患者神志意识状态、配合程度。

（4）取下人工鼻或呼吸机接口。

（5）洗手，戴手套。打开呼吸管和湿化罐套件。将治疗仪安装在低于患者头部高度的支架杆安装托盘上。

（6）向上拉湿化罐上的拉环取下蓝色端口盖，取下固定进水管的托架，将所提供的接头装在湿化罐的垂直端口上并用力按紧，然后将进水管卡入到位。压下护手板，将湿化罐滑入治疗机，注意与蓝色湿化罐端口末端对齐，将湿化罐推到位，直至护手板弹回原位。

（7）将灭菌注射用水挂在治疗仪上方（距离大于20cm）挂钩上，将进水管针头端插入灭菌注射用水瓶中，湿化罐将按所需的水位自动加水，并维持该水位直至水全部用完。

（8）安装加热呼吸管。加热呼吸管的一端有一蓝色的塑料卡套，往上拉起卡套，将连接头连接治疗仪接口，将卡套向下推，锁住连接头（图6-2-21）。

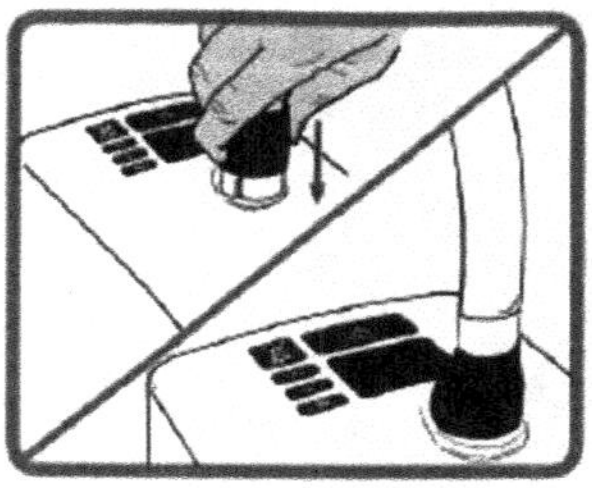

图6-2-21　连接湿化治疗仪管路

（9）接通电源，开机。治疗仪将开始预热，仪器面板显示当前露点温度、流量和氧浓度等参数，这些数字达到目标设置前将持续跳动。

（10）按压“模式”按钮，分别设置温度、目标流量：选定要更改设置的项目，同时按住向上和向下按钮3s以“解锁”设置；然后按向上和向下按钮以选择新设置；完成后，按“模式”按钮以再次锁定设置（图6-2-22）。

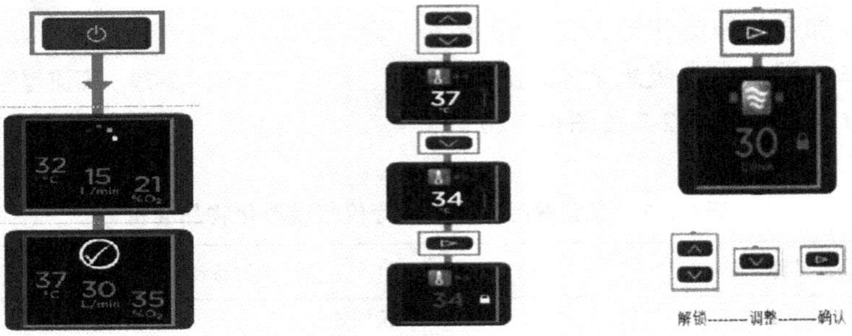

图6-2-22　设定模式参数

（11）将外接氧气连接至与治疗仪相连的氧气流量表上，调整氧气流量表旋钮以调整氧流量，治疗仪屏幕将显示当前氧浓度。当屏幕上显示符号“√”时，表示机器开始工作，治疗仪将逐渐达到目标参数（图6-2-23、图6-2-24）。

（12）治疗仪管路连接至患者人工气道管口。

（13）观察患者生命体征及脉氧饱和度情况。

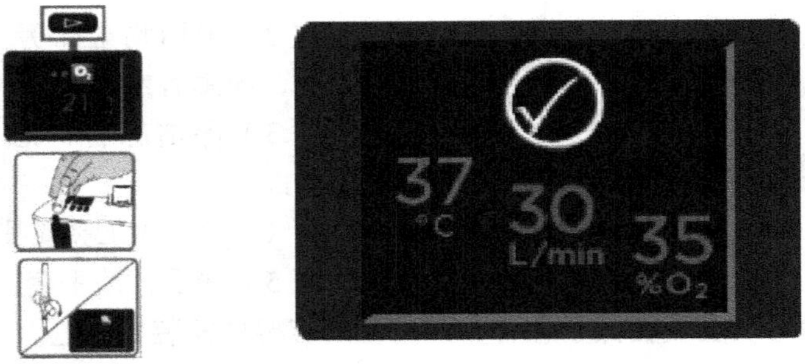

图6-2-23　湿化治疗仪目标参数显示

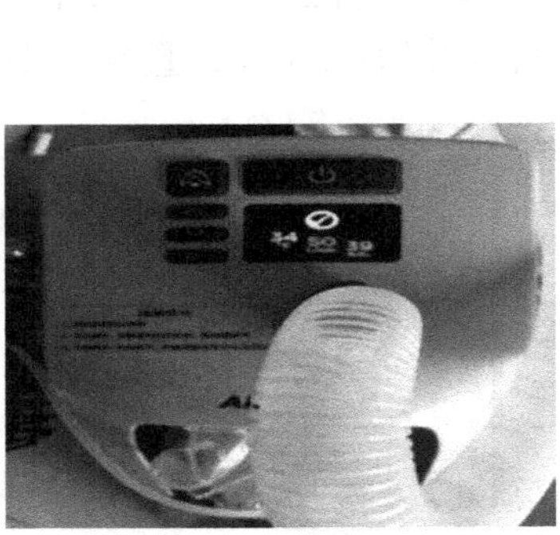

图6-2-24　湿化治疗仪使用中

（14）交代注意事项。整理用物。

（15）洗手，做好记录。

5.注意事项

（1）使用过程中密切监测患者生命体征及气道情况。

（2）检查湿化液消耗情况，及时更换灭菌注射用水。

（3）根据患者痰液黏稠度调节治疗仪参数。

（4）及时清除气道分泌物，避免痰液污染连接管口。

（5）湿化管路及湿化罐为一次性使用，每2周更换一次，按医疗废弃物处理。

三、湿化液的选择与临床应用

气道湿化的目的是增加吸入气体的温湿度，使其尽可能达到或接近气道生理湿化状态，使吸入气体进入下呼吸道时温度接近37℃，湿度达到44mgH_2O/L饱和状态。

（一）常用的气道湿化液

常用的人工气道湿化液有灭菌注射用水、生理盐水、0.45%氯化钠溶液、3%氯化钠溶液，另外，可采用盐酸氨溴索注射液、乙酰半胱氨酸注射液、α-糜蛋白酶、碳酸氢钠注射液等药物可降低痰液黏稠度，稀释痰液，促进排出。根据患者是否行机械通气、痰液黏稠度等状况选择，不同湿化方式或途径选择的湿化液不同（图6-2-25）。

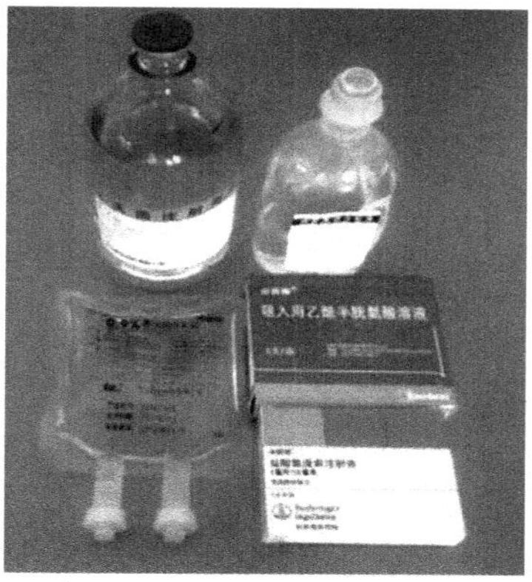

图6-2-25　常用的气道湿化液

（二）人工气道湿化液的选择

1.灭菌注射用水　主要用于呼吸机、高流量呼吸湿化治疗仪的加热湿化器（湿化罐）中加水，超声雾化器的储水槽加水。灭菌注射用水一般不能直接用于气道内滴注湿化，低渗液体对气道的刺激较大，若用量过多，可造成气管黏膜水肿，增加气道阻力。

2. 0.9%氯化钠溶液　主要用于气道内滴注、雾化吸入，或作为溶剂配制雾化药液。生理盐水为等渗液体，对气道黏膜的刺激较小，小剂量气道滴注后可稀释痰液，使之易于清除，可减少因痰液淤积造成的肺部感染。用生理盐水湿化液时，水分蒸发后浓缩，对气道的刺激性增强，盐分沉积在肺泡及支气管形成高渗状态，可能引起支气管肺水肿而加重呼吸困难，所以，生理盐水不适宜持续应用。加热湿化时禁用。

3.0.45%氯化钠溶液　可用于气道内间断或持续湿化，浓缩后浓度接近生理盐水，对气道的刺激性较小。但临床使用时需要将生理盐水稀释配制，配制后有效期为2h。

4.3%氯化钠溶液　系高渗液体，对气道的刺激性较大，可从黏膜细胞内吸收水分，从而稀释痰液，并使之易于咳出，主要用于排痰。但易引发刺激性咳嗽，老年患者人工气道湿化时应用较少。

5.盐酸氨溴索注射液　为黏液溶解剂，可促进呼吸道表面活性物质的分泌，使黏多糖纤维断裂，降低痰液黏度。有利于呼吸道内黏液分泌物清除，减少滞留，促进呼吸道黏液-纤毛功能改善与恢复，维护呼吸道正常功能。稀释后气道内滴注或吸入治疗。

6.乙酰半胱氨酸注射液　为黏液溶解剂，具有较强的黏液溶解作用，能使痰液中的糖蛋白多肽链和浓性痰液中的DNA纤维断裂，对白色黏痰和黄色黏痰均有较强的溶解作用。一般情况下，以生理盐水配制成10%的溶液雾化吸入，每次1～3ml，每日2～3次。在痰液阻塞的紧急情况下可配制成5%的溶液行气管内滴入，每次2～3ml，每日2～6次，或酌情多次使用。

7.注射用糜蛋白酶　液化痰液，通过溶解痰液中的黏蛋白而溶解痰液，用生理盐水稀释配制成0.05%的溶液，行气道雾化吸入，主要用于痰液黏稠不易吸引或自行咳出的患者，糜蛋白酶可能损伤气管黏膜。

8.碳酸氢钠注射液　为碱性液体，稀释成浓度为1.25%溶液于气道内滴注使用。在碱性环境中，痰的吸附力降低，其碱性具有皂化功能，可使痰液变稀薄，痰痂软化，局部形成碱性环境，抑制真菌生长繁殖（表6-2-8）。

表6-2-8　常用人工气道湿化液特点

常用湿化液	特点	使用方法	适用范围	作用	不良反应
灭菌注射用水	低渗	直接使用，呼吸机或湿化仪内加水	加热湿化时湿化罐加水	湿润吸入气体	长期大量气道内直接应用可导致气管黏膜水肿
0.9%氯化钠溶液	等渗	直接使用，气道内滴注或配制药液	气道滴注，雾化吸入	稀释痰液	持续大量应用时，浓缩后对气道刺激性增强
0.45%氯化钠溶液	低渗	需要配制	气道滴注	稀释痰液	浓缩后对气道刺激性小
3%氯化钠溶液	高渗	直接使用，气道内滴注	雾化吸入	稀释痰液	对气道刺激性较大
盐酸氨溴索注射液	黏液溶解剂	需要配制，稀释后气道内滴注或雾化吸入	气道滴注，雾化吸入	降低痰液黏度，促进排出	过敏反应
乙酰半胱氨酸注射液	黏液溶解剂	需要配制，稀释后气道内滴注或雾化吸入	气道滴注，雾化吸入	降低痰液黏度，促进排出	过敏反应，与糜蛋白酶有配伍禁忌
注射用糜蛋白酶	溶解黏液蛋白	需要配制，稀释后气道内滴注或雾化吸入	雾化吸入	降低痰液黏度，促进排出	过敏反应，可能损伤气管黏膜
1.25%碳酸氢钠注射液	低渗	需要配制，气道内滴注	气道滴注	稀释、碱化痰液，促进排出	可能损伤气管黏膜

四、重点与难点

（一）正确评估湿化效果

1.通过人工气道患者一般状况判断

（1）患者意识状态、皮肤黏膜的色泽、温度、湿度、胸廓起伏度、痰鸣音等。

（2）患者生命体征、脉氧饱和度及呼吸音的改变。

（3）评估患者痰液性状及痰量。

（4）评估患者咳痰能力的改变及咽部反射情况。

（5）保证液体入量每日2500～3000ml。

2.如何评估痰液黏稠度

（1）Ⅰ度：痰液如米汤或泡沫样，咳痰后痰容器内痰液不容易挂壁，易被冲洗干净，痰杯内壁上无痰液残留，提示感染较轻。

（2）Ⅱ度：痰液外观较黏稠，咳痰后痰容器内有部分痰液滞留挂壁，清洗时需要较大水流冲洗痰液，若为黄色黏痰，提示感染较重。

（3）Ⅲ度：痰液外观明显黏稠，呈黄色脓性痰，痰液不易咳出，痰容器内壁上可滞留大量痰液，不易被水冲净，提示肺部感染严重，需加强抗感染治疗并调整治疗方案。

3.如何评估气道湿化是否恰当　通过评估痰液黏稠度、观察人工气道患者临床症状，可评估气道湿化是否恰当，为临床治疗提供参考依据（表6-2-9）。

表6-2-9　痰液黏稠度与临床症状评估

湿化效果	痰液黏稠度	吸引管	肺部听诊	患者临床表现
湿化满意	Ⅰ～Ⅱ度，痰液稀薄，未及中度黏稠	顺利通过，导管内壁有少量痰液易被冲净	无干鸣音或大量痰鸣音	呼吸通畅，患者安静
湿化过度	比Ⅰ度稀薄，呈稀水样痰	频繁吸引，导管内壁上无痰液滞留	痰鸣音、水泡音	刺激性咳嗽，烦躁不安、发绀加重
湿化不足	Ⅱ度、Ⅲ度，痰液达到中、重度黏稠，呈黄色	导管内壁上滞留大量痰液不易被冲净，吸引困难，甚至形成胶冻状黏痰或痰痂堵管	呼吸音低、闻及干鸣音	憋气、呼吸困难，氧饱和度低，发绀加重

（1）气道湿化恰当：痰液黏稠度Ⅰ度时提示气道湿化恰当，肺部听诊呼吸音清，吸痰时负压吸引顺利，痰管内壁有少量痰液易被冲净，吸痰后患者安静，呼吸道通畅，脉氧饱和度上升。痰液黏稠度Ⅱ度时则提示需要加强气道湿化。痰液黏稠度Ⅲ度时存在痰痂堵管的风险，应引起高度重视。

（2）气道湿化过度：气道湿化过度时气道内大量黏液需要清除，超过黏膜纤毛的清除能力，痰液增多，可导致机械通气患者人机对抗，引起或加重炎症，造成缺氧。痰液如稀水样泡沫状，吸痰次数明显增多，每次吸痰量少，肺部听诊，可闻及水泡音，患者出现频繁刺激性呛咳，烦躁不安、发绀，反复吸引，有时仅吸出少量稀水，提示湿化过度。

（3）气道湿化不足：气道湿化不足时气道干燥，气管、支气管黏膜纤毛运动减弱、清除异物的功能受损，分泌物排出不畅，黏痰堵塞，造成小气道塌陷、肺不张。痰液吸引困难，可见痰液黏稠，呈黄色，甚至呈胶冻状或形成痰痂，吸痰管内壁上滞留大量黏稠痰液，不易被冲净，有时可阻塞吸痰管，患者呼吸费力，呼吸机显示气道压高，吸气阻力大，提示湿化不足。

（二）保证人工气道有效湿化

1.根据患者病情及痰液黏稠度选择湿化方法

（1）机械通气患者加热湿化效果最好，痰液黏稠度保持在Ⅰ～Ⅱ度时，可以单独采用加热湿化方法，及时调整湿化强度。

（2）肺部感染重、气道分泌物多且黏稠时，无论是否在机械通气状态下，均可吸痰前后气道内滴注湿化液，稀释痰液，促进有效排痰。

（3）气管插管患者停机锻炼期间需加强气道湿化，气管导管内径细、管道长，易形成痰痂，除使用人工鼻外，可行间断超声雾化吸入、气道内滴注等方法加强气道湿化。

（4）根据患者病情及气道分泌物特点选择合适的气道湿化方法，采用多种方法配合进行气道湿化，酌情采用单一或多种方式的气道湿化方法。

2. 熟练掌握各种气道湿化方法

（1）根据患者状况及所用药物，选择合适的湿化液及雾化吸入器。

（2）熟悉各种湿化液的特点与使用方法，如加热湿化器内必须使用灭菌注射用水，严禁使用生理盐水或加入药物。

（3）掌握加热湿化器、高流量呼吸湿化治疗仪的功能与特点，准确选择加热湿化器挡位与湿化强度。

（4）掌握不同湿化方法的适应证，熟练进行气道湿化操作。

（三）保证人工气道湿化的安全性

1. 密切观察患者生命体征及脉氧饱和度，确保恰当的湿化，如患者痰液呈稀水样，需频繁吸痰，则需要降低湿化强度；如心率加快、憋喘、呼吸机气道压升高，排除其他原因，可能存在痰液排出不畅的情况，需要加强湿化。

2. 观察加热湿化器是否在合适的挡位，湿化温度设置过低或湿化水平低可导致湿化不足，湿化温度设置过高，气体温度高于体温，吸入湿热的气体亦会加重患者不适，影响纤毛活动，出现体温升高、出汗，严重者出现肺水肿、呼吸道烧伤。

3. 湿化罐内加灭菌注射用水保持在水位线范围内，加水超过水位线可能倒灌入气道内引起误吸，低于水位线达不到湿化效果。

4. 人工气道患者行雾化吸入或气道内直接滴注湿化时，雾量或滴注量亦小而缓和，避免导致气道刺激，引起呛咳、憋喘。气道高反应状态的患者慎用气道内直接滴注。

5. 气道湿化环节较多，需注意无菌操作，湿化用物按要求定时更换。

（张　力　武淑萍）

第三节　人工气道痰液清除

人工气道建立后患者正常的呼吸道防御功能受损，咳嗽能力明显下降，清理呼吸道无效，气道分泌物不能通过自主咳嗽咳痰排出体外，因此需要借助人工的方法帮助痰液清除。

一、简介

人工气道痰液清除是指经人工气道将呼吸道分泌物吸出，保持呼吸道通畅，预防和控制肺部感染的一种方法。临床上可采用胸部叩击、体位引流、负压吸引技术及仪器辅助排痰等多种方法，促进人工气道将呼吸道分泌物清除。

二、胸部叩击

胸部叩击的原理是借助叩击所产生的振动和重力作用，使滞留在气道内的分泌物松动，移行至中心气道，最后通过咳嗽排出体外。

（一）简介

胸部叩击排痰技术是有效排痰的一种方式，其原理是通过叩击胸廓产生振动，通过胸壁传导至肺部，可促进黏附于肺、支气管、细支气管内的分泌物松动或脱落，有利于分泌物向外移动。应用胸部叩击排痰技术可促进人工气道患者气道分泌物排出。

（二）适应证

1.痰液黏稠，咳出无力、排痰困难者。

2.久病体弱、长期卧床需要协助排痰者。

（三）物品准备

物品准备　见表6-3-1及图6-3-1。

表6-3-1　胸部叩击物品准备

物品名称	数量	物品名称	数量
负压吸引装置（必要时）	1套	垫巾	1条
一次性吸痰管（必要时）	数根	手消毒液	1瓶
护理手套	1副		

（四）操作流程

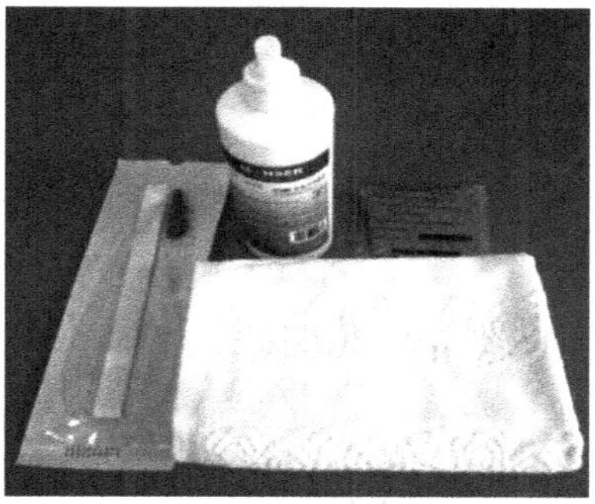

图6-3-1　胸部叩击物品

1.操作者洗手、戴口罩。在治疗室准备物品，查对治疗单或医嘱单。

2.携用物至床旁，查对患者姓名、ID号，向患者及其家属解释操作目的，解除患者紧张情绪。

3.观察生命体征，评估患者病变部位、神志意识情况、人工气道状态、配合情况，必要时提高给氧浓度。

4.听诊肺部呼吸音，有无异常及干、湿啰音状况，明确痰液潴留部位。

5.协助患者取舒适侧卧位，叩击部位单层垫巾覆盖。

6.将手固定成背隆掌空状（图6-3-2），放松腕、肘、肩部，有节奏地叩击需引流的肺段，从下往上叩击胸和背部（图6-3-3），每次叩击1～3min，叩击速率每秒2～3次。

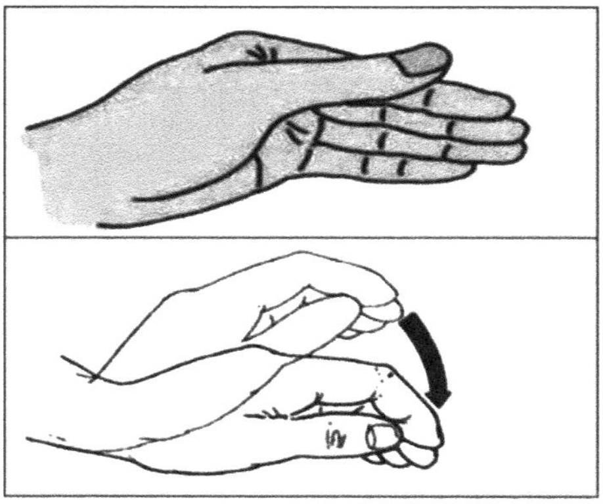

图6-3-2　手固定成背隆掌空状

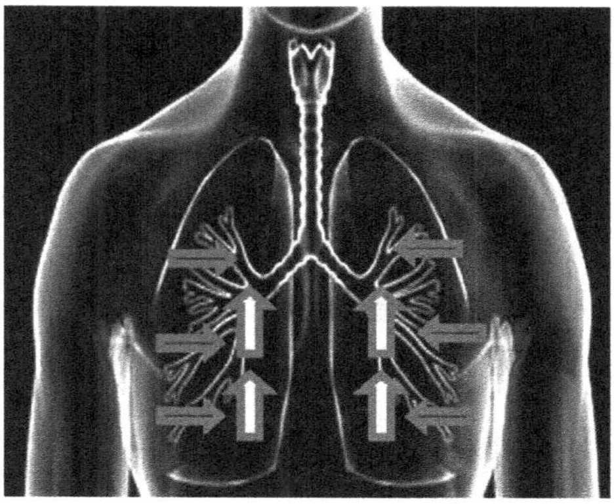

图6-3-3　叩击方法

7.叩击后协助排痰，负压吸引，保持呼吸道通畅。

8.观察病情及生命体征变化。

9.妥善安置患者，协助其取舒适体位。

10.整理物品。洗手，做好记录。

（五）注意事项

1.实施过程中密切监测患者生命体征，如有心率增快、呼吸急促、脉氧饱和度下降时，暂停操作，给予吸氧，待病情稳定后视病情需要再行治疗。

2.胸部叩击前先进行负压吸痰清除气道分泌物，以免痰液在叩击过程中移动堵塞气道。

3.叩击处可覆盖薄单以防直接叩击引起皮肤发红，但覆盖物不宜过厚，以免降低叩击时所产生的震动而影响效果。

4.叩击操作完毕后，立即给予患者保暖，尤其冬季时，要避免患者着凉。

5.配合雾化吸入、体位引流可促进气道分泌物充分引流，操作时注意随时观察病情，保持呼吸道通畅。

6.注意患者有咯血、低血压、肺水肿、未经引流的气胸、肋骨骨折及病理性骨折时，禁用胸部叩击。

7.操作时避开乳房和心脏，并避免在骨突起部位进行叩击，如胸骨、肩胛骨及脊柱。

三、体位引流技术

体位引流是指对分泌物的重力引流，即通过合理的体位摆放，使患者受累肺段的支气管垂直于地面，使痰液借助于重力作用流向气管，从而易于排出。

（一）简介

体位引流技术是指患者取特殊体位，将病变肺部处于高位，引流支气管开口向下，使气道内聚集的分泌物借助重力作用，流入较大的支气管→气管，最终经咳嗽或经负压吸引排出体外。老年人工气道患者呼吸道廓清能力差，常处于卧床状态，通过体位引流可促进气道分泌物排出，配合胸部叩击治疗可提高疗效。

（二）适应证

1.肺脓肿、支气管扩张、肺不张、囊性肺纤维化等分泌物滞留者。

2.慢性阻塞性肺疾病、肺纤维化等疾病发生严重肺部感染或范围较大时。

3.各种原因导致的痰量较多、痰液黏稠不易排出时。

4.肺炎部位特殊或一般体位难以引流的患者。

5.支气管碘油造影术后。

（三）物品准备

物品准备见表6-3-2及图6-3-4。

表6-3-2　体位引流物品准备

物品名称	数量	物品名称	数量
枕头/体位垫	若干	护理手套	1副
负压吸引装置（必要时）	1套	手消毒液	1瓶
一次性吸痰管（必要时）	数根		

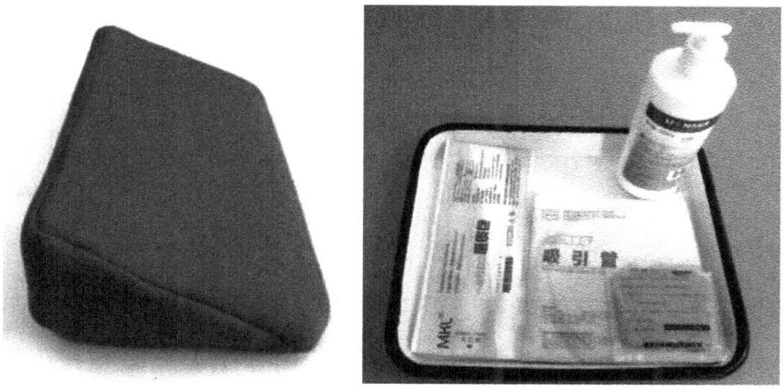

图6-3-4　体位引流物品

（四）操作步骤

1.操作者洗手、戴口罩。在治疗室准备物品，查对治疗单或医嘱单。

2.携用物至床旁，查对姓名、ID号，向患者讲解操作目的与意义，指导正确配合。

3.评估患者生命体征、神志意识、病变部位、自主咳痰情况，听诊肺部有无呼吸音异常及干、湿啰音，明确痰液潴留部位。

4.协助患者取合适引流的体位，依据患者病变部位、分泌物潴留部位、患者耐受程度选择，使病变部位置于最高处。

5.体位引流时，及时观察气道分泌物移动情况，配合背部叩击或仪器辅助排痰仪治疗。

6.治疗过程中密切观察患者的心率、脉氧饱和度变化及自觉症状。

7.及时进行负压吸痰，并注意观察痰量、性状、颜色的变化。

8.体位引流治疗结束，协助其取舒适体位，观察生命体征及人工气道情况。

9.向患者及其家属交代注意事项。

10.整理物品。洗手，做好记录。

（五）注意事项

1.实施过程中密切监测患者生命体征，如有心率增快、呼吸急促、脉氧饱和度下降时，暂停操作，待患者病情稳定后再继续治疗。

2.耐心讲解体位引流的目的意义，鼓励患者积极配合治疗。

3.保持好引流体位，及时给予协助排痰，必要时负压吸引排痰，保持呼吸道通畅。

4.实施体位引流时联合使用雾化吸入及胸部叩击技术可增强治疗效果。

5.在体位引流时常用的徒手操作手法有从肺底自下而上、由外向内有节律地叩击胸壁。

四、负压吸痰技术

吸痰通常是指通过负压吸引清除呼吸道内分泌物的方法，配合胸部叩击、体位引流、仪器辅助排痰等方法可促进人工气道患者痰液清除，保持呼吸道通畅。吸痰方式分为开放式吸痰、密闭式吸痰和纤维支气管镜吸痰三种。

（一）开放式吸痰

1.*物品准备*　见表6-3-3及图6-3-5。

表6-3-3　开放式吸痰物品准备

物品名称	数量	物品名称	数量
负压吸引装置	1套	听诊器	1副
一次性吸痰管	数根	碘伏棉签	1包
生理盐水	1袋	护理手套	1副
一次性注射器（10ml）	1个	手消毒液	1瓶
灭菌注射用水	1瓶		

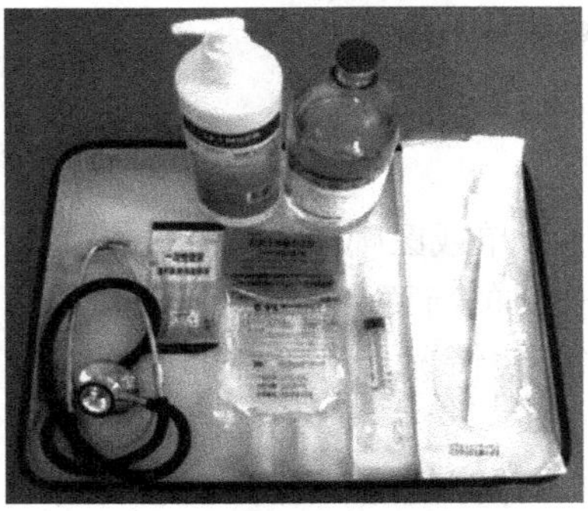

图6-3-5　开放式吸痰物品

2. 操作流程

（1）操作者洗手、戴口罩。在治疗室内准备、检查物品。

（2）携用物至床旁，查对患者姓名、ID号，向患者及其家属解释操作目的，解除患者紧张情绪。

（3）协助患者取舒适体位。

（4）评估吸痰指征：观察脉氧饱和度及呼吸情况，胸部听诊，判断是否需要吸痰及痰潴留的位置。

（5）评价痰液黏稠度，必要时给予气道内滴入生理盐水湿化。

（6）吸痰前给予加大吸氧浓度或呼吸机吸入纯氧2min（呼吸机智能吸痰）。

（7）打开负压吸引器调节阀，调节负压至150～300mmHg（–0.4～–0.2bar）（图6-3-6）。

（8）打开吸痰管包装，取出一次性手套，戴于右手，取出吸痰管，缠绕于右手掌。

（9）左手取负压吸引接头与吸痰管连接，右手持吸痰管从气道内插入至导管口下端，启动负压，边吸引边缓慢退出。吸痰完毕将吸痰管盘曲于右手，分离吸引接头，反折手套包裹吸痰管，弃于医疗垃圾桶内（图6-3-7）。

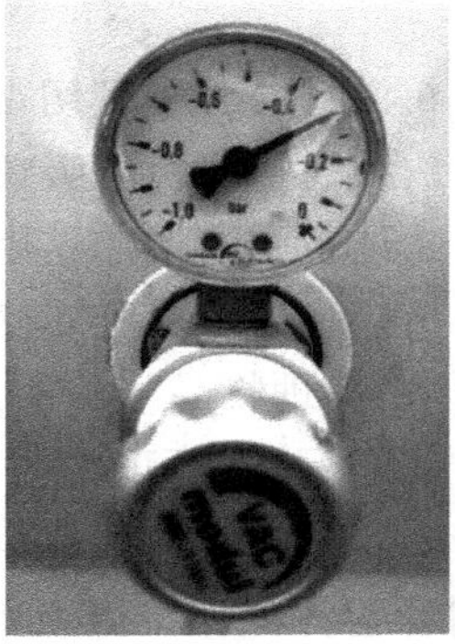

图6-3-6　打开负压吸引器调节阀

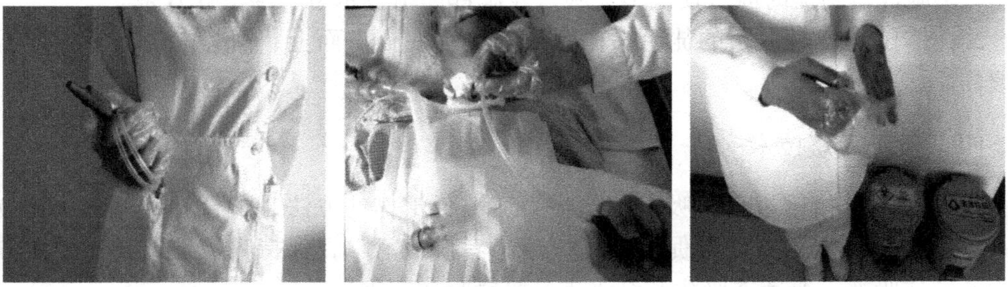

图6-3-7　吸痰操作

（10）冲洗吸引管道，关闭负压吸引器。

（11）判断吸痰效果，观察患者呼吸情况及脉氧饱和度。必要时再次给予纯氧吸入。

（12）整理物品，洗手。记录痰液性状及量。

（二）密闭式吸痰

1.物品准备　见表6-3-4及图6-3-8。

表6-3-4　密闭式吸痰物品准备

物品名称	数量	物品名称	数量
负压吸引装置	1套	灭菌注射用水	1瓶
密闭式吸痰管	1套	听诊器	1副
一次性吸痰管	数根	碘伏棉签	1包
生理盐水	1袋	护理手套	1副
一次性注射器（10ml）	1个	手消毒液	1瓶

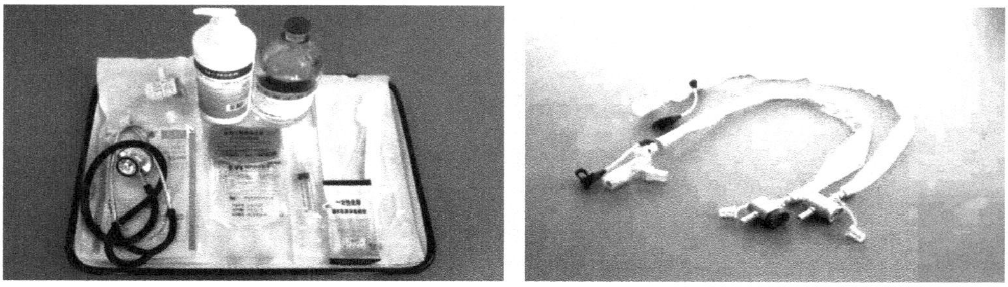

图6-3-8　密闭式吸痰物品

2.操作流程

（1）操作者洗手、戴口罩。在治疗室内准备、检查物品。

（2）携用物至床旁，查对患者姓名、ID号，向患者及其家属解释操作目的，解除患者紧张情绪。

（3）协助患者取舒适体位。

（4）评估气道情况及吸痰时机（同开放式吸痰）。

（5）洗手，戴手套。取出密闭式吸痰管，检查有无破损、漏气。将三通管组一端连接呼吸机或人工鼻，另一端连接人工气道（图6-3-9）。检查湿化液注入口的盖帽是否盖紧，以防漏气。

（6）吸痰前提高吸氧浓度（呼吸机智能吸痰）。

（7）将密闭式吸痰管与负压吸引管连接（图6-3-10）。打开负压吸引器调节阀，调节负压至150～300mmHg（−0.4～−0.2bar）。

（8）一手持密闭式吸痰管端口处，另一手将吸痰管缓慢插入人工气道至所需深度。按压负压控制阀启动负压，边吸引边缓慢退出吸痰管，直至吸痰管保护膜完全伸展为止（图6-3-11）。

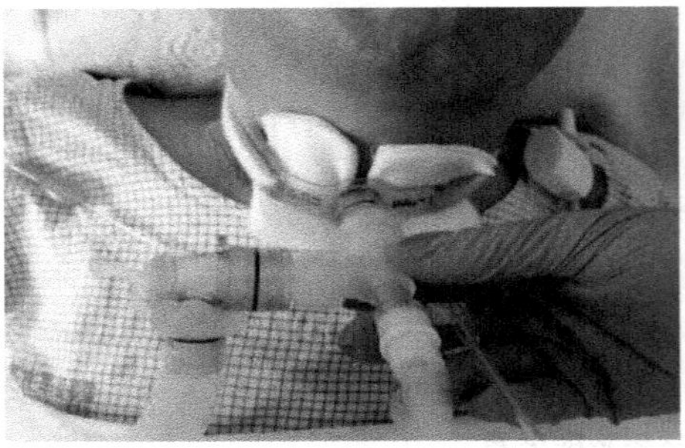

图6-3-9　连接人工气道

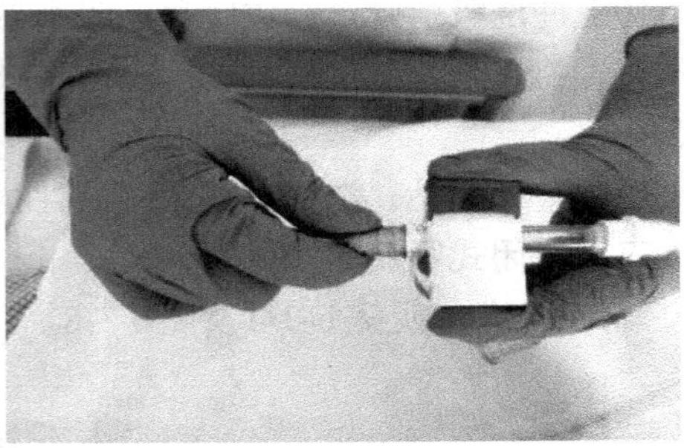

图6-3-10　连接负压吸引管

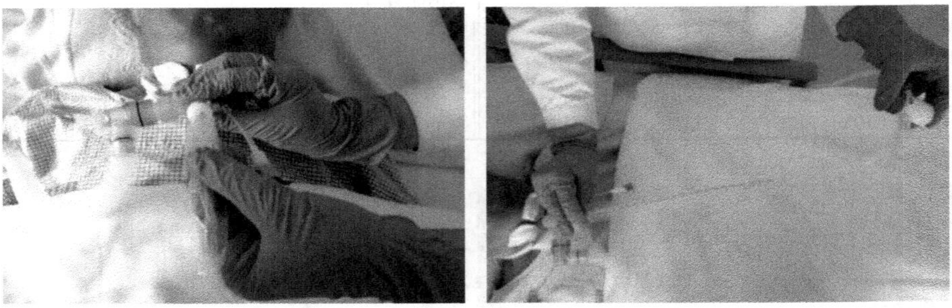

图6-3-11　密闭式吸痰操作

（9）清除残余痰液：注射器抽取生理盐水10ml，连接注水口，开启负压边吸引边推注，直至冲洗干净并将液体完全吸出（图6-3-12）。

（10）分离密闭式吸痰管与负压吸引管，旋转并盖紧连接口保护帽（图6-3-13）。

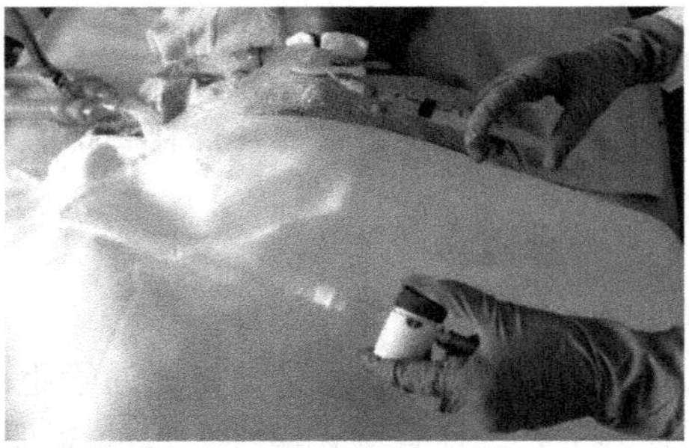

图6-3-12　清除残余痰液

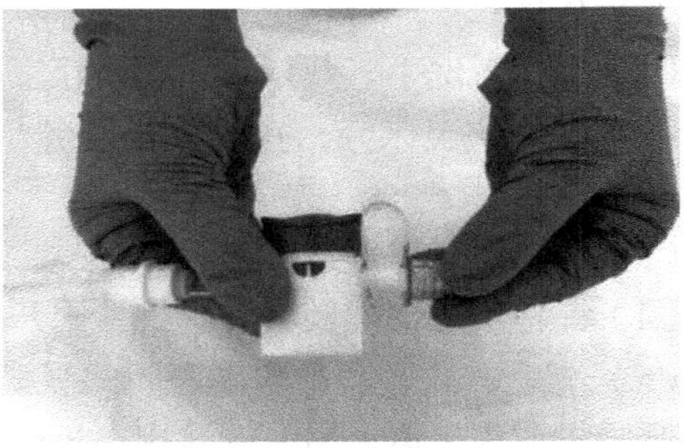

图6-3-13　盖紧连接口保护帽

（11）必要时取一次性吸痰管吸引口、鼻腔分泌物。

（12）判断吸痰效果，观察患者呼吸情况及脉氧饱和度，必要时再次给纯氧吸入，同时监测生命体征。

（13）整理物品，洗手。记录痰液性状及量。

（三）纤维支气管镜吸痰

纤维支气管镜应用于人工气道患者气道分泌物的清除，可吸出气道深部痰液，还可以进行气道冲洗，是一项重要的诊治手段。老年患者体质衰弱，病情常常比较危重，咳痰无力，难以有效地将气道深部的痰液咳出。人工气道患者更是气道廓清能力严重不足，常规吸痰仅能吸出大气道内的分泌物，无法吸出气道深部分泌物。纤维支气管镜由于管径细、可弯曲、吸痰范围可以扩至小气道，并能在直视下冲洗吸出痰栓，清除气道分泌物，保持气道通畅。对于引流感染灶、促进感染控制，改善气道阻塞所致的低氧血症有重要意义。

1.物品准备　见表6-3-5及图6-3-14。

表6-3-5　纤维支气管镜吸痰物品准备

物品名称	数量	物品名称	数量
负压吸引装置	1套	灭菌注射用水	1瓶
纤维支气管镜	1套	听诊器	1个
一次性吸痰管	数根	护理手套	2副
生理盐水	1袋	手消毒液	1瓶
一次性注射器（10ml）	2个	75%乙醇	1瓶
2%利多卡因注射液	1支	咪达唑仑（必要时）	1支
急救车及其他急救仪器物品		肾上腺素（必要时）	1支

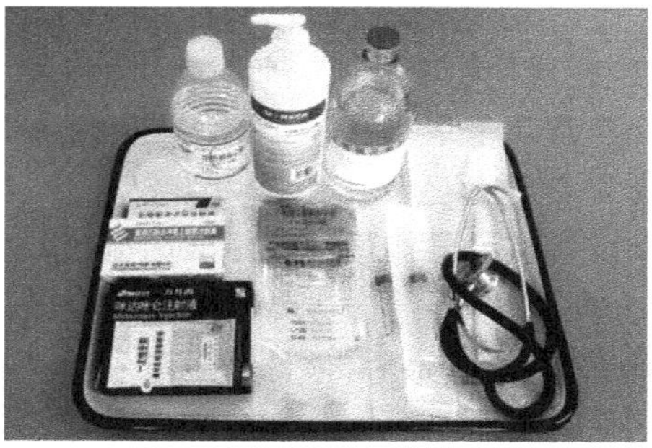

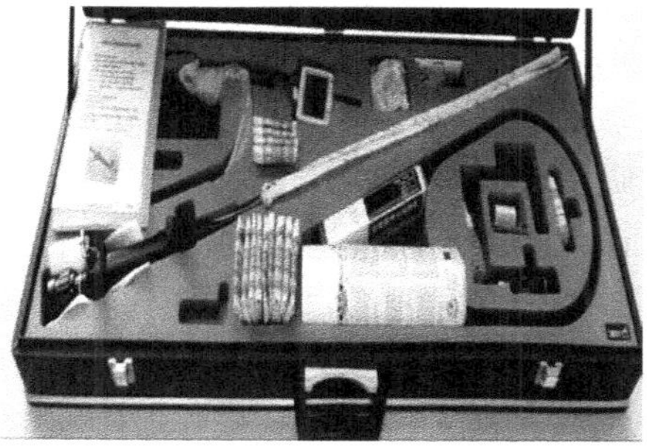

图6-3-14　纤维支气管镜吸痰物品

2.操作流程

（1）操作者洗手、戴口罩。在治疗室内准备物品。

（2）携用物至床旁，查对患者姓名、ID号，向患者及其家属解释操作目的，解除患者紧张情绪。

（3）协助患者去枕平卧，肩下垫一小枕。去掉床头，协助固定患者头部。必要时适当约束四肢。

（4）吸痰前将呼吸机氧浓度调至100%（呼吸机智能吸痰）。戴手套，润滑纤维支气管镜，侧孔接负压吸引管。

（5）操作者站在患者头侧，手持纤维支气管镜顺着气管插管或气管套管插入（图6-3-15），固定好导管。

（6）纤维支气管镜进入气管后，双侧主支气管分别注入2～5ml 2%利多卡因注射液行黏膜表面麻醉。

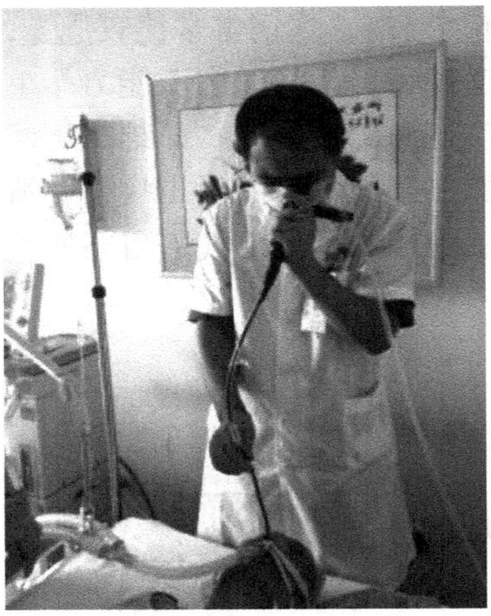

图6-3-15　气管镜吸痰

（7）支气管镜边插入边吸引，依次吸取视野分泌物，对不易吸出的痰痂、血痂，给予生理盐水5～10ml进行局部支气管肺泡灌洗，反复冲洗后负压吸出，直到吸净为止，并根据需要留取分泌物行细菌培养。

（8）操作过程中密切观察患者神志及生命体征的变化。如出现严重的低氧血症、呼吸、心率变慢、血压下降，应立即停止操作，迅速配合医生进行抢救。

（9）清除其口鼻腔周围分泌物，垫枕头、整理床单位及用物，安装床头档。

（10）向家属及陪护人员交代注意事项。

（11）继续监测生命体征及脉氧饱和度至少30min，观察有无并发症的发生及咳嗽咳痰情况。

（12）洗手，做好记录。

（四）吸痰注意事项

1.观察判断吸痰指征，适时按需吸痰，评估人工气道通畅度。吸痰时密切观察生命体征变化，随时对症处理。

2.根据气管导管的内径大小选择吸痰管，其外径不超过气管导管内径的1/2。老年患者一般选用12～14F吸痰管。按使用要求定时更换密闭式吸痰管。

3.吸痰前后提高给氧浓度，避免吸痰时发生严重低氧血症。

4.吸痰动作轻柔，以免损伤气道黏膜或诱发支气管痉挛。

5.评估吸痰管插入是否顺利，遇到阻力时应警惕导管阻塞，给予及时处理。

6.掌握吸痰时间，每次吸引不超过15s，连续操作不超过2次。老年患者尤其注意避免连续吸引，如需继续吸痰，给予高浓度吸氧3～5min后再行操作。

7.吸痰过程中注意无菌操作，吸痰时先吸引人工气道内的分泌物，再吸引口、鼻腔内分泌物。

8.吸痰管插入深度为超过气管导管长度1～2cm，一般情况下气管切开套管吸痰管置入长度约15cm，气管插管置入长度约35cm。

9.纤维支气管镜吸痰注意事项

（1）应严格掌握适应证和禁忌证，凡有严重的心脏病、心功能障碍、呼吸明显困难、大咯血、哮喘发作、凝血机制异常、体质极度虚弱不能耐受者，禁忌或慎行。

（2）行纤维支气管镜吸痰时将呼吸机氧浓度调至100%，尽量缩短纤维支气管镜操作时间，不宜超过30min。术前及术中可给予利多卡因麻醉气道黏膜，避免出现剧烈呛咳及支气管痉挛。

（3）操作前应禁食，如患者进行肠内营养，应暂停，必要时抽出胃内容物，减少术中胃内容物反流，减少误吸等并发症的发生。

（4）患者如果烦躁，不能配合操作，术前给予静脉注射咪达唑仑2～5mg，待患者安静入睡、呼吸平稳后，进行纤维支气管镜吸痰。

（5）进行气管内灌洗时，需逐段分侧进行，一般灌洗液总量不超过100ml，每次注入的灌洗液5～10ml，反复冲洗后负压吸出。

（6）操作中，要观察有无烦躁、发绀、呼吸困难等情况，注意监测心率、心律、血压、血氧饱和度等动态变化。若出现面色青紫，口唇发绀、心率＞135次/分或＜60次/分、血氧饱和度＜85%、血压下降等情况，及时报告医生，退出纤维支气管镜，给予接呼吸机纯氧吸入，待SpO_2≥95%。心率、血压等恢复正常后再入镜。

（7）如果气道内出血，对出血部位喷洒2～3ml肾上腺素盐水止血。

（五）吸痰并发症及防治对策

1.低氧血症　吸痰时负压抽吸将肺内气体吸出，尤其脱开呼吸机吸痰时，或吸引时间较长时易出现低氧血症，表现为心率增快、呼吸急促，严重时出现发绀。预防措施是吸痰前后加大吸氧浓度或给予100%纯氧吸入，吸痰管插入时不启动负压，应用密闭式吸痰方法。

2.心律失常　吸痰时引起低氧血症使心肌缺氧、气管内吸引刺激迷走神经，均可导致心动过速、期前收缩、心房颤动，重者引发室性心律失常。而由心律失常所引发的心搏骤停是纤维支气管镜吸痰最严重的并发症。吸痰动作应轻柔，减少刺激，吸痰前充分评估患者耐受性，在吸痰时出现心律异常改变时应立即停止吸引，给予高浓度氧气吸入。

3.低血压　吸痰刺激可触发咳嗽反射，频繁咳嗽动作和迷走神经刺激心律失常可严重影响回心血量，导致心排血量减低，血压下降，常发生于有严重低氧血症和心脏损害的患者，应注意操作前后给予纯氧吸入，严格限制操作时间。

4.阻塞性肺不张　吸痰管和人工气道不相符，如较大口径的吸痰管插入到较小口径的人工气道里致使吸痰过程中空气通过吸痰管周围进入肺的空间减少，结痂形成阻塞吸痰管，造成无效吸痰。要根据患者的年龄、吸痰方式、痰液的性状选择合适型号的吸痰管。此外，要每1～2h翻身一次，翻身的同时给予叩背，雾化吸入，使痰液易于排出，也可借助纤维支气管镜对肺不张的部位进行充分吸引、冲洗，以排除气道阻塞。

5.气道黏膜的损伤　黏膜出血和水肿是最常见的。表现为可吸出血性痰，纤维支气管镜检查可见受损处黏膜充血肿胀、渗血甚至出血。发生这些现象的原因可能与吸痰管不合要求、吸引时间过长、吸引力过大、吸引动作过于粗暴、吸痰过于频繁有关。要选用型号合适的吸痰管，避免插入过深损伤黏膜，缩短负压吸引时间，调节合适的吸引负压，必要时遵医嘱酌情给予镇静。气道出血时可使用冰盐水灌洗，注入肾上腺素，应用止血药物，及时清理呼吸道，保持气道通畅。

6.气道感染　主要由于操作时未严格执行无菌操作，如未戴无菌手套、吸痰管被污染、未及时更换吸痰管或冲洗液、吸痰管混用等，分泌物黏稠、不易咳出，均可引起呼吸道炎性改变。吸痰时应严格执行无菌操作原则，吸引口腔、鼻咽部与气管内分泌物时不能混用。吸痰管及用物固定专人使用，有序放置。气道内冲洗液要按时更换。加强口腔护理。对已发生局部或全身感染者，遵医嘱给予对症或抗生素治疗。

7.气道痉挛　多因麻醉药物和纤维支气管镜机械性刺激有关，亦可因操作不当反复多次刺激局部及个别患者精神过度紧张造成。痉挛发生时，要保持纤维支气管镜活检孔的开放，经活检孔追加利多卡因2～3ml，或在保持血压稳定的情况下静脉注射咪达唑仑3mg。做好气道表面麻醉，操作者动作熟练，尽量缩短操作时间，以减少对气道黏膜的刺激和损害。

五、仪器辅助排痰

人工气道患者气道纤毛系统受损，咳痰能力显著下降，主动排痰能力降低，常需要借助仪器协助排痰，下面介绍人工气道患者应用仪器协助排痰的技术。

（一）咳痰机应用

咳痰机可通过机械辅助放大自然咳嗽效应，有气流振荡和咳嗽触发功能，通过模拟真实咳嗽清除气道分泌物。咳痰机运用正负压交换引流的工作原理，经气道应用一定正压和流量的气流，使气流到达患者的肺叶深部，从而松动各级支气管的异常分泌物，同时形成一定的胸腔压差，呼气时使肺部形成一个高速的负压气流，完成一个模拟咳嗽的生理过程。人工气道患者应用咳痰仪可促进气道分泌物排出。

1.适应证

（1）痰液黏稠、咳痰无力的人工气道患者。

（2）肺部感染重、气道分泌物多的人工气道患者。

（3）分泌物引流困难、需要仪器协助排痰的患者。

2.禁忌证

（1）生命体征不稳定的危重症患者。

（2）缺氧状态或脉氧饱和度低的患者。

（3）不能短暂脱机的人工气道患者。

（4）气道梗阻或气道狭窄患者。

3.物品准备　见表6-3-6。

表6-3-6　咳痰机应用物品准备

物品名称	数量	物品名称	数量
咳痰机	1台	一次性吸痰管	数根
专用管路	1套	护理手套	1副
细菌过滤器	1个	手消毒液	1瓶
负压吸引装置	1套	无菌纱布	数块

4.操作流程

（1）操作者洗手、戴口罩。在治疗室内准备物品，检查仪器、查对治疗单。

（2）携用物至床旁，查对患者姓名、ID号，向患者及其家属解释操作目的，解除患者紧张情绪。

（3）评估患者：观察生命体征，评估基本病情及人工气道状态、配合情况，听诊肺部，明确痰液潴留情况。

（4）协助患者取舒适体位。

（5）打开电源开关，连接呼吸管路，与人工气道直接相连。

（6）调整自动模式，设置吸气流速、吸气时间、呼气时间、暂停时间等参数。启动开始前，连接患者人工气道。

（7）一次治疗重复循环4～6个呼吸循环周期，休息20～30s后，再重复上述操作4～6次，按压“治疗”键可以暂停或继续治疗。

（8）治疗过程中随时吸痰。治疗结束后关机，清洁管路并妥善保存。

（9）观察患者生命体征、呼吸情况及脉氧饱和度。

（10）整理物品，洗手。做好记录。

5.注意事项

（1）根据患者个体差异设置参数，吸气流速范围3.3～10L/s，初次使用者，第一个回合选择低吸气流速，使患者适应，之后改为高吸气流速。老年患者需要逐渐过渡，缓慢调整，达到有效的咳嗽峰流速，以确保患者安全舒适，操作有效。

（2）压力的设定应遵循循序渐进的原则，从较低的压力开始设置（10～15cmH_2O），逐步升高到治疗压力。

（3）治疗过程中，如出现脉氧饱和度低于90%、心率增快超过平时20次/分以上时，应立即停止操作，并给予吸氧。

（4）操作应在空腹或餐后2h进行，以免操作时刺激患者咳嗽引起胃内容物反流导致误吸。

（5）治疗后给予常规吸痰，观察痰液的性状、颜色和痰量并记录。

（6）治疗周期的频率根据患者病情及气道分泌物具体情况随时进行调整。

（7）呼吸管路专人专用，细菌过滤器和过滤棉定时更换，不可清洗（图6-3-16）。

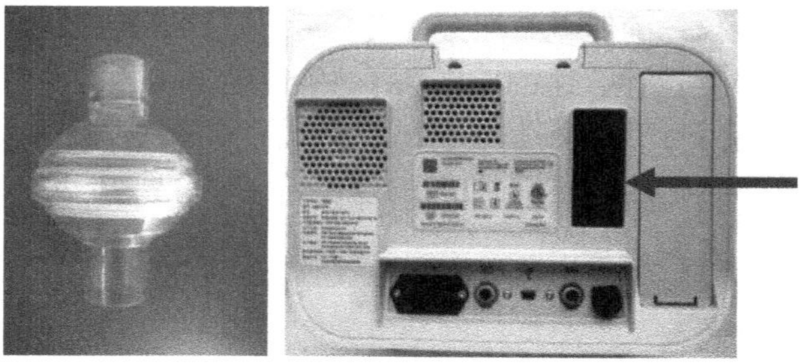

图6-3-16　细菌过滤器和过滤棉

（二）振动排痰仪应用

振动排痰仪根据物理定向叩击原理设计，具有低频振动、深穿透性、叩振结合等特点。垂直方向治疗力产生的叩击、震颤与水平方向治疗力产生的定向挤推、振动，可促进呼吸道黏膜表面黏液和代谢物液化、松动，并通过咳嗽反射排出体外。人工气道患者使用振动排痰仪可促进痰液排出，保持呼吸道通畅，同时有助于预防和控制肺部炎症。

1.适应证

（1）重症肺炎、呼吸衰竭，气道分泌物清除能力下降，痰液排出障碍。

（2）气管插管、气管切开咳嗽受限、分泌物聚集。

（3）无意识或昏迷、外科手术后切开疼痛、无力咳嗽咳痰的患者。

（4）其他人工气道、机械通气需要协助排痰的患者。

2.禁忌证

（1）肺出血、血栓、气胸、胸腔积液、局限性肺脓肿及胸壁疾病。

（2）肺部肿瘤（包括肋骨及脊柱肿瘤）及血管畸形。

（3）急性心肌梗死、心脏内附壁血栓。

（4）胸部接触部位皮肤及皮下感染。

3.物品准备　见表6-3-7。

表6-3-7　振动排痰仪应用物品准备

物品名称	数量	物品名称	数量
振动排痰仪	1台	一次性垫巾	1块
负压吸引装置	1套	护理手套	1副
一次性吸痰管	数根	手消毒液	1瓶

4.操作流程

（1）操作者洗手、戴口罩。在治疗室内准备物品，检查仪器、查对治疗单。

（2）携仪器及用物至床旁，查对患者姓名、ID号，向患者及其家属解释操作目的，以取得配合。

（3）协助患者取坐位或侧卧位，将病变部位置于最高处。

（4）连接振动排痰仪，将连接好的叩击头放在主机边的支架上。

（5）检查振动排痰仪，确保电气和医疗安全后，按“开机”按钮开机。

（6）根据患者耐受度选择合适的叩击头（左侧为叩击头，右侧为轻柔头），设定适宜的振动频率，振动频率由低到高呈渐强式。旋转开关控制旋钮，调节振动频率由低到高逐渐加大，滑过暂停位置直至所要求的速度设定处，亦可以选择全智能化或手动调控挡位，一般为600～1300RPM。

（7）取下一侧治疗头，按“MANUAL”键，设定时间为5min（5min为一周期，可重复进行）。

（8）将叩击头贴靠患者背部，一手握住叩击头手柄，另一手引导叩击头，轻加压力，依次由外向内，由下向上，每个部位叩击30s左右。

（9）治疗中密切观察患者的心率、脉氧饱和度变化及自觉症状。

（10）治疗结束后，协助患者取舒适体位。及时吸痰，保持呼吸道通畅。

（11）整理物品及床单位，做好记录。

5.注意事项

（1）根据患者耐受情况选择频率和治疗时间，基本治疗频率为20～35Hz；使用叩击接合器治疗时，频率不能超过35Hz，一般每日2～4次。

（2）治疗期间严密观察生命体征，如有变化及不适出现，应停止治疗并通知医师。

（3）配合超声雾化吸入治疗，可提高排痰效果，可在每次治疗前10～20min行雾化吸入治疗，以提高排痰效果。

（4）治疗时间应安排在餐后2h进行，防止患者发生恶心、呕吐。

（5）治疗过程中及时协助排痰、负压吸引气道分泌物。

（6）在肺下叶及重点感染部位，可适当延长叩击时间，同时增加压力及频率，促进痰液排出。设定的治疗时间结束后，仪器自动停止振动，而后仪器自动断电。

（三）呼吸道清除系统仪应用

呼吸道清除系统仪通过产生负压脉动振荡气流作用于呼吸道，又称为高频胸壁震荡排痰技术。该仪器模拟咳嗽的原理，通过管路将患者所穿背心与高速脉冲泵连接，并快速地充气和放气，使患者胸壁发生有规律的运动，并增强纤毛运动能力，使气道和肺部发生自主的震颤气流和定向引流力，促使呼吸道黏液及代谢物松弛、液化、脱落，在定向引流力的作用下移动并排出体外。人工气道患者应用呼吸道清除系统仪可促进痰液排出，预防和控制肺部炎症，保持呼吸道通畅。

1.适应证

（1）各种原因引起的呼吸道排痰不畅，肺不张。

（2）气管插管及气管切开后清理呼吸道无效的患者。

（3）有排痰困难、气喘和胸闷等症状的患者。

（4）外科手术后、昏迷、重症肌无力患者。

2.禁忌证

（1）血流动力学不稳定的活动性出血。

（2）急性心力衰竭引起的肺水肿。

（3）肺栓塞、胸部外伤、气胸及大量胸膜渗液或脓胸者。

（4）脊柱损伤、肋骨骨折患者。

3.物品准备　见表6-3-8。

表6-3-8　呼吸道清除系统仪应用物品准备

物品名称	数量	物品名称	数量
呼吸道清除系统仪	1台	一次性吸痰管	数根
空气连接管	1套	护理手套	1副
充气背心	1个	手消毒液	1瓶
负压吸引装置	1套		

4.操作流程

（1）操作者洗手、戴口罩。在治疗室内准备物品，检查仪器、查对治疗单。

（2）携仪器及用物至床旁，查对患者姓名、ID号，向患者及其家属解释操作目的，以取得配合。

（3）协助患者取舒适卧位，一般取半卧位，穿上治疗背心（图6-3-17），背心内可穿1件单衣。

（4）将背板固定带由后向前固定在前面板上，根据患者胖瘦，调整肩部固定带，使患者舒适。

（5）将管路两端分别连接于发生器和背心上。

（6）按下开启钮（“ON”），使背心充气。

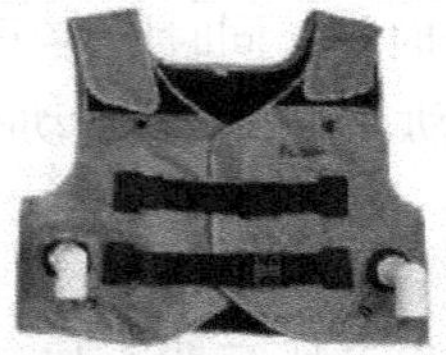
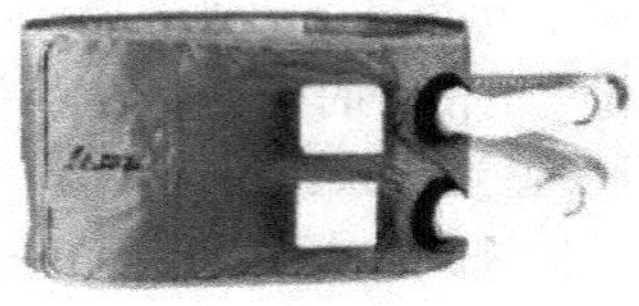

标准全胸充气背心［重复使用］		半胸充气胸带［重复使用］	
型号	尺寸	型号	尺寸
L1	48～58cm	B1	32～45cm
L2	58～69cm	B2	45～58cm
L3	69～79cm	B3	58～84cm
L4	79～91cm	B4	84～109cm
L5	91～114cm	B5	109～134cm
L6	114～132cm	B6	134～170cm

图6-3-17　治疗背心

（7）根据患者耐受情况，使用左侧的上下箭头调节适宜频率（常用频率为10～14Hz），使用中间的上下箭头调节压力（常用压力为1～4级），选择治疗时间用右侧的上下箭头调节（为10～30min）。

（8）再次按下“ON”键，开始振动，如需停止振动，可以再按压一次“ON”键（排痰时可暂时停止振动，关闭按钮）。

（9）再次按压“ON”键，继续进行治疗，如10min内未恢复治疗，发生器会停止操作。

（10）可随时按下关闭钮（“OFF”）停止治疗并终止脉冲过程，此时背心排气，并且显示“治疗未完成——剩余一分钟”的字样。

（11）治疗结束后，发生器自动关闭，从管路出口处断开管路，从粘扣固定部位松开背板固定带，取下背心。

（12）协助患者负压吸引排痰。

（13）洗手，整理物品。做好记录。

5.注意事项

（1）根据患者耐受程度调节振动频率，一般从较低频率开始逐渐递增。

（2）人工气道患者使用时采取半坐位或半卧位。治疗过程中密切观察病情变化。

（3）治疗过程中每5～10min观察呼吸道分泌物情况，及时负压吸引排出痰液，保持呼吸道通畅。

（4）餐前或餐后2h治疗，常用治疗时间为10～20min。

（5）背心紧贴患者腋下穿好，松紧程度以在背心不充气情况下不影响患者深呼吸为宜。

（6）注意频率、压力、时间设置的安全性，老年患者从较低频率开始，使用频率梯度逐步递增的方法调节，使患者逐步适应。

（7）妥善保管仪器，特别是两个连接管道应妥善放置，防止摔裂。

（8）进餐患者餐后1h之内不能使用。

（9）治疗过程中可能会对心电监护仪产生干扰，如产生干扰请暂停设备，2 ～ 5s心电监护仪数值应恢复正常。

（10）所有部件可以通过环氧乙烷消毒或采用中性消毒液擦拭。

六、重点与难点

（一）保证胸部叩击排痰安全有效

1.如何保证胸部叩击治疗的安全

（1）侧卧位叩击时注意保护人工气道，避免外力牵拉，防止导管脱出或扭转。

（2）叩击治疗时间由短及长，初次治疗从30s逐渐延长，使患者逐渐适应。

（3）选择餐后2h或餐前30min至1h进行，以避免治疗中引发呕吐。

（4）叩击治疗过程中密切观察患者生命体征情况及治疗的反应，如有不适应停止治疗，酌情处理，待稳定后再行叩击。

（5）操作后及时清除气道分泌物，负压吸引痰液，复查生命体征、肺部呼吸音情况。

（6）叩击前确认患者无咯血、未引流的气胸、肋骨骨折等禁忌证。

2.如何保证胸部叩击治疗效果

（1）叩击部位应选择在肺野范围内进行，肺部炎症区域为重点叩击部位。

（2）有节奏地叩击需引流的肺段，从下往上、由外而内地叩击胸和背部。

（3）操作者应站在患者的后方或侧后方，叩击方法要用手腕力量，自下而上、由外向内、由周围向主气道方向依次进行。

（4）叩击力量要均匀，叩击时可听见空洞声，不使患者感到疼痛为宜。

（5）每天于雾化治疗后、体位变动后及时进行叩击治疗，每日至少叩击3 ～ 4次，每一叶肺每次叩击30 ～ 60s，每次叩击时间为5 ～ 10min。老年患者可能病情较重、耐受力较差，可酌情减少单次叩击时间、增加每日叩击次数。

（6）叩击时注意观察患者的反应，叩击后观察痰液引流情况，观察痰液性状与痰量变化，评估复查肺部呼吸音及干、湿啰音变化。

（二）保证体位引流排痰安全有效

1.掌握体位引流的禁忌证

（1）病情危重、生命体征不稳定的人工气道患者。

（2）身体状况极度虚弱、无法耐受所需体位的患者。

（3）无力排除分泌物已发生痰堵窒息的患者。

（4）胸廓或脊柱骨折、行抗凝治疗有较大出血风险的患者。

（5）近期有大咯血病史、严重骨质疏松的患者。

2.如何保证体位引流的安全有效

（1）治疗时密切观察患者呼吸、脉搏变化，观察患者的耐受程度，评估其生命体征，若心率超过120次/分、心律失常、高血压、低血压、发绀、面色苍白、出冷汗、呼吸困难时，应停止引流，给予氧气吸入，待病情稳定后再继续引流。

（2）根据患者病变部位选择适当体位，如病变部位在下叶、舌叶或中叶者，取头低足高略向健侧卧位，如病变部位在上叶，则采取坐位，以利于分泌物引流。

（3）引流时首先引流上叶，然后引流下叶，最后引流基底段，如果患者不能耐受，应及时调整姿势。引流体位须采用患者既能接受，又易于排痰的体位。

（4）体位引流一般于餐前进行，早晨清醒后立即进行效果最好，可于每日晨起早饭前及晚上睡眠前可各实施1次体位引流，每次20～30min。

（5）需要头低足高位引流的患者治疗时间应安排在空腹或餐后1～2h进行，防止引发胃食管反流导致误吸。

（6）心肺功能基础较差的老年患者、严重心血管疾病和（或）患者情况不稳定时，不宜采用头低位进行体位引流。

（7）体位引流前配合超声雾化吸入，或治疗时辅以叩击等技术，可以更有效地促进痰液排出。

（三）保证负压吸痰安全有效

1.如何评估吸痰需求

（1）通过患者主诉或示意，了解需求，评估是否需要吸痰。

（2）听诊肺部有痰鸣音，或立于床旁听到明显痰鸣音，甚至痰液咳出人工气道口。

（3）观察呼吸机面板参数，气道压力明显升高、潮气量及通气量降低。

（4）患者自主呼吸与呼吸机抵抗，可伴有咳嗽、呼吸急促、脉氧饱和度下降，有时或伴有呼吸、心率增快。

（5）在行气道雾化、肺部物理治疗后等情况下需要及时吸痰。

2.如何保证吸痰的有效性

（1）正确掌握吸痰时机，采用按需吸痰，及时评估发现吸痰指征。

（2）评估痰液的性状及痰量情况，配合气道湿化，促进清除痰液。

（3）正确选择吸痰管，一般情况下，8号气管套管（内径8mm）选用14F痰管（内径4.67mm），7.5号气管插管（内径7.5mm）选12F（内径4.0mm）吸痰管。

（4）痰液黏稠不易吸引时需加强气道湿化，配合胸部叩击、体位引流等方法促进痰液引流。

（5）如常规吸痰效果不佳，必要时可行纤维支气管镜吸痰，配合气道冲洗可有效清除黏稠的痰液和气道深部的痰液。

3.如何保证吸痰的安全性

（1）吸痰过程中注意观察生命体征变化，避免吸痰刺激或缺氧引发患者不良反应。

（2）吸痰前后应提高吸氧浓度，脉氧饱和度低于90%时暂停吸引，或患者面色发绀，心律失常或呼吸窘迫时要立即停止操作，并吸入纯氧。

（3）机械通气的危重症患者吸痰时不脱开呼吸机，或采用密闭式吸痰，并缩短吸痰时间。

（4）吸痰操作尽可能在餐前进行，避免进餐中或餐后30min内吸痰，纤维支气管镜吸痰前需禁食4～6h，以防误吸。

（5）吸痰前应提高给氧浓度2min，若患者急需吸痰时，至少应给予高浓度氧气吸入30s。

（6）吸痰时注意保护人工气道管路，防止牵拉移位。

4.密闭式吸痰的应用优势

（1）密闭式吸痰方法吸痰时无须脱开呼吸机管路，吸痰时不中断给氧，保证持续的通气和氧合，对患者血氧分压影响小。

（2）因吸痰导致低氧血症而引发的心率增快、呼吸急促、发绀等不良反应较少。

（3）避免危重症患者吸痰时脱开呼吸机引起血流动力学不稳定状况。

（4）避免脱开呼吸机吸痰时患者人工气道与外界直接相通，减少呼吸机相关性肺炎风险和医务人员职业暴露。

（5）当患者存在以下情况之一时均应使用密闭式吸痰：①呼气末正压≥10cmH_2O；②平均气道压≥20cmH_2O；③吸气时间≥1.5s；④氧浓度≥60%；⑤患者吸痰≥6次/日；⑥呼吸道传染性疾病患者，如肺结核或多重耐药菌感染时。

5.纤维支气管镜吸痰的应用优势

（1）吸痰较为彻底，能吸出聚集在肺深部和小支气管内的黏痰、痰痂。

（2）纤维支气管镜可在直视下操作避免盲吸，减小了负压对气道黏膜的损伤，具有目标性强、效率高、损伤小的优势。

（3）能直观地观察气管、支气管黏膜水肿、出血、糜烂及肿物等情况。

（4）可行支气管肺泡灌洗治疗，特别对因痰栓形成肺不张者。痰液标本细菌培养、药物敏感性试验的特异度及敏感度均较高，能为抗生素的选用提供较准确的依据。

（四）如何保证仪器排痰有效性与安全性

1.准确掌握各类仪器的适应证与禁忌证。

2.熟悉各类辅助排痰仪器的性能、特点、使用方法。

3.正确设置各种参数和模式，根据患者病情、痰液性状、痰量等具体情况，确定仪器使用频次、方式、压力、频率和使用时机。

4.仪器均应在餐前30min或餐后2h进行，避免仪器使用过程中振动或挤压胸部、咳嗽或吸痰等刺激引起胃内容物反流导致误吸。

5.在治疗过程中，严密观察患者生命体征及病情变化。如患者出现不适及生命体征变化，应立即停止，待病情稳定后再行治疗。

6.仪器辅助排痰时，配合雾化吸入、负压吸引、体位引流等其他措施，可增加痰液清除的效果，保持呼吸道通畅。

7.一次性使用的管路、过滤器等物品按照医疗废物处理，仪器使用后做好清洁、消毒，记录使用情况，定期进行保养、维护，确保使用安全。

（张　力　杨　阳　武淑萍）

第四节　人工气道气囊管理

人工气道是将气管导管直接插入气管或经上呼吸道插入气管所建立的气体通道，是临床连接有创呼吸机的重要方式。气囊是气管导管的重要组成部分，气囊的管理对人工气道的安全有效是至关重要的。如果气囊使用不当可能导致气管狭窄或软化、气管食管瘘、呼吸机相关性肺炎、呼吸机通气不足等多种并发症。因此，护理人员要充分掌握人工气道气囊的管理，以确保人工气道的安全及机械通气的有效实施。

一、简介

人工气道气囊（artificial airway gasbag）可通过恰当的充气实现封闭气道、实施机械通气的目的，同时具有防止口咽部、上呼吸道内分泌物、胃内容物误入气道和辅助导管固定的作用（图6-4-1）。采用科学的气囊充气与放气方法，监控气囊压力在恰当范围，减轻气囊对气管黏膜的压迫，防止缺血坏死，可有效预防人工气道相关并发症的发生。

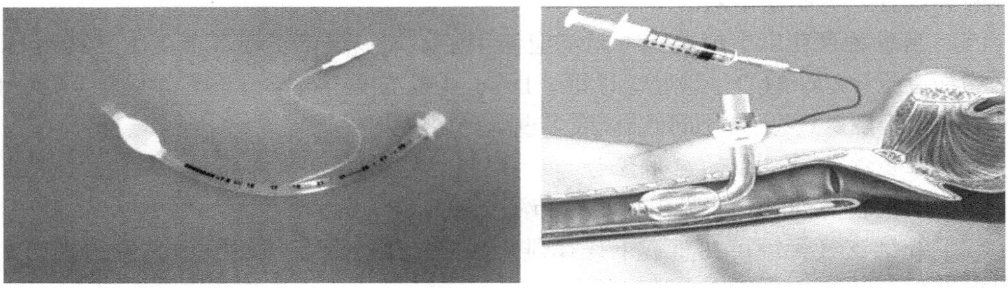

图6-4-1　气管导管气囊

二、气囊管理技术

（一）气囊压力影响因素

1.气囊对气管壁压力的影响　影响气囊内压的因素有气囊基础容量、气囊壁厚度、材料顺应性。从理论上讲，气囊内压并不是气囊对气管壁的直接压力，只有当气管导管置入并进行气囊注气（充气）封闭气道后，此时，气囊内压则相当于气囊对气管壁的压力，即临床上常说的气囊压力。气囊压力的影响因素除气囊容积与材质外，与患者病情状态和气道情况更是密切相关。

2.气囊压力对局部组织的影响　气管壁内的动脉灌注压力为30～35mmHg（40～47cmH_2O），毛细血管静脉端压力为18～20 mmHg（24～27cmH_2O），淋巴管压为5～8mmHg（7～11cmH_2O）。当气囊压力大于淋巴管压时，淋巴引流受阻，黏膜水肿；当气囊压力大于静脉压时，静脉回流受阻，局部淤血；当气囊压力大于动脉压并持续一段时间，局部可能出现缺血性变化；当气囊压力超过50cmH_2O时，可导致气管黏膜柱状上皮坏死。

（二）气囊压力需求

目前临床上应用的气管导管均为高容量低压气囊，其基础容量大、压力小，可有效封闭导管与气管之间的间隙。理想的气囊压力要求既能阻断气管导管与气管壁之间的漏气，又不会对气管黏膜的血液循环造成影响而导致压力性损伤。随着气囊注气量增多气囊压力会明显增高，一般情况下，气囊压力应维持在15～25cmH_2O，在确保有效潮气量的基础上，气囊注气越少越好。理想的气囊压力为有效封闭气囊与气管间隙的最小压力，常称为最小封闭压力（MOP），相应的注气容积称为最小封闭容积（MOV），即最小注气量。

（三）气囊充气技术

人工气道气囊压力大小在一定程度上取决于气囊的充气量，气囊充气不足或气囊破裂，可能造成潮气量降低、通气不足、发生误吸等问题；气囊注气过多则气囊压力过大，可能压迫气管导致黏膜损伤，发生糜烂、坏死，形成溃疡，甚至发生气管食管瘘和无名动脉破裂导致死亡。科学管理气囊，维持气囊压力在恰当范围内，既能保证有效通气，又能有效预防因气囊压力性损伤导致的相关并发症的发生，掌握气囊充气技术是至关重要的。以下介绍2种临床常用的气囊充气技术。

1.最小封闭容积技术　也称最小注气量技术，其基本方法：第一步，正压机械通气时，将听诊器置于患者气管处，用注射器缓慢向气囊内注气，直到听不到漏气声。第二步，逐渐从气囊内抽出气体，每次抽0.3～0.5ml，直到可以重新听到少量气流逸出。第三步，再注入少许气体（0.2～0.3ml）直到在吸气时听不到漏气声。此时即为合适的气囊充气量，其注气容积为最小封闭容积（MOV），此时气囊压力即为最小封闭压力。机械通气患者在吸气时刚刚听不到漏气声时，气囊压力比较恰当，可预防气囊对气管壁的损伤，适用于可能存在误吸风险的患者。

2.少量漏气技术（MLT）　在上述气囊最小注气量的基础上，再抽出少许（0.2～0.3ml）气体，在吸气高峰时可有少量漏气，漏气量小于50ml，并不影响通气效果，此时气囊对气管壁的压力最小，称作少量漏气技术。采用少量漏气技术，可将气管黏膜的损伤率降至最低，适用于无误吸风险的机械通气患者。老年患者口咽部组织松弛、吞咽功能障碍，长期留置人工气道机械通气时发生误吸的风险较高，可能增加肺部感染的概率，故不宜选择。

三、气囊充气操作方法

在保证有效通气或气道闭合的前提下，气囊充气量越少越好。临床工作中应采用个性化气囊管理方法，即根据患者病情状态、气道情况采用不同充气方法或不同充气量进行气囊管理。以下着重介绍气囊压力监测方法、气囊放气-充气操作方法和气囊压力表放气-充气法。

（一）气囊压力监测方法

为保证有效通气及防止气囊压力过高造成气管黏膜损伤，必须及时测定与监控气囊压力。采用专用气囊压力表进行气囊充气，能及时读取压力参数并进行动态观察，减少人为影响因素，精确监测与评估气管黏膜承受的压力，是目前监测气囊压力最理想的选择。

1.目的　保持气囊压力在恰当范围，防止过度充气或充气不足，减少人工气道并发症。

2.物品准备　见表6-4-1及图6-4-2。

表6-4-1　气囊压力表监测方法物品准备

物品名称	数量	物品名称	数量
气囊压力表	1个	一次性注射器（10ml）	1个
听诊器（必要时）	1副	负压吸引装置（必要时）	1套
手消毒液	1瓶	一次性吸痰管（必要时）	数根

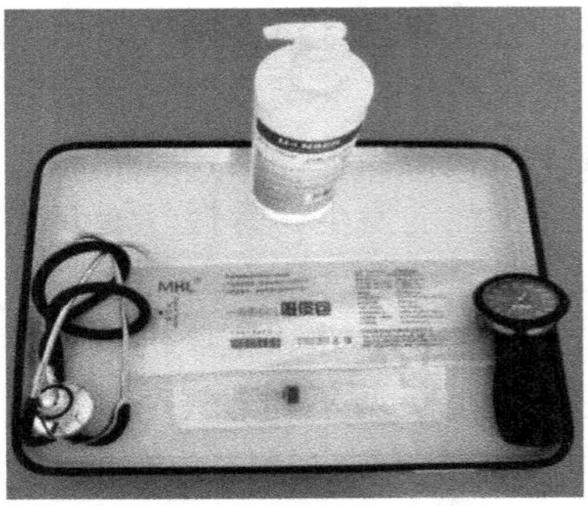
图6-4-2　气囊压力测定物品

3.操作流程

（1）操作者洗手、戴口罩。在治疗室内准备用物。

（2）携用物至床旁，查对患者姓名、ID号，向患者解释操作目的。

（3）协助患者取平卧位，评估生命体征、配合程度及气道情况，必要时清理呼吸道分泌物。

（4）患者平静状态下，将气囊压力表与气囊注气口连接，读出指针示数（图6-4-3）补充4～6cmH_2O后取下压力表。

（5）再次评估患者生命体征及有无漏气。

（6）整理用物，洗手。记录充气压力及患者情况。

4.注意事项

（1）测压后继续充气4～6cmH_2O，补充压力表充气囊容量（脱开后的泄漏量）。

（2）在监测过程中嘱清醒患者平静呼吸、避免咳嗽或屏气。

（3）患者出现烦躁不安、心率加快、血氧饱和度下降，呼吸机低压报警或低潮气量报警时，应重新检查气囊压力，随时监测，及时发现漏气并及时处理。

（4）测压前先清除气道分泌物。

（5）松气囊操作后需再行气囊压力测定。

（6）气管插管与气管切开气囊测量压力的方法相同。

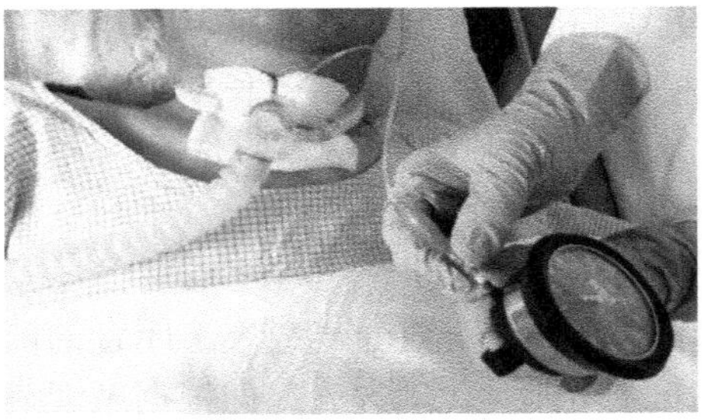
图6-4-3　测气囊压力

（二）气囊放气-充气操作方法

1.目的

（1）封闭气道，确保机械通气有效。

（2）监测气囊压力，预防气道黏膜缺血、坏死及气管食管瘘的发生。

（3）有效清除气囊上滞留物，预防呼吸机相关性肺炎。

2.物品准备　见表6-4-2图6-4-4。

表6-4-2　气囊放气-充气操作方法物品准备

物品名称	数量	物品名称	数量
一次性注射器（10ml）	1个	负压吸引装置（必要时）	1套
一次性注射器（1ml）	1个	一次性吸痰管（必要时）	数根
听诊器	1副	护理手套	1副
气囊压力表	1个	手消毒液	1瓶

3.操作流程

(1)操作者洗手、戴口罩。在治疗室内准备用物。

(2)携用物至床旁，查对患者姓名、ID号，向患者解释操作目的。

(3)协助患者取平卧位。评估生命体征、配合程度及气道情况。提高患者吸入气体氧浓度或给予100%纯氧2min(呼吸机智能吸痰键)。

(4)依次进行气管导管内吸痰、口鼻腔及气囊上分泌物吸引。

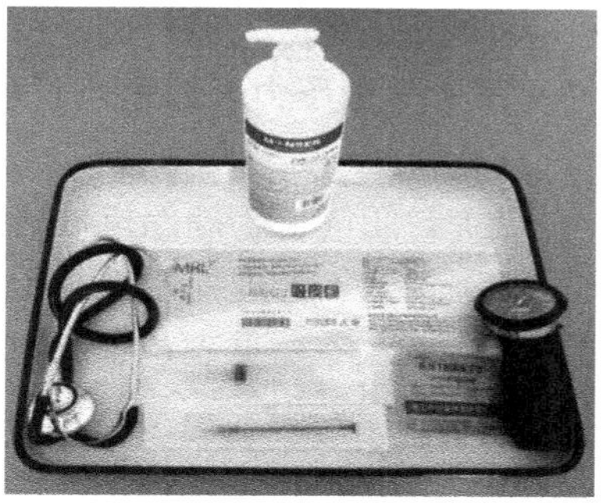

图6-4-4 气囊放气-充气操作方法物品

(5)放气：双人配合，一人用注射器抽出气囊内的气体；另一人须同时经气管内吸痰(图6-4-5)。

(6)充气：双人配合，一人将听诊器置于气管处；另一人向气囊内缓缓注气，直到气管周围完全听不到气流声。再逐渐从气囊内抽出气体，每次抽0.3～0.5ml，直到呼吸机送气末重新听到少量的气流逸出，然后再从0.2ml开始给气囊注气，至听不到漏气声为止(图6-4-6)。

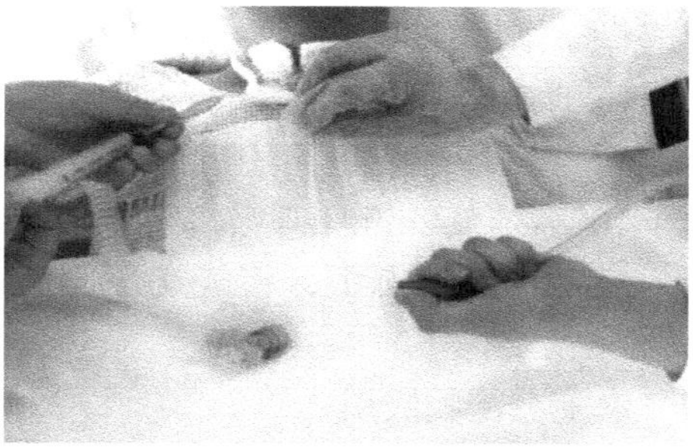

图6-4-5 用注射器气囊放气

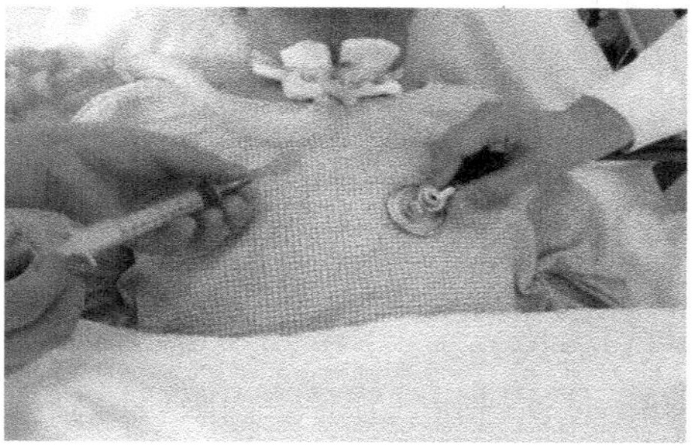

图6-4-6 用注射器气囊充气

(7)再次提高患者吸入气体氧浓度或给予吸入100%纯氧2min(呼吸机智能吸痰键)。

(8)评估患者生命体征及呼吸机参数。

(9)使用气囊压力表测量气囊压力(图6-4-7)。

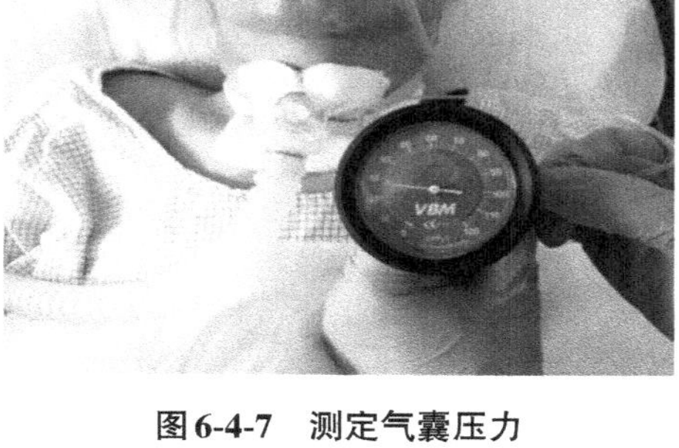

图6-4-7 测定气囊压力

(10)整理用物，洗手。记录充气压力及患者情况。

4.注意事项

(1)根据患者需要量进行气囊充气，因个体差异，气囊充气量不同。

(2)气囊注入气体时缓慢均匀，避免引发刺激性咳嗽。

(3)气囊放气双人操作需要默契配合，放气的同时必须及时吸引气囊上滞留的分泌物，以免分泌物流入下气道，引发呼吸机相关性肺炎。

（三）气囊压力表放气-充气法

1. 目的

（1）封闭气道，确保机械通气有效。

（2）精确、合理控制气囊压力，预防人工气道相关并发症。

2. 物品准备　见表6-4-3及图6-4-8。

表6-4-3　气囊压力表放气-充气法物品准备

物品名称	数量	物品名称	数量
气囊压力表	1个	负压吸引装置（必要时）	1套
听诊器	1副	一次性吸痰管（必要时）	数根
护理手套	1副	手消毒液	1瓶

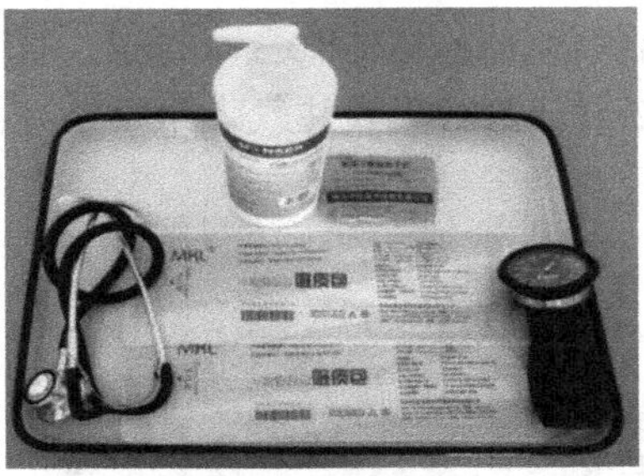

图6-4-8　气囊压力表放气-充气物品

3. 操作流程

（1）操作者洗手、戴口罩。在治疗室内准备用物。

（2）携用物至床旁，查对患者姓名、ID号，向患者解释操作目的。

（3）协助患者取平卧位，评估生命体征、配合程度及气道情况。提高患者吸入气体氧浓度或给予100%纯氧2min（呼吸机智能吸痰键）。

（4）患者平静状态下，将气囊压力表与气囊注气口连接。

（5）依次进行气管导管内吸痰、口鼻腔及气囊上分泌物吸引。

（6）放气：双人配合，一人按压气囊压力表侧方红色按钮放气，压力指针数据至零点，同时另一人从气管套管内吸痰（图6-4-9）。

（7）充气：轻轻挤压气囊压力表充气柄进行气囊充气，将听诊器置于气管处听诊，直至呼吸机送气末听不到漏气声。此时，气囊压力表压力指针在正常值范围（绿色区域，图6-4-10），继续充气4～6cmH$_2$O，以补充压力表充气囊脱开后的泄漏容量。

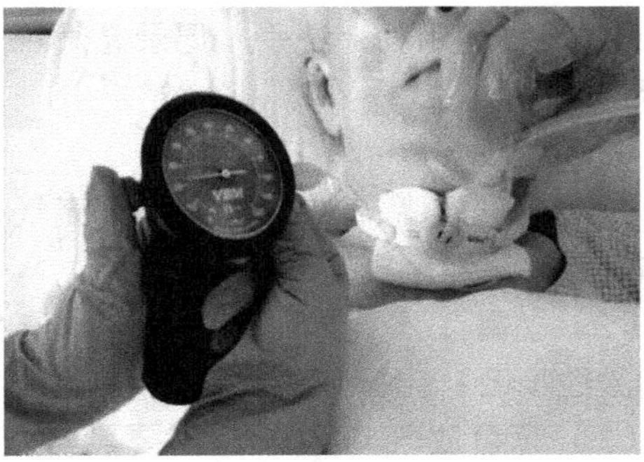

图6-4-9　压力表气囊放气

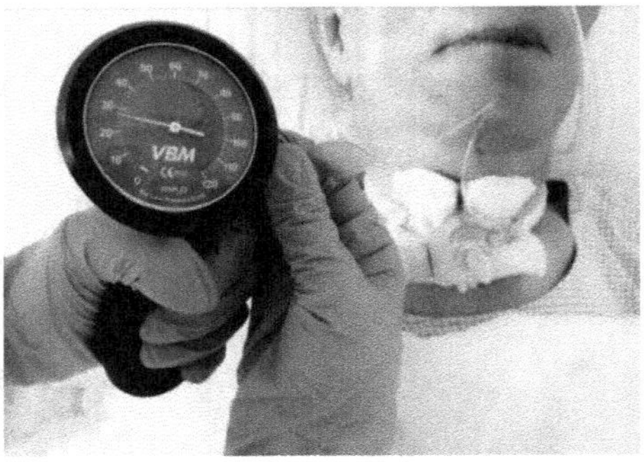

图6-4-10　气囊压力正常值范围

（8）完成充气或放气后，将气囊压力表与注气口快速分离。

（9）观察患者生命体征及呼吸机参数变化。

（10）整理用物，洗手，记录充气压力及患者情况。

4.注意事项

（1）根据患者病情及气囊需要量进行充气，进行个性化管理。

（2）按压压力表充气柄进行充气时，切勿用猛力按压，以免过快过量充气，增大刺激或造成损伤。

（3）充气时密切观察气囊压力表的表盘指针读数是否在恰当范围，一般应在15～25cmH_2O，不超过30cmH_2O。

（4）操作后观察患者生命体征及呼吸机参数变化。

四、气囊上滞留物清除技术——气流冲击法

（一）简介

建立人工气道的患者，由于口、鼻咽分泌物，胃内反流物等容易积聚在气囊上方形成滞留物，这些滞留物的积聚压迫气囊致使气囊周围气道黏膜血供不足导致血药浓度降低，所以容易形成细菌的定植，随吞咽和呼吸动作，气管管径发生变化，或气囊充气不足、气囊漏气，气囊上分泌物沿气囊壁流向下呼吸道，造成呼吸机相关性肺炎的发生。

气囊上（声门下）滞留物清除技术包括声门下滞留物引流和应用简易呼吸器清除气囊上滞留物技术，即持续或间断吸引和气流冲击法。声门下滞留物引流可在一定程度上避免其进入下呼吸道，从而减少细菌在下呼吸道的定植或感染，对于临床上没有应用声门下滞留物引流导管的患者，这时就需要气流冲击法进行气囊上方滞留物的清除。此章节着重介绍气流冲击法清除气囊上滞留物。

应用简易呼吸器清除气囊上滞留物技术，是在气囊放气的同时，通过呼吸机或简易呼吸器经人工气道给予较大潮气量，使肺充分膨胀扩张达到饱满，在患者呼气时，借助肺的弹性回缩力将气囊送入的气体由气管插管与气管内壁之间的腔隙由下向上冲出，呼气瞬间在气道的助力下反弹气流，将气囊上的滞留物吹拂上移至咽部，然后用吸痰管迅速吸引干净，反复多次操作，直至滞留物清理干净为止。

（二）适应证与禁忌证

1.适应证　经口、鼻气管插管及气道保护能力受限的气管切开患者。

2.禁忌证　肺大疱、气胸、急性呼吸窘迫综合征（高呼气末正压）患者。

（三）物品准备

物品准备见表6-4-4及图6-4-11。

表6-4-4　气囊上滞留物清除技术物品准备

物品名称	数量	物品名称	数量
简易呼吸器	1套	一次性吸痰管	数根
气囊压力表	1个	一次性注射器（10ml）	1个
负压吸引装置	1套	手消毒液	1瓶
护理手套	1副		

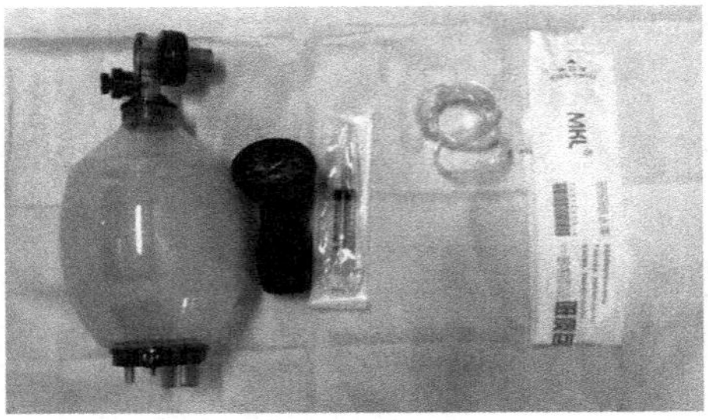

图6-4-11　气囊上滞留物清除技术物品

（四）操作流程

1.操作者洗手、戴口罩。在治疗室内准备用物。

2.携用物至床旁，查对患者姓名、ID号，向患者解释操作目的。

3.协助患者取平卧位或头低足高位（足抬高15°），评估生命体征、配合程度及气道情况。

4.提高患者吸入气体氧浓度或给予100%纯氧2min（呼吸机智能吸痰键）。彻底清除口、鼻腔滞留物。

5.由医护三人进行操作，一人操作简易呼吸器，一人操作气囊，另一人操作吸痰管经口、鼻腔清除滞留物。

6.一人将简易呼吸器连接储氧袋，氧流量调至8～10L/min，在患者吸气末时将简易呼吸器与患者气管导管相连，挤压简易呼吸器球囊，注意简易呼吸器应与患者自主呼吸相协调。

7.待患者呼吸平稳后，在患者吸气末呼气初时，用力挤压简易呼吸器球囊（以患者潮气量2～3倍的通气量送气），以使患者肺部膨胀达到饱满（图6-4-12）。

8.同时，另一个人用10ml注射器将气囊快速安全放气。注意用力挤压简易呼吸器时听患者口咽部是否发出漏气声，若无漏气声，应给予患者做气囊漏气试验。在简易呼吸器送气末将气囊充气。

9.第三个人即刻用吸痰管将冲击到口、鼻腔内的滞留物及时吸引出，可反复操作2～3次。

10.操作完毕将患者体位恢复至半卧位，并且测量维持气囊压力在25～30cmH_2O。

11.整理用物，洗手。记录充气压力及患者情况。

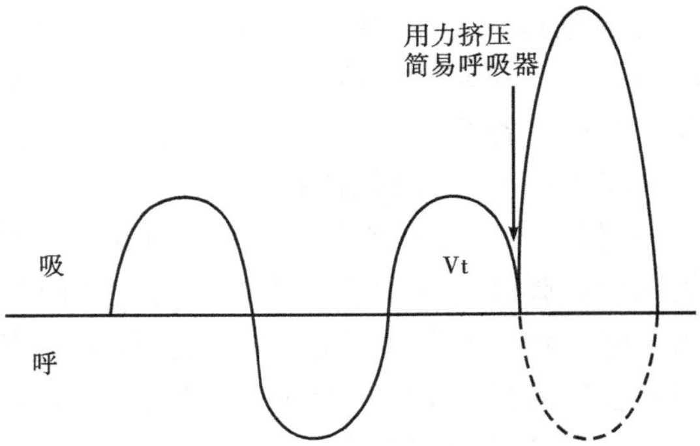

图6-4-12　气流冲击法示意图

（五）注意事项

1.操作过程中注意观察患者病情，如心率、脉氧饱和度及患者的感受。有自主呼吸的清醒患者，嘱其与操作者配合，避免由于患者对抗而影响吸痰效果。

2.操作前要求停止鼻饲30min以上，充分吸引气道及口、鼻腔内滞留物，以免患者发生误吸。

3.操作前要求患者取平卧位或者头低足高位，以利于滞留物的排出。

4.此项操作可重复2～3次，但每次要让患者休息2～5min，并给予适量浓度的氧气吸入。直至完全清除气囊上方滞留物。

5.此项操作需要三人密切配合，操作中注意：①将气囊放气的同时，另一人要迅速给予大的潮气量，如未能及时给予，此时气囊上方滞留物有可能流入下呼吸道，造成肺部感染。②如果气囊放气到充气时间过短，此时较大潮气量正好被气囊截止，这时气囊上方的滞留物未被冲出来。③如果气囊上方滞留物过于黏稠，也有可能不被冲到口、鼻腔，这时要通过引流管路将冲洗液定时定量注入气囊上腔隙，稀释滞留物，以达到目的。

6.未使用声门下滞留物引流导管的患者气囊放气前、拔管前均建议采用气流冲击法清除气囊上滞留物。

7.操作前要确定气管插管的固定情况及插管的深度，由于气流的冲击可使气管导管向外冲出，故操作后应听诊两肺呼吸音，以确定插管有无移位。

五、重点与难点

（一）保证气囊管理有效性

1.合理选择气管导管

（1）根据患者情况选择合适的气管切开套管或气管插管，从而保证气囊能发挥最佳性能。同一品牌不同型号的导管，如注入相同气量时，型号越小，顺应性越差，囊内压力越大。

（2）气管套管一般选择8号，导管内径为8.0mm，气管插管一般选择7.5号气管导管，其内径为7.5mm。

（3）机械通气时出现明显的气体泄露情况，而气囊压力已高于正常范围，说明气囊不能有效封闭气道，应及时更换大一个型号的气管导管。

2.掌握气囊压力的影响因素　影响气囊压力的因素主要有囊内注气量与患者气道情况，还与气管导管类型、导管型号，患者身高、体重和体位，以及气管导管使用的时间长短等因素相关，因而，临床工作中要对患者进行个体化气囊压力管理并定时测量校正。

3.掌握理想的气囊压力　理想的气囊压力既能有效封闭气道又可使气囊对黏膜的压迫性损伤降至最小的压力范围。理论上理想的气囊压力应低于毛细血管渗透压，即小于25cmH_2O，因此，最适宜的气囊压力为15～25cmH_2O。压力超过30cmH_2O时，则可阻碍气管黏膜血流，压力大于50cmH_2O时可完全阻断血流，造成黏膜损伤。

4.掌握气囊漏气的临床表现　气囊漏气时，用听诊器置于气管处，可听到气囊漏气声，漏气明显时无须听诊器即可闻及经口、鼻腔、咽喉发出的漏气声，有时患者甚至可以发音。机械通气情况下观察呼吸机面板参数可见呼出潮气量低、气道压力低，出现通气量低限报警及漏气报警等。同时，患者可有心率增快、呼吸急促、喘憋、发绀等缺氧或通气不足的症状与体征。

（二）保证气囊管理安全性

1.定期监测气囊压力　为防止气囊压造成气管黏膜损伤，确保人工气道正常功能，须定期使用气囊压力表监测气囊压力，一般情况下应维持气囊压力在25cmH_2O以下。误吸风险高的患者在进行气囊冲洗等操作时，如有必要，较短时间内可暂时增加气囊注气量，提高气囊封闭压力，但气囊压力最高不超过30～35cmH_2O；亦可采用专用气囊压力表持续监测气囊压力动态变化，维持气囊压力在恰当的范围内，如气囊压力过高或过低时，仪器可发出蜂鸣警报声，警示护理人员观察评估气囊压力变化的原因，给予及时处理。

2.掌握气囊充气技术

（1）容易发生胃食管反流和误吸的患者适用最小闭合容量技术，可保证通气，减少气管黏膜损伤和误吸风险。

（2）无误吸风险的患者可采用少量漏气技术进行气囊管理，在保证有效通气基础上，可最大限度减少气管黏膜压力性损伤。

（3）根据需要调整注气量：紧急气管插管后第一次注气8～10ml，病情稳定时适时监测气囊压力，维持恰当气囊压力，24h内不再放气，之后应用最小闭合气量技术管理气囊。

（4）根据需要量决定注气量：准确评估是否存在气囊漏气或气囊注气不足问题，不能随意补气，在气囊不漏气状况下，直接注入气体0.5ml，气囊内压力可增加10cmH_2O以上。

3.把握好气囊放气时机

（1）气囊放气应掌握的原则：尽可能避免和减少上气道分泌物及气囊上滞留物流入下气道，降低呼吸机相关性肺炎发生概率，同时最大限度减轻对气道的刺激，避免患者低氧血症的发生。

（2）放气囊指征：评价气囊漏气情况，廓清上呼吸道及气囊上分泌物，允许患者发声，重新评价患者气管扩张情况。

（3）不建议频繁松气囊，其理由如下：目前使用的大容量低压气囊，气囊压力＜25cmH_2O时，正确使用不会发生气管黏膜损伤；频繁气囊放气将导致肺泡通气不足，危重患者难以耐受，并可能增加气道积滞的分泌物、胃内容物吸入至下气道的机会；误导并转移气囊管理的重点，忽视充气容积或压力调整。

（4）根据需要放气囊：出现少量漏气时不宜直接补气，建议使用气囊压力表充气和补气，或者在补气后及时监测气囊压力，以免气囊压力过高，造成黏膜损伤。气囊管理的重点是气囊充气容积与气囊压力的维持。

（武淑萍　谷红俊　杨　阳）

第五节　人工气道造口护理

气管切开造口是指经外科手术或经皮扩张气管切开在颈段气管的切口，可经造口置入气管套管建立长期留置的人工气道。加强气管切开造口护理，对维护气体通路，预防造口出血、感染及下呼吸道感染，保证呼吸道通畅，改善患者预后具有重要作用。

一、简介

人工气道造口护理主要是指保持气管造口处清洁无菌、减少误吸和感染发生的护理方法。气管切开换药是人工气道造口护理的重要步骤，是指将气管套管与颈部皮肤之间用敷料加以阻隔，起到防止颈部皮肤受压、吸收渗液的作用。临床上造口换药常采用无菌纱布敷料覆盖造口的方法。

二、目的

1.检查、观察气管切开处切口恢复情况。

2.吸收切口出血、渗液等，防止切口感染。

3.清除造口周围的分泌物，保护切口处清洁干燥，减少细菌及分泌物的刺激。

4.防止颈部皮肤受压，保护皮肤。

5.促进创面愈合，保持患者气道通畅和舒适。

三、物品准备

物品准备见表6-5-1及图6-5-1。

表6-5-1　气管切开造口换药物品准备

物品名称	数量	物品名称	数量
一次性换药包	1套	护理手套	1副
无菌剪口方纱（或其他伤口敷料）	1包（1片）	手消毒液	1瓶
碘伏棉签	2包		

四、操作流程

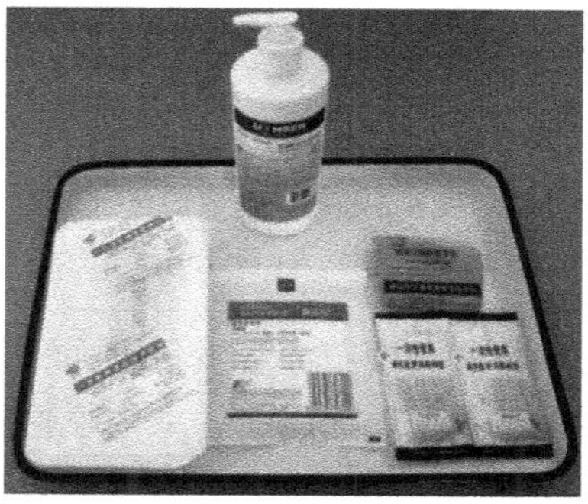

图6-5-1　气管切开造口换药物品

1.操作者洗手、戴口罩，在治疗室准备用物。

2.携用物至床旁，查对患者姓名、ID号，向患者解释操作目的。

3.协助患者取平卧位，评估生命体征、配合程度及气道情况，必要时清理呼吸道分泌物。

4.洗手，戴手套。打开一次性无菌换药包，取出黄色医用垃圾袋并打开（图6-5-2）。准备无菌剪口方纱，用无菌镊摆放物品。

5.用一把无菌镊去除旧敷料，弃于黄色医用垃圾袋内。

6.观察评估造口周围皮肤有无红肿、分泌物及肉芽肿形成，套管位置有无偏移及固定是否牢固等（图6-5-3）。

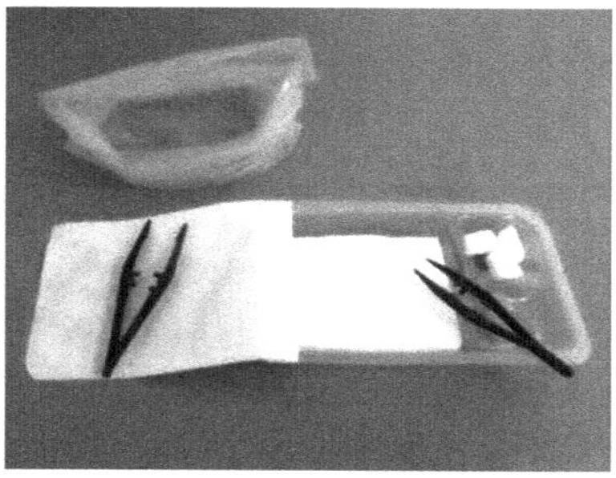

图6-5-2　打开一次性无菌换药包

7.取碘伏棉签消毒造口，具体方法如下。

（1）沿套管环形消毒造口一圈：用2根棉签分别消毒造口上、下半圈。

（2）消毒造口周围皮肤（图6-5-4）：由内向外扇形消毒，其消毒顺序依次为对侧固定翼下→造口上缘→近侧固定翼下→造口下缘。消毒范围：下缘距造口10cm，上缘及左、右缘距造口5cm，消毒面积大于剪口方纱面积。

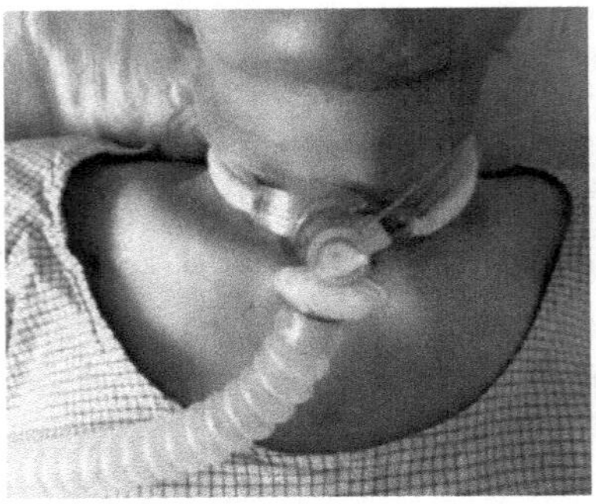
图6-5-3　评估皮肤情况

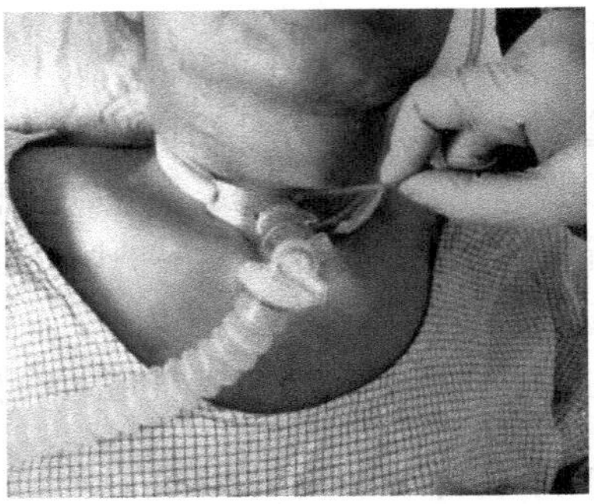
图6-5-4　消毒皮肤

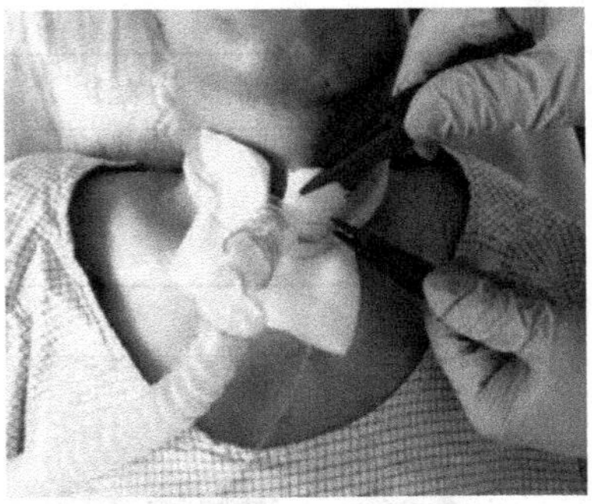
图6-5-5　更换剪口纱

8.放置无菌剪口纱布（图6-5-5）：右手持一把无菌镊夹取无菌剪口方纱，将剪口方纱放在气道造口下缘，用镊子提拉固定带，将剪口方纱平整覆盖于气管造口处。

9.观察套管位置及通气情况，向患者交代注意事项。

10.整理床单位及用物，洗手，做好记录。

五、造口观察

（一）术后造口出血

1.术后24h内应密切观察造口出血情况。视出血情况更换纱布，若少量渗血，则剪口纱布更换不宜太频繁，防止频繁更换纱布致造口牵拉引起二次出血，或因操作时的刺激影响局部切口愈合。渗血浸湿剪口方纱面积约3/4时予以更换，并记录出血量。

2.若局部持续渗血且量多、颜色鲜红，立即协助医生采取止血纱布切口处填塞、局部应用止血药等措施止血；如造口处不断渗血或气道咯出鲜血，说明有活动性出血，应立即通知医生，分析是否为造口渗血或气道内出血，并迅速进行处置。

（二）术后造口感染

1.术后造口感染是指气管切开术后造口及其周围组织发生的感染，其原因主要有手术时消毒不严或痰液污染手术造口。主要表现为造口有脓性分泌物渗出，局部皮肤红肿，可伴有不同程度的局部疼痛和发热。

2.术后造口感染的预防措施是严格实施无菌操作，严密观察造口情况，及时清除造口分泌物或经造口反流的痰液，保持局部清洁干燥，无菌敷料覆盖。

3.若出现术后造口感染，立即留取造口分泌物标本及痰标本送检，加强局部换药护理，除全身合理应用抗生素外，局部可用金霉素或莫匹罗星软膏涂抹，或局部进行理疗，如紫外线照射等。

（三）长期留置气管套管

1.观察气管造口处分泌物、渗出液，判断有无出血、感染等异常情况。

2. 观察气管造口周围皮肤有无发红、浸渍、肿胀、破溃或糜烂。

3. 观察气管造口分泌物的量，可根据纱布更换频率来评估造口渗出液量。

（1）无渗出指24h内更换下的纱布干净、无明显分泌物污渍。

（2）少量渗出指24h内更换纱布不超过2块。

（3）中等量渗出指24h内更换纱布3块。

（4）高渗出指24h内更换纱布3块以上。

4. 观察气管造口分泌物的性状，应定期进行分泌物检验或培养。分泌物的性状和颜色可直接反映造口有无感染或提示下气道感染情况，如黄绿色脓性分泌物，提示可能存在铜绿假单胞杆菌感染。

六、注意事项

1. 造口换药动作应轻柔，严格执行无菌操作，消毒造口及周围皮肤一般使用碘伏棉签，消毒面积须大于剪口方纱面积。

2. 根据造口分泌物的多少适当地增减换药次数，通常情况下，造口纱布每天更换2次，分泌物多增加更换次数。如有痰液污染应随时更换。特殊伤口敷料根据使用说明和造口情况更换。

3. 发现皮肤有红肿、分泌物性状改变等情况及时报告医生，分析原因，积极处理。

4. 如有分泌物污染气管套管固定带时，应及时更换，更换固定带的同时需更换造口敷料。

5. 观察并记录气管套管位置，操作时动作轻柔，防止套管脱出或移位。

七、重点与难点

（一）造口敷料的选择

1. 选择合适的敷料，分泌物多和新近造口的患者一般选用无菌剪口方纱覆盖造口，可直接观察到渗出物颜色与性状，亦便于判断渗出液量和性状。

2. 选择合适的时间更换敷料，避免在餐中或餐后1h内更换敷料，患者频繁咳嗽时不要更换敷料，以免增加刺激。

3. 根据造口分泌物量选择更换敷料的频率，一般每天更换2～3次。更换敷料前，痰多者要给予吸痰。

（二）如何保证造口护理的有效性

1. 正确评估患者造口情况

（1）评估患者气管切开时间，是否为新近气管切开或新近更换气管套管后。

（2）评估造口周围皮肤有无发红、分泌物浸渍、皮肤黏膜有无破损等。

（3）评估造口分泌物颜色、性状及量。

2. 观察造口周围有无皮下气肿、感染等并发症，必要时留取造口周围分泌物标本做细菌培养，以指导临床治疗。

3. 造口周围皮肤发红或浸渍时，及时更换敷料，必要时做局部理疗。

4. 造口渗液多或经造口流出较多稀薄黏液时，可先行局部轻柔负压吸引，再更换敷料，可用2～3块无菌纱布覆盖造口，以迅速吸收渗液或分泌物。

5.观察造口有无出血情况，必要时报告医生。

（三）如何保证造口换药的安全性

1.清醒的患者，更换敷料前要进行告知、沟通，取得配合。

2.严格无菌操作，动作轻柔，减少刺激、保护人工气道。

3.新切开的造口可能渗血量较多，更换气管套管的造口会有少量渗血，一般选用无菌剪口方纱敷料，便于观察和及时更换。

4.造口换药时，防止异物进入气管套管，停机患者应使用人工鼻。临时情况下可暂时用无菌纱布遮盖，防止吸入尘土、痰液飞溅和异物进入气管引起窒息。

5.造口护理环境要求，房间内保持清洁，空气新鲜，避免灰尘，维持适宜温、湿度。

（四）新型材料应用

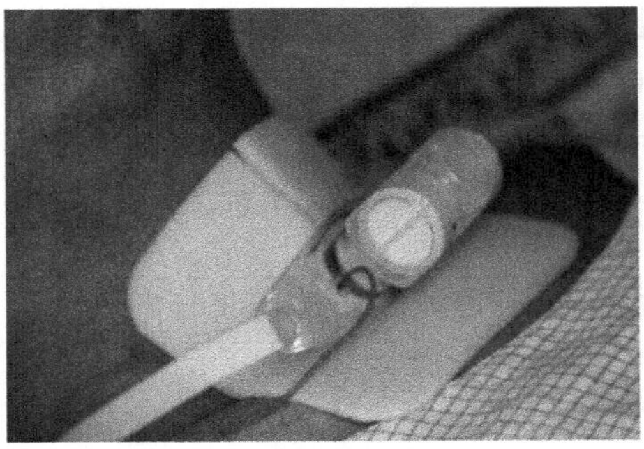

图6-5-6　气管造口应用新型敷料

泡沫敷料或伤口敷料是近年来临床应用效果较好的新型材料，如无黏胶泡沫敷料、亲水性纤维敷料、水胶体敷料等，与传统敷料相比，能更好地吸收创面渗液，减少浸渍，保护造口周围的易损皮肤，提供无菌安全环境，从而减少感染的发生，促进造口愈合。有的敷料中含有银离子或其他特殊材质，除能保护创面外，还具有消炎抗菌、增进伤口愈合的作用（图6-5-6）。新型敷料的优点：①可用于提供良好的湿性愈合环境，促进造口愈合。②减少皮疹、渗出、粘连、红肿、降低造口感染发生率。③吸收渗液、保护伤口，不会与创面粘连，提高舒适度，减轻了患者痛苦。④一次性成形材料，裁剪后表面光滑，不刺激皮肤。⑤易于吸收，且吸收渗液后仍能贴敷于造口表面，减少换药次数。

（吴琳娜　武淑萍）

第六节　更换气管导管

通过气管插管或气管切开留置人工气道后，老年患者常常带管生存、长期留置气道通路，需要持续机械通气或维持呼吸道通畅。气管导管长期留置则存在气囊破损漏气、导管材质老化、管道痰痂堵塞、细菌污染等高危风险，因而需要定时或随时更换。

一、简介

加强气道管路的护理，可以确保人工气道安全有效。由于病情的需要，可能需长期留置气管切开套管，需要定期进行更换，以保证气道的安全与有效。一般情况下，气管套管应每3个月更换1次，气管插管不宜长时间保留，最长不超过2个月，如确有必要长期留置人工气道者应行气管切开造口。如发生气管导管气囊破裂、导管堵塞等危急情况时，则需紧急更换气管导管。对于气管切开患者，临床上多采用直接将气管套管拔出后，再快速置入新的套管的方法更换气管套管。对于长期留置气管插管的患者，采用纤维支气管镜引导下更换气管插管的方法更为安全。

二、适应证

1.气管套管使用≥3个月。
2.气囊漏气、破损，气管套管污染老化。
3.套管内痰痂形成及发生堵管。
4.肉芽组织增生完全或部分堵塞气管套管口。
5.气管套管型号不适宜，或气囊不能完全封闭气道时。
6.气管套管移位或脱出。

三、物品准备

物品准备见表6-6-1及图6-6-1。

表6-6-1 更换气管导管物品准备

物品名称	数量	物品名称	数量
气管护理包	1个	一次性注射器（10ml）	1个
气管套管	2个	生理盐水（250ml）	1袋
润滑剂	1支	卷枕（或两条浴巾卷起）	1个
无菌剪口方纱	数块	手消毒液	1瓶
固定带	1根	负压吸引装置	1套
无菌手套	2副	一次性吸痰管	数根
碘伏棉签	数包	（其他气管插管物品按照操作要求准备）	

四、操作流程

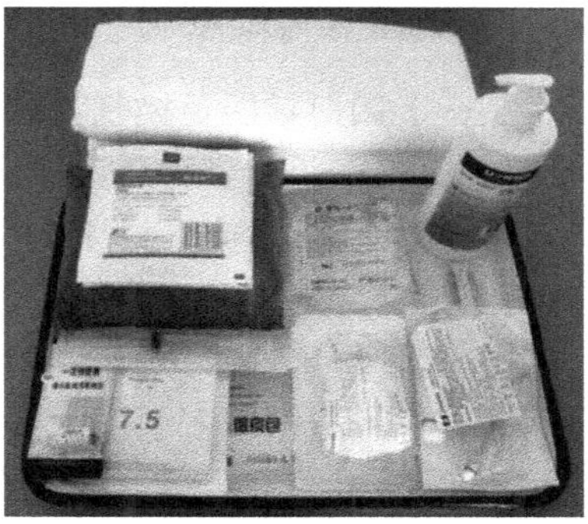

图6-6-1 更换气管导管物品

1.操作者洗手，戴口罩。在治疗室内准备物品，查对物品有效期及使用性能。

2.携用物至床旁，查对患者姓名、ID号，向患者及其家属解释操作目的，解除患者紧张情绪。

3.评估患者生命体征状态、人工气道情况。

4.协助患者取仰卧位，肩下垫卷枕，保持颈部过伸位，约束双手。

5.洗手，打开气管护理包。

6.操作者戴手套，气管导管气囊充气后放入生理盐水中监测是否存在漏气，无误后抽空气囊，润滑气管套管。

7.应用呼吸机的患者给予2min纯氧吸入（呼吸机智能吸痰按钮），未使用呼吸机的患者给予高流量吸氧2min，吸净气管套管内及口鼻腔内的分泌物。

8.采用双人松气囊法进行松气囊、气道内吸痰，清除气囊上分泌物。

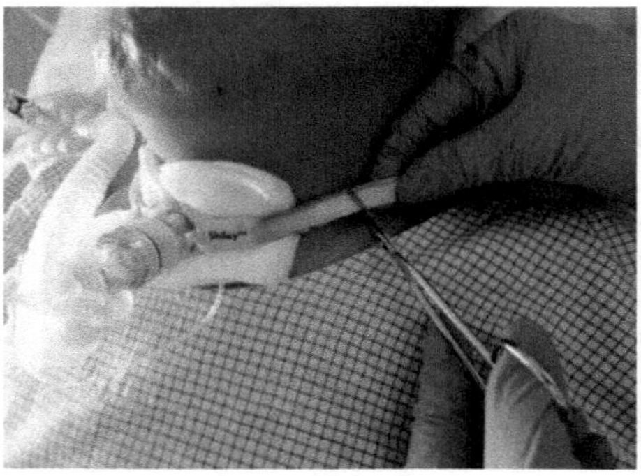

图6-6-2　剪开寸带

9.移去造口敷料，消毒造口皮肤，剪开寸带（图6-6-2）。

10.待患者呼吸平稳后，操作者沿导管方向取出气管套管，沿窦道插入新套管，取出管芯。

11.立即给予套管气囊充气，接简易呼吸器或呼吸机进行通气，听诊双肺呼吸音，判断气管套管位置是否正确。

12.固定带固定气管套管，给予吸氧或接呼吸机辅助通气。

13.垫枕头，抬高床头。

14.观察套管位置及患者生命体征情况。

15.向患者及家属交代注意事项。

16.整理用物，洗手，做好记录。

五、注意事项

1.做好病情解释与沟通，家属或患者签署知情同意书。

2.患者术前4～6h禁食、禁水，如紧急更换时，需经胃管负压吸引出胃内容物，以免误吸。

3.操作过程应动作轻柔，更换套管前后给予患者提高吸入气体氧浓度或纯氧吸入。

4.操作过程注意做好清醒患者的心理护理，与患者沟通，取得配合。

5.更换气管套管过程中，严密观察患者神志、面色、生命体征及脉氧饱和度变化。

6.更换套管后观察有无漏气、扭曲、脱出等并发症，如有异常及时报告并处理。

六、重点与难点

（一）如何掌握更换气管套管的适应证

1.评估患者气管切开套管，气管套管使用≥3个月，可根据病情，择期更换。

2.气管套管污染、材质老化、气囊漏气、破损，呼吸机潮气量、通气量低限报警，患者憋喘，脉氧饱和度降低，呼吸频率持续＞30次/分，出现皮下气肿，需立即更换。

3.套管内痰痂形成及发生堵管，充分湿化、吸痰，不能改善通气，需立即更换气管套管。

4.肉芽组织增生完全或部分堵塞气管套管口，完全堵塞气管套管，立即更换；部分堵塞气管套管，尽快更换。

5.气管导管扭曲或移位时应立即调整，保持恰当位置，如不能纠正或已发生导管脱出，需重新置入气管套管。

（二）如何保证更换气管套管的安全性

1.更换气管套管前充分评估患者状况

（1）评估患者病情、意识及合作程度、病房环境。意识清楚的患者，进行沟通交流，做好解释。

（2）监测患者生命体征及脉氧饱和度。评估患者咳痰能力及咽部反射情况，对于气道敏感患者可局部应用利多卡因进行表面麻醉，以降低患者对刺激的反应程度。

（3）确认患者禁食、禁水4～6h。提前15min进行彻底吸痰，让患者充分休息，减少不良反应，保证更换气管套管成功率。避免换管前吸痰、松气囊时间过长及其他刺激引起气道痉挛、低氧血症等问题。

（4）准确掌握更换气管套管的体位，患者身体保持正中，使气管居中，去枕平卧，肩下垫软枕，颈部伸展便于操作。

（5）进行风险评估，做好安全预案。床旁备好气管插管用品，如发生更换气管套管不顺利，必要时可行气管插管代替气管套管。

2.更换气管导管种类选择

（1）一般情况下，更换患者正在使用的同种类型的气管套管。

（2）上呼吸道分泌物多的患者，需要加强气囊上分泌物引流者准备可吸引型气管套管。

（3）因导管气囊不能有效封闭气道需要更换时，选择较前使用的大一个型号的导管。

（4）颈部严重水肿或皮下气肿、颈部脂肪层厚的患者，准备外端加长的气管套管。

（5）因气道肉芽肿或气管塌陷问题换管，需准备内端加长的气管套管。

（三）纤维支气管镜引导下更换气管插管

1.临床上可见许多老年气管插管患者，由于各种原因未能行气管切开，又必须持续留置人工气道。导管长期留置存在管路材质老化、气囊破裂等风险，需要定时或随时更换气管导管。

2.长期留置经鼻气管插管，应用纤维支气管镜引导下更换经鼻气管插管可确保患者通气管路的持续畅通，维持呼吸机供氧，从而减少不良反应，降低风险，确保患者的生命安全。更换气管插管前须做好应急准备，针对不同患者制订个性化更换导管护理方案以确保患者安全。换管前充分吸引气道分泌物，引流气囊上分泌物，充分给氧，并做好相应的急救准备。

3.采用预先置入气管镜的方法　将风险降至最低，即将气管镜插入声门下进入气道内，固定好气管镜位置，此时，一人松气囊后拔除旧管，另一人将预先套在气管镜上的气管插管旋转顺气管方向缓慢插入气道。纤维支气管镜引导下更换气管插管的物品准备与护理操作配合详见第5章第四节气管插管。

（四）更换导管并发症观察与处理

1.窦道口出血或痰中带血　因窦道、肉芽及黏膜损伤，可有伤口渗血或少量血性痰，一般无须处理，12～24h后停止，造口局部换药或对症处理，必要时遵医嘱应用止血药。如气管套管内涌出大量鲜血则为危险征兆，应立即报告医生，做好相应的急救准备。

2.皮下气肿及纵隔气肿　轻度皮下气肿可能与机械通气状态下更换导管时，气体进入皮下有关，少量气体可自行吸收，需加强观察，如出现呼吸困难、发绀等临床症状应警惕张力性气胸，立即配合医生进行积极救治。

3.临床症状未改善　更换气管导管后患者仍有喘息、憋气、脉氧饱和度低等问题，甚至呼吸困难症状加重，说明更换的导管未能解决患者当前问题，或导管型号、

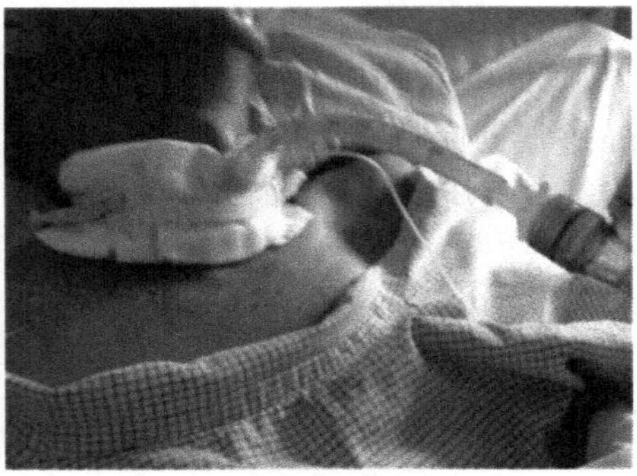

图6-6-3　气管插管代替气管套管

位置不当，或引发其他不良反应，需积极谨慎处理。如因气道肉芽肿或气道软化、气道塌陷造成的气管套管堵塞未解除，应给予更换加长气管套管；如因气管肿瘤、气道肉芽肿位置较低或其他主气管疾病，没有合适长度的气管套管能够越过病变位置，可用气管插管代替气管套管经气管造口置入进行通气（图6-6-3），以解除堵塞。另行定制加长气管套管，此时需特别强调加强导管的固定。

（吴琳娜　武淑萍）

第七节　人工气道并发症与护理

人工气道为气道分泌物的有效引流、保持呼吸道通畅、进行机械通气治疗提供了有利的条件，但人工气道的建立，破坏了上呼吸道的正常生理结构和防御功能，容易发生脱管、堵管、气道出血、气道软化、气道肉芽肿等一系列人工气道并发症，而老年患者病情危重程度高，抵抗力低下，更容易发生人工气道并发症，一旦发生气道并发症，轻者增加患者痛苦，严重时威胁患者生命安全。因此，人工气道并发症的预防与护理是人工气道护理的重要内容。

一、脱管

脱管（unplanned extubation）即非计划拔管，是指气管插管或气管切开套管从气管内意外脱出，是人工气道最严重的并发症之一，包括任何意外发生造成的拔管和未经医护人员同意患者自行拔除气管导管。一旦发生脱管，轻者延误治疗或需变更治疗方案，重者可能危及患者生命。脱管常常由于固定不牢、重力牵拉或患者自行拔管导致人工气道脱出，为了维持有效通气常常需要重新置管，另外，导管脱出后气囊堵塞呼吸道，还可能造成窒息，危及患者生命，所以预防脱管是人工气道护理的首要任务。

（一）原因分析

1.导管固定寸带过松或打结不牢，如寸带固定时没有打外科结（即死结）导致系带逐渐松脱，或寸带挂双耳固定时从耳郭松脱。

2.分泌物浸湿固定导管用的胶布或寸带，进而使固定松动发生脱管。

3.导管插入过浅时，患者头颈部前屈或扭动，可能使导管前端斜面脱出声门外造成脱管。

4.管路重力影响，翻身、调整体位、医疗操作时触碰管路等机械牵拉作用使导管移位。

5.患者躁动、神志不清、约束不当或未约束患者双手，患者自行拔管。

6.患者剧烈咳嗽时将导管咳出。

（二）综合判断

1.通过导管外露长度判断　气管插管后，导管尖端在气管隆突上2～3cm。一般情况下，成人经鼻插管深度为27～29cm，外露长度为3.5～4cm。经口插管深度为19～21cm，外露长度为10～12cm。如发现经鼻插管外露长度超过5cm时，气管插管可能已经脱出声门外，必须及时进行仔细判断，如脱出超过7cm时，一般则可判断导管已完全脱出，不能直接插入。

2.通过患者呼吸情况判断　发现气管导管部分脱出时，应立即脱开呼吸机，用手掌在气管导管口处，仔细感知患者有无经气道呼出气体，如无明显气流或患者呼吸微弱时，从无菌干棉签或棉球上取少许棉絮，放置于气管导管口进行测试，如棉絮随患者呼吸有规律的摆动，证明导管尚在气管内，如无气流考虑已脱管。

3.通过患者临床症状判断　患者一般情况好，无明显喘憋、缺氧征象，说明管道未脱出。患者明显憋气、发绀，心率加快、血压升高，出汗、躁动，并迅速出现明显的腹胀，判断发生脱管，严重时可发生窒息，需立即处理。

4.通过吸痰情况判断　吸痰管能顺利置入气管导管内进行吸痰时，说明管路通畅，如吸痰管置入长度相当于气管套管长度即再难向前插入，受到明显阻力，则判断导管可能脱出。

5.通过呼吸机参数指标判断　出现呼吸机持续报警，如潮气量或通气量低限报警、气道压力高限报警甚至出现窒息报警。

（三）处理流程

当发现人工气道患者出现明显憋气、发绀等疑似脱管症状时，安抚患者保持镇定，立即呼叫值班医师。

1.气管插管脱管处理流程

（1）观察患者生命体征，迅速判断气管插管是否完全脱出。

（2）确定气管插管未脱出声门时调整置入深度，重新固定导管。具体方法：①一人立即固定导管，防止继续脱出；②另一人按气囊管理要求松开气囊，协助医师缓慢回送气管导管至所需深度，气囊重新注气；③连接呼吸机辅助呼吸，加大氧浓度，观察呼吸机运转及参数变化；④听诊双侧确定呼吸音正常，加强气管导管固定，防止移位；⑤持续观察生命体征，做好预见性护理及心理护理。

（3）确定气管插管已脱出声门时，协助医师拔出气管插管，立即给予吸氧或重新插管。具体方法：①立即脱开呼吸机，松开气囊；②松开固定导管的胶布或寸带，缓慢拔出导管；③病情较平稳并能短暂维持自主呼吸者，立即给予面罩或鼻导管高流量吸氧。无自主呼吸者或自主呼吸不能维持有效通气者，立即予以简易呼吸器经面罩人工辅助呼吸。

（4）保持呼吸道通畅，经口鼻行气道内吸痰，并及时吸出患者口鼻腔内的分泌物。

（5）建立静脉通道，做好应急抢救准备，备气管插管或气管切开套管，配合医师重新置管。

（6）严密监测患者生命体征及脉氧饱和度的变化，做好记录。

（7）加强巡视观察，重点交班，对清醒的患者做好心理护理。

（8）分析脱管原因并制订预防措施，防止再次拔管。

2.气管切开脱管处理流程

（1）观察患者生命体征，迅速判断气管套管是否脱出，并报告值班医师。

（2）确定气管套管已脱出时，立即脱开呼吸机，松开气囊。

（3）松开固定带，协助医师拔出气管套管。

（4）拔管后应急处理方法

1）气管切开术后2周内：①老年患者修复力差，切开后2周内，患者气管造口窦道可能尚未完全形成，应给予鼻氧管或面罩给氧。②严密观察患者生命体征及脉氧饱和度。③做好气管插管抢救准备，请耳鼻喉科医师进行专科处理，协助置管。

2）气管切开2周后：①气管造口窦道已形成，立即经窦道给予吸氧（将吸氧导管直接插入窦道2～3cm给氧）。②立即准备更换导管，消毒切口，生理盐水润滑气管套管，配合医师迅速经窦道重新置入。

（5）发生脱管后，病情较稳定并能短暂维持自主呼吸者，立即给予高流量吸氧，无自主呼吸或自主呼吸不能维持有效通气者，立即应用简易呼吸器人工辅助通气。

（6）保持呼吸道通畅，经口鼻行气道内吸痰，并及时吸出患者口鼻腔内的分泌物。

（7）建立静脉通道，做好应急抢救准备，严密监测患者生命体征及脉氧饱和度的变化，做好记录。

（8）加强巡视观察，重点交班，清醒患者做好心理护理。

（9）分析脱管原因并制订预防措施，防止再次脱管（图6-7-1、图6-7-2）。

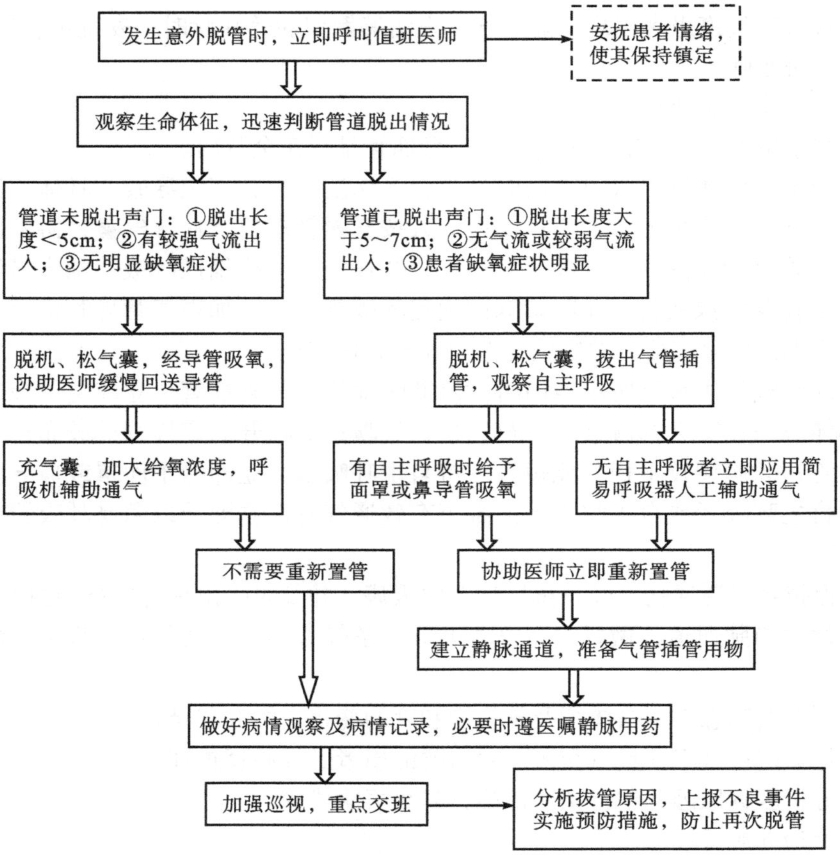

图6-7-1　气管插管意外脱出处理流程图

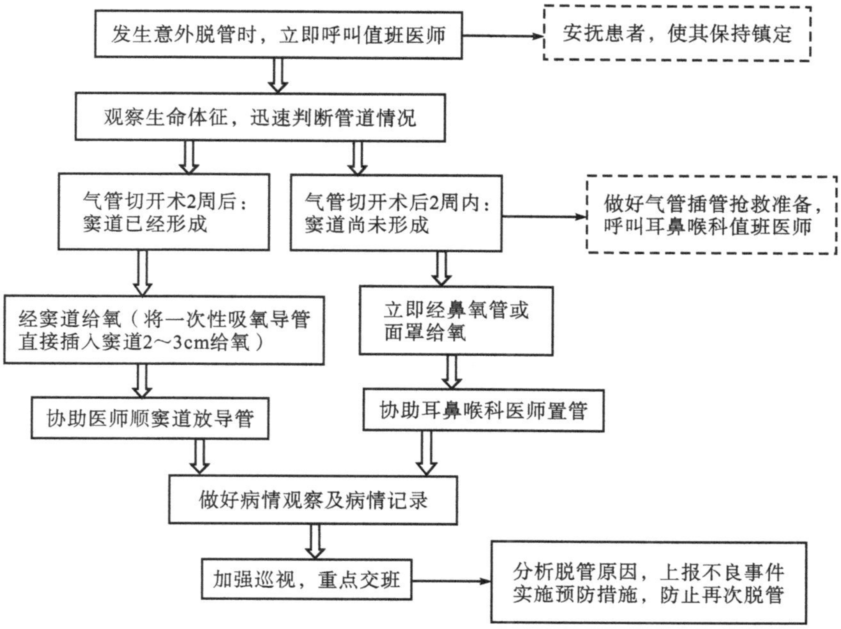

图6-7-2　气管套管意外脱出处理流程图

（四）预防措施

1.选择合适型号导管（气管插管/套管），及时拍X线片确定导管位置，防止插入过浅，发生脱管。

2.妥善固定气管导管，密切观察导管位置及固定情况，保持导管位置正确。如导管固定不牢或固定带潮湿，应及时更换。

3.严密观察气囊的充盈情况，定时测量气囊压力，如有漏气及时通知医师。

4.每班评估、测量、记录插管深度，检查调整固定带松紧度，班班交接。

5.妥善固定呼吸机管路，避免重力牵拉。

6.翻身时断开呼吸机管道，保证头、颈、脊柱在同一轴线上进行翻身；侧卧角度以30°～60°为宜，可垫翻身垫，避免90°侧卧。

7.全面了解患者病史和疾病状态，有针对性地做好防脱管预见性护理。

8.对于清醒的患者，耐心解释气管插管的重要性，取得配合，防止自行拔管。

9.躁动患者遵医嘱给予保护性约束，必要时应用镇静药物。

10.备好气管切开套管，以保证脱管时可立即经窦道置入，气管切开48h内床旁备气管切开包，以备突发脱管时耳鼻喉科专科紧急处置应用。

（五）重点与难点

1.预防导管脱出的护理要点

（1）选择合适导管，必要时应用加大一号的导管或应用加长气管导管。

（2）妥善固定导管，保持套管位置居中确定气囊标线位置。

（3）每班或变换体位后检查导管固定寸带松紧度，并及时调整。

（4）烦躁不安的患者应加强约束，必要时使用镇静剂。

（5）妥善固定呼吸机管路，要有一定的活动范围，减少患者头颈部活动。

（6）翻身时脱开呼吸机管道，保证头、颈、脊柱在同一轴线上进行翻身。侧卧角度以30°～60°为宜，可垫翻身垫，避免90°侧卧。翻身后再次评估管道位置及寸带松紧度。

（7）定时监测气囊压力，做好气囊管理。

2.发现疑似脱管的应急处理原则

（1）迅速判断导管脱出情况，立即报告医师，稳定患者情绪。

（2）经判断导管尚未脱出气道，防止继续外脱，及时回插导管。

（3）行气管内吸痰并经口鼻腔吸痰，保持呼吸道通畅。

（4）确已发生脱管时，气管切开患者如窦道已形成，插回套管，不能回插时做好气管插管及更换套管准备。

（5）排空气囊给予面罩吸氧，维持脉氧饱和度在90%以上。

（6）严密监测生命体征变化及脉氧饱和度变化。

（7）气管切开术后48h内的患者，请耳鼻喉科行专科处理，不可擅自插回。床旁备气管切开包应急。

二、堵管

人工气道堵管（artificial airway plugging）是指由于气管导管扭曲、梗阻，痰液黏稠或痰痂形成，造成人工气道管路完全或不完全堵塞的临床急症。发生堵管后气流严重受阻，短时间内造成患者呼吸困难甚至窒息，威胁生命。因此要针对发生堵管的危险因素，积极做好预见性护理，能及时发现、准确判断、迅速实施紧急救治。

（一）原因分析

1.导管扭曲、梗阻　气管切开套管经造口置入，容易发生移位而导致扭曲或梗阻（图6-7-3），经鼻气管插管患者因导管外露部分短，一般不会发生扭曲。

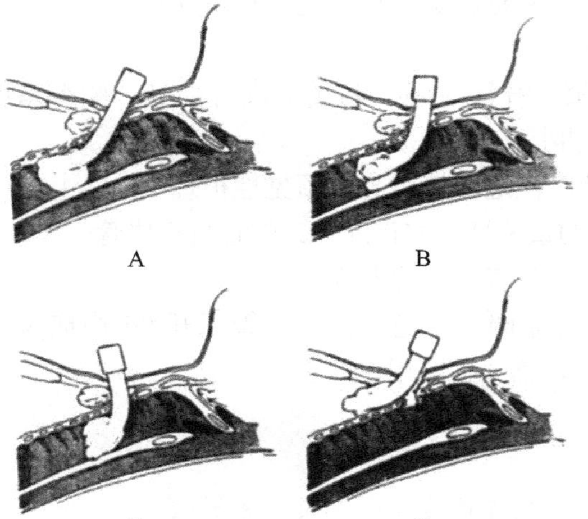

图6-7-3　气管套管堵管原因

A.套管开口顶贴气管壁；B.气囊堵塞开口；C.套管开口顶贴气管壁；D.套管滑出气管

（1）气管切开固定带过松、寸带打结或粘扣松脱等，致导管移位而发生扭曲梗阻。

（2）各种操作时可能触碰呼吸机管路、翻身时未脱开呼吸机均可造成对套管的机械牵拉发生扭曲梗阻。

（3）人工气道接呼吸机机械通气时，进行管路对接时习惯性“旋扭”动作，易造成管路扭曲错位，发生管道堵塞。

（4）经口气管插管时外露部分较长易发生扭曲。

（5）经口气管插管固定不良、牙垫松脱，可导致患者将导管咬合夹闭，造成堵管。

2. 导管堵塞　导管内黏痰或痰痂形成也是堵管发生的主要原因（图6-7-4）

（1）患者肺部感染重、分泌物多、咳痰无力，黏稠的痰液在气道内淤积。

（2）气道湿化不良、吸痰不及时、不彻底可造成痰液结痂，阻塞堵管。

（3）脱机锻炼时，由于吸入空气干燥、气道湿化差，使痰液黏稠、分泌物清除不彻底，易形成痰痂而发生堵管。

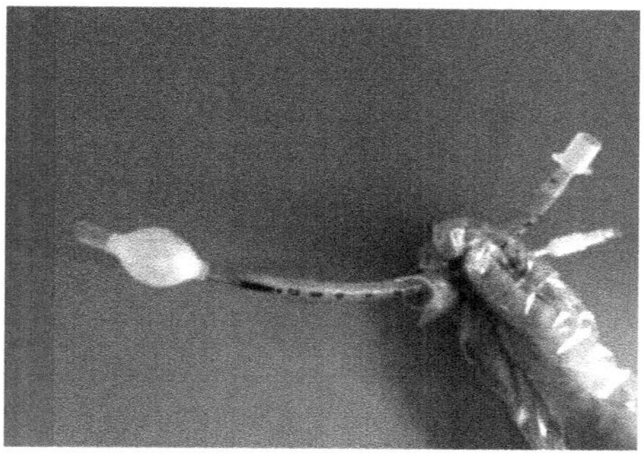

图6-7-4　气管内插管痰痂

（二）综合判断

1. 吸痰管插入阻力的评估：吸痰管插入有阻力，可能有导管扭曲或痰痂。

2. 呼吸机参数指标的评估：呼吸频率增快、潮气量低，气道压力高，发生堵管后，气道压力可高达60mmHg以上，持续气道压力高限报警、每分钟通气量低限报警。

3. 呼吸情况评估：胸廓运动减弱，听诊双肺呼吸音弱，气道内有干鸣音。

4. 患者憋气明显、烦躁、发绀、大汗、心率增快，可出现突然的吸气性呼吸困难、脉氧饱和度下降等，严重时发生窒息。

5. 直接观察到人工气道扭曲或弯折情况，如气管套管外标志位置偏移、经口气管插管被咬合等。

（三）处理流程

1. 当患者出现喘息憋气、呼吸困难、心率增快、脉氧饱和度下降时，安慰患者，给予充分吸氧，报告医师并立即查找原因。

2. 评估人工气道的通畅度，判断是否发生堵管。

（1）检查是否有导管扭曲、弯折或痰痂堵管等问题。

（2）观察呼吸机参数和患者生命体征变化。

（3）进行气道内吸痰时，评估吸痰管插入是否受阻。

3. 依据发生堵管的不同原因及堵塞程度进行处理。

（1）气管套管外标志位置明显偏移，提示气管套管扭曲时，脱开呼吸机、松气囊，给予经导管吸氧，根据患者气道不同情况进行位置调整。

（2）患者咬合夹闭经口气管插管或导管弯折时，立即重新固定牙垫和气管导管，调整导管在恰当的位置。

（3）痰液黏稠痰痂堵管时的处理

1）不完全堵管时：给予充分湿化气道、软化痰痂、气道内反复滴入湿化液并反复彻底吸痰，调节呼吸机湿化强度，直至吸出痰痂或吸痰管置入顺畅。

2）完全堵管时：①立即脱开呼吸机、松气囊；②给予吸氧；③准备气管插管用物，协助医师重新置管；④做好应急抢救准备。

4. 做好管路位置标识，妥善固定导管。

5. 交代注意事项，进行记录交班。

6. 分析讨论不良事件，并及时上报（图6-7-5）。

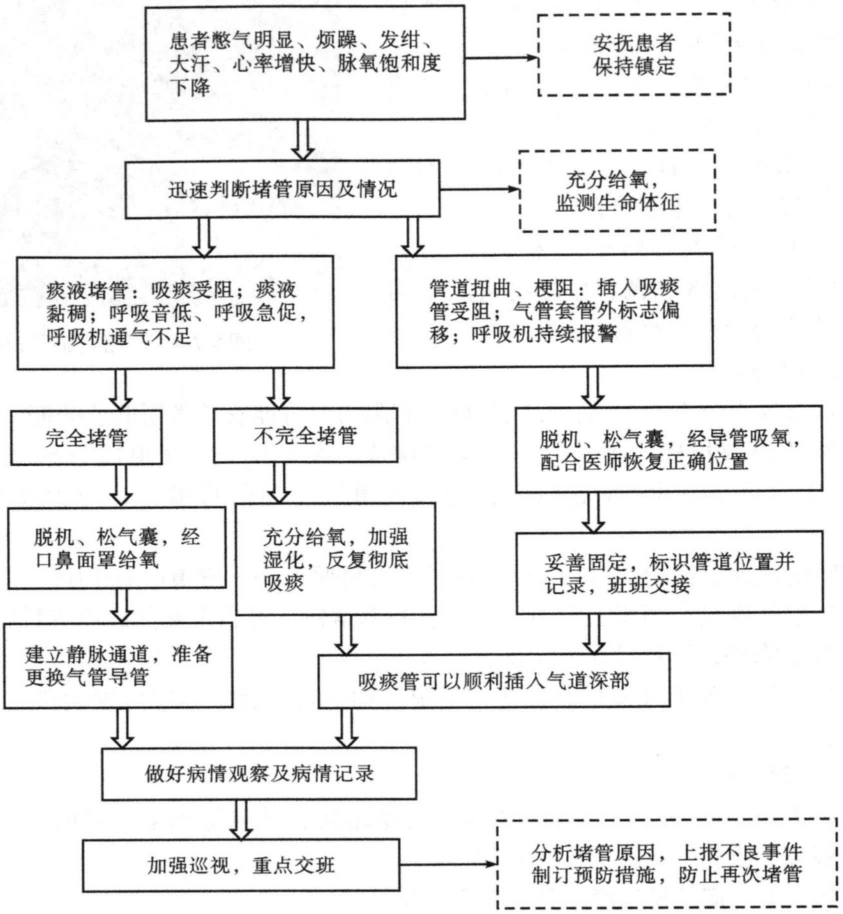

图6-7-5　人工气道堵管处理流程图

（四）预防措施

1.加强人工气道安全保护，避免重力牵拉、操作时勿触碰管路，妥善放置呼吸机管路，防止管路扭曲、梗阻。

2.随时观察导管外露标志，做好记录，及时发现管路移位、扭曲的风险。

3.经口气管插管必须将牙垫与导管固定在一起，以免患者咬合导管导致气道梗阻。

4.加强气道湿化，促进痰液引流，避免黏痰或痰痂堵管。

5.随时观察气管导管通畅度，如有不畅积极查找原因，及时处理。

6.气管插管内径细，管路长，长时间留置易发生痰痂堵管，应积极治疗原发病，争取尽早拔管。

（五）重点与难点

1.有效预防痰痂堵管的护理要点

（1）气道湿化是确保人工气道通畅的关键。气道湿化不足会导致肺部感染、气道堵塞等。黄色黏稠痰提示气道湿化严重不足，是堵管的高危因素，需加强湿化。

（2）人工气道患者应尽可能维持其气道持续温湿化的生理需求，如采用加热湿化，脱机期间使用人工鼻、超声雾化吸入、气道内持续或间断滴注湿化液等方法，促进痰液稀释。

（3）人工气道患者居住的室内需保持适宜的温湿度，保持室温在22～26℃，相对湿度在50%以上。

（4）保持液体入量在2500～3000ml/d，避免痰液黏稠。定时翻身叩背，可应用湿化治疗仪、振动排痰仪、咳痰机等仪器协助排痰，防止痰液黏稠发生堵管。

（5）老年人工气道患者自主咳痰能力差，清理呼吸道无效，及时给予按需吸痰，随时保持气道通畅，必要时遵医嘱应用化痰药。

（6）脱机锻炼期间发现吸痰管置入不畅、痰液黏稠堵塞吸痰管时，或气道内吸出细小痰痂时，立即给予接用呼吸机并提高呼吸机湿化强度。

（7）评估气道通畅度，必要时应用纤维支气管镜进行气道深部吸痰或进行气道冲洗。

2.发生堵管处理注意事项

（1）立即恢复气管套管正确位置是解除导管扭曲弯折导致堵管发生气道梗阻的有效方法。

（2）发现痰痂形成或堵管时，如不能尽快使气道畅通，应立即排空导管气囊，应用简易呼吸器给予人工正压通气，改善缺氧状态。

（3）尽快给予吸氧，可经气管切开窦道或经鼻气管插管的对侧鼻孔插入鼻导管给氧，或给予面罩吸氧，减少低氧血症程度与时间。

（4）提高堵管风险防范意识，制订导管堵管的应急处理流程，预防为主。

（5）做好病情观察及病情记录，加强巡视，重点交接班。

（6）及时分析总结堵管原因，制订具体预防措施，防止堵管的再次发生。

三、导管插入过深

气管插管后，导管尖端应位于气管中下段，在气管隆突上2～3cm（图6-7-6）。由于呼吸系统的解剖生理特点，插入过深的导管通常会进入右主支气管。轻则导致左肺通气量不足，右肺过度通气，重则会致伤右肺叶，导致出血、血气胸等。保持导管位置恰当、防止插入过深是人工气道护理的重要任务之一。

（一）原因分析

1.留置导管刺激患者吞咽反射，使导管下移。

2.分泌物浸湿致固定导管的胶布或寸带松动，导管下滑。

3.导管固定不牢，气囊注气过少，胶布粘贴过松。

4.经验不足，判断不准确，导管外露端过少。

5.频繁脱开或接用呼吸机时，习惯性下压动作致导管逐渐深入。

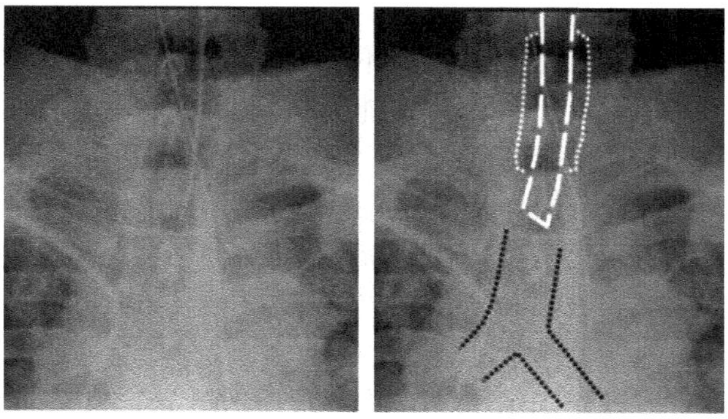

图6-7-6　气管插管位置

6.使用简易呼吸器人工辅助通气时，用力下压导致插管被动下移。

（二）综合判断

1.通过听诊判断　机械通气时听诊患者胸部呼吸音。除外病变原因，如果双侧呼吸音对称，则考虑气管导管位置恰当。如呼吸音不对称或是一侧有呼吸音另一侧呼吸音微弱，考虑导管可能插入过深，应进行调整，酌情向外拔出1～2cm，再重新听诊。

2.通过导管外露长度判断　一般情况下，成人经鼻气管导管深度为27～29cm，外露长度为3.5～4cm。经口气管导管深度为19～21cm，外露长度为10～12cm。如发现经鼻气管导管外露长度小于2cm或经口气管导管外露长度小于8cm时，须及时仔细判断，对症处理（图6-7-7）。

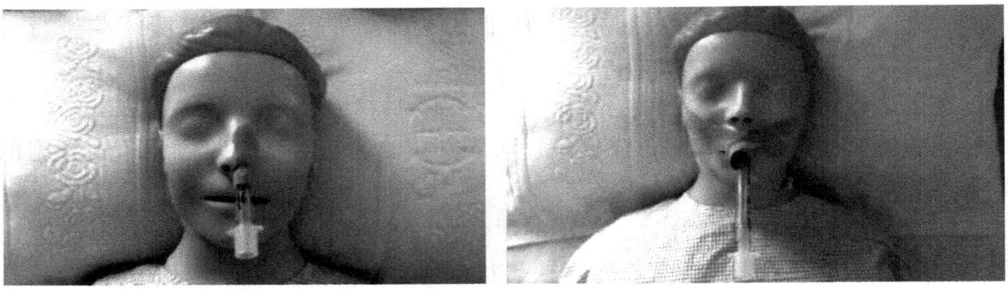

图6-7-7　气管导管外露长度判断

3.通过患者临床症状判断　患者呼吸时双侧胸廓运动不对称。如导管插入过深的一侧肺功能比较差，患者可出现喘憋、氧合差、心率加快、血压升高，以及出汗、躁动等现象。如不能妥善处理，将对呼吸循环功能带来不良影响，甚至引起严重后果。

4.通过胸片判断　气管插管后，导管尖端应位于气管中下段，在气管隆突上2～3cm。

5.通过呼吸机参数指标判断　可能会出现气道压力高，可能高于20cmH_2O，有时甚至出现气道压力高限报警等情况。

（三）处理流程

1.患者行气管插管术后，接用呼吸机辅助通气，立即在胸部及上腹部听诊，并观察胸廓运动情况，确认气管插管位置及插入深度。

2.如果胸廓运动正常，应进行双肺前、中及背部听诊呼吸音，并进行双侧呼吸音强弱对比。如果呼吸音不对称，或是一侧有呼吸音而另一侧呼吸音微弱，证明导管可能插入过深。如听诊不能完全判断导管位置，则应行床旁X线胸片检查或纤维支气管镜检查，确定导管位置。

3.当判断导管插入过深时，则需将气囊放气，扶持导管稍稍向外拔出1～2cm，气囊充气后再重新听诊判断。

4.经判断确定插管成功导管位置恰当，应立即将导管牢固固定，并维持恰当的气囊注气量及气囊压力。

5.如因固定不牢导致导管插入过深，应立即调整导管至合适位置，气囊注气后重新牢固固定导管，必要时采用加强固定，防止导管再度移位（图6-7-8）。

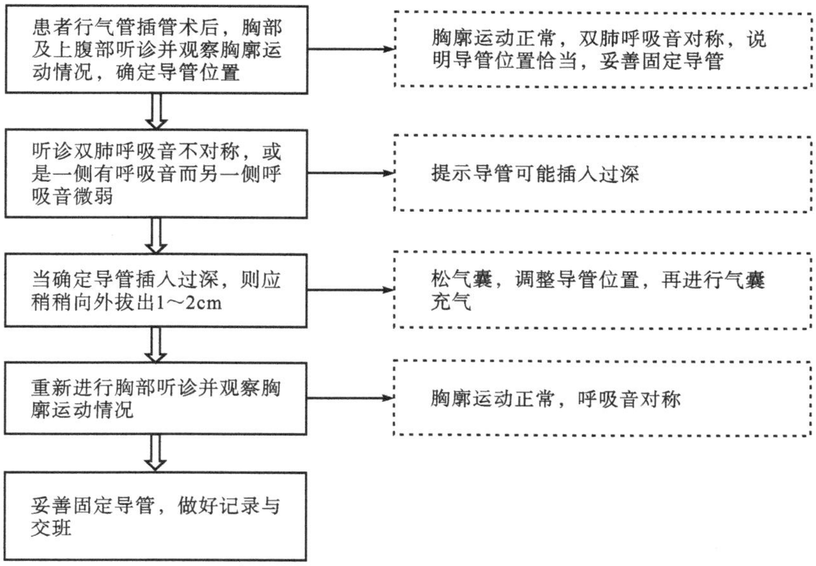

图6-7-8　气管插管插入过深处理流程图

（四）预防措施

1.插管前做好评估：评估患者的身高、体重、颈部情况，以及双侧肺解剖生理情况。

2.根据评估结果选择合适型号导管，及时拍胸片或纤维支气管镜检查确定导管位置。

3.妥善固定气管导管，密切观察导管位置及固定情况，保证导管位置正确。

4.如导管胶布潮湿或固定不牢，应及时更换。经口气管插管应先将导管与牙垫紧密缠绕。

5.严密观察气囊充盈情况，定时测量气囊压力，如有漏气应及时通知医师，对症处理。

6.每班评估、测量、记录插管深度，检查固定胶布是否粘贴牢固，班班交接。

7.使用简易呼吸器辅助通气时，避免因紧张用力导致下压导管而造成导管被动下移。

（五）重点与难点

1.判断导管位置的要点

（1）听诊患者胸部、腹部呼吸音。如果胸部呼吸音强，上腹部无吹气音，则考虑气管导管位于气管内。

（2）再听胸部两侧呼吸音是否对称。如果呼吸音不对称或是一侧有呼吸音另一侧呼吸音微弱，可能导管插入过深。

（3）如听诊不能完全判断导管的位置，则应行床旁胸片检查或纤维支气管镜检查，确定导管位置。

2.如何避免导管插入过深

（1）插管后要立即判断导管位置，如发现插入过深应立即调整，将导管向外缓慢拔出1～2cm，再次进行听诊或床旁胸片确认。

（2）插管成功后，如需用简易呼吸器行人工辅助通气时，则需一手固定好导管前端，一手适当力度挤压球囊，防止用力过猛而造成插管被动下移。

（3）妥善固定气管导管，密切观察导管位置及固定情况，保持导管位置正确。如固定导管的胶布潮湿或固定不牢，应及时更换。

（4）用寸带固定时，打结后剪去多余绳结，避免松脱，并检查固定是否牢固。

（5）每班评估、测量、记录插管深度，检查固定胶布是否粘贴牢固，班班交接。

四、气道出血

气道出血指喉以下的呼吸道出血经气道咳出或吸出。人工气道出血包括原发性出血和继发性出血，以继发性居多。原发性出血一般为急性出血，多在手术中或手术后很快发生，与手术创伤及患者凝血功能障碍有关。继发性出血与感染因素、气管套管不合适、吸痰及气囊管理不当等有关，气管黏膜损伤是气道出血常见的原因。气道出血会加重感染或造成气道不全梗阻导致机体缺氧，可造成病情恶化甚至窒息死亡。

（一）原因分析

1.原发性出血　一般发生于术后24h内，常与以下原因有关。

（1）手术原因：创面渗血、术中止血不彻底。

（2）凝血异常：患者应激状态、营养不良等影响凝血机制。

（3）血管硬化容易引起术后创面渗血。

（4）黏膜损伤：置入气管导管时损伤气道黏膜。

2.继发性出血　一般发生于气管插管或气管切开24h后，由于各种原因导致气道黏膜损伤而发生出血。

（1）术后颈部制动不当：套管固定过松、过紧或体位不当加重套管压迫、摩擦气管壁。

（2）套管原因：气管套管型号不当、弯度过大、套管扭曲、牵拉、旋转等原因，使气管壁黏膜损伤。

（3）吸痰不当：吸痰管刺激或吸痰方法不正确致使气道黏膜损伤，造成出血。

（4）气囊护理不当：气管套囊长期过度充盈，压迫气管壁，致使气管黏膜糜烂、缺血、坏死，甚至可引起气管食管瘘，导致出血。

（5）感染因素：切口感染腐蚀血管，造成血管破裂出血，气管周围组织及血管发生感染，气管黏膜出现严重炎症反应、坏死出血。

（二）综合判断

1.经气道咳出或吸出痰液分泌物呈鲜红色。

2.经气管内插管一侧的鼻孔流出血性液体。

3.气管切开处鲜血浸湿纱布，可有血凝块。

4.患者生命体征出现相应变化，轻者胸闷气短、心率加快，重者呼吸困难、血压下降等。

5.气道出血量大、出血速度快时，可迅速发生气道阻塞，引起窒息。

（三）处理流程

1.保持呼吸道通畅，及时清除血液及清理气道分泌物。

2.遵医嘱局部或静脉应用止血药：如气道灌洗液内加入垂体后叶素4U。

3.适当给予镇静药物，防止剧烈咳嗽加重出血。

4.监测生命体征、脉氧饱和度的变化，密切观察心率、呼吸、血压等反映循环的指标。

5.建立静脉通道，及时补充血容量，防止大出血造成循环血容量不足，血压下降甚至出血性休克。

6.去除导致出血的因素，如因干燥引起的出血，应加强气道的湿化；因感染引发的出血，积极治疗感染；因气管套囊长期过度压迫气管壁导致的出血，可更换加长型气管套管，减少长时间对某一局部的压迫；吸痰动作轻柔，避免反复刺激同一部位引发出血（图6-7-9）。

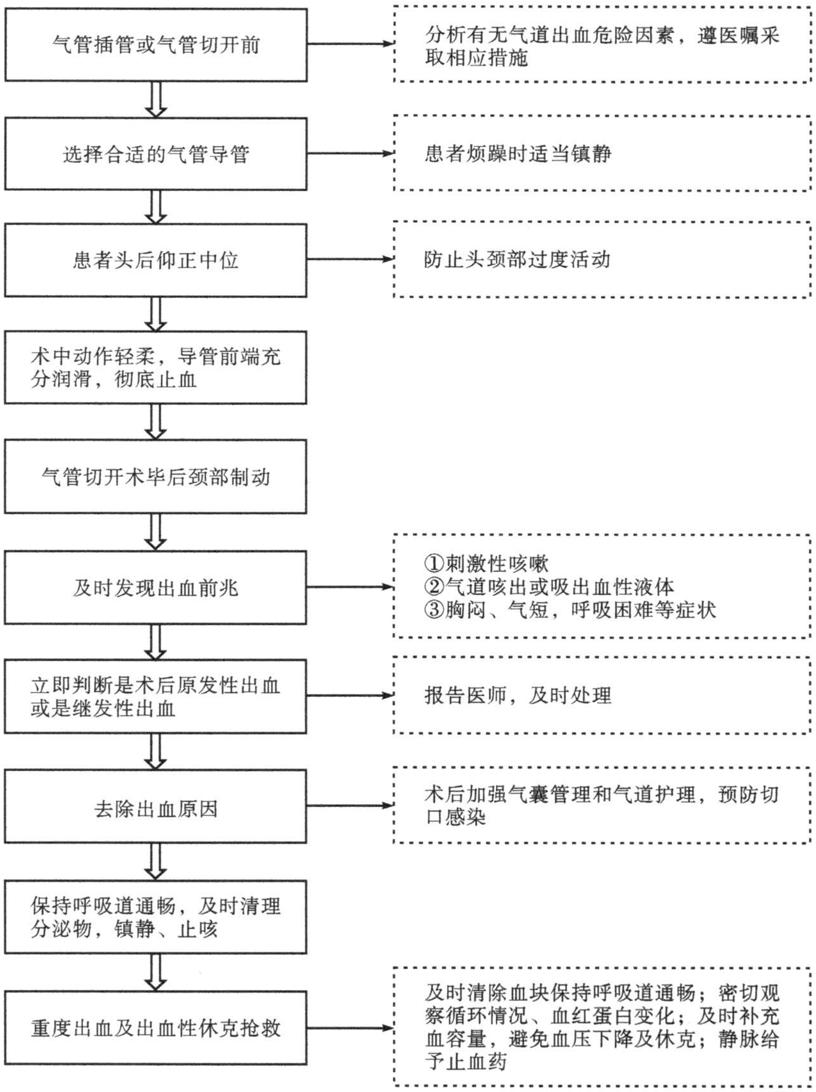

图6-7-9　气道出血处理流程图

（四）预防措施

1.气管切开术前应根据患者年龄、胖瘦及颈部长度选择合适的气管套管。

2.插管或切开过程中遇有患者烦躁，应给予适当镇静，减少机械摩擦。

3.气管插管时动作应轻柔，插管前端应充分润滑，避免损伤气道黏膜。

4.留置人工气道患者采取恰当体位，减少管路对气道的刺激。

5.保持气管套管的正确位置，进行翻身等护理操作时，保持患者头颈、躯干处于同一轴线移动，防止牵拉管道。

6.掌握正确吸痰方法，把握吸痰的时机，恰当选择吸痰管，避免吸痰刺激气道黏膜。

7.长时间行机械通气的患者，应选用高容低压导管，定期监测气囊压力，防止气囊压力过高引起黏膜损伤。

8.严格规范的吸痰、湿化、换药、更换套管及消毒，观察患者是否有出血前兆，及时处理和抢救。

（五）重点与难点

1.气道出血的判断

（1）监测生命体征和呼吸机参数：应严密观察患者的血压、呼吸等，尤其是气管插管或气管切开48h内的患者，如心率加快、呼吸急促、血压下降，或出现胸闷气短及呼吸困难等症状，应警惕气道出血。

（2）进行人工气道护理时，检查气管切开患者切口周围皮肤情况，及时发现出血征象。

（3）吸痰时注意气道分泌物的颜色及量是否有异常，如气道分泌物为粉色或带有血丝，或分泌物量突然增多可能发生气道出血。

2.预防气道出血的护理要点

（1）确保患者头颈部的正确位置：切开处固定，避免与气管成折角，使局部受压，黏膜受损；避免颈部体位变化过大，防止摩擦、滑动损伤气管内壁。

（2）保持气道湿化：观察呼吸机湿化罐的情况，确保适宜的湿化强度；脱机患者密切观察痰液情况，给予患者充分的气道内湿化，防止痰液干结刺激气道。

（3）吸痰方法要规范、轻柔：调节合适的负压范围，一次吸痰时间不超过15s；选择合适型号的吸痰管，吸痰管不要在气道内插入过深，不要上下反复吸引。

（4）监测气囊压力：定时用气囊压力表测量气囊压力，掌握最小闭合压力，避免气囊压力过大压迫气管黏膜引发出血。

（5）注意呼吸机管路的放置：吸痰后将呼吸机管路悬吊，使气管插管与气道相顺应，避免管路牵拉使气管插管与气道成折角，造成气道局部缺血或压迫后壁使黏膜出血；翻身时如患者能够耐受可脱开呼吸机，或者扶好呼吸机管路，以免管路牵拉使气囊移位，损伤黏膜造成出血。

五、气管软化及气道肉芽肿

人工气道长期留置对气道的直接刺激、气囊长期压迫、吸痰的不良刺激等原因是气管软化和气道肉芽肿形成的基础。气管软化（tracheomalacia）是由于气管缺乏应有的软骨硬度和支撑力造成管腔不同程度塌陷的一种病理现象。气道肉芽肿（airway granuloma）是气道由巨噬细胞及其演化的细胞局限性浸润和增生所形成的结节状病灶（图6-7-10）。在肉芽肿形成早期，症状不明显，不易被发现。发生气管软化和气道肉芽肿后，可导致上气道阻塞，直接影响机体的通气功能，严重时引起急性呼吸衰竭，必须及时进行救治，否则严重的缺氧和二氧化碳潴留会导致患者死亡。

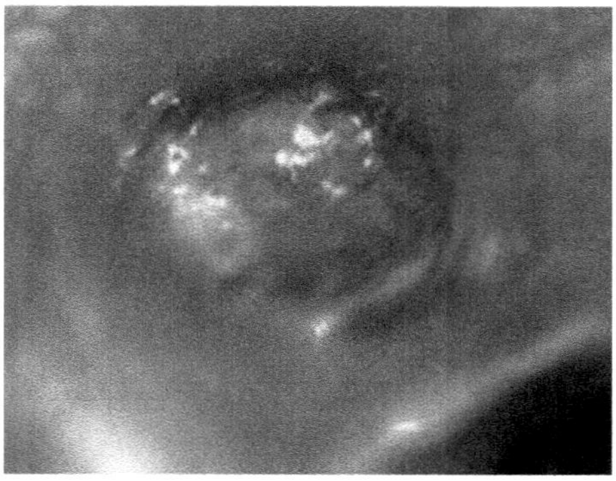
图6-7-10　气道肉芽肿

（一）原因分析

1. 气管软化的原因

（1）长期留置人工气道，气囊长期处于充盈状态，气囊压迫气道黏膜及周围组织，局部组织缺血缺氧、营养不良。

（2）导管气囊充气不当致使气囊气量不断增加、压力过高造成气管软骨环弹性减弱。

（3）气管切口过小或套管过大，易造成黏膜损伤及压迫气管塌陷。

2. 气道肉芽肿的原因

（1）随着呼吸的变化气管导管在气管内移动刺激，在不良刺激下易形成肉芽肿。

（2）吸引负压过大、吸痰管直接刺激造成黏膜损伤，并发炎性改变进而形成肉芽肿。

（3）气囊压迫气管壁，使局部组织缺血、营养匮乏，组织修复不良，肉芽增生。

（4）多次气管插管、切开与更换导管，操作中机械性损伤使细胞增生，产生肉芽肿。

（二）综合判断

1. 气管软化

（1）机械通气时，气囊正常注气时有明显漏气现象，增加气囊内注气量亦不能有效封闭气道。

（2）胸部X线检查可见气管导管气囊部位的气管膨出。

（3）呼吸机参数观察潮气量不足，通气量低限报警。

（4）患者出现气急、憋喘等呼吸窘迫现象，尤其是吸气困难，通气不足。

2. 气道肉芽肿

（1）呼吸机参数观察，发生气道压力高限报警，同时存在潮气量及通气量低限报警。

（2）经气道内吸痰时，吸痰管插入受阻，堵塞严重者吸痰管插入困难。

（3）吸气性呼吸困难，出现通气不足，气急、喘憋、吸气困难、“三凹征”明显。

（4）辅助检查：支气管镜检查可以对狭窄部位、长度、范围、程度等做出较准确诊断。

（三）处理流程

1.观察患者生命体征，迅速判断是否因气管软化或气道肉芽肿所致。

2.保持镇定，安抚患者情绪。立即呼叫值班医师。

3.调整呼吸机参数，如增加潮气量、加大给氧浓度、提高气道压力高限报警阈值等。

4.调整气管导管位置或患者体位，适当增加气囊注气量，尽可能减少漏气。

5.立即准备更换特殊加长气管导管，使导管越过肉芽肿或气管软化部位，维持患者有效通气（图6-7-11）。必要时经气管切开造口置入气管插管通气（图6-7-12）。

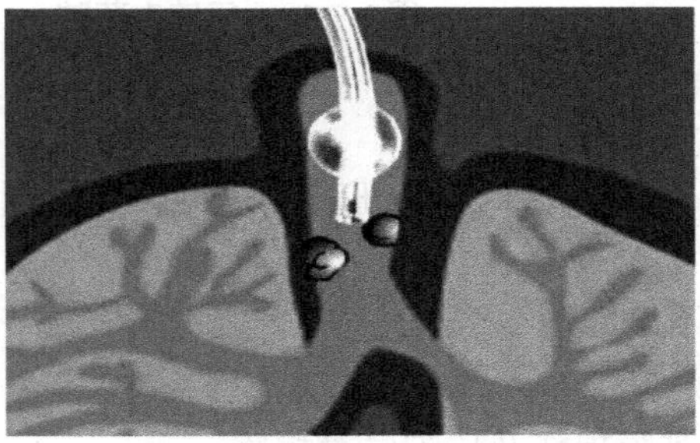

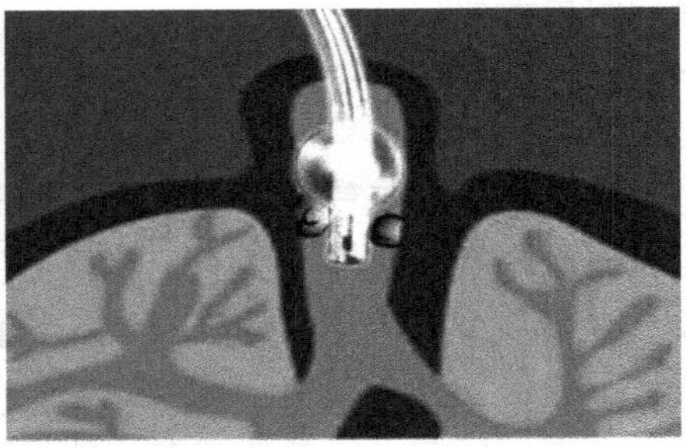

图6-7-11　加长气管套管越过肉芽肿

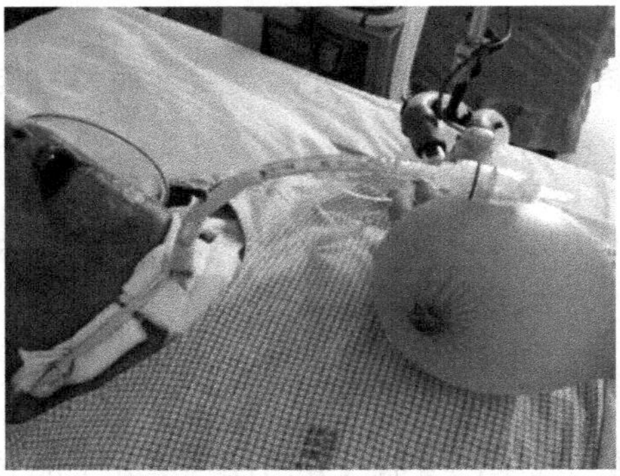

图6-7-12　气管切开造口置入气管插管通气

6.配合医师更换导管，并做好其他应急准备。

7.保持呼吸道通畅，经气管及口鼻吸痰。

8.严密监测患者生命体征及脉氧饱和度的变化。

9.洗手，收拾用物，做好记录（图6-7-13）。

（四）预防措施

1.机械通气患者尽早撤机拔管，避免呼吸机依赖，减少导管对气道的局部刺激，同时也减少了气囊封闭时间。

2.翻身调整体位时脱开呼吸机，不能脱机者使用呼吸机延长管，尽量避免或减少导管对气道的机械性损伤。

3.应用高容低压气囊气管导管，气囊管理采用少量漏气技术和最小闭合技术，气囊压力维持在25cmH_2O以下，减轻气囊对气道的压迫。

4.进行吸痰操作时动作轻柔，严格按照规范操作，每次吸引不超过15s，切忌在同一部位长时间反复提插式吸痰。

5.长期留置人工气道者，每3个月更换一次导管，应用不同长度导管，改变气囊封闭气道的位置（图6-7-14），减少同一部位的受压时间，缓解气道压力性损伤。

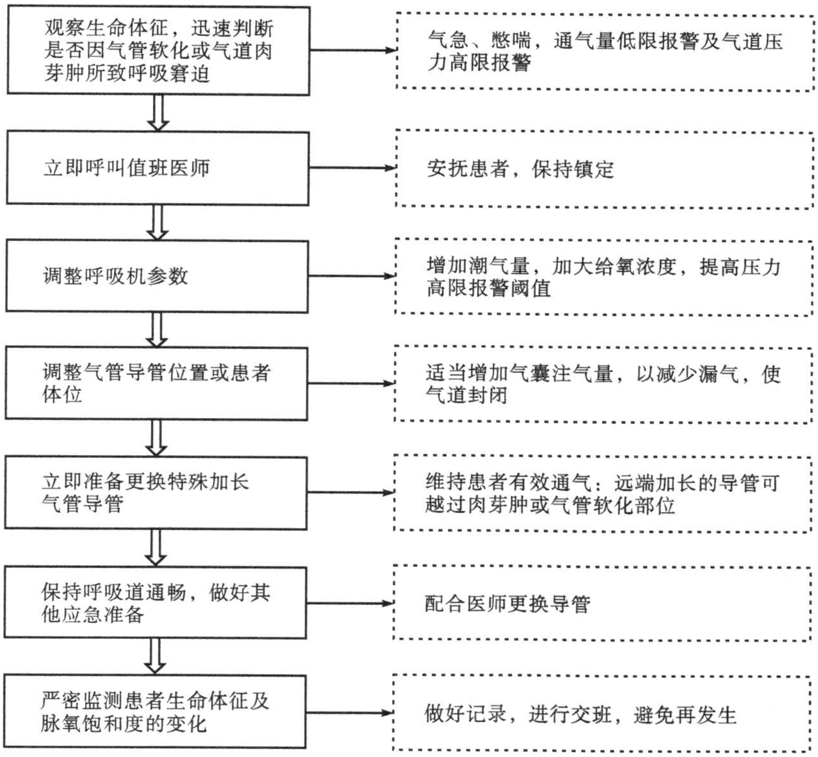

图6-7-13　气管软化气道肉芽肿应急处理流程图

6.加强全身营养支持，遵医嘱给予肠内营养及静脉营养（图6-7-15）。

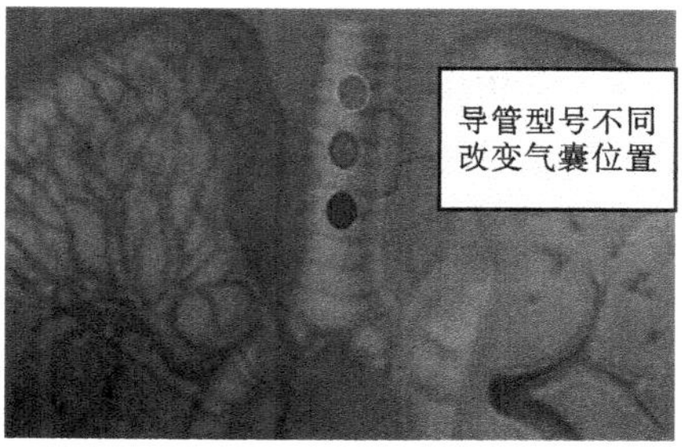

图6-7-14　更换不同长度导管改变气管受压部位

（五）重点与难点

1.如何减少吸痰对气道的不良刺激

（1）改进吸痰方法，从插入导管口开始吸引，遇痰液多时稍停留。当吸痰管到达导管末端，停止吸引，下送1cm左右，再开启负压，自下而上缓慢向外提出。

（2）吸痰过程避免旋转吸痰管，减少因旋转带来不必要的牵拉与振动的刺激，吸痰动作轻柔，减少吸痰管对气道的刺激。

（3）吸痰管外径不能超过气管导管内径的1/2。老年患者气管插管常用型号为7.5号，使用12F吸痰管，气管切开常用型号为8号，使用14F吸痰管。

（4）吸痰管插入长度超过气管导管1～2cm即可（图6-7-16），既能保证有效吸痰，又能避免过分刺激气道黏膜。选用材质柔软有弹性的吸痰管，减少对气道的刺激。

2.减少气囊对气道压迫的方法

（1）采用不同长度远端加长的气管导管，定时更换，以避免气道同一位置局部持续受压，造成局部缺血病变。

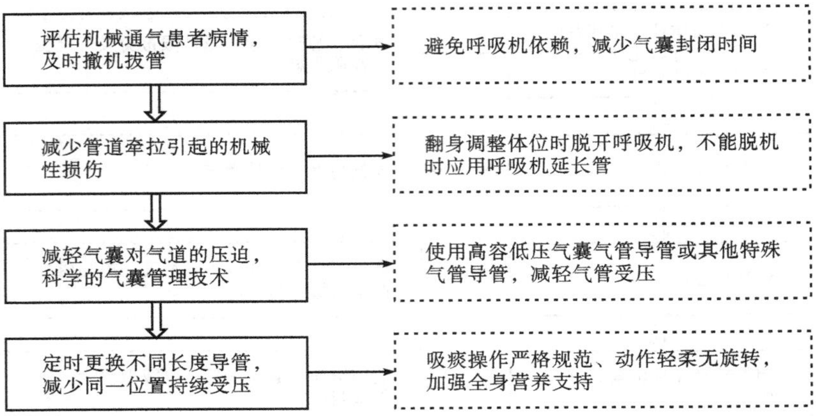

图6-7-15　气道肉芽肿预防流程图

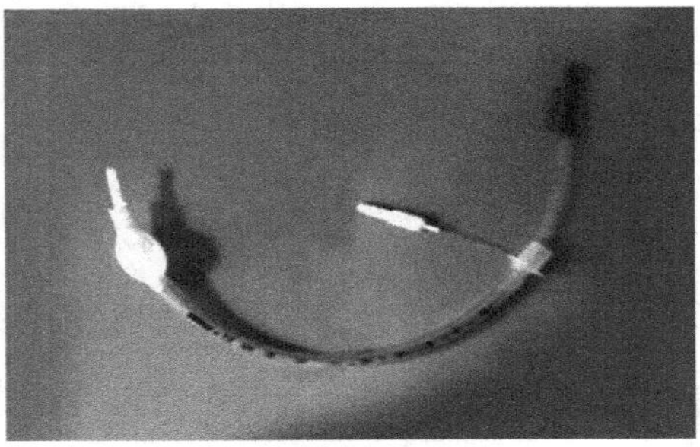

图6-7-16　吸痰管超出导管长度

（2）无误吸风险的患者可以采用少量漏气技术进行气囊管理，保证基本通气需求，气囊充气少，对气道的压迫最小。误吸风险高的患者采用最小闭合技术，维持气囊最小注气量，呼吸机送气末无漏气（详见本章第四节）。

（3）气囊不能有效封闭气道时，可考虑更换大一号的气管导管，而非气囊继续补气。

（4）停机时放松气囊或减少气囊注气量，以最大程度减轻气囊对气管的压迫。

（5）采用锥形气囊导管、海绵气囊导管、双气囊导管等特殊结构导管，最大程度地减少气囊对气道的压迫。

六、气压伤

气压伤（lung barotrauma）是指机械通气相关性肺损伤。跨肺压或剪切力过大，导致肺泡过度扩张或变形是气压伤的直接原因。老年患者肺顺应性差，当出现突然咳嗽、屏气、突然用力呼吸时，肺泡内压骤然升高，跨肺压升高，肺泡和肺大疱急速回缩，使剪切力显著增大，肺泡内压力的骤然变化，使肺泡损伤破裂，肺泡内气体进入肺泡外组织，导致气胸、纵隔气肿、皮下气肿。当气道峰压大于40cmH_2O时，气压伤的风险增高。气胸是机械通气致气压伤中最严重的一种，气胸发生后，在继续正压通气条件下可迅速加重，导致张力性气胸，严重威胁患者的生命。

（一）原因分析

1.患者因素　老年患者肺顺应性差、肺泡壁变薄，常伴肺气肿、肺大疱等基础肺疾病，尤其慢性阻塞性肺疾病、重症哮喘、急性呼吸窘迫综合征患者，常伴有肺泡过度充气或肺泡塌陷、肺容积减少、肺顺应性明显降低。机械通气时人机对抗、剧烈咳嗽，易导致肺泡过度膨胀，也可能加重肺损害。肺功能正常的患者机械通气时气胸的发生率为3%～5%，严重低氧血症患者机械通气时气胸发生率显著增加。

2.机械通气 为正压通气，是导致气胸发生的危险因素。平台压、气道峰压、呼气末正压等机械通气压力的设置，潮气量、呼吸频率、吸呼气时间比等呼吸形式的选择，以及持续指令通气、压力支持通气、持续正压通气等通气模式的选择，对跨肺压和剪切力均有明显影响，设置与调节不当均可能增加机械通气相关肺损伤的发生风险。

3.操作因素 心肺复苏时的胸外按压、锁骨下静脉穿刺、胸腔穿刺、气管插管操作时、气管切开时气道损伤穿孔。

4.导管因素 长期留置人工气道管路时，导管刺激、气囊压迫等因素，导致气道黏膜及黏膜下层组织缺血、糜烂、坏死，甚至发生气管食管瘘，导致气胸、纵隔气肿的发生。另外，人工气道移位可造成导管脱出气道，使气体进入到皮下，发生皮下气肿。

（二）综合判断

1.机械通气过程中，患者突然出现胸痛、烦躁、大汗淋漓、呼吸急促、心率增快，自主呼吸与呼吸机对抗，继而出现低氧血症、发绀、呼吸困难、血压下降。

2.呼吸机参数变化。气道峰压突然增高或进行性增高，气道顺应性下降，气道压力高限报警、呼吸频率高限报警、潮气量低，通气量低限报警、窒息报警。

3.听诊患侧呼吸音减低，床旁胸片可见肺纹理消失、气胸特异性体征，动脉血气分析为低氧血症和高碳酸血症。

4.皮下气肿，常可见颈部、胸部、颜面等处皮肤肿胀，触之有“捻发音”。

5.张力性气胸判断。气管移位，患侧呼吸音消失，叩诊过清音，心浊音界、肝浊音界消失，呼吸减慢、发绀、低血压、心动过速或缓慢、胸部运动不对称。纵隔气肿时出现纵隔摩擦音（Hammam体征），心包气肿时出现心脏压塞征象。

（三）处理流程

1.当患者出现烦躁、心率增快、呼吸急促、自主呼吸与呼吸机对抗，脉氧饱和度下降时，安抚患者，同时报告医师。

2.观察临床表现、症状体征、呼吸机参数、导管位置等情况，进行综合评估，判断是否发生气胸、皮下气肿等气压伤。

3.依据发生气压伤的不同情况，配合医师进行急救处理。

（1）暂停使用呼吸机，备齐抢救用物，建立静脉通道，根据病情准备急救用物、仪器，做好急救配合。

（2）气胸的紧急处理：尽快行胸腔闭式引流术，出现张力性气胸的患者，因病情紧急，为抢救患者生命，可用粗针头迅速刺入胸膜腔以达到暂时减压的目的，穿刺部位在气胸侧第2肋间隙腋中线外侧。

（3）观察患者神志意识及生命体征变化，做好胸腔闭式引流观察与护理。

（4）气管导管移位造成的气压伤，需立即配合医师更换气管导管，做好管路位置标志，妥善固定导管。

4.救治过程中严密观察病情变化，做好心理护理，准确实施治疗护理措施。

5.做好护理记录，加强观察与巡视，重点进行交接班。

6.避免诱发因素，分析讨论不良事件，并及时上报（图6-7-17）。

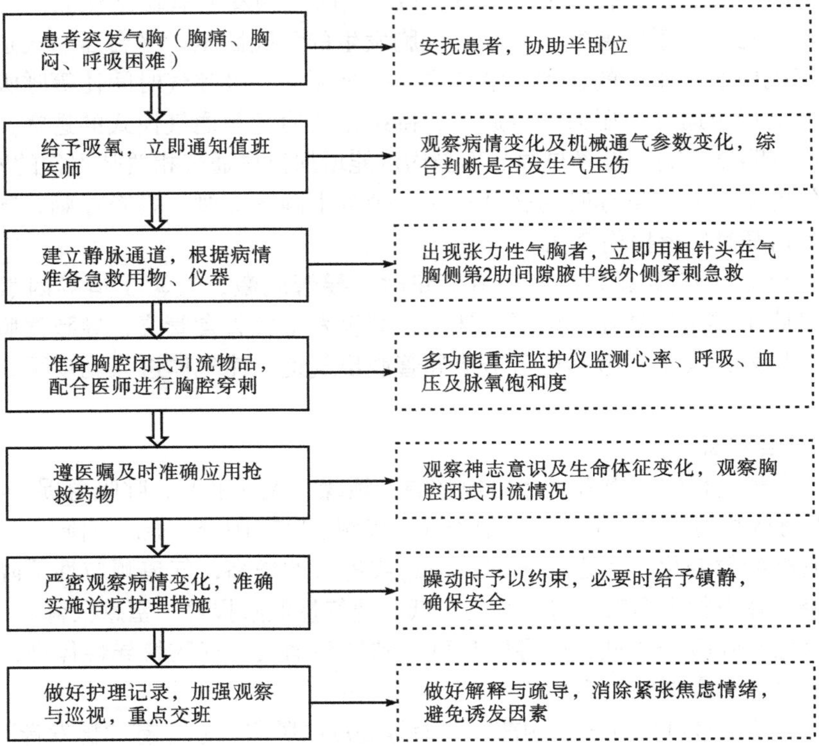

图6-7-17　突发气胸处理流程图

（四）预防措施

1.严密观察生命体征，注意心率、呼吸、血压波动情况，避免气道压力骤然升降，及时发现病情变化。

2.做好人工气道综合管理，控制气囊压力在理想范围，减少导管对气道刺激与损伤，避免导管因素导致的气压伤。

3.胸部创伤性检查和治疗时，应按规范慎重操作。

4.依据老年患者肺部基础疾病情况设置机械通气参数，存在气压伤高风险的患者机械通气时实施肺保护性通气策略，尽量使用小潮气量、低平台压，设置潮气量为6～8ml/kg，平台压小于等于30～35cmH$_2$O，避免高呼气末正压通气和持续正压通气。

5.及时发现机械通气患者气胸征象，立即进行处理，如给予胸腔闭式引流，提高抢救成功率。

（五）重点与难点

老年患者机械通气相关肺损伤的预见性护理如下。

1.综合分析评估患者发生机械通气相关肺损伤的风险因素。

2.做好心理护理，主动进行交流沟通，及时解决患者需求，做好解释与疏导，消除紧张焦虑，避免情绪激动。

3.剧烈咳嗽或咳痰的患者遵医嘱应用镇咳药物，躁动患者适当约束或镇静。

4.护理操作轻柔缓和，减少不良刺激，避免引发患者突然屏气、呼吸急促、刺激性咳嗽等引发气道压力急速变化的因素。

5.进行胸膜腔穿刺、锁骨下静脉置管等有创操作时，调整呼吸机参数，减少潮气量，降低吸气压力水平。

6.选用合适型号的气管导管，做好气道管理，加强固定，减少导管移动摩擦刺激，避免气囊充气过多，维持恰当的气囊压力，气道内湿化、吸痰、更换导管时操作规范。

7.机械通气患者应进行气道压力监测，合理设定呼吸模式与参数，以能满足机体需要为宜，不可过大。

七、气囊破裂

人工气道气囊在机械通气时，能够保证有效潮气量，协助气管导管的固定，防止口腔分泌物及胃内容物反流引起误吸。气囊管理则贯穿于人工气道管理的全程。气囊起着封闭气道、保证呼吸环路气体密闭性的重要作用，发生气囊破裂后，可导致有效潮气量下降、通气不足，呼吸机持续气源报警、通气量低限报警，患者憋喘明显、呼吸窘迫，相继出现心率增快、血压升高、全身出汗、颜面口唇发绀等一系列缺氧的临床表现，可能产生严重不良后果，要做好预防措施，一旦发生气囊破裂，必须尽快采取处理措施。

（一）原因分析

1.导管因素　长期机械通气的患者，人工气道气囊长期处于充气状态，气囊慢撒气（图6-7-18）、气囊使用过久发生老化破损，气囊注气管开胶松脱（图6-7-19）。

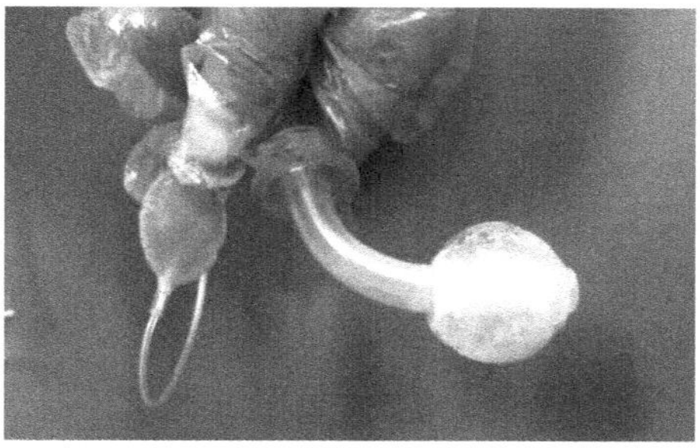

图6-7-18　气囊破裂图

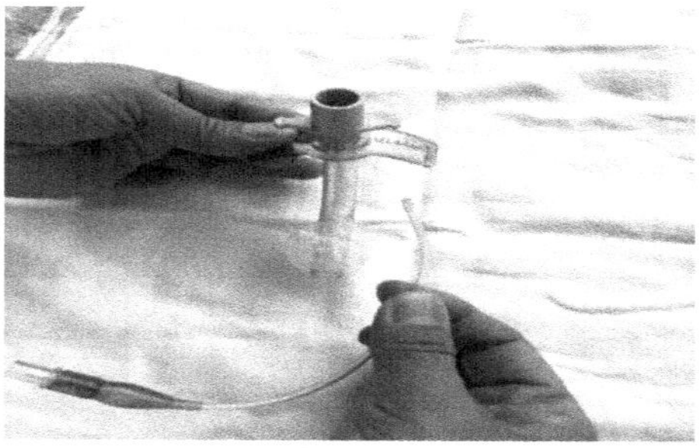

图6-7-19　气囊注气管开胶脱落

2.患者因素　患者意外咬破气囊外露端或外力机械牵拉导致气囊导管根部损伤发生。

3.操作者因素　注气过多或注气时损坏气囊注气口导致气囊破裂。

（二）综合判断

1.患者情况

（1）患者出现呼吸急促、喘憋症状，烦躁不安，精神紧张。

（2）机械通气时听到明显漏气声。

（3）气管切开患者造口处可见分泌物伴气泡溢出。

2.监护仪监测　心率增快、脉氧饱和度下降，血压升高，高于安静状态时的水平。

3.呼吸机参数　气道压力、潮气量、通气量低限报警，呼吸频率高限报警。

4气囊情况判断　气囊压力过低，将气囊内气体抽空，给予气囊重新注气后，仍有明显漏气现象。

（三）处理流程

1.密切观察巡视，发现患者通气不足、心率增快、呼吸急促等缺氧症状时，同时监测呼出潮气量下降，呼吸机通气量低限报警。

2.迅速判断气囊是否破裂，同时安抚患者，减轻紧张焦虑情绪。

3.证实气囊破裂后，提高呼吸机给氧浓度，尽可能保证有效通气，同时报告医师处理。

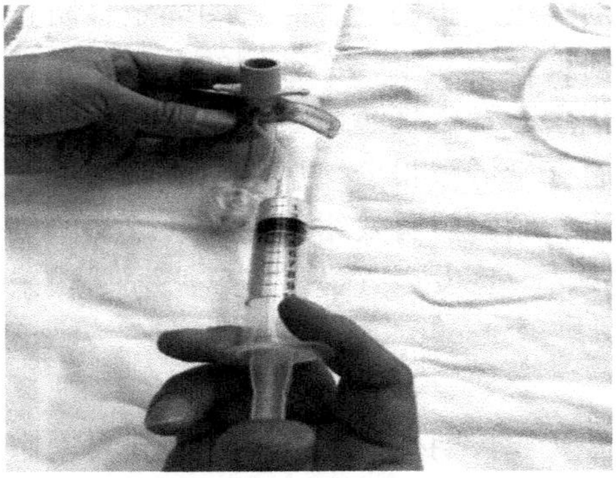

图6-7-20　气囊细管脱落处理

4.立即准备更换气管插管或气管套管用物，准备应急抢救物品、药品。

5.协助专科医师更换气管导管，保持呼吸道通畅，及时准确实施救治措施。

6.气囊注气管开胶脱落时，可将剪去针头的头皮针细管直接置入原注气管位置，用注射器持续给予气囊充气（图6-7-20）。

7.妥善固定导管、监测气囊压力、记录病情变化及处理情况。

8.协助患者取舒适体位，安抚患者。

9.整理用物，交代注意事项，做好记录（图6-7-21）。

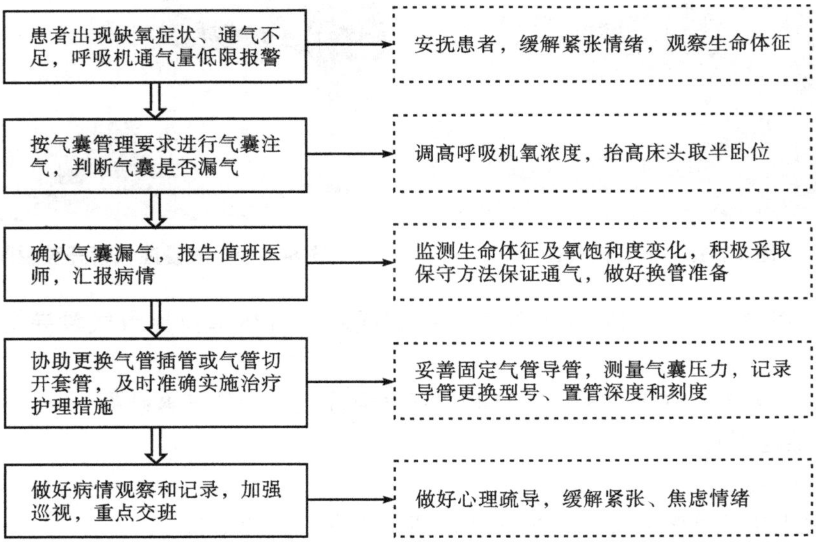

图6-7-21　气囊破裂处理流程图

（四）预防措施

1.定时监测气囊压力（图6-7-22），保持气囊压力在25～30cmH_2O以下，加强观察，及时发现问题。

2.气囊充气时采用气囊最小闭合技术，防止注气过多导致气囊破裂。

3.长期机械通气患者，在病情允许的情况下，每3个月更换一次气管导管，避免气囊老化破裂。

4.向清醒患者做好宣教，取得配合，躁动患者适当约束或镇静，以免患者损伤气囊外露端。

5.妥善放置气囊外露部位连接管，避免牵拉损伤。

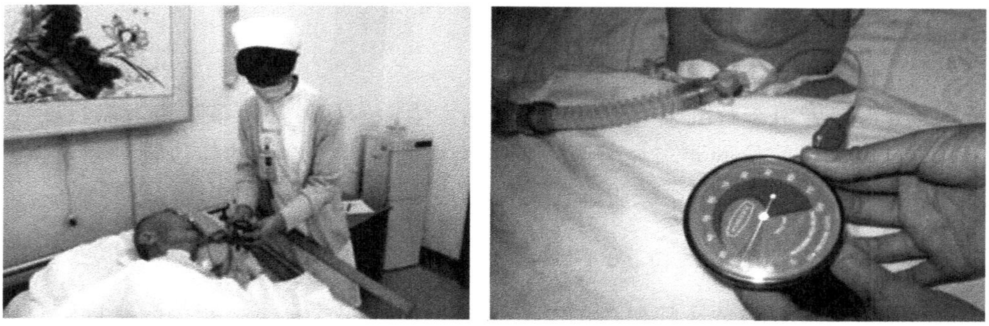

图6-7-22　定时监测气囊压力

6.气囊破裂后发生明显漏气，将严重影响机械通气，为避免产生严重不良后果，要做好预防措施，防止因患者及操作者因素导致的气囊破裂。一旦发生气囊破裂，必须及时发现，尽快采取处理措施。

（五）重点与难点

1.气囊注气不足和气囊破裂的判断方法

（1）气囊注气不足：给予气囊重新注气，不再出现漏气现象，气囊压力表监测气囊压力稳定，同时呼吸机参数稳定、临床症状好转，说明气囊无破损，考虑为气囊注气不足。

（2）气囊破裂：①气囊重新注入所需气量后，很快出现漏气音，监测可见气囊压力迅速下降。②将气囊外接注气部位放置于充满水的容器中，可见有气泡溢出。③拇指、示指反复挤压气囊外露端小囊，如松开后再次挤压指感小气囊压瘪无弹性。以上情况下，患者临床缺氧症状明显，呼吸机参数不稳定，不能维持有效通气，则考虑气囊破裂，需立即更换气管导管。

2.气囊压力不足处理方法

（1）立即调整呼吸机参数，适当增加潮气量，提高氧浓度，保证患者脉氧饱和度能维持在90%以上。

（2）按照气囊管理要求进行气囊重新注气并监测气囊压力。

（3）能暂时脱离呼吸机的患者给予面罩或鼻导管吸氧。

（4）不能脱离呼吸机的危重患者必须保持缓慢而持续地将空气注入气囊内，以保证呼吸机有效通气。

（5）气囊外露部位破裂时，可先用止血钳夹住其末端，以维持气囊充盈状态，保证机械通气。

（袁熹娜　武淑萍　杜　辉）

第八节　人工气道患者的体位管理

体位是患者休息和适应治疗需要所采取的一种姿势，正确的体位不但能使患者感到舒适，减少疲劳，还能减轻疾病的症状，预防并发症，有利于病情的治疗和康复。临床护理工作中，要根据病情需要，制订并实施合理的体位管理。

一、简介

人工气道患者由于解剖生理受到破坏，易发生并发症，加之多数患者需长期卧床，生活不能自理，对体位的要求显著高于其他疾病的患者。恰当的体位管理，对人工气道患者治疗疾病、减轻症状、减少痛苦、预防并发症、保护皮肤均具有重要意义。

二、气管插管患者的体位管理

气管插管是抢救急危重症患者的重要措施。体位摆放得当，能为顺利插管打牢基础，为抢救赢得宝贵时间，提高救治成功率。

（一）气管插管时

通常行气管插管时，患者常用的体位是去枕平卧位，头部后仰打开气道。经口气管插管时，亦可采用仰卧位，头部垫高约10cm，使口腔、咽部、气管接近一条直线，便于喉镜引导下气管插管（图6-8-1）。当怀疑有颈髓损伤时患者不能做头颈部后仰动作，可由一名助手保持头颈部稳定，防止造成颈髓损伤加重。

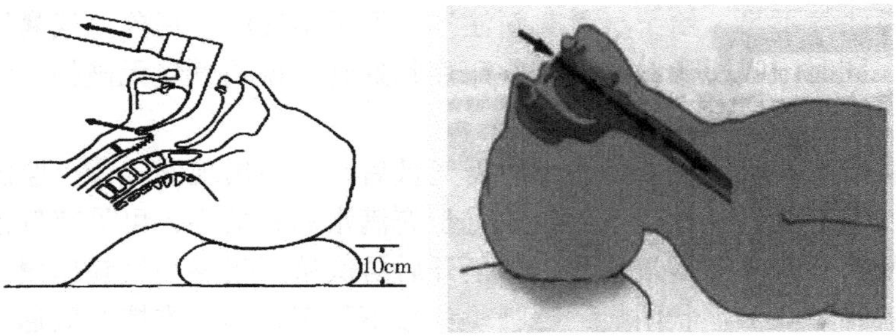

图6-8-1　经口气管插管体位

老年患者心肺功能储备不足，代偿能力弱，对缺氧的耐受性差，需要气管插管时病情已相当严重，特别是有舌后坠、痰堵窒息风险的危重患者，半坐位或半卧位尚难以维持有效通气，一旦调整为平卧位，短时间内患者即可能发生呼吸停止，不仅增加了气管插管的难度，更会因缺氧加剧心脑功能损害，导致心搏骤停、脑组织严重缺氧等严重危害。因而在气管插管操作未完全准备好之前，不可以先行体位改变，即不能放平床头或头部后仰。

（二）气管插管后

气管插管初期，患者鼻咽腔及声门的黏膜可能发生水肿，导管末端顶在声门下，患者可有明显不适感，此时应将患者头部略后仰，减少导管末端贴壁的刺激。气管插管48h后，水肿消失，应取床头抬高30°～45°的半卧位及侧卧位（图6-8-2）。半卧位时为保持平衡，可适当抬高床尾或垫高下肢，每2h侧卧、半卧交替变换。变换体位时，尽可能脱开呼吸机，不能脱机时，要使头、颈、躯干保持在同一轴线上转动，同时与呼吸机管道一起移动，避免外力过度牵拉导致导管扭曲或脱出。变换体位后注意呼吸机管道要留有一定移动富余量，防止因患者头部扭转时牵拉导管。

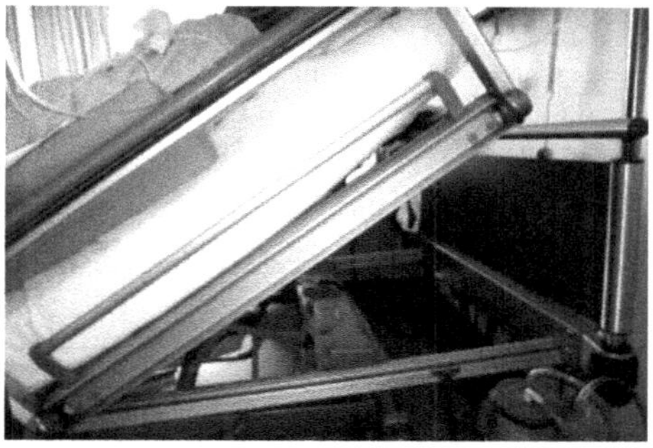

图6-8-2　床头抬高半卧位

三、气管切开患者的体位管理

患者需长期留置人工气道时，则需行气管切开术，经气管造口置入气管套管。气管套管较气管插管的优点是易于固定、易于鼻咽部分泌物的引流，患者舒适度较好，神志清楚、吞咽功能良好的患者在病情稳定状态下还可经口进食，适用于长期需要人工气道的患者。

（一）气管切开时

没有颈髓损伤的患者一般取仰卧位，肩下垫一软枕（垫肩），头部保持正中位后仰，下颏、喉结、胸骨上切迹成一直线，使气管解剖位置充分暴露，利于手术（图6-8-3）。有颈髓损伤的患者，如颈椎骨折者气管切开时不可垫肩，防止加重颈髓部损伤。

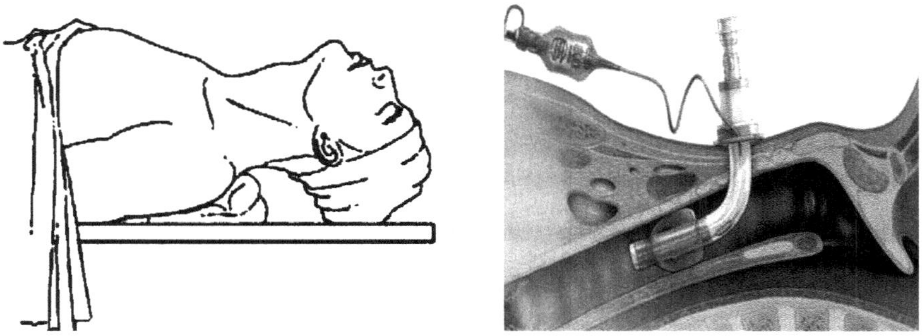

图6-8-3　气管切开体位

（二）气管切开后

1.气管切开24h内，患者头部左右两侧应垫软垫，防止患者因烦躁导致头部活动幅度过大引起切口出血过多。气管套管导管较短，头颈过分扭转会导致套管扭曲或者下端滑出气管切口进入组织之间，从而造成导管移位或脱管。因此患者躁动时应给予良好的约束，必要时遵医嘱应用镇静剂，避免躁动导致意外脱管。

2.变换体位时使头、颈、躯干保持在一条轴线上，能暂停机械通气者，将呼吸机管路脱开，不能停用机械通气者，将呼吸机连接管与患者头颈部同时移动，避免因过度牵拉导致套管扭曲或脱出。

3.长期留置气管切开套管的患者，在病情稳定的情况下可取坐位（图6-8-4）、下床坐沙发或坐轮椅在一定范围内进行活动，老年患者身体抵抗力低，尤其高龄长期留置人工气道的患者，往往不能长时间脱离呼吸机，此时可以协助患者带呼吸机下床活动（图6-8-5）。

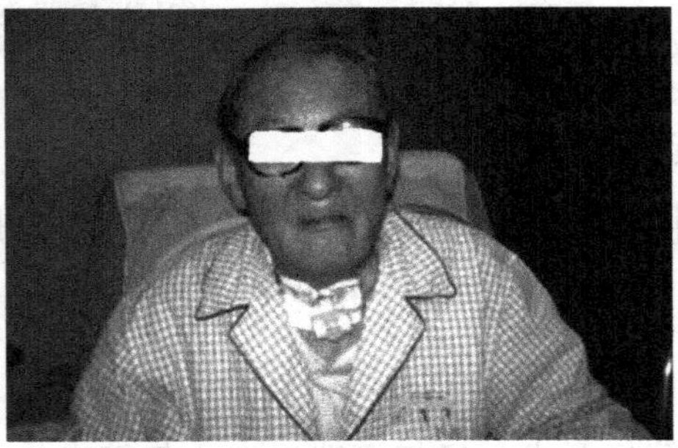

图6-8-4 人工气道患者坐位

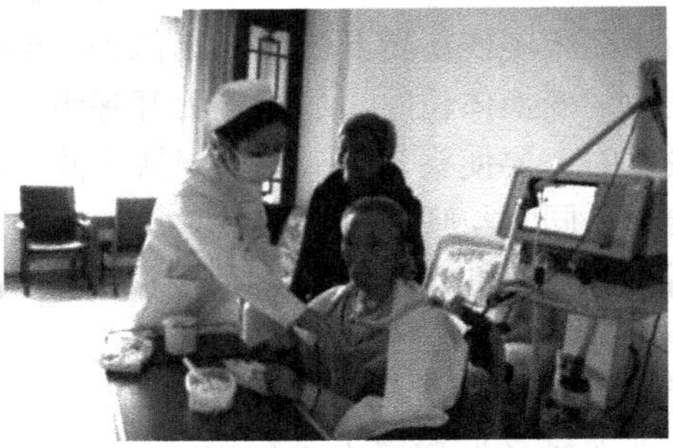

图6-8-5 机械通气患者带机下床

四、长期留置人工气道患者的体位管理

（一）病情不稳定时

患者发生病情变化时应根据病情的要求变换体位。如高热患者启用控温毯降温时尽量采取平卧位，保证患者背部与控温毯毯面的充分接触，提高降温效果，但需要在降温的同时观察皮肤，并注意适时变换体位。单侧胸腔积液或单侧肺炎的患者采取患侧卧位，可使健侧肺功能得到充分发挥，以补偿患侧肺功能障碍所致的供气不足。伴有下肢静脉血栓活动期的患者应患肢制动，防止血栓脱落，避免肺栓塞。另外，为危重患者变换体位时动作应缓慢轻柔，防止突然由侧卧位更替为平卧位，血流动力学的突然改变会导致心搏骤停。

（二）病情稳定时

1.长期留置气管套管的患者，一般采取半卧位或半坐位。气管套管气囊可有效封闭气道，保证呼吸机潮气量的供给，同时尽可能避免气囊上分泌物流入气道，避免口鼻腔分泌物、胃内容物误吸入气道引起肺部感染。但气囊压力过大时，易导致气管黏膜缺血、糜烂、坏死，甚至发生气管食管瘘等严重并发症。人工气道患者不同体位时的导管气囊压力由低到高依次是半卧位→平卧位→左侧卧位→右侧卧位，因此建议人工气道患者采取半卧位（床头抬高30°～45°），以减轻气囊压力对气管黏膜的影响，减少相关并发症的发生。

2.人工气道患者可常规采取床头抬高30°～45°的半卧位、侧卧位，或者间断取半坐位，若患者病情稳定时，可以带机下床活动，可自行进餐，有的患者还可以室内步行或外出自由行动。半卧位及坐位可以减轻气管下端的压迫及气管内壁的损伤，并防止因胃内容物反流引起吸入性肺炎，有利于咳嗽和深呼吸，可增加肺活量，有利于通气，改善氧合，也有利于痰液的引流。对于脱机锻炼者，更有利于其自主呼吸运动，增加脱机成功率。

3.患者取半卧位时对骶尾部皮肤压力较大，局部摩擦力、剪切力增大，而老年患者皮肤老化，抗压能力下降，组织修复能力差，加之卧床期间会阴部及骶尾部潮湿，大小便失禁等情况均增加了对局部皮肤的刺激，不利于压疮的预防。对于此类患者应加用防压疮软垫或应用气垫床，半卧位时间每次不超过2h，交替进行体位调整。

（三）吸痰时的体位管理

由于体位的变化，痰液可能随体位变化而移动，进入对侧气道或气道深部，加之呼吸机正压通气作用可使痰液向下气道推移，因此当患者气道分泌物过多时，在翻身叩背前应给予吸痰，亦可以实施同步气管内吸痰，可在体位转动气道内分泌物流动的过程中将分泌物及时吸出，体位变化后也应及时予以气道内吸引，彻底清除痰液，保持呼吸道通畅。

（四）人工气道患者留置胃管的体位管理

1.气管插管患者　气管导管经后咽部通过会厌进入气道，影响并阻碍胃管的置入。插胃管时患者体位：①取半卧位或头稍后仰，头偏向置胃管的对侧。可相对拉直鼻咽喉部通道，以减轻后咽部对胃管置入的阻碍，同时使舌根因重力作用相对坠向一侧，减轻舌根对胃管置入时的阻力。②当胃管置入15cm左右时，协助患者头颈部稍作前倾，有助于胃管顺利通过食管直至到达胃内。

2.气管切开术后患者　因气管套管的插入压迫食管，使食管变狭窄、弯曲，胃管易打折、受阻、插入不畅，导致插管失败。插胃管时患者体位选择：①头颈部与躯体应保持在一条轴线上；②取侧卧位以减轻气管套管对食管的垂直压迫，从而使气管导管下部的食管管腔增大；③半卧位时抬高床头，枕头垫高或协助患者头颈部前倾，并嘱患者做吞咽动作，利于胃管顺利插入。

3.进餐体位管理（图6-8-6）　患者经口进食或鼻饲时，抬高床头，取侧卧位，有利于食物顺利进入胃内，减少呛咳、误吸风险。进餐前清理呼吸道分泌物，餐前30min彻底吸痰。管饲患者需在每次管饲前，确认管路位置，检查留置胃管的置入长度或体外刻度，回抽胃液，无未消化胃内容物再行管饲。

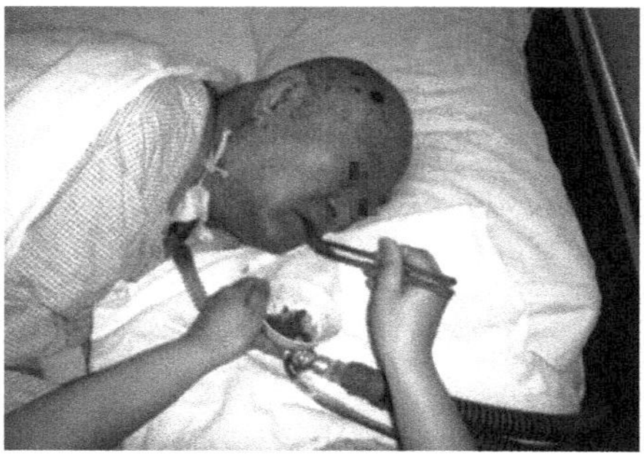

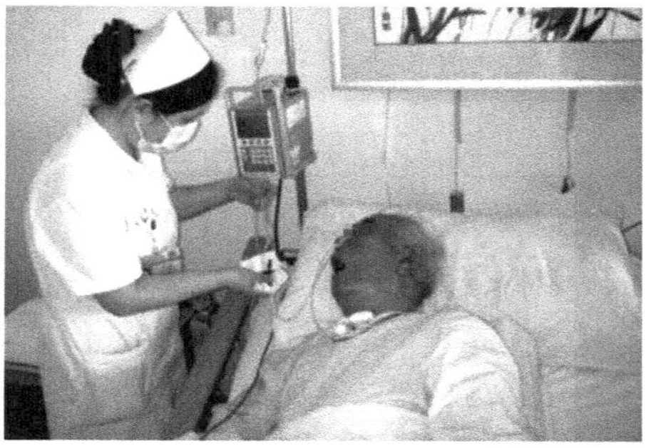

图6-8-6　进餐体位管理

（五）合理使用约束带

1.评估患者意识状态及肢体活动度，根据评估的结果实施约束。合理地使用约束带，能够避免意外拔管的发生。

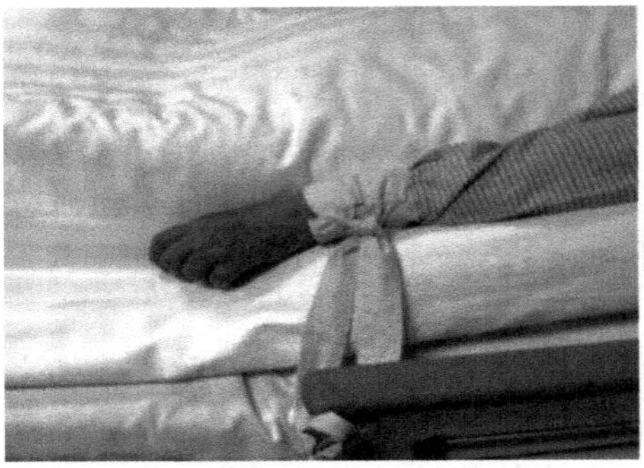

图6-8-7　平卧位约束双手

2.约束肢体时注意松紧度适宜，并能给患者保留一定的活动度，平卧位时双手约束在两侧床栏杆（图6-8-7），固定的松紧度以约束带下能伸进1～2指为原则，活动度以患者不能触碰到各类管道为基准。

3.约束带固定应注意双侧上下肢分别约束固定，侧卧位时双手应固定在同侧，以确保患者体位舒适，固定在床档的约束带接头要打死结，放置隐蔽，以患者看不见、摸不到为宜，可在手臂下垫软垫抬高肢体，以促进回流。

五、重点与难点

（一）人工气道患者体位不当的危害

1.增加呼吸机相关性肺炎的发生概率　体位管理对于预防呼吸机相关性肺炎的发生起着至关重要的作用，做到正确而有效的体位摆放及合理体位的维持，是预防呼吸机相关性肺炎的重要措施。例如，仰卧位是机械通气患者发生呼吸机相关性肺炎的一个重要的危险因素，由于气管插管患者吞咽功能受到抑制，人工气道建立后呼吸道廓清能力减弱或消失，机械通气腹胀胃内容物易反流误吸，导致患者发生吸入性肺炎或加重原有肺部感染。床头抬高可减少误吸及胃内容物的反流，膈肌下降、肺通气容量增大，有利于患者咳嗽和深呼吸，降低吸入性肺炎发生。采取床头抬高30°～45°的半卧位及侧卧位，对预防呼吸机相关性肺炎的发生有着重大意义。

2.增加皮肤破损的概率　皮肤破损是人工气道患者较为常见的并发症。长期卧床的患者多病情较重，缺乏自行活动的能力，其卧床体位多是由照护者被动安置。然而不合理的体位放置容易造成患者骨隆突处受压或关节过度扭曲，使这些部位承受更多的压力，导致血运障碍，发生皮肤破损。同时，如翻身时使用拖、拉、拽等动作，也会加大皮肤受到的摩擦力和剪切力，从而损伤皮肤，增加皮肤破损的发生概率。久病卧床的患者耳郭、肩胛部、肘部、双侧髂骨、骶尾部、膝关节、足跟等骨突处是压疮的好发部位，需特别关注，卧床时取合适的体位并予以局部保护（图6-8-8），避免或减少皮肤损伤。

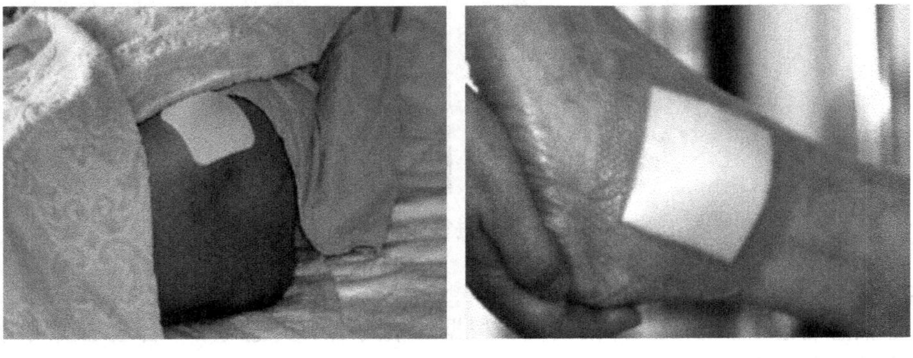

图6-8-8　受压处皮肤保护

3.延缓肢体康复的进程　不合理的体位放置容易造成患者的关节过度扭曲，影响肌肉肌力及关节活动度，延缓肢体康复锻炼的进程，影响患者疾病的康复。肢体康复锻炼是针对疾病或损伤所致功能障碍，使长期留置人工气道的患者尽可能恢复正常或接近正常的锻炼活动。康复锻炼对增加患者抵抗力、预防呼吸机相关性肺炎等相关并发症有着重大意义。

（二）人工气道患者规范化体位护理策略

1.制订规范化的体位护理方案　加强人工气道体位管理，制订合理体位管理流程与规范。①人工气道患者在无临床禁忌证的情况下，采用抬高床头30°～45°的半卧位或侧卧位，同时为保持平衡，可采用适当抬高床尾及下肢，也可将软垫或枕头放于膝关节下，使双下肢处于功能位置，使双腿可自由屈曲或伸展。②卧床不能自理的患者制订翻身卧位登记表，落实每2h翻身1次，在恰当的体位范围内轮流调整体位，可床上活动或能自行调整体位者定时协助更换卧位。③已发生皮肤压红或破损的患者，必要时调整时间，增加翻身次数，减少或避免患侧受压，并需班班床旁交接，给予适宜的处理直至破损愈合。

2.强化教育培训　通过对患者、陪伴及其家属进行现场讲解正确体位并示范操作，使其充分了解规范化体位管理的目的及重要意义，提高对人工气道患者体位管理重要性的认识，掌握体位护理的要求与规范，并在实践中给予具体指导，举例说明体位不当可能造成的危害，使人工气道患者始终保持正确的体位，最大程度地减少由于体位不当导致的相关并发症，提高患者的生活质量。

3.测量工具的应用　应用专业的测量工具可随时测量人工气道患者卧床时床头抬高的角度，尤其是长期卧床不能自理的人工气道患者进餐时，保持半卧位床头抬高30°～45°（图6-8-9），不仅有利于胃排空，减少胃内容物反流误吸，还有利于减少气囊上分泌物的误吸，减少呼吸机相关性肺炎发生概率。但是，实际操作中难以准确评估床头抬高的角度，可以借助于专业的测量工具来准确判断与实施。使用时将专用量角器与床架平面一致，指针指向的刻度方向的角度即为床头抬高的角度。另外，可提前测量床头抬高角度与高度，在患者床头档相应位置进行标记，以更加直观方便地应用此项技术。

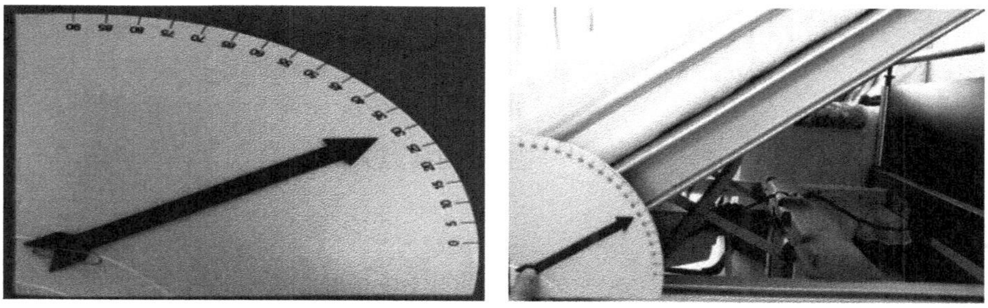

图6-8-9　准确测量床头抬高角度

（顾月琴　武淑萍）

第7章

辅助通气护理技术

辅助通气是指利用辅助装置来代替、控制或改变自主呼吸运动的一种通气方式，分为人工辅助通气和机械辅助通气两种。人工辅助通气包括口对口人工呼吸、简易呼吸器、球囊面罩通气；机械辅助通气包括无创及有创呼吸机辅助通气。

第一节 简易呼吸器使用

简易呼吸器是最简单的人工机械通气装置，可维持和增加肺通气量，迅速改善组织缺氧状态，纠正威胁生命的低氧血症，具有使用方便、便于携带、患者痛苦小、并发症少，以及有无氧源均可立即进行机械通气的特点。

一、简介

简易呼吸器（simple respirator）又称复苏球、自张型气囊（self inflating bag），即为空气-面罩-球囊套件（air-mask-bush，AMBU），由自张型气囊（球体或球囊）、单项呼吸活瓣（单向阀）、面罩、储氧袋和氧气连接管组成，用于心肺复苏及自主呼吸微弱或停止、不能维持有效呼吸的危重症患者，对窒息、呼吸困难或需要提高供氧量的患者尤其适用（图7-1-1）。

简易呼吸器的工作原理：当挤压球体时，产生的正压将进气阀关闭，当压力持续增大，球体内部气体强制性推动鸭嘴阀（单项呼吸活瓣）使之打开，球体内气体即由鸭嘴阀中心切口到达出气口并送向患者；松开被挤压的球体，鸭嘴阀即刻向上推，处于闭合状态，呼出气体由出气口放出，同时球体松开所产生的负压，将进气阀（单项呼吸活瓣）打开，空气及储气袋内的氧气进入球体，直到球体完全回复挤压前的状态，再次挤压球体送气，如此循环往复，达到人工辅助持续通气的目的。

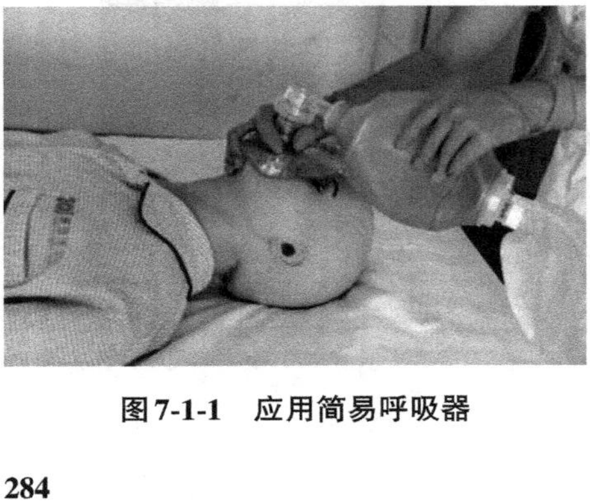

图7-1-1 应用简易呼吸器

二、适应证

1.突发心搏、呼吸停止、需要立即进行心肺复苏及人工呼吸急救者。

2.中毒、电解质紊乱、二氧化碳潴留等各种原因导致的呼吸抑制。

3.神经、肌肉疾病所致的呼吸肌麻痹。

4.各种手术需要进行全身麻醉的患者。

5.需要机械通气支持的患者转运、检查时。

6.遇有呼吸机故障、突然断电等特殊情况时。

三、物品准备

物品准备见表7-1-1及图7-1-2。

表7-1-1　简易呼吸器物品准备

物品名称	数量	物品名称	数量
简易呼吸器	1套	护理手套	1副
听诊器	1副	纱布	数块

四、操作流程

（一）评估患者

1.快速判断患者病情，评估意识状态，合作程度。

2.患者生命体征、有无颈动脉搏动。

3.患者有无自主呼吸、呼吸型态、呼吸道是否通畅及脉氧饱和度。

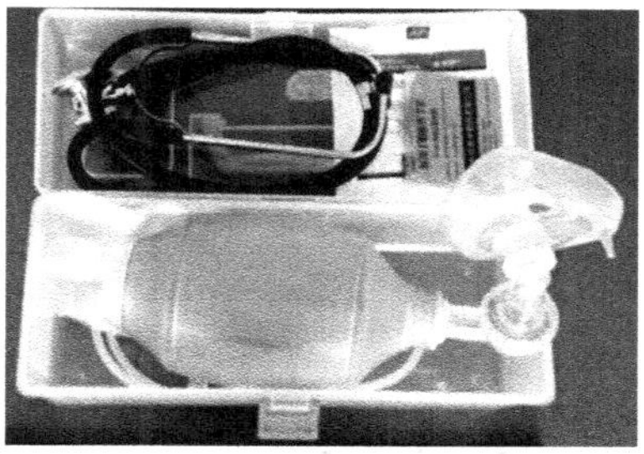

图7-1-2　简易呼吸器物品

4.检查患者有无义齿或牙齿松动。

5.患者有无禁忌证。如中等以上的活动性咯血等（图7-1-3）。

（二）操作方法

1.操作者洗手、戴口罩。在治疗室准备物品。测试简易呼吸器是否完好。

2.备齐用物，携用物至床旁。

3.戴手套。将患者去枕平卧，头偏向一侧，清理口咽部及呼吸道分泌物，取出义齿，保护松动牙齿（图7-1-4）。紧急抢救时需迅速解开衣服、掀开被子，以便观察患者呼吸运动情况。

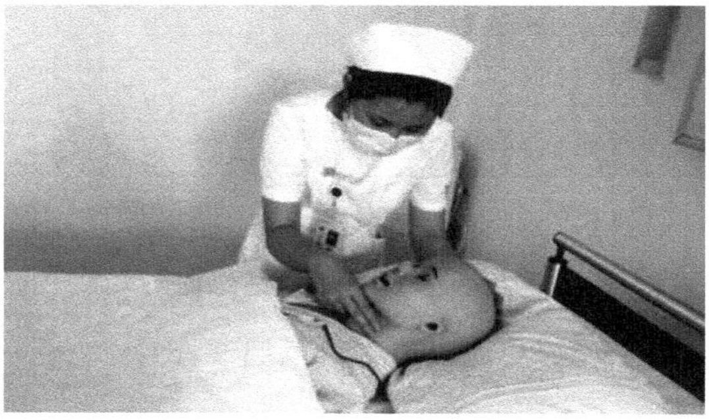

图7-1-3　评估患者

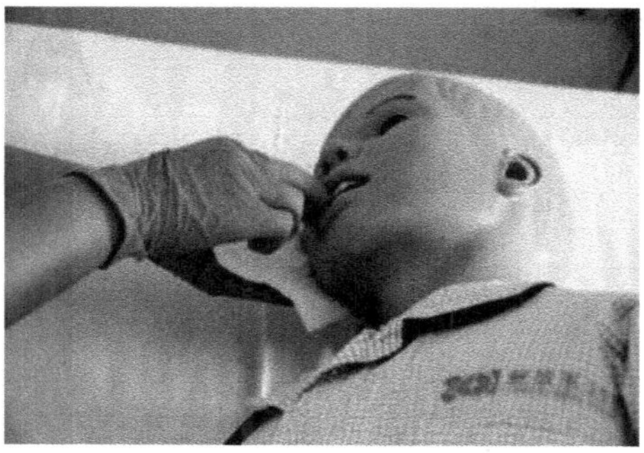

图7-1-4　清理呼吸道

4.充分开放气道。移去床头档，操作者立于床头，保持患者头颈部居正中，采用手法使患者头后仰，充分开放气道（图7-1-5）。

5.迅速准确连接好呼吸面罩、球体、储氧袋及氧气连接管（图7-1-6）。调节氧流量，紧急抢救时氧流量可调至8～10L/min，一般非紧急抢救时按患者实际需要以氧浓度调节氧流量。

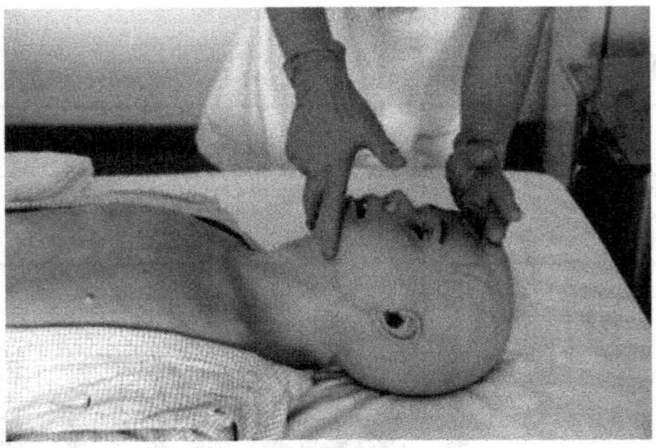

图7-1-5　充分开放气道

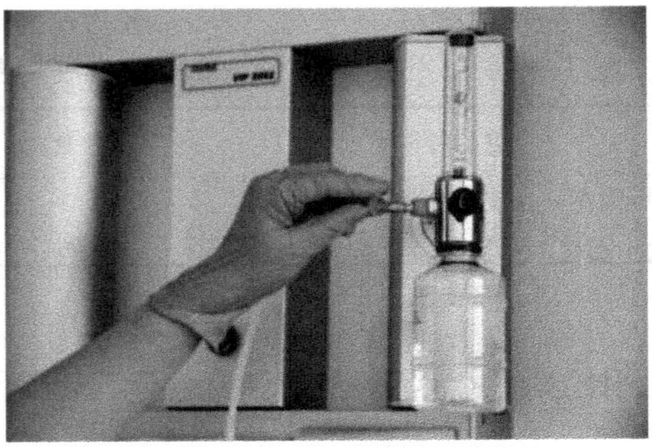

图7-1-6　连接氧气连接管

6.用EC手法紧扣面罩于患者口鼻部，防止漏气，同时用力上提下颌保持气道处于持续开放状态。已行气管插管、气管切开的患者，无须面罩，将简易呼吸器出气口直接与气管导管连接。

7.有规律挤压球体，将气体压入肺内，见胸廓抬起后松开球体，使球体复原。挤压频率为12～16次/分（图7-1-7）。

8.在挤压简易呼吸器球体进行人工通气的同时，注意观察有效指征（图7-1-8）：①单项呼吸活瓣活动正常；②面罩内有雾气；③口唇、颜面、甲床发绀减轻；④患者胸廓有规律起伏；⑤脉氧饱和度上升。

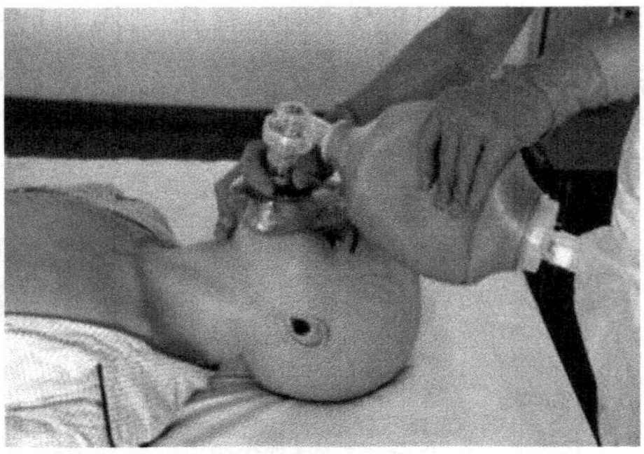

图7-1-7　有规律挤压球体

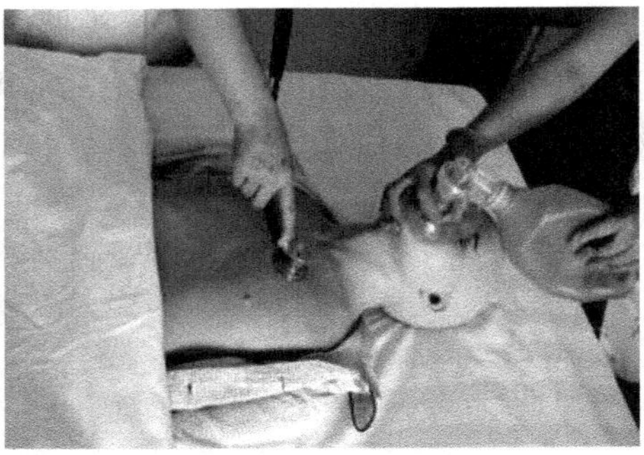

图7-1-8　评估通气有效指征

9.持续挤压简易呼吸器维持有效通气，直至改用其他方式给氧及通气。

10.观察生命体征及神志意识状态。

11.洗手，收拾用物。做好记录。

五、注意事项

1.通气过程中始终保持气道的开放状态，并注意随时观察简易呼吸器使用有效指征。

2.挤压球囊时压力不可过大，以压扁球囊的1/3～2/3为宜（送气量为500～600ml），一般成人单手挤压球体气量为750～800ml，双手挤压气量为1200～1300ml，紧急抢救应用面罩通气时，需考虑漏气和无效腔量，通气量可适当增大。

3.有规律挤压球囊，吸呼比为1∶2。抢救时挤压频率为12～16次/分。挤压频率亦应恒定，以免损伤肺组织，影响呼吸功能的恢复。

4.对清醒患者做好心理护理，解释应用简易呼吸器的目的及意义，缓解紧张情绪，使其主动配合，并在挤压球囊的同时指导患者进行呼吸动作。

5.使面罩与患者口鼻部贴合紧密，防止漏气，如为充气式面罩充入气量要恰当。

6.如患者有自主呼吸，应按照患者的呼吸动作加以辅助，以免影响其自主呼吸运动。

7.患有肺气肿、肺大疱的老年患者，使用简易呼吸器时如有安全阀装置应开启此功能，以自动提供压力调整，防止肺损伤。

8.无氧气装置时，取下储氧袋，以免影响空气进入球体内。

9.自张型球囊放置时不宜挤压变形，以免影响其弹性。定时检查、测试、维修和保养，使其处于备用状态，性能完好。

10.复用型简易呼吸器清洗和消毒后避污保存，一次性使用简易呼吸器用后按感染性医疗垃圾处理。

六、重点与难点

（一）充分开放气道的方法

1.仰面抬颏法。左手置于患者前额，掌根向后方用力，右手示指及中指置于患者下颏下方，拇指置于下颏上方，同时向上向前用力，使气道开放。

2.抬颌法。将患者头向后仰起，双手拇指、示指分别放于患者下颌角处同时向上提起，使患者气道开放。

3.仰头抬颈法。一手以小鱼际侧下压患者前额，另一手抬起患者颈部，使其头后仰，气道开放。

4.在挤压球囊的过程中，操作者按压面罩的左手应同时用力上提患者下颏，保持气道始终处于开放状态。

（二）保证有效通气指征

1.保证气道始终处于开放状态。

2.面罩紧扣于患者口鼻部。

3.有规律地挤压球囊，挤压与放松时间比为1∶2，球囊挤压频率为12～16次/分，每次送气量为500～600ml。

4.机械通气患者按照呼吸机设定频率挤压球囊，一般频率18～20次/分，潮气量为400～500ml。

（三）正确挤压球囊的手法

1.单手挤压时，应捏住球囊中间部分，拇指和其他四指张开相对，用力均匀挤压球囊。

2.双手挤压球囊时应两手捏住球囊中间部分，两拇指相对向内，四指并拢或略分开，两手用力均匀挤压球囊。

3.待球囊重新膨胀后才能开始下一次挤压。

4.有自主呼吸的患者应尽量在吸气时挤压球囊。

（四）人工气道患者进行简易呼吸器机械通气的处理

1.人工气道患者使用简易呼吸器时不需要开放气道。

2.取下简易呼吸器面罩，直接与导管连接。

3.进行机械通气时，特别注意应保持简易呼吸器与导管的紧密连接。

4.可用手扶住连接处，防止牵拉、扭曲导致导管移位或脱出。

5.一般成人潮气量为400～600ml，挤压频率为16～20次/分或按患者所需的呼吸频率进行。

（五）使用简易呼吸器并发症的预防及处理

1.胃胀气和胃内容物反流

（1）临床表现：腹胀、腹部膨隆、嗳气、口角有分泌物流出等。

（2）预防措施：①避免通气量过大、通气速度过快。②检查和调整头部及气道位置，保持气道通畅。

（3）处理措施：①确保气道呈开放状态。②观察胃部嗳气情况，胃部气体胀满时勿挤压腹部，必要时插胃管。③有反流发生时，患者宜侧卧，负压吸引器吸净流出的胃内容物。

2.误吸和吸入性肺炎

（1）临床表现：神志清醒者表现为咳嗽、气急。神志不清者无明显症状，但数小时后可出现呼吸困难、发绀、低血压，严重者可发生呼吸窘迫综合征。

（2）预防措施：①胃内容物未排空时挤压简易呼吸器要平缓，避免过高的潮气量。②留置胃管者经胃管抽空胃内容物。③发现患者有误吸现象，应停止挤压球囊，立即吸净分泌物后再行辅助呼吸。

（3）处理措施：①立即吸出呕吐物，患者宜取头低足高位或侧卧位。②给予高浓度吸氧，密切观察生命体征。③并发感染性休克时，积极进行抗感染治疗，可用白蛋白或低分子右旋糖酐等纠正低血压。

（六）复用型简易呼吸器清洗和消毒

1.复用型简易呼吸器使用完毕后须进行清洗和消毒。有条件时送消毒供应室集中消毒处理。

2.将简易呼吸器各配件依顺序拆开，置入浓度为1000mg/L的有效氯溶液中浸泡消毒30min。

3.取出后用清水冲洗所有配件，去除残留的消毒剂。

4.储氧袋可用75%乙醇擦拭消毒。

5.遇特殊感染患者，可使用环氧乙烷熏蒸消毒。

6.简易呼吸器清洗和消毒后需进行测试，分别测试球囊、单向呼吸活瓣和储氧袋性能良好，确保紧急抢救时有效使用。

附：简易呼吸器考核评分标准（表7-1-2）

表7-1-2　简易呼吸器使用技术考核评分标准

项目	分值	技术操作要求及评分					
操作前准备	10分	着装、仪表、举止符合要求、洗手	4				
		备齐物品、测试物品是否完好、落实查对	3				
		环境整洁、舒适、安全	3				
评估	15分	向患者解释沟通、语言内容适当、态度真诚	5				
		评估患者一般情况、病情、生命体征	5				
		评估患者口咽、鼻咽部状况，有无禁忌证	5				
操作过程	60分	协助患者取正确体位	5				
		清理呼吸道方法正确	5				
		开放患者气道方法正确	8				
		连接吸氧装置，调节氧流量正确	5				
		面罩固定于口鼻不漏气，保持气道开放状态	5				
		有节律地挤压球囊，挤压方法及频率正确	8				
		观察单项呼吸活瓣活动	4				
		观察面罩内雾气	4				
		观察患者口唇、颜面、甲床色泽	4				
		观察患者胸廓起伏	4				
		观察脉氧饱和度	4				
		整理床单位及用物，洗手，记录	4				
评价	15分	操作熟练、动作轻柔	5				
		操作过程注意保护患者安全	5				
		操作过程注意和患者的沟通	5				
提　问		回答问题错误从总分中扣除一定分值					
完成时间		完成时间5min，超过30s扣1分					
总　分		100分					

（武淑萍　吴　迪）

第二节　转运呼吸机应用

转运呼吸机是医院急诊、重症监护等抢救科室转运患者必备的抢救设备，正确使用转运呼吸机，可有效提高救治危重症患者的能力，保障患者生命安全。

一、简介

转运呼吸机（图7-2-1）是一种可以满足ICU、急诊、急救、转运等各种环境要求的呼吸支持仪器，兼容有创和无创通气两种模式。转运呼吸机可以提供临床常用的基本通气模式，进行全程监测，确保患者在转运过程中的生命安全及资料的连续性。

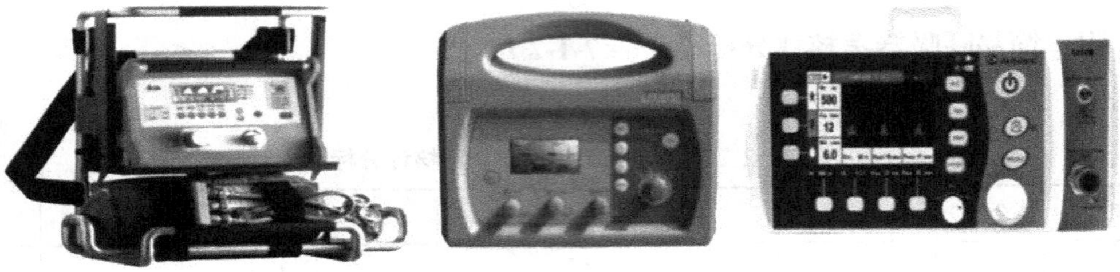

图7-2-1　转运呼吸机

二、适应证

1.不能脱离机械通气的危重患者院内转运，如急症患者入院、病区患者转科或辅诊科室检查等。

2.用于急性或慢性呼吸衰竭患者的呼吸支持。

3.在患者复苏期间提供持续气道正压通气支持。

4.院前需要进行地面和空中医疗转运时。

5.需要野外救援、车载转运、长途转运时。

三、物品准备

治疗室准备物品，检查储备电池电源、氧源（呼吸机氧气瓶）是否充足，检查减压器、呼吸阀、气源管道，确保转运呼吸机性能完好，备平车一台及吸引设备。平车按床单位准备棉垫、被子、枕头、垫单等。备齐急救器材与药品，由医护人员陪同转运（表7-2-1、图7-2-2）。

表7-2-1　转运呼吸机应用物品准备

物品名称	数量	物品名称	数量
转运呼吸机及管路	1套	急救药品箱	1个
模拟肺	1个	负压吸引装置	1套
多功能监护仪	1台	气管插管用物	1套
简易呼吸器	1套	一次性吸痰管	数根
听诊器	1副	一次性注射器（50ml）	2个
护理手套	2副	口咽通气管（必要时）	1个

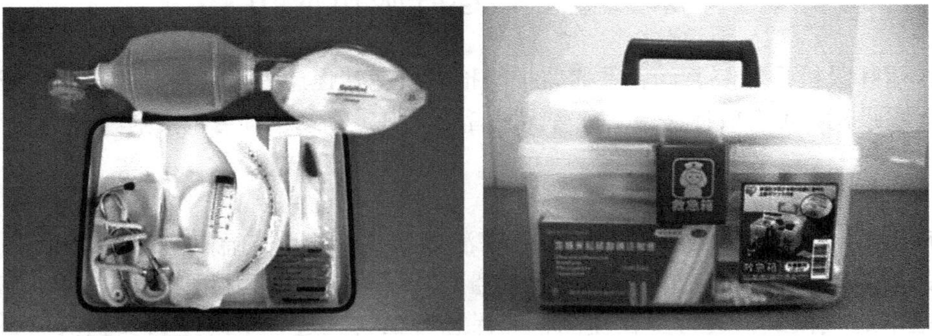

图7-2-2　转运呼吸机物品

四、操作流程

（一）仪器准备

1.选择使用机器电源、蓄电池或连接电源模式中任一种。打开转运呼吸机总开关，检查电源状况。

2.打开气源，使用2L氧气瓶气源时，将瓶底顶端的“供氧开关（总开关）”及“压力开关”打开并调节至最大，如使用专用减压阀连接40L或10L瓶时，打开“供氧开关”（总开关）。

3.连接转运呼吸机和湿化罐电源，连接空气和氧气，检查转运呼吸机呼吸管路是否与人工气道相匹配。

4.启动呼吸机，连接模拟肺，检测呼吸机及模拟肺工作状况是否正常。

5.根据医嘱调整转运呼吸机各参数，呼吸模式、潮气量、呼吸频率、吸呼比、报警范围等。

（二）患者评估

1.评估患者神志意识、心率、呼吸、血压、脉氧饱和度等生命体征状况。

2.评估气管插管或气管切开固定情况（图7-2-3），导管置入深度、气囊充气情况及气囊压力。

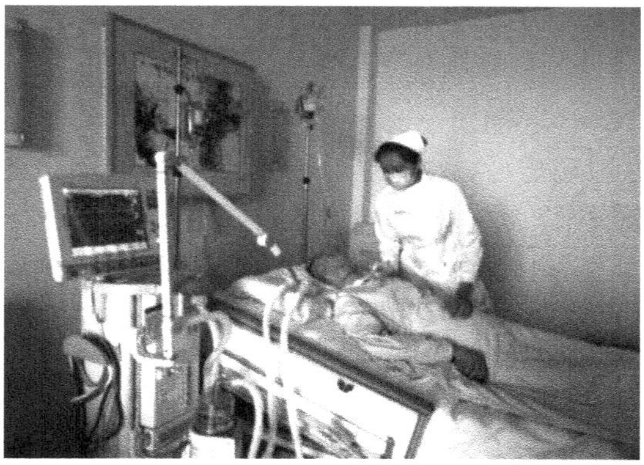

图7-2-3　评估患者情况

3.评估人工气道通畅度，是否需要吸痰，听诊两肺呼吸音是否对称。

4.评估患者卧位是否安全舒适，转运时一般取平卧位，床头位置抬高15°～30°。

（三）操作方法

1.操作者洗手，戴口罩。在治疗室准备、检查物品。

2.携用物至床旁。查对患者姓名、ID号，向患者及其家属解释操作目的，以取得患者的配合。

3.评估患者生命体征及人工气道情况。

4.将呼吸机放置于床旁的合适位置，确保支架牢固，固定平车刹车。打开转运呼吸机，检查确认工作状态良好。

5.将患者人工气道与智能呼吸机脱离，采用三人搬运法或双人搬运法将患者转移至平车上，整理床单位使患者保持舒适（院内转运可直接应用移动床转运患者）。

6.取下模拟肺，将转运呼吸机管路与人工气道连接，并确认连接正确，妥善固定呼吸机管路及呼吸机支架。

7.观察患者双侧胸廓起伏是否对称，听诊双肺呼吸音是否清晰，检查是否人机同步。

8.打开平车刹车转运患者（图7-2-4）。转运途中注意观察患者病情，观察患者神志、面色、脉氧饱和度等，确保人工气道无滑脱、阻塞。观察转运呼吸机工作情况、及时检查并处理各种报警。

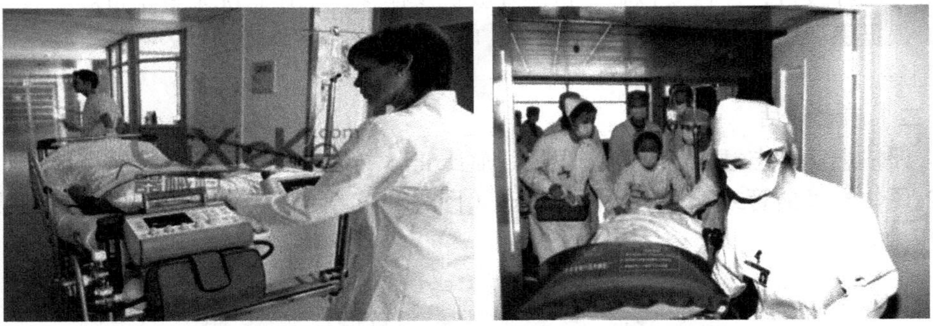

图7-2-4　转运危重患者

9.完成转运任务返回病房后，断开人工气道与转运呼吸机的接头，三人搬运法或双人搬运法将患者移至病床，迅速连接病房已备好的呼吸机。

10.整理床单位，使患者保持舒适。必要时予以吸痰。

11.观察生命体征，监测脉氧饱和度变化，必要时监测动脉血气等。

12.关闭转运呼吸机，关机顺序是先关仪器开关，再关闭氧源。

13.整理用物、洗手，做好记录。

14.转运呼吸机终末处理，主机充电备用，氧气筒充氧气备用。

五、注意事项

1.详细告知家属转运患者的原因、必要性及转运途中可能发生的意外，签署知情同意书。

2.选择所用电源为外接交流电源时，需将电源适配器插入主机直流输入插座，如果不接交流电，则所用电源为机器内部电源（蓄电池）。

3.转运前仔细检查仪器性能，管路衔接是否正确紧密，确保转运呼吸机工作情况良好。

4.转运过程中观察患者胸廓起伏情况，密切监测患者心率、呼吸、神志、意识、脉氧饱和度等生命体征情况的变化。

5.保持呼吸道通畅，监测患者有无痰鸣音，及时进行气道内吸痰，吸痰时手法轻柔，注意无菌操作，防止气道损伤和感染。转运途中如无机械吸引条件，可使用50ml注射器接吸痰管进行手动吸引。

6.保护固定好人工气道，避免操作及转运过程中牵拉，导致管路脱出或扭曲。

7.转运过程中，若发生氧气压力不足或主机电源不足，应立即使用简易呼吸器辅助呼吸。

8.返回前病房内备好人工智能呼吸机，使其处于待机状态。

9.连接呼吸机的连接管口为一次性用物，如为复用型管路，使用后浸泡于1000mg/L的含氯消毒液中30min，清洗晾干，避污保存备用。

六、重点与难点

（一）转运呼吸机安全使用方法

1.做好转运前准备，保证转运呼吸机可有效安全地使用。

（1）评估转运患者的必要性及转运过程中的风险，如搬运患者时是否可能导致加重病情或出现意外损伤，躁动患者是否有坠床风险，引流管是否有脱落的可能，有无影响呼吸循环的潜在危险因素等，告知患者或其家属。

（2）充分评估患者心率、呼吸、血压、脉氧饱和度、神志意识等生命体征是否平稳，制订转运过程中突发紧急情况的应急预案与抢救流程。

（3）患者建立静脉通道，静脉管路留置三通以备应急静脉用药，准备转运时的急救药物，必要时提前用无菌注射器抽取备用，进行必要的辅助检查，如心电图、动脉血气等检测。

（4）转运前清理口咽部及呼吸道分泌物，彻底吸痰，提高给氧浓度，保持气道通畅。

2.转运呼吸机选择设置低压氧源，其他参数设置要与其当前使用呼吸机参数相同，接转运呼吸机后观察患者生命体征是否平稳，如无异常，3～5min后方可行转运。

3.转运过程中，须有医生与护士全程在位，密切监测患者生命体征是否平稳、呼吸机工作是否正常，转运全程患者家属陪同。

4.转运完成后立即返回病房，接用转运前所使用呼吸机（参数设置相同），评估患者心率、呼吸、血压、脉氧饱和度、神志意识等生命体征是否平稳。

（二）转运过程中人工气道管路护理

1.使用连接管将转运呼吸机管路送气口与患者人工气道相连接，以保证患者移动时管路延伸性，减少脱管风险。

2.采用2种以上方法对人工气道进行强化固定，确保固定良好，以免由于车辆颠簸、患者烦躁、头颈部位置改变导致意外脱管。

3.搬运患者时，保持其头、颈部一致性或同方向的转动，注意患者体位变化及身体移动的协同性，保持患者头部位置相对固定，防止导管移位或扭曲。

4.保护人工气道管路，避免牵拉和触碰，避免导管移动、摩擦刺激导致气道黏膜损伤。转运过程中观察患者呼吸情况，必要时吸痰，保持呼吸道通畅。

（三）转运呼吸机的维护与保养

1.作为急救仪器，定时检测，注意保养，必须确保其性能良好。

2.保证呼吸机的清洁，禁止油脂进入机器内部或外涂，外露部件在潮湿环境下操作使用后应及时进行清洁干燥。

3.检测呼吸机备用电池是否充足。如在未接外部电源时，电池“Battery”监测界面显示“Battery Low”或“Battery Empty”表明电池电量不足，需充电2～4h才能使用。

4.检测氧气罐氧气是否充足，确保氧气压力保持在10MP以上。

附：转运呼吸机技术考核评分标准（表7-2-2）

表7-2-2　转运呼吸机使用技术考核评分标准

项目	分值	技术操作要求及评分					
操作前准备	10分	着装、仪表、举止符合要求	4				
		备齐物品、洗手、落实查对	3				
		检查仪器、选择机器电源、物品性能良好	3				
评估	15分	向患者解释沟通、语言内容适当、态度真诚	5				
		评估患者一般情况、病情状态及生命体征	5				
		评估患者气道固定状况，有无禁忌证	5				
操作过程	60分	检查仪器工作状态，人工气道情况	6				
		协助患者取正确体位	5				
		固定人工气道、方法正确	6				
		转移患者方法正确，患者安全	5				
		根据医嘱调整转运呼吸机参数	5				
		妥善固定呼吸机管路及支架	5				
		连接管路方法正确有效，听诊两肺呼吸音	5				
		观察转运呼吸机参数范围及运行状态	5				
		观察神志、面色、脉氧饱和度，观察患者口唇、颜面、甲床色泽	5				
		观察患者胸廓起伏及脉氧饱和度	5				
		断开转运呼吸机与人工气道方法正确	4				
		整理床单位及用物，洗手，记录	4				
评价	15分	操作程序熟练，动作规范	5				
		操作过程注意保护患者及管路安全	5				
		操作过程注意和患者的沟通	5				
提　问		回答问题错误从总分中扣除一定分值					
完成时间		完成时间5min，超过30s扣1分					
总　分		100分					

（武淑萍　陈少华）

第三节　无创呼吸机应用

近年来无创通气在急性呼吸衰竭中的应用日益增多，可作为急性呼吸衰竭的一线治疗，或作为药物治疗和氧疗无效时首选的机械通气方式。无创呼吸机（图7-3-1）操作简单，具有漏气补偿、吸气调节、可间歇通气的特点，应用于老年呼吸衰竭患者，可有效地预防和治疗患者呼吸衰竭、缓解其临床症状。

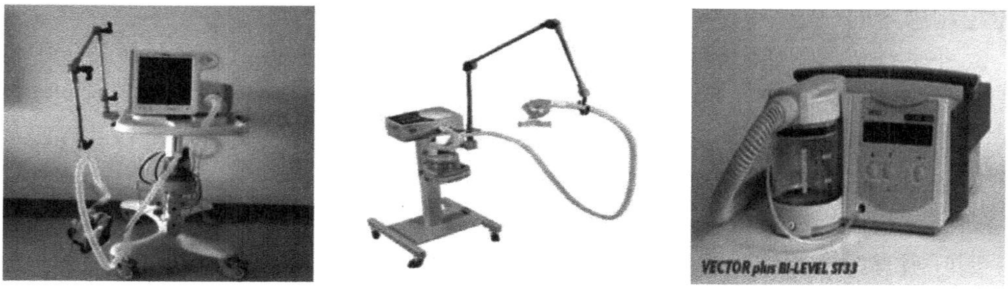

图7-3-1　常用的无创呼吸机

一、简介

无创正压通气（non-invasive positive pressure ventilation，NIPPV）是指无须建立人工气道的机械通气方式，主要是指经口/鼻面罩将呼吸机与患者相连，在不需要气管插管或气管切开的情况下，由呼吸机提供正压支持而进行辅助通气的方式。无创正压通气保留了上气道的防御功能和患者发声及吞咽功能，能避免有创机械通气的损伤及并发症。可减少老年患者气管插管率和病死率，避免或减少机械通气的并发症、缩短住院日、减少医疗费用。但无创通气存在同步性差、潮气量不稳定、不利于气道分泌物引流的问题。

二、适应证与禁忌证

（一）适应证

1.各种原因引起的呼吸衰竭或呼吸功能不全，如慢性阻塞性肺疾病急性发作、Ⅰ型呼吸衰竭、急性呼吸窘迫综合征、心源性肺水肿、哮喘等。

2.辅助脱机或拔管后的呼吸衰竭加重、呼吸康复治疗。

3.撤机方式的选择，有创-无创序贯通气治疗。

4.睡眠呼吸暂停综合征。

（二）禁忌证

1.生命体征不稳定，呼吸微弱或停止的患者。

2.躁动不配合或出现意识障碍者。

3.严重脏器功能不全，如上消化道大出血、血流动力学不稳定等。

4.上气道阻塞、分泌物过多、排痰障碍或大咯血患者。

5.面颌部损伤、手术、畸形者。

6.通气量波动大或人机对抗明显的患者。

三、通气模式与参数设置

（一）通气模式设置

1.自主呼吸模式（spontaneous，S） 主要用于自主呼吸良好的患者，患者自主控制呼吸频率。

2.时间控制模式（timed，T） 主要用于无自主呼吸或自主呼吸弱的患者，呼吸机完全控制患者的呼吸，极少单独使用。

3.自主呼吸/时间控制自动切换模式（spontaneous/timed，S/T） 是临床中使用最普遍的模式，可用于各种患者。该模式以患者自主触发呼吸为主，后备时间控制为辅。当患者的呼吸周期小于后备通气频率对应的周期时为S模式，当患者的呼吸周期大于后备通气频率时，为T模式。

4.持续气道正压通气模式（continuous positive airway pressure，CPAP） 主要用于Ⅰ型呼吸衰竭、阻塞性睡眠呼吸暂停综合征、自主呼吸较强只需呼吸机稍加辅助的患者。通气过程按照设定的目标压力水平工作。

5.压力控制模式（pressure control，PC） 主要用于呼吸频率快、潮气量低、低氧血症的患者。

6.成比例辅助通气模式（proportional assist ventilation，PAV） 最生理化的通气模式，是自主性通气模式，主要用于自主呼吸能力较强的患者。人机同步性高，可减少过度通气和肌肉萎缩的情况，患者舒适度高。

（二）参数设置

1.触发相关参数

（1）自主触发：流速触发（3～5L/min）、压力触发（0.5～2cmH_2O）。

（2）时间触发：12～20次/分。

2.控制相关参数

（1）吸气气道正压（inspiratory positive airway pressure，IPAP）：初始设置4～8cmH_2O，经过5～20min逐步增加至15～20cmH_2O，最高不宜超过25cmH_2O，以免引起胃胀气。

（2）呼气气道正压（expiratory positive airway pressure，EPAP）：初始设置4cmH_2O，Ⅰ型呼吸衰竭可适当增加至8～12cmH_2O。

（3）压力上升时间（rise time）：0.05～0.1s。

3.切换相关参数

（1）吸气时间（timed inspiration）：0.8～1.2s。

（2）吸气时间/呼气时间比：简称吸呼比（I：E），1：1.5～1：2。

4.呼吸频率（respiratory rate，RR） 12～20次/分。

5.氧浓度（FiO_2） 能维持血氧饱和度＞90%的最低氧浓度，一般吸入气体氧浓度必须低于50%。

四、操作流程

（一）物品准备

物品准备见表7-3-1。

表7-3-1 无创呼吸机使用物品准备

物品名称	数量	物品名称	数量
无创呼吸机	1台	固定带	1个
电源（插线板）	1个	灭菌注射用水	1瓶
鼻罩或口鼻面罩	1个	冷凝水收集瓶	1个
模拟肺	1个	抢救物品、药品（必要时）	若干

（二）操作方法

1.操作者洗手，戴口罩。检查仪器、查对治疗单。

2.推呼吸机至患者床旁，查对患者姓名、ID号，向患者及其家属解释操作目的，以取得患者的配合。

3.患者取舒适体位，常取坐位或半卧位，选择和佩戴合适的固定带。

4.连接呼吸机和湿化罐的电源，连接空气源和氧气源。

5.湿化罐加灭菌注射用水至标记的水位线，打开湿化罐开关，调节湿化罐温度。

6.打开呼吸机显示屏背面的电源“开/关”，检查呼吸机运转情况。

7.根据患者病情需要，设定呼吸机通气模式，选择持续气道内正压或压力支持S/T模式。

8.设置呼吸机通气参数及各类报警参数上、下限及报警音量。

9.连接模拟肺，观察呼吸机运转情况，检查呼吸机各连接处是否漏气，工作是否正常，各指标显示状态。

10.取下模拟肺，将面罩扣于患者面部口鼻处，调节好固定头带（图7-3-2），确保无漏气。指导患者有规律呼吸，维持有效通气。

11.观察人机配合及脉氧饱和度情况，监测呼吸机通气参数，重点观察潮气量、峰值吸气压、呼吸频率、漏气量等，随时给予调整（图7-3-3）。

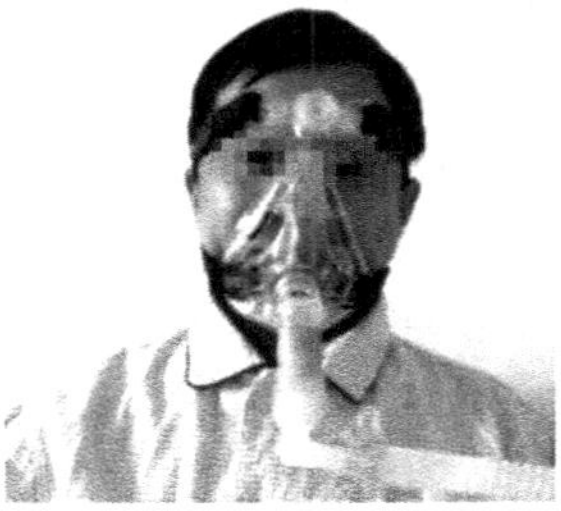

图7-3-2 佩戴无创呼吸机面罩

12.治疗结束后，断开呼吸机与患者的连接，取下面罩。按“开始/备用”键停止通气，使用显示屏背面开关关闭呼吸机（图7-3-4）。关闭湿化罐开关。拔出氧气管和空气管，切断电源。

13.整理用物及床单位。向患者及其家属交代注意事项，做好记录。

五、注意事项

1.操作前向患者讲述治疗的作用和目的、治疗过程中可能出现的问题及相应措施，介绍连接和拆除面罩的方法，以取得患者配合。

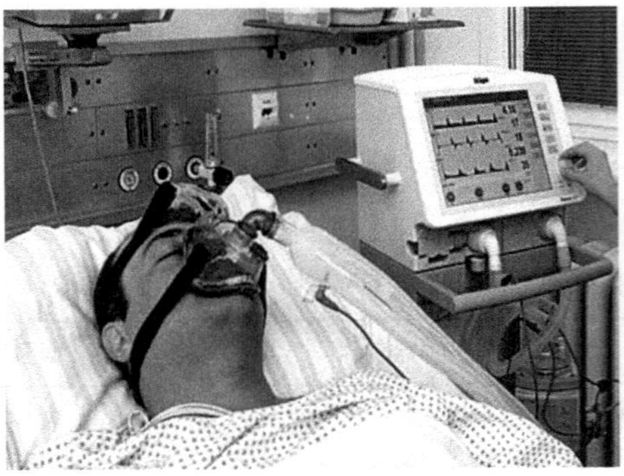

图7-3-3　随时调整呼吸参数

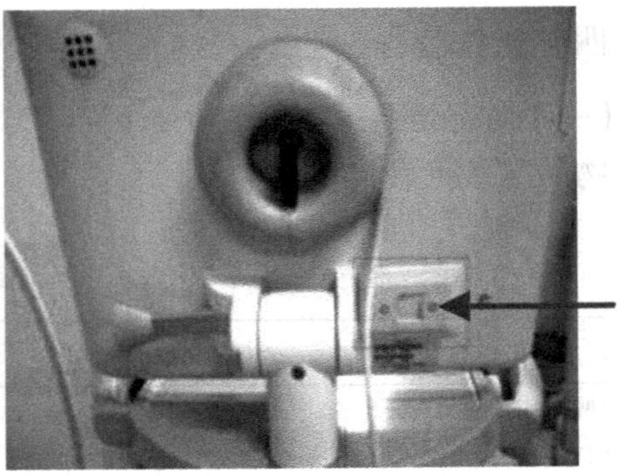

图7-3-4　呼吸机开关

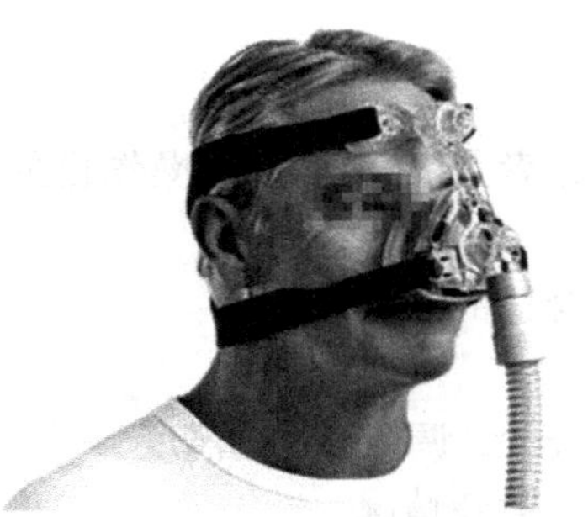

图7-3-5　呼吸机鼻罩佩戴方式

2.一般治疗时间为患者餐前30min及餐后1h，使用过程中床旁须有专人看护。

3.选择合适的鼻面罩，通气面罩包括鼻罩、口鼻面罩、全面罩、鼻囊管及接口器等。通常轻症患者可先试用鼻罩（图7-3-5）、鼻囊管或接口器；病情较重的呼吸衰竭患者多需用口鼻面罩；老年或无牙齿的患者口腔支撑能力较差，主张用口鼻面罩。

4.面罩以不漏气的松紧度为宜，过紧可能损伤皮肤，一般以固定后鼻翼处插入一手指为限。

5.指导患者有规律地放松呼吸，以便与呼吸机协调，鼓励并指导患者主动咳嗽排痰，并嘱患者出现不适要及时告知医务人员。

6.使用鼻罩时要闭口呼吸，注意咳痰和减少漏气。训练患者配合呼吸机，进行缩唇呼吸及腹式呼吸锻炼。

7.观察患者呼吸频率、血压、心率变化，定时监测动脉血气，观察患者有无胃胀气，面部皮肤破损等。密切观察呼吸机的运转和各项指标，如有报警应迅速查明原因，给予及时处理。

8.注意观察和预防不良反应及并发症，如口咽干燥、面罩压迫皮肤损伤、胃胀气、误吸、漏气、排痰不畅等。

9.床旁备负压吸引及吸痰用物、简易呼吸器、气管导管等急救用物，随时做好气管插管等有创通气的准备。

10.呼吸机维护保养：①呼吸机表面应用湿润的纱布每日擦拭一次，或用75%乙醇擦拭，呼吸机管路每周定时更换。②面罩专人专用，用后清水或用中性洗涤剂清洗，晾干后避污保存。③呼吸机湿化罐加入灭菌注射用水，每天更换湿化器内湿化液，湿化装置每周更换。④呼吸机过滤网每周更换清洁1～2次（或使用无菌方纱），防止灰尘堆积造成细菌繁殖。⑤无创呼吸机使用后进行终末消毒，按医院感染规范要求处理，更换备用配件，测试后备用。

六、重点与难点

（一）常见问题及护理对策

1.面罩漏气

（1）原因：漏气程度与面罩性能、固定方式、固定松紧度和气道峰压直接相关。鼻/面罩的大小不合适，角度调节不平衡、鼻/面罩老化弹性减退，头带过松或两侧头带牵拉不均衡均可导致漏气。

（2）护理对策

1）根据患者的脸型选择佩戴合适的鼻/面罩，并调整固定带长度，以两侧系带各能放一小指为宜。注意鼻/面罩的密闭性，若患者面颊部极度消瘦出现漏气，可在漏气处垫块小纱布。

2）使用鼻罩通气时，嘱患者尽量保持口腔闭合，用鼻吸气，不能很好配合或口腔漏气较多者，可使用面罩或使用下颚带。

3）无创呼吸机治疗初始阶段，先用手固定鼻/面罩，指导患者按自主节律呼吸，适应后再行固定。

2.面部压迫性损伤

（1）原因：固定鼻/面罩时固定带过紧，影响面部血液循环，使面罩压迫、摩擦皮肤导致额部、鼻梁、口周皮肤发红、肿胀、发绀甚至出现水疱、坏死。持续口鼻面罩通气时可导致皮肤损伤，发生率高达70%。

（2）护理对策

1）选择合适的鼻/面罩，应尽可能选择硅胶面膜型面罩。调节固定带使松紧度适宜，密切观察患者使用情况。

2）佩戴面罩时，在鼻梁、额部、下颌等易发生损伤的部位应用皮肤保护敷料，必要时局部涂软膏以减少摩擦。

3）交替使用口鼻罩和面罩，病情允许情况下间断停用呼吸机，给予吸氧。

4）如皮肤发生红肿、破损时，保持局部清洁干燥，及时给予局部理疗、换药、药膏涂抹等方法，促进创面愈合。

3.胃肠胀气

（1）原因

1）患者配合不当、人机对抗、吞咽气体可产生腹胀，并可加重呼吸困难。

2）通气模式选择不当，设置的潮气量和吸气压力过高，可使气道内压力超过食管及贲门的压力，气体直接进入胃内。

3）长期卧床及病情危重患者，胃肠蠕动减慢，在已有腹胀、便秘、肠麻痹等基础上，正压通气加重腹胀。

（2）护理对策

1）做好无创通气治疗宣教，指导患者掌握自主吸气与呼吸机的配合。清醒患者使之取半坐卧位，嘱其闭口用鼻呼吸，减少吞咽动作。

2）吸气压力从较低水平开始，经过5～10min，逐渐增加至合适的治疗压力。

3）做好基础护理，保持患者大便通畅，长期卧床的患者给予定时翻身、手法按摩以减轻腹胀，必要时加用胃肠动力药。

4.排痰障碍

（1）原因

1）无创通气的高速气流未得到充分湿化，引起呼吸道干燥。

2）液体量摄入不足。气体流经口咽部后带走大量水分，出现口咽干燥。

3）患者痰液黏稠，加重痰液干结，不易咳出。

（2）护理对策

1）采用加热湿化方法，使吸入气体温湿化，湿化罐内及时添加灭菌注射用水，水温控制在31～35℃。

2）保持足够液体摄入，每日保持在2500～3000ml，利于气道分泌物排出。病情允许时鼓励患者多饮水。

3）鼓励患者自主咳嗽，配合叩背、雾化吸入等方法促进痰液引流，必要时经口鼻吸痰，或应用纤维支气管镜吸痰。

（二）老年患者使用无创通气的护理

1.心理护理

（1）患者对无创呼吸机缺乏认知，容易产生焦虑、恐惧等心理，依从性差甚至拒绝治疗。因此，使用前积极做好患者及其家属的解释工作，详细说明无创呼吸机使用方法和优越性，消除患者恐惧和焦虑的心理，取得患者配合。

（2）老年患者病情重、病程较长，如老年肺炎引发急性呼吸衰竭、慢性阻塞性肺疾病反复急性发作等，常需要应用无创通气治疗，应根据患者不同病情状况做好针对性的心理支持。

2.做好使用前的准备

（1）呼吸机的准备：检查电源、呼吸机性能及各个管道的密封是否完好，根据患者耐受程度、脸型特征选取合适的鼻/面罩（图7-3-6）。

（2）患者准备：监测生命体征变化、脉氧饱和度、动脉血气，为调节无创呼吸机参数提供依据；充分清除患者口鼻腔分泌物；协助取半卧位、坐位。

（3）物品准备：备好必要的抢救药品和吸引器、气管导管等物品，及时应对老年患者病情变化时的急救。

3.加强使用中的监护

（1）加强气道湿化，无创呼吸机采用加热湿化方法（图7-3-7），湿化罐内加用灭菌注射用水作为湿化液，温度控制在31～35℃。

（2）治疗过程中，及时协助患者解下面罩饮水、吐痰、翻身，并指导患者深呼吸和有效咳嗽，无力排痰时及时进行负压吸引，保持呼吸道通畅。

（3）严密监测生命体征，观察应用无创呼吸机时人机配合情况，无创通气治疗初始阶段（2h内）需要床旁守护密切观察，指导患者有规律地放松呼吸。

（4）及时监测、记录、调整呼吸机参数，观察有无漏气，定时进行血气分析。如患者意识改变，血氧饱和度下降，须立即进行有创通气，做好急救准备。

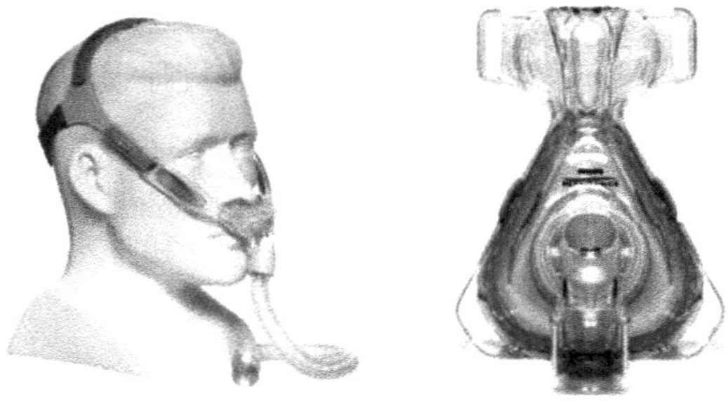

图7-3-6　选择适宜的鼻/面罩

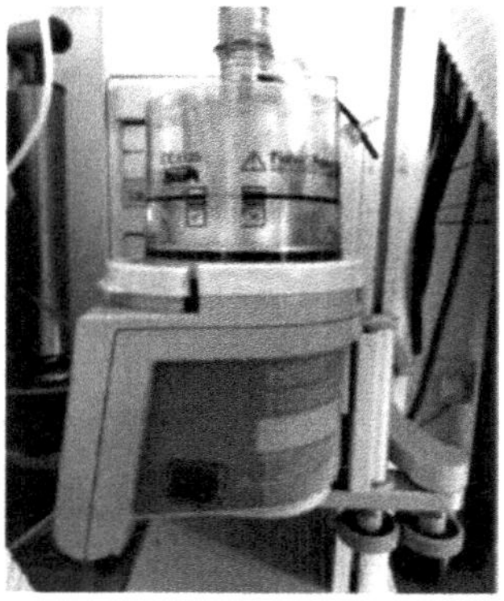

图7-3-7　无创通气加热湿化

附：应用无创呼吸机操作考核评分标准（表7-3-2）

表7-3-2　应用无创呼吸机操作考核评分标准

项目	分值	技术操作要求及评分					
操作前准备	10分	着装、仪表、举止符合要求	4				
		备齐物品、洗手、落实查对	3				
		检查无创呼吸机及其他物品性能良好	3				
评估	15分	向患者解释沟通、语言内容适当、态度真诚	5				
		评估患者一般情况、病情状态及生命体征	5				
		评估患者口鼻腔及面部状况，有无禁忌证	5				
操作过程	60分	检查无创呼吸机工作状态及患者情况	6				
		连接无创呼吸机和湿化罐的电源，正确连接空气和氧气接口，湿化罐加水准确	6				
		根据医嘱调整无创呼吸机参数	5				
		连接模拟肺观察无创呼吸机运转	5				
		协助患者取正确体位	5				
		固定鼻/面罩方法正确，松紧适宜	5				
		听诊两肺呼吸音	5				
		观察转运呼吸机参数范围及运行状态	5				
		观察神志、面色、血氧饱和度，观察患者口唇、颜面、甲床色泽	5				
		观察患者胸廓起伏及脉氧饱和度	5				
		脱开呼吸机鼻面罩与患者的连接及时正确	4				
		整理床单位及用物，洗手，记录	4				
评价	15分	操作程序熟练，动作规范	5				
		操作过程注意保护患者的安全	5				
		操作过程注意和患者的沟通	5				
提　问		回答问题错误从总分中扣除一定分值					
完成时间		完成时间5min，超过30s扣1分					
总　分		100分					

（杨　阳　吴琳娜　武淑萍）

第四节 有创机械通气护理

机械通气（mechanical ventilation，MV）是运用机械装置对患者进行呼吸功能支持的治疗手段。机械通气是呼吸支持方法，不是病因治疗，属于呼吸替代疗法，能够通过建立气道口与肺泡间的压力差、改善或维持通气和换气功能、纠正低氧血症、高碳酸血症，以及由此引发的病理生理和代谢改变。机械通气作为生命支持和呼吸治疗的有效手段，已广泛应用于急救、ICU和呼吸治疗等各个领域，当患者通气、换气功能障碍时，可使患者恢复有效通气、改善氧合。

一、简介

有创机械通气（invasive mechanical ventilation，IMV）是指通过建立人工气道（经鼻或经口气管插管、气管切开）进行正压机械通气的一种方式，是临床治疗呼吸衰竭的重要手段。呼吸机（ventilator）（图7-4-1）是实施机械通气的基本设备，其特点是能代替、控制或改变呼吸生理状态，增加肺通气量，改善呼吸功能，减少呼吸功消耗。呼吸机将空气-氧气混合气体送入患者肺部的压力高于大气压，称为正压。正压通气包括有创正压通气（invasive positive pressure ventilation，IPPV）和无创正压通气（non-invasive positive pressure ventilation，NIPPV），目前临床上常说的机械通气除非特别说明一般是指有创正压通气，其需要建立人工气道将呼吸机与患者连接起来。

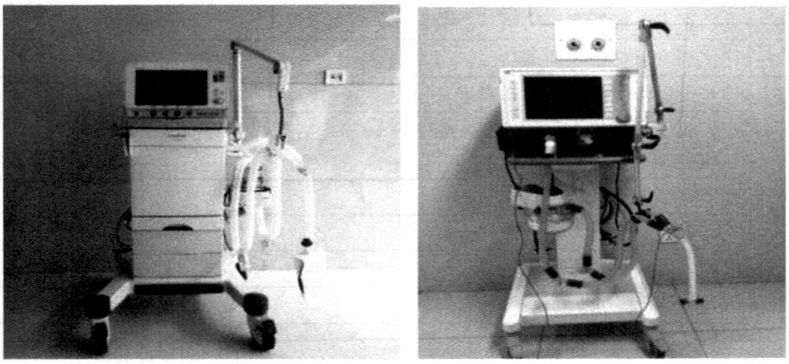

图7-4-1 智能呼吸机

智能呼吸机基本构造包括主机、动力和气源、连接管路。主机包括调节装置和气路。调节装置主要通过呼吸机面板调节，主要有通气模式选择、通气参数调节、监测设置和报警设置四部分。气体进入主机通过气路需经吸气触发、吸气过程、吸呼气转换和呼吸4个阶段。

动力和气源包括中心供氧气与空气混合后进入呼吸机内的气路，参与呼吸机的驱动。连接管路包括通气管、湿化器、感受器和通气阀。

二、适应证与禁忌证

（一）适应证

1.呼吸停止或呼吸即将停止，为紧急气管插管机械通气的绝对适应证。

2.急性低氧血症型呼吸衰竭，有严重低氧血症、心动过速、呼吸窘迫、意识状态或血压改变。

3.慢性阻塞性肺疾病急性加重（AECOPD）患者存在明显低氧血症及重度呼吸肌疲劳，二氧化碳分压（$PaCO_2$）升高、显著呼吸功能不良。

4.急性左心衰竭、肺水肿患者，严重呼吸窘迫、胸腔内压显著增大、心室负荷增加、心排血量减少。

5.急性危重型哮喘患者，出现极度呼吸困难、严重气道阻塞、气体陷闭、呼吸肌疲劳等。

（二）禁忌证

1.未行胸腔闭式引流的气胸是机械通气的绝对禁忌证。

2.肺大疱、急性心肌梗死、休克、张力性气胸、大咯血为机械通气的相对禁忌证，当发生致命性缺氧、呼吸性酸中毒，常规治疗无效时，在采取相应的防治措施后，亦可策略性采用恰当的机械通气行呼吸支持治疗。

三、操作流程

（一）物品准备

物品准备见表7-4-1及图7-4-2。

表7-4-1　应用有创机械通气物品准备

物品名称	数量	物品名称	数量
智能呼吸机	1台	简易呼吸器	1套
电源（插线板）	1个	一次性输液器	1个
模拟肺	1个	呼吸机湿化标志牌	1个
灭菌注射用水	1瓶	冷凝水收集瓶	1个
网套	1个	含氯消毒片	1片

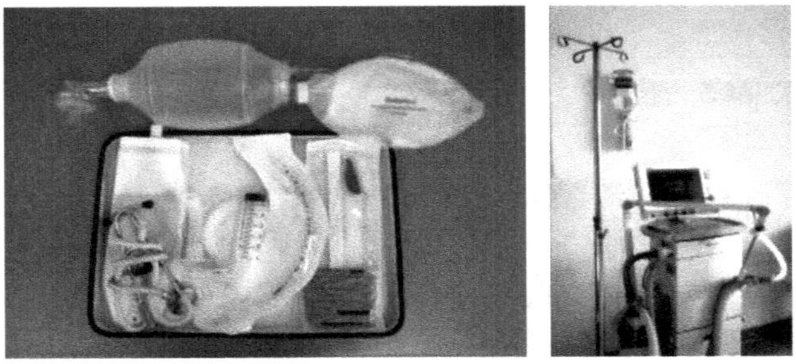

图7-4-2　应用有创机械通气物品

（二）患者评估

1.评估患者神志意识、心率、呼吸、血压、脉氧饱和度等生命体征状况。

2.评估气管插管或气管切开固定情况，导管置入深度、气囊充气及气囊压力。

3.评估人工气道通畅度，是否需要吸痰，听诊两肺呼吸音是否对称。

4.评估患者卧位是否安全舒适，给予半卧位，床头位置抬高30°～45°。

（三）操作方法

1.操作者洗手，戴口罩。在治疗室准备物品，检查仪器、查对治疗单。

2.携用物与呼吸机至患者床旁，查对患者姓名、ID号，向患者及其家属解释操作目的。

3.评估患者一般情况及生命体征，人工气道固定、气囊注气情况。

4.连接呼吸机和湿化罐的电源，连接空气源和氧气源。

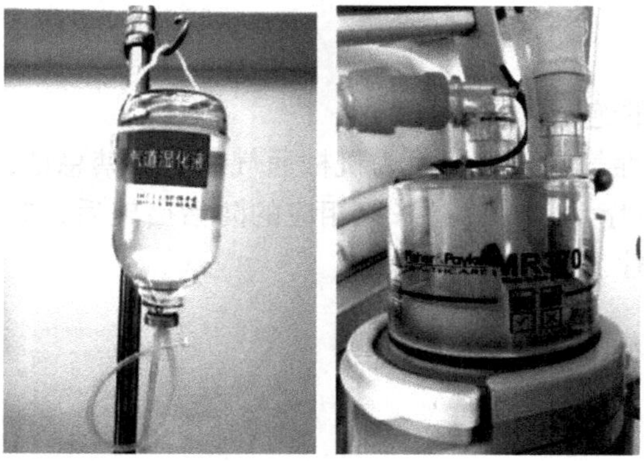

图7-4-3　呼吸机密闭式加水

5.呼吸机密闭式加水（图7-4-3），床头置输液架，灭菌注射用水用输液器连接湿化罐注水口，湿化罐加水至标志线，悬挂“呼吸机湿化”标志牌。打开湿化罐开关，调节湿化罐温度。

6.接通呼吸机电源，连接模拟肺，检查呼吸机运转情况及呼吸机回路气密性。

7.根据患者病情需要，设定呼吸机通气模式、通气参数，设置呼吸机报警参数上、下限及报警音量（图7-4-4）。

8.观察呼吸机运转情况，检查呼吸机各连接处是否漏气，工作是否正常，各指标显示状态。

9.取下模拟肺，呼吸机管道与患者人工气道相连接开始机械通气（图7-4-5），观察呼吸机运转及人机配合情况并记录。

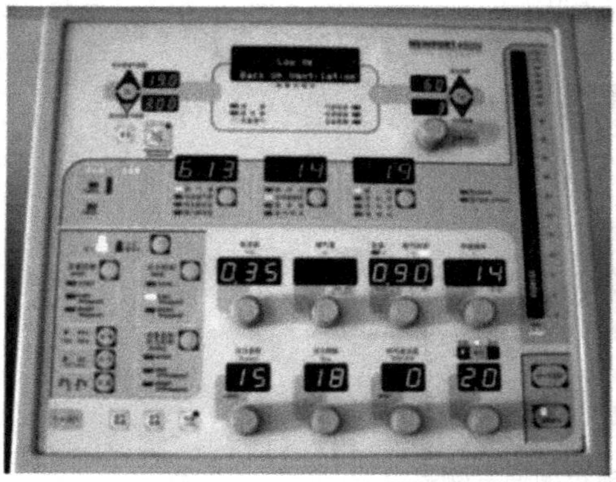

图7-4-4　呼吸机参数调节

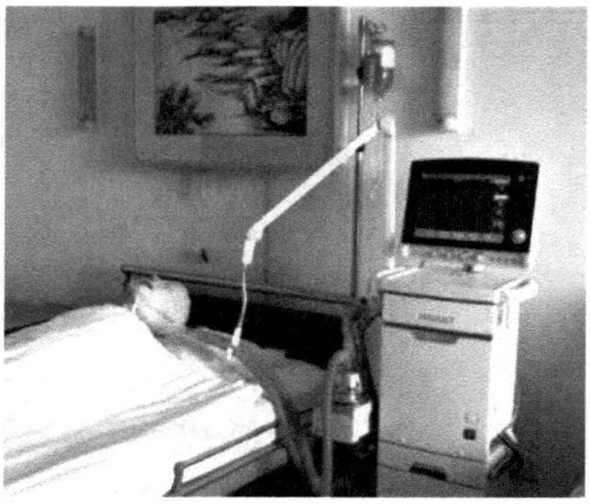

图7-4-5　连接呼吸机

10.听诊双肺呼吸音，检查通气效果。

11.停机锻炼时呼吸机管道与患者脱开，人工气道连接人工鼻吸氧及湿化，呼吸机接头处避污保存。

12.整理床单位，使患者保持舒适。及时予以吸痰，保持呼吸道通畅。

13.机械通气过程中严密监护。观察生命体征、脉氧饱和度变化，必要时监测动脉血气等。

14.整理用物、洗手，做好记录。

（四）注意事项

1.根据患者病情需要选择合适的呼吸机，要求操作人员熟悉呼吸机的性能及操作方法。

2.严密监测呼吸，注意呼吸改善的指征，掌握吸氧浓度。

3.定时监测血气，根据血气结果调整呼吸机参数设置，对于长期使用呼吸机的慢性呼吸衰竭患者，需考虑对心血管、呼吸系统和重要脏器功能的影响。

4.注意呼吸机的运转情况，重视报警信号，及时处理各种报警及呼吸机突发情况。备好简易呼吸器及各种急救药物，以备呼吸机或电源发生故障时应用。

5.查看呼吸机管道是否漏气，有无打折。保持呼吸道通畅，及时清理呼吸道分泌物。

6.注意查看湿化罐水位及湿化效果，及时添加灭菌注射用水，每日更换加水用输液器。积水瓶要处于管路的最低位置，冷凝水达1/2满应及时倾倒（图7-4-6），并用500mg/L含氯消毒剂浸泡30min后处理。

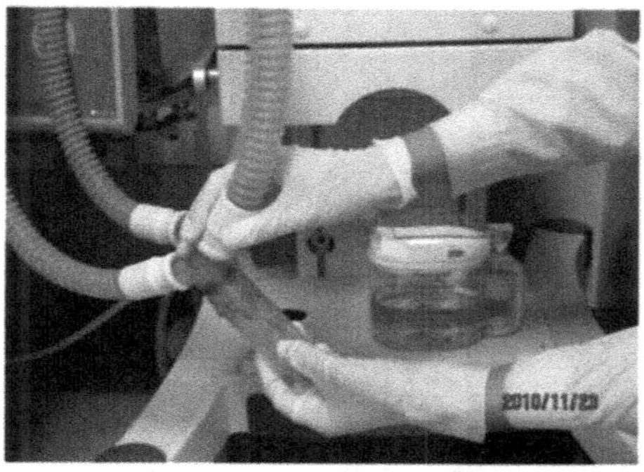

图7-4-6　及时倾倒冷凝水

7.应用有创机械通气后，要积极创造撤机条件，尽早撤机，避免因有创通气过久造成的并发症和产生呼吸机依赖。

8.呼吸机待机与关机方法：①待机，按显示屏左下角“开始/备用”键图标，页面出现提示问题：“您确定要进入备用模式吗？”，选择“是”。②接机，在备用模式时，先按“开始/备用”键启动呼吸机，再将呼吸机管道与患者相接。③关机，断开呼吸机与患者的连接，按“开始/备用”键，按“是”停止通气，关闭呼吸机。关闭湿化罐开关。拔出氧气管和空气管，切断电源。

四、呼吸机雾化吸入技术

（一）呼吸机雾化目的

1.解痉、平喘，缓解支气管痉挛。

2.止咳、化痰，利于痰液排出。

3.治疗呼吸道感染，控制炎症。

4.稀释痰液，湿化气道。

（二）物品准备

物品准备见表7-4-2及图7-4-7。

表7-4-2 呼吸机雾化物品准备

物品名称	数量	物品名称	数量
呼吸机专用雾化器	1套	一次性注射器（20ml）	1个
雾化器储药罐	1个	碘伏棉签	1包
雾化过滤器	1个	护理手套	1副
灭菌注射用水	1瓶	手消毒液	1瓶
一次性注射器（10ml）	1个	污物罐	1个

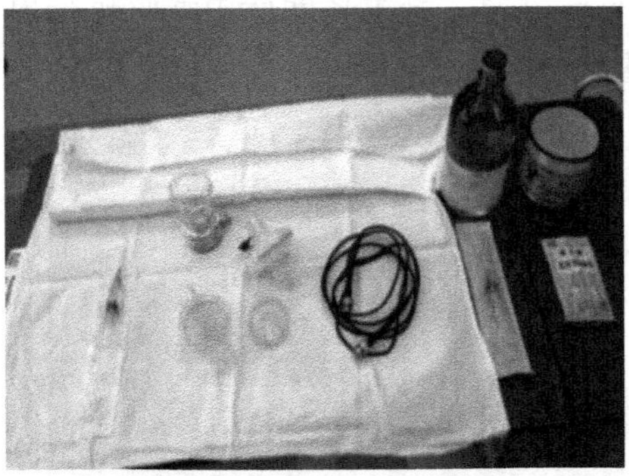

图7-4-7 呼吸机雾化物品

（三）操作流程

1.操作者洗手、戴口罩。在治疗室准备物品、药品。查对治疗单、配制雾化药液。

2.携用物至床旁，查对患者姓名、ID号，向患者及其家属解释操作目的，以取得患者的配合。

3.协助患者取舒适体位，评估患者病情及呼吸机运转情况。

4.雾化器储药罐内先加入灭菌注射用水20～25ml，再加入配制好的雾化药液（图7-4-8）。

5.将雾化器盖拧紧，连接金属导线（图7-4-9）。

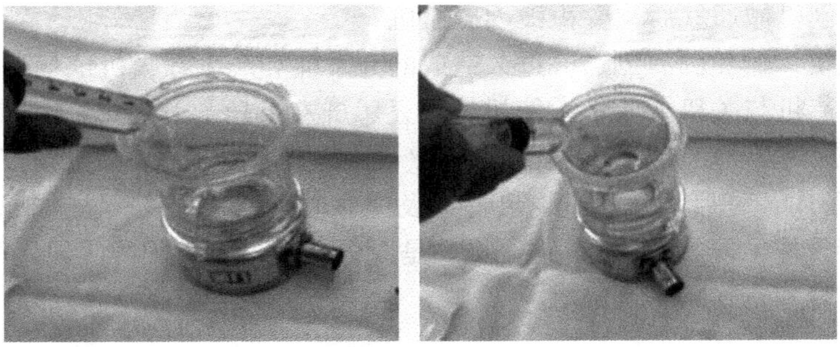

图7-4-8 储药罐内加入雾化药液

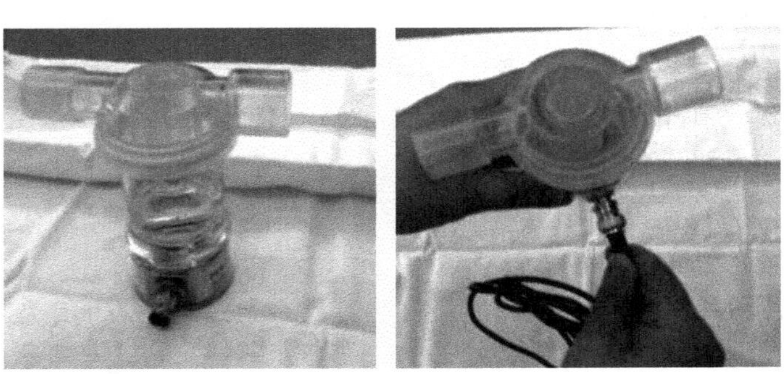

图7-4-9 连接金属导线

6.脱开呼吸机，将过滤器连接在呼吸机出气口（EXP）和呼吸机管道之间并接机（图7-4-10）。

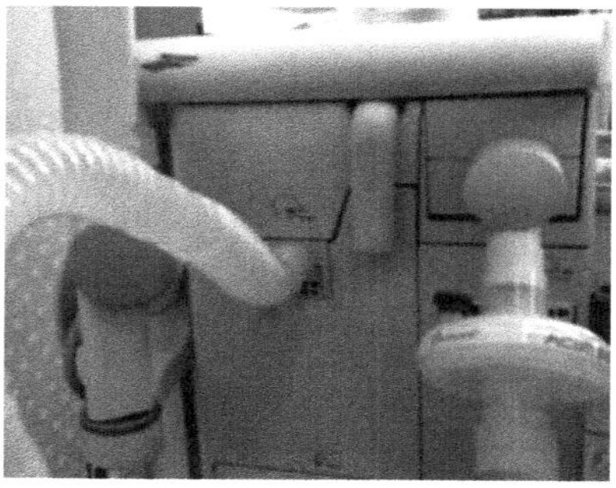

图7-4-10　连接过滤器

7.取掉呼吸机侧“Neb”接口灰色帽，将雾化装置黑色导线金属头连接在呼吸机雾化接口（图7-4-11）。

8.将雾化罐连接在呼吸机入气管道（连接湿化罐的管道）患者近端，连接好检查装置，无误后关闭呼吸机湿化罐（图7-4-12）。

9.点击呼吸机屏幕上第一行“雾化器”字样，遵医嘱调整雾化吸入时间，并按“接受”键即开始雾化，雾化器模块中显示倒计时（图7-4-13），雾化过程中保持储药罐位置无倾斜。

10.雾化过程中观察生命体征变化及呼吸机参数，雾化治疗结束后先脱开呼吸机，卸掉雾化装置，接机，打开呼吸机湿化罐电源，呼吸机正常运转（图7-4-14）。

11.洗手。整理用物及床单位。向患者及其家属交代注意事项，做好记录。

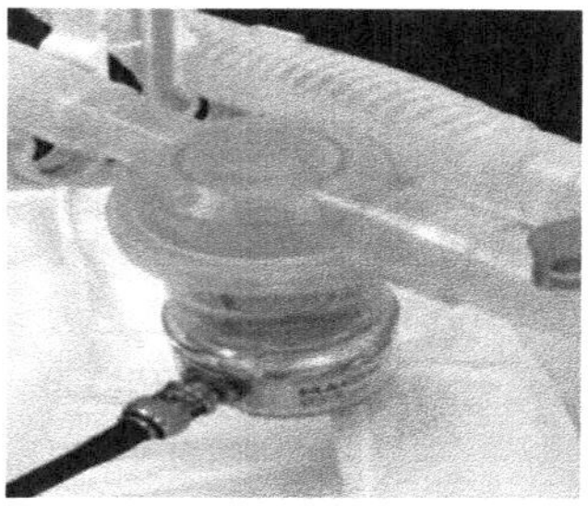

图7-4-11　雾化器连接呼吸器

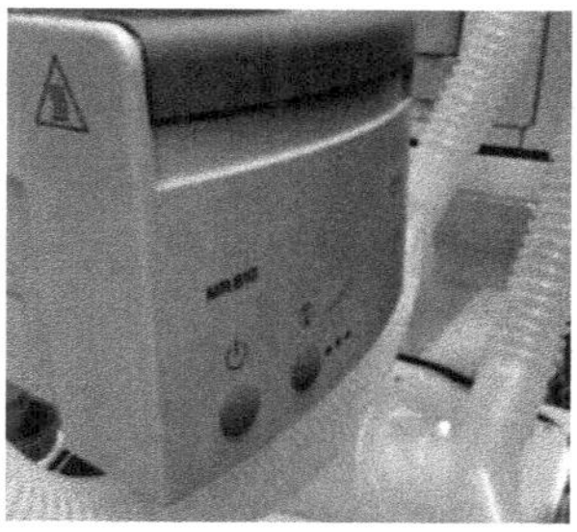

图7-4-12　雾化时关闭呼吸机湿化罐

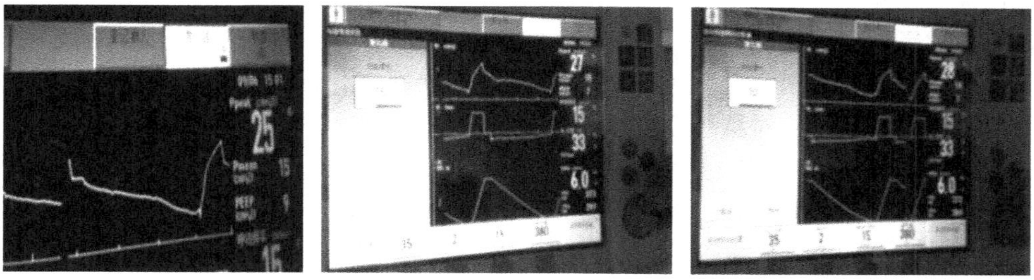

图7-4-13　呼吸机雾化启动

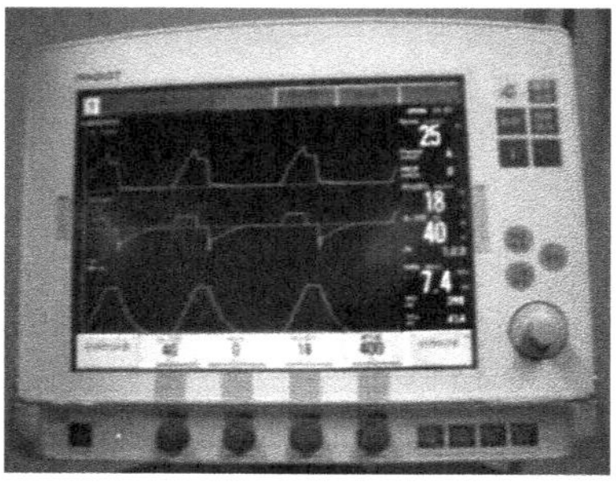

图7-4-14　观察呼吸机参数

（四）注意事项

1.连接雾化器后，要认真检查进气和呼气管道连接是否正确。专用雾化装置，连接在吸气端，细菌过滤器连接在呼气端。

2.雾化过程中始终保持雾化器储药罐处于水平直立状态，不能倾斜。

3.雾化器储药罐内可加入雾化液4～10ml，一般6ml比较合适。雾化过程中注意观察呼吸机管道内是否有雾气通过。

4.使用呼吸机进行雾化吸入时，要根据患者情况，适当调整呼吸机参数。

5.根据药液量，遵医嘱设定雾化时间。雾化设定时间是5min一挡，最长可以设定30min。一般持续雾化15min。

6.雾化过滤器内如有凝结水、雾化液超过标准或已做完，呼吸机报警提示。

7.雾化器用完后用清水清洗，自然晾干，避污保存，定时使用75%酒精纱布擦拭消毒。

8.雾化器储药罐和雾化过滤器为一次性使用，专人专用，每日更换。雾化器金属接口和金属导线请勿接触液体类物质。

9.强调雾化后要及时打开呼吸机湿化罐开关。

五、重点与难点

（一）有创机械通气应用指征

1.各种原因引起的呼吸衰竭或呼吸功能不全，常规治疗效果差，有病情恶化的趋势。

2.意识障碍，呼吸形式、节律异常，自主呼吸微弱或消失；如呼吸频率＞35～40次/分或＜6～8次/分。

3.经无创呼吸机治疗后患者病情无改善或仍继续恶化。

4.血气分析提示严重通气和氧合障碍。PaO_2＜50mmHg，尤其是充分氧疗后PaO_2仍＜50mmHg，$PaCO_2$＞50mmHg呈进行性升高，氧合指数（PaO_2/FiO_2）＜200，pH动态下降。

（二）呼吸机使用的安全管理

1.通气过程中密切监测患者生命体征、神志意识状态，动态观察心率、血压、呼吸频率、脉氧饱和度变化。

2.严密观察呼吸机运转情况，动态观察呼吸参数变化，如潮气量、通气量、气道压力等参数，有无人机对抗等。

3.保持呼吸机正常运转，掌握呼吸机突发情况的应急处理方法。重视呼吸机报警情况，立即分析报警原因，及时进行处理。

4.约束肢体防止自行拔管，躁动的患者给予适当镇静。

5.保证呼吸机管路正确连接，湿化罐及呼吸管路每周更换1次。

6.根据痰液黏稠度调整适宜的湿化罐温度，积水瓶放置于最低位，及时倾倒并消毒冷凝水。

7.根据患者体位调整呼吸管路的支架位置，避免人工气道管路受牵拉脱出或移位。

（三）呼吸机的维护与保养

1.呼吸机外部可用湿纱布轻轻擦拭，每日1次，保持清洁。

2.每周更换呼吸机连接管道及湿化罐，管路接头被痰液污染时及时更换。使用时注意避免过分牵拉管路，注意固定，避免曲折、破损。

3.过滤网安装在呼吸机空气入口处，是呼吸机常备的净化装置。需要每周清洗机器过滤网，待其完全晾干后再安装使用，避免过滤网被灰尘堵塞，影响呼吸机的运转。

4. 压力或流量传感器较为贵重，更换时要将测压管保护好，以免进水，影响数据监测。

5. 移动时注意防震动、防碰撞，使用时防水，如主机不慎进水，严禁启动呼吸机，由厂家专业人员维护保养。

6. 每年定期做呼吸机保养，主机内部的清洁、吸尘、调试和保养要由专业工程技术人员完成。

附：应用有创机械通气操作考核评分标准（表7-4-3）

表7-4-3　应用有创机械通气操作考核评分标准

项目	分值	技术操作要求及评分					
操作前准备	10分	着装、仪表、举止符合要求	4				
		备齐物品、洗手、落实查对	3				
		检查智能呼吸机及其他物品性能良好	3				
评估	15分	向患者解释沟通、语言内容适当、态度真诚	5				
		评估患者一般情况、病情状态及生命体征	5				
		评估患者人工气道状况，有无禁忌证	5				
操作过程	60分	检查呼吸机工作状态及患者情况	6				
		连接呼吸机和湿化罐的电源，正确连接空气和氧气接口，开机顺序正确	6				
		湿化罐加水方法正确	5				
		观察记录呼吸机参数设置情况	5				
		连接模拟肺观察呼吸机运转状况	5				
		协助患者取正确体位	5				
		呼吸机与人工气道连接正确	5				
		观察通气参数及报警设置，是否人机协调	5				
		观察患者胸廓起伏，呼吸音是否正常	5				
		观察生命体征，神志意识、脉氧饱和度	5				
		呼吸机待机、关机操作正确	4				
		整理床单位及用物，洗手，记录	4				
评价	15分	操作程序熟练，动作规范	5				
		操作过程注意保护患者及人工气道安全	5				
		操作过程注意和患者的沟通	5				
提　问		回答问题错误从总分中扣除一定分值					
完成时间		5min，超过30s扣1分					
总　分		100分					

（武淑萍　霍　霞　吴琳娜）

第五节　应用呼吸机监测

机械通气能改善机体通气与换气功能，减少呼吸功的消耗，在危重患者抢救治疗中发挥着非常重要的作用，应用呼吸机已成为呼吸衰竭和生命支持的重要方法。因此，护理人员应了解呼吸机参数设置及意义，及时报告呼吸机使用过程中遇到的问题，使呼吸机更加安全有效地发挥治疗作用。

一、呼吸机参数设置及意义

人工气道患者在进行机械通气时需密切观察呼吸机的模式及各项参数变化，同时了解各参数变化对患者病情的意义，以指导下一步治疗与护理。

（一）机械通气模式及意义

通气模式是指机械通气时呼吸机送气或呼气的方式。通气模式是应用呼吸机首先需要设置的机械通气参数。选择通气模式之后，呼吸机的其他参数才能进行设置。选择恰当的通气模式，能提高机械通气的疗效，降低并发症。

1.控制通气（control mechanical ventilation，CMV） 是指呼吸机完全替代患者自主呼吸的通气方式，通气量及通气方式全部由呼吸机决定，包括容积（容量）控制通气和压力控制通气两种。

（1）容积控制通气（volume control ventilation，VCV）：简称控制通气（control ventilation，CV），潮气量（V_T）、呼吸频率（RR）、吸气呼气时间比（I ∶ E）和吸气时间完全由呼吸机控制，即呼吸机完全代替自主呼吸。其特点是能保证潮气量和每分钟通气量的供给，完全替代自主呼吸，有利于呼吸肌休息，但不利于呼吸肌锻炼。容积控制通气适用于中枢或外周驱动能力很差及无自主呼吸的患者。此外，由于所有的参数都是人为设置，易发生人机对抗。

（2）压力控制通气（pressure control ventilation，PCV）：预设压力控制水平和吸气时间，吸气开始后，呼吸机提供的气流很快使气道压达到预设水平，之后送气速度减慢，维持预设压力到预设吸气时间结束，之后转向呼气。其特点是吸气峰压较低，可减少气压伤的发生，能改善气体分布和通气/血流（V/Q）值，有利于气体交换，临床上需不断调节压力控制水平，以保证适当水平的潮气量。压力控制通气适用于较重的急性呼吸窘迫综合征患者。

2.辅助通气（assist ventilation，AV） 是指由患者自主吸气触发机械呼吸，潮气量或通气压力由呼吸机决定，但呼吸频率和吸气呼气时间比随自主呼吸变化，即为控制模式同步化，由患者自主吸气触发，但吸气时间及流量由呼吸机控制，呼吸机承担的呼吸功多于患者所做的呼吸功，可分为容积辅助通气（volume assist ventilation，VAV或AV）和压力辅助通气（pressure assist ventilation，PAV）。容量切换提供容积支持，压力切换提供压力支持。患者吸气产生一定压力或气体流速通过传感器发出信号启动呼吸机，吸气回路中压力阈值或流速值称为触发灵敏度。

3.辅助/控制通气（assist-control ventilation A/C） 是在控制通气模式的基础上叠加辅助通气模式，控制通气部分仍有容积控制和压力控制。此模式下自主呼吸触发呼吸机送气后，呼吸机按预设参数送气，如患者无力触发、无自主呼吸或自主呼吸频率低于预设频率，呼吸机则以预设参数通气，具有控制通气的优点，并提高了人机协调性，需设置触发灵敏度。

目前智能呼吸机基本应用辅助/控制通气模式取代了单纯的控制通气和辅助通气，包括容积辅助/控制通气（volume assist-control ventilation，V-A/C）和压力辅助/控制通气（pressure assist-control ventilation，P-A/C）。

4.间歇指令通气（intermittent mandatory ventilation，IMV） 是指按预设频率间断发挥指令通气作用，即呼吸机按预设的呼吸频率送气，每个吸气过程皆由预设潮气量（或通气压力）、吸气时间完成，每两次机械通气之间是不受呼吸机影响的自主呼吸，此时呼吸机只提供气流量。但由于呼吸机以固定频率进行呼吸，可能影响患者的自主呼吸，出现人机对抗。

5.同步间歇指令通气（synchronized intermittent mandatory ventilation，SIMV） 是指呼吸机预设的呼吸频率由患者触发，若患者在预设的时间内没有出现吸气动作，则呼吸机按预设参数送气，间歇控制通气之外的时间允许自主呼吸存在。同步间歇指令通气是间歇指令通气同步化，弥补了间歇指令通气的缺陷，其特点是支持水平从完全的控制通气到完全自主呼吸，可调范围大，能保证一定的通气量，同时在一定程度上允许自主呼吸参与，防止呼吸肌萎缩，对心血管系统影响较小，增加了人机协调性。

6.压力支持通气（pressure support ventilation，PSV） 是由自主吸气触发呼吸机送气，由呼吸机给予一定压力辅助的通气模式，即患者吸气触发后，呼吸机提供一个高速气流，使气道压达到预设的辅助压力水平，并维持通气压力至预设的吸气流速数值，之后吸气转换为呼气。呼吸频率、潮气量、吸气流量受患者自主呼吸能力和通气能力的双重影响，是目前最常用的通气模式，有较好的人机协调性，属于自主呼吸模式，患者感觉舒服，有利于呼吸肌休息和锻炼，主要用于有一定自主呼吸能力、呼吸中枢驱动稳定者，一般可与同步间歇指令通气联合应用，也可作为撤机技术应用。自主呼吸能力较差或呼吸节律不稳定者，易发生触发失败和通气不足，无自主呼吸的患者不能触发压力支持通气送气，因此不能使用此模式。

7.持续气道正压/呼气末正压 持续气道正压（continuous positive airway pressure，CPAP）是在自主呼吸条件下，呼吸机在患者整个呼吸周期内，无论吸气还是呼气时均提供一个持续的气道内正压通气，通气过程由患者自主呼吸完成，使气道压在吸气相和呼气相都保持在同一正压水平。呼气末正压（positive end expiratory pressure，PEEP）是指在机械通气时，气道持续保持正压。完全自主呼吸提供的为持续气道正压，有呼吸机起辅助作用或指令作用的为呼气末正压。两者具有相似的功效：①增加肺泡内压和功能残气量，有利于氧向血液内弥散；②防止呼气末时肺泡闭陷，使萎陷的肺泡复张，在整个呼吸周期维持肺泡的通畅；③减少间质水肿，改善肺顺应性，对肺容量和血管外肺水的肺内分布产生有利影响。缺点为影响静脉回流降低心排血量，可使颅压升高加重脑水肿，引起肠道及肝脏淤血，同时可增加气道平均压。压力水平根据患者病情和治疗的需要，可在0～15cmH_2O选择。

（二）基本参数设置及意义

1.潮气量（tidal volume，TV或V_T） 是指平静呼吸时每次吸入或呼出的气量。在容量控制模式中应用，根据理想体重给予潮气量5～12ml/kg。潮气量一般分为吸气潮气量和呼气潮气量。吸气潮气量（inspiratory tidal volume）是指静息状态下，每次呼吸时，自主吸入或呼吸机输入潮气量的多少。呼气潮气量（expiratory tidal volume）是指静息状态下，每次呼出潮气量的多少，呼出气是经肺内充分湿化、温化的气体，一般情况下是临床上重点观察的参数。

2.气道压力（airway pressure） 又称气道内压，是气道内压强与大气压的差值。通常情况下，压力感受器在呼吸机连接管路的近患者端，即Y形管附近，也有部分在吸气阀或呼气阀附近，故其显示的压力实质是连接管路的压力。压力变化的最高值称为峰压（peak pressure），是为克服全部通气阻力所产生的压力。在密闭管道内，气体停止流动的情况下，气道、肺实质的黏性和惯性阻力皆消失，各个部位的压力相等，即此时的气道压力与肺泡内压相等，称为平台压（plateau pressure），为防止发生气压伤，一般要求气道平台压力不超过35～45cmH_2O。

3.呼气末正压 是机械通气时呼气末气道压大于0的状态。呼气末正压在整个呼吸周期皆存在，并影响整个吸气过程和呼气过程，因此呼气末正压不单纯是呼气末才存在的压力。其作用是防止肺泡萎陷，改善氧合。临床设置和调节呼气末正压应根据疾病的不同而异，其原则一般为从低压开始、逐渐上调，同时观察患者临床症状改善情况，随时调节，直至理想水平。呼气末正压常规参数设置为3～5cmH_2O，治疗性呼气末正压设置为6～15cmH_2O，常用于重症肺炎、急性呼吸窘迫综合征的辅助治疗，但老年患者在临床应用呼气末正压时需更加谨慎，尤其是高龄老年患者，一般情况下治疗性呼气末正压设置在4～8 cmH_2O，不宜超过10 cmH_2O。

4.呼吸频率（respiratory rate，RR） 是指成人每分钟呼吸次数。机械通气频率（mechanical ventilation frequency，f）是指呼吸机按预设吸气要求进行通气的次数，主要用于描述按吸气指令要求完成的呼吸频率，频率选择根据每分钟通气量及目标动脉氧分压（PaO_2）水平，一般设置为接近生理呼吸频率，成人选择范围一般为12～20次/分，老年患者常选择在16～20次/分。

5.吸呼气时间比（I ∶ E ratio） 简称吸/呼比（I ∶ E），是吸气时间与呼气时间的比值。吸气时间（inspiratory time，Ti）是指呼吸机接受吸气触发机制，从开始吸气到呼气装置开放、开始呼气前的时间。呼气时间（expiratory time，Te）是指呼吸机呼气装置开放，开始呼气到下一次开始吸气前的时间。吸/呼比的选择应基于患者的自主呼吸水平、氧合状态及血流动力学，适当的设置能保持良好的人机同步性。机械通气患者通常设置吸气时间为0.8～1.2s，吸呼比为1 ∶（1.5～2.0）。

6.吸气流量（inspiratory flow） 是指在吸气时间内，被患者自主吸气或呼吸机输送气体的速度，包括流量型态和流量大小。常用平均流量和峰流量的概念表示吸气流量大小。平均流量和送气时间的乘积为潮气量。定容型通气模式时流量为预设值，定压型通气模式时流量为监测值。

7.吸气峰流速（peak inspiratory flow） 是指在吸气时间内，患者自主吸气或呼吸机输送气体的最大瞬间速度。成人常用的流速设置为40～60L/min，或流速设置为呼吸周期的20%～25%，根据每分钟通气量和呼吸系统的阻力及顺应性进行调整。

8.触发灵敏度（trigger sensitivity） 是指当患者有自主呼吸且需要呼吸机提供辅助性通气时，呼吸机需要通过压力或流量来检测患者呼吸以调整气流同步输出，依据患者自主呼吸的情况来调节灵敏度的大小，包括流量触发和压力触发。

（1）流量触发（flow trigger）：触发的敏感性和稳定性较压力触发好，应作为首选，一般设置为2～5L/min，但也应根据吸气能力、气道压力等参数进行调节。目前智能型呼吸机一般均为流量触发。

（2）压力触发（pressure trigger）：通过探测患者吸气后引起呼吸环路内压力下降而触发。理论上触发水平接近0，触发最敏感，同步时间最短，但也容易导致假触发和人机对抗，因此触发压力常设置在-0.5～-1.5cmH_2O。

9.吸入气氧浓度（FiO_2） 是指呼吸机通气时患者吸入气体的氧浓度。FiO_2的设置一般取决于动脉氧分压（PaO_2）水平、呼气末正压水平、平均气道压力及患者血流动力学状态。原则上在保持PaO_2较理想的情况下，FiO_2设置越低越好，即保证PaO_2＞60mmHg，SaO_2＞90%即可。FiO_2＞60%为高浓度吸氧，长时间吸入高浓度氧易导致氧中毒，100%浓度氧吸入不宜超过6h。

10.窒息通气（apnea ventilation） 是指呼吸机监测患者的呼吸暂停时间，超过预设的呼吸暂停时间，呼吸机报警并自动切换到控制通气模式。窒息通气是一种安全保障功能，常用于自主和支持通气模式。窒息通气时间可选为15～60s，常选15s。

（三）重点与难点

1.呼吸机模式与参数的观察

（1）及时正确地设置呼吸机模式，观察呼吸机通气模式的选择与参数调节的一致性。机械通气过程中，观察患者病情变化，核查呼吸机模式及参数的设定。

（2）注意患者的呼吸频率、节律是否与机器同步，不得随意调整参数，如有更改，做好记录。更改呼吸参数后，应及时观察患者情况，判断通气效果。

（3）严格禁止关闭呼吸机自动报警声音。发生呼吸机自动警告，首先应检查所提示的警告内容并及时对该项目所反映的情况进行检查。

（4）提示气道压力过高时，应检查是否有人机对抗，或有痰液阻塞气道；气道压力过低时，可能是呼吸机管道脱落或气道漏气，必须在及时处理的同时，迅速与医师联系。

（5）呼吸机出现任何报警，均须立即寻找报警原因并及时排除。不能立即排除的，需立即给予人工辅助通气，同时呼叫医师及相关技术人员处理。

2.呼吸机模式与参数的设置

（1）根据患者病情变化、遵医嘱调整呼吸机模式及参数的设定。对已经有部分自主呼吸的患者，应用间歇同步呼吸支持模式，对已经恢复自主呼吸，但呼吸节律或潮气量尚不稳定的患者，应用持续正压支持模式。

（2）对于完全无自主呼吸的患者，应用完全机械控制呼吸模式，可保证患者有足够的潮气量和一定的呼吸频率。

（3）呼吸机设置潮气量一般应在400～800 ml，呼吸频率在15～20次/分，以保证每分钟通气量为10～15L。尽量采用低浓度供氧，避免氧中毒的发生。吸气/呼气时间比值一般选择1∶（1.5～2.5）。呼吸机送出气体温度应控制在（35±2）℃，应采用加热湿化对吸入气体进行湿化。

（4）警告参数阈值的设置是呼吸机设置的重要内容，各参数的阈值设定，应严格遵照医嘱执行。

二、呼吸机应用过程中的监测

使用呼吸机治疗的患者，要专人监护，需严密观察和监测其治疗反应与病情变化，做好记录。监测内容包括监测患者生命体征、观察呼吸机工作是否正常，分析判断机械通气参数是否符合患者情况，是否需要调节；定时进行血气分析、电解质的监测，为呼吸机的调试提供依据。在使用机械通气的过程中，医护人员需及时巡视关心患者，密切观察病情变化，根据患者的个性和特点进行对症处理。

（一）参数与模式的监测

1.通气功能的监测

（1）潮气量（V_T）：反映患者的通气功能，吸气潮气量与呼气潮气量的差异反映呼吸机或呼吸环路是否漏气，应观察实际潮气量与设定潮气量是否相符。

（2）每分钟通气量（V_E）：为潮气量与呼吸频率的乘积（$V_E=V_T\times f$）；每分钟通气量的确定通常按理想千克体重来估算，每分钟通气量的监测可反映患者是否存在通气不足或通气过度，并指导机械通气潮气量、呼吸频率等参数的调整。

（3）呼吸频率（RR）：反映患者的通气功能及呼吸中枢的兴奋性。

（4）动脉血二氧化碳分压（$PaCO_2$）：通过动脉血气分析，测定$PaCO_2$，可反映患者的通气功能状态。

2.换气功能监测

（1）动脉氧分压（PaO_2）：反映肺换气功能的指标，通过监测PaO_2可指导呼吸机模式的选择和吸入氧浓度的调整。

（2）血氧饱和度（SaO_2）：反映机体血液氧含量，临床上可进行无创性的连续的脉氧饱和度（SpO_2）监测、经皮氧饱和度监测，或采集动脉血进行动脉血气分析监测。

（3）吸入氧浓度（FiO_2）：监测可防止氧浓度过高引起氧中毒或氧浓度过低引起缺氧，按照动脉血气调整吸氧浓度。

3.气道压力的监测　气道压力是反映气道阻力和肺弹性回缩力的指标，可以计算出气道阻力和顺应性。

（1）峰压力：呼吸机送气过程中的最高压力。气道阻力增高可见于峰值流速增大、气管导管太细或阻塞、支气管痉挛或痰堵等。

（2）吸气压力与肺部顺应性的监测：肺顺应性反映肺和胸廓的弹性。当肺的顺应性良好时，肺的弹性正常，弹性阻力降低；当肺的顺应性降低时，肺的弹性异常，弹性阻力增强。

（二）生命体征的监测

1.神志与精神症状　神志、精神症状的变化可以协助判断机械通气的效果，纠正低氧血症和CO_2潴留。若治疗后患者神志转清，表现安静，神态自如，瞳孔大小恢复到正常，对光反应灵敏，则提示机械通气治疗有效，通气和换气改善；若出现烦躁不安，呼吸急促，自主呼吸与呼吸机不同步，则提示机械通气效果差，除外病情原因外，可能与呼吸机调节不当或机器故障等有关。若患者病情好转后又出现兴奋、谵语、面色潮红甚至抽搐，则常常是通气过度、出现呼吸性碱中毒的表现。

2.血压与心率　是反映病情变化的敏感指标。治疗后患者血压正常、波动小，心率正常、稳定，说明病情明显改善。血压异常升高是心功能不全的早期信号，血压下降、心率增快是原发性和继发性循环功能明显恶化的指征，若出现心率下降则是病情危重的信号。

3.呼吸频率　呼吸动力不足、通气阻力增大皆可导致呼吸频率加快，通气模式选择不当或通气参数调节不合适更容易导致呼吸频率增快。若病情好转，呼吸阻力下降或通气模式、参数适当，则呼吸频率恢复正常。若呼吸中枢兴奋性显著下降，则呼吸频率明显减慢，是病情危重的指征，同时注意观察呼吸深度和节律。

（三）循环功能的监测

1.尿量　是判断血容量是否充足和机械通气是否合适的较可靠指标。若血容量不足、机械通气不当，将引起尿量的明显减少。尿量低于1000ml多意味着细胞外液量的减少、心功能不全、机械通气过度或不足。

2.血压　降低的原因很多，其中绝大多数是有效循环血容量不足引起，可能是疾病本身所致，也可能与机械通气过度或不足有直接关系，机械通气时回心血量减少，心排血量减低，可导致血压下降，此时可适当增加血容量，如补充胶体扩充血容量，胶体用白蛋白、血浆或血浆代用品皆可。

3.中心静脉压　是监测循环功能、指导液体复苏和机械通气的常用指标。通过监测中心静脉压可判断心脏功能、有效循环血量情况，指导临床治疗。血压下降可致组织器官灌注不足，实质脏器的缺血缺氧可导致功能障碍，如血压下降可致肾血流量减少，尿量减少，影响肾功能。

4.血氧饱和度　一般指动脉血氧饱和度（SaO_2），主要反映末梢组织的血液灌注情况和氧合状态，是呼吸机治疗过程中必须监测的内容，也是监测周围循环功能常用的指标。SaO_2降低时需及时鉴别其降低的原因，进行积极处理，如调节通气模式和参数等。

（四）重点与难点

1.机械通气时生命体征的监护要点

（1）神志、精神症状：经机械通气和综合治疗后，患者神志转清、精神状态趋于稳定，说明机械通气模式与参数调节合适，治疗适当；若精神状态恶化，人机配合不良或精神好转后又恶化，则可能病情加重、通气不足或通气过度，应定时监测血气，检查通气，调整参数。

（2）心率、血压变化：持续给予心电监测，机械通气开始20～30min可出现血压的轻度下降，心率稍增快；随着低氧血症和CO_2潴留的纠正，心率和血压将逐渐恢复至正常范围。若血压明显或持续下降，同时心率增快，应及时通知医师，给予相应的处理，随时观察和记录。

（3）呼吸变化：观察呼吸频率、节律、幅度、类型，胸廓活动度，两侧呼吸运动的对称性，辅助呼吸肌活动，自主呼吸与呼吸机的同步性，听诊两侧呼吸音，有无湿啰音、哮鸣音、痰鸣音等。以此了解人工气道建立是否妥当，自主呼吸与呼吸机是否协调，并判断气道是否通畅。

2.机械通气时脉氧饱和度监测

（1）通过监测SaO_2及时发现患者有无缺氧及低氧血症，机械通气后缺氧情况是否改善。通过调节吸入气体氧浓度，改善低氧血症。

（2）氧饱和度可以为通气模式的确定参数的选择和调整及撤机拔管的时机选择提供指导，可监测末梢脉氧饱和度。但应注意末梢循环差、明显水肿的患者有时不能完全反映血液氧含量，需进行动脉血气监测。

（3）机械通气过程中应注意观察患者氧疗效果：观察患者的神志意识变化，发绀程度有无减轻，呼吸、心跳的频率及节律的变化，注意观察动脉血气及脉氧饱和度变化，发绀改善主要表现为口唇、颜面、甲床色泽红润，如缺氧症状没有改善或病情进行性加重，应配合通知医师及时处理。

（4）老年患者气道分泌物增多且黏稠，人工气道机械通气时气道廓清能力进一步下降，气道内分泌物淤积时，可出现氧饱和度下降，需及时进行负压吸引排痰。

三、酸碱平衡与血气分析监测

动脉血气分析（blood gas analysis）是指对动脉血液中不同类型的气体和酸碱物质进行分析的技术过程。动脉血气是呼吸监测的主要部分，能直接测量动脉血氧分压、二氧化碳分压和酸碱度，是唯一能判断和衡量人体酸碱平衡状况、低氧血症程度的指标。动脉血气分析能正确反映肺的气体交换功能，用于酸碱失衡的诊断和治疗、确定呼吸衰竭的类型、严重程度及判断预后，指导机械通气中呼吸机参数的调节。

（一）动脉血气参数及临床意义

1.氧合参数

（1）动脉血氧分压（PaO_2）是动脉血中溶解的氧分子所产生的张力。正常值为80～100mmHg，随年龄增长而逐渐降低，一般年龄＞70岁时，PaO_2＞70mmHg为正常。PaO_2为判断缺氧和低氧血症的客观指标。当在海平面下，呼吸空气时，PaO_2低于正常值就已经提示血氧含量不足，但一般只有当PaO_2＜60mmHg时，才引起组织缺氧，临床方可诊断为低氧血症、Ⅰ型呼吸衰竭。

（2）动脉血氧饱和度（SaO_2）是指动脉血液中血红蛋白（Hb）在一定氧分压下和氧结合的百分比，即氧合血红蛋白的百分比。SaO_2正常值为95%～100%。SaO_2表示血液中氧与血红蛋白结合的比例，一般情况下可作为缺氧和低氧血症的客观指标。

（3）动脉血氧含量（CaO_2）是指每100ml动脉血液中实际带氧量的毫升数，包括物理溶解在血液中的氧和以化学结合形式存在的氧。CaO_2能真实地反映动脉血液中氧的含量，是较可靠的诊断缺氧和低氧血症的客观指标。

2.动脉血二氧化碳分压（$PaCO_2$） 是指以物理状态溶解在血浆中的二氧化碳分子所产生的张力，其正常值为35～45mmHg。$PaCO_2$是主要的呼吸性酸碱平衡失调的指标，常可反映肺泡通气情况。一般情况下，$PaCO_2$＞45mmHg为通气不足，$PaCO_2$＞50mmHg为高碳酸血症，诊断为Ⅱ型呼吸衰竭。$PaCO_2$＜35mmHg为通气过度。有效机械通气使肺泡通气量增加，CO_2下降，$PaCO_2$下降。

3.动脉血酸碱度（pH） 是评价血液酸碱度的指标，是未分离血细胞的血浆中氢离子浓度的负对数。其正常值为7.35～7.45。pH基本代表细胞外液的情况，是酸碱失衡的主要诊断指标，对机体的生命活动，尤其是内环境的稳定性，具有重要意义。pH直接反映机体的酸碱状况，pH＞7.45为碱血症（碱中毒），pH＜7.35为酸血症（酸中毒）。

4.碱性物质

（1）实际碳酸氢盐（actual bicarbonate，AB）是指实际$PaCO_2$及SaO_2条件下动脉

血浆中的HCO_3^-浓度。正常值为22～27mmol/L，平均为24mmol/L。HCO_3^-是主要的碱性指标，酸中毒时减少，碱中毒时增加。

（2）标准碱剩余（standard bases excess，SBE）简称碱剩余（BE），是指在37℃时，$PaCO_2$为40mmHg，血红蛋白完全氧合的标准条件下，将1L全血或血浆滴定pH至7.40时所需的酸或碱的浓度。正常值为-3～+3mmol/L。BE能反映血液缓冲碱绝对量的增减。

（3）血浆二氧化碳总量（total plasma CO_2 content，TCO_2）是指血浆中以化合及游离状态存在的二氧化碳的总量，其中以结合形式存在的二氧化碳占绝大部分。TCO_2的正常值为23～31mmol/L，平均为27mmol/L。TCO_2也是重要的碱性指标，主要代表HCO_3^-的含量，＜23mmol/L时提示酸中毒，而＞31mmol/L时提示碱中毒。

（4）实际碱剩余（actual bases excess，ABE）是指在实际条件下测定全血或血浆标本时所需的酸或碱的量。BE和ABE代表体内碱储备的增加或减少，是判断代谢性酸碱失衡的重要指标。如需用碱滴定，说明血液中碱缺失（相当于酸过剩），用负值表示，ABE＜-3mmol/L提示代谢性酸中毒；如需用酸滴定，说明血液中碱过剩，用正值表示，ABE＞+3mmol/L提示代谢性碱中毒。

5.其他指标

（1）血细胞比容：男42%～49%，女37%～43%。

（2）血红蛋白总量：男12～16g/dl，女11～15g/dl。

（3）钠离子（Na^+）、钾离子（K^+）、氯离子（Cl^-）：Na^+为135～150mmol/L，平均为142mmol/L；K^+为3.5～5.5mmol/L，平均为4.0～4.5mmol/L；Cl^-为98～108mmol/L，平均为103mmol/L。

（二）血气分析判断

1.酸碱失衡判断　见表7-5-1。

表7-5-1　不同酸碱失衡类型的血气改变

酸碱失衡类型	pH	$PaCO_2$	HCO_3^-	BE
呼吸性酸中毒	↓	↑	（稍↑）	=
呼吸性酸中毒代偿	=	↑	↑	↑
呼吸性碱中毒	↑	↓	（稍↓）	=
呼吸性碱中毒代偿	=	↓	↓	↓
代谢性酸中毒	↓	=	↓	↓
代谢性酸中毒代偿	=	↓	↓	↓
代谢性碱中毒	↑	=	↑	↑
代谢性碱中毒代偿	=	↑	↑	↑
呼吸性酸中毒并代谢性酸中毒	↓	↑	↓	↓
呼吸性碱中毒并代谢性碱中毒	↑	↓	↑	↑
呼吸性酸中毒并代谢性碱中毒	↑=↓	↑	↑	↑
呼吸性碱中毒并代谢性酸中毒	↑=↓	↓	↓	↓

注：=为正常范围；↑为高于正常；↓为低于正常

2.呼吸衰竭类型判断　呼吸衰竭的动脉血气诊断标准是在海平面、静息状态、呼吸空气、无异常分流的情况下，PaO_2低于60mmHg，伴或不伴有$PaCO_2$高于50mmHg。按病理生理和动脉血气分类，又可分为Ⅰ型呼吸衰竭和Ⅱ型呼吸衰竭。

（1）Ⅰ型呼吸衰竭：又称单纯低氧血症性呼吸衰竭，指PaO_2＜60mmHg，$PaCO_2$降低或正常为通气功能障碍所致。

（2）Ⅱ型呼吸衰竭：又称高碳酸血症性呼吸衰竭，$PaCO_2$＞50mmHg，同时伴或不伴PaO_2下降（PaO_2可以＜60mmHg，也可以≥60mmHg），为换气功能障碍所致。

若静息状态下动脉血气正常，在某种程度劳力后出现血气异常，称为呼吸功能不全（respiratory insufficiency）。

3.低氧血症判断　主要根据PaO_2和SaO_2来判断。一般来讲，PaO_2＜60mmHg时，才会使SaO_2显著减少，引起组织缺氧，方可诊断为低氧血症。

（1）轻度低氧血症：50mmHg≤PaO_2＜60mmHg，80%≤SaO_2＜90%。

（2）中度低氧血症：40mmHg≤PaO_2＜50mmHg，60%≤SaO_2＜80%。

（3）重度低氧血症：PaO_2＜40mmHg，SaO_2＜60%。

（三）血气分析在机械通气中的应用

1.血气值异常与呼吸机参数调节　见表7-5-2。

表7-5-2　血气值异常与呼吸机参数调节

血气	选择和调节
$PaCO_2$过低	V_T↓，f↓，通气量↓，吸气压力↓
PaO_2过高	FiO_2↓，PEEP↓
PaO_2过低	FiO_2↑，PEEP↑，吸气时间↑
$PaCO_2$过高，PaO_2过低	V_T↑，f↑，通气量↑，吸气压力↑
$PaCO_2$过高，PaO_2正常或过高	f↑，PEEP↓，吸气时间↓
ARDS	肺保护性通气策略

注：V_T为潮气量；f为呼吸频率；FiO_2为呼吸机氧浓度；PEEP为呼气末正压；ARDS为急性呼吸窘迫综合征

2.机械通气相关性酸碱平衡失调

（1）呼吸性酸中毒：机械通气的主要目的是改善通气，纠正呼吸性酸中毒。但在下列情况下，机械通气可能导致或加重呼吸性酸中毒：通气不当如通气模式的选择和参数的调节不合适、连接管路漏气等可导致通气量不足，不能改善呼吸性酸中毒甚至可能加重，容易被忽视，需积极寻找具体原因给予纠正。治疗目的：①维持pH稳定；②实施允许性高碳酸血症的机械通气策略；③维持基础通气量；④维持电解质浓度相对稳定。

（2）呼吸性碱中毒：是机械通气患者最常见的酸碱平衡失调，主要见于以下情况。①通气量参数设置不当，导致“预设”或“输出”通气量过大。②人机配合不良，患者代偿性呼吸增强、增快，实际通气量增加。③呼吸机通气模式和参数的选择和调节不当。④患者呼吸驱动显著增强，急性呼吸窘迫综合征、肺水肿、哮喘发作，机械通气不能有效抑制患者的呼吸。治疗目的：应积极治疗原发病，查找直接原因，改善人机配合，可改用压力支持通气等自主性模式，降低通气量，其中以降低呼吸频率为主，适当使用镇静剂、肌松剂。

（3）代谢性碱中毒：慢性呼吸性酸中毒、肾功能代偿导致HCO_3^-浓度升高，通气后$PaCO_2$迅速下降，而HCO_3^-却不能相应排出，导致代谢性碱中毒。患者主要表现为通气后神志转清，一般情况迅速好转，但短时间内又出现烦躁不安，肢体抖动或抽动，意识状态恶化，复查动脉血气$PaCO_2$可以升高、正常或下降，但pH升高，HCO_3^-浓度维持在较高水平。因此一旦出现严重碱血症，必须迅速将每分钟通气量降低1/3～1/2以上，以降低呼吸频率为主。

（4）代谢性酸中毒：主要见于严重低氧血症或合并低血压的患者，原因是通气量或通气压力过大进一步加重循环功能抑制，组织供氧不足；在人机配合不良的情况下，可导致氧耗量增加，加重供氧不足和酸中毒。

3.机械通气相关性电解质紊乱

（1）高钾血症：机械通气所致高钾血症并不多见，机械通气导致呼吸性酸中毒或机械通气过度导致代谢性酸中毒，将导致或加重高钾血症，应注意机械通气的调节和综合治疗。

（2）低钾血症：主要见于慢性呼吸衰竭患者，多种原因可导致机体缺钾，但在呼吸性酸中毒存在的情况下，血钾浓度基本正常或接近正常。一旦机械通气使呼吸性酸中毒迅速纠正，K^+-Na^+交换增强，K^+进入细胞内增多，经肾小管的排出量也增多，从而导致低钾血症。慢性呼吸衰竭患者在血钾浓度降低或在正常低限的情况下，应予以补钾，可适当降低通气量，使$PaCO_2$缓慢下降，高碳酸血症逐渐改善，避免“过度通气”和碱血症引发严重低钾血症。

（3）低氯血症：机械通气后，随着呼吸衰竭的改善，低氯血症逐渐恢复；若强行补充氯化钠，只能导致高钠血症和高渗血症，并可能加重低钾血症。少部分患者有原发性低氯血症，但程度多较轻，且同时存在低钠血症或低钾血症，随着纠正低钠血症、低钾血症方法的实施，低氯血症也会自然纠正。

（4）高钠血症：急性酸中毒使细胞内外H^+-Na^+交换增强，血钠增高，机械通气后，随着呼吸性酸中毒的改善可逐级恢复。

（5）低钠血症：常见于慢性呼吸衰竭，主要发生原因有摄入不足、应用利尿剂后Na^+排出增加、水潴留导致稀释性低钠血症、低钾血症，以及慢性呼吸衰竭患者可表现为顽固性低钠血症。需经口服或静脉补充。

（6）低镁血症：多合并低钾血症，有碱血症时更明显，随着患者饮食逐级增加可纠正，应用机械通气需缓慢纠正呼吸性酸中毒和碱血症。

（7）低钙血症：机械通气后，随着pH的恢复，血钙浓度下降。若通气过度导致碱中毒，游离钙水平将会迅速下降，出现明显症状，因此应避免慢性高碳酸血症的迅速纠正。

（8）低磷血症：碱中毒导致血磷转移至细胞内，其过程速度较快，血磷浓度明显下降，可导致低磷血症，故机械通气后纠正慢性呼吸性酸中毒应缓慢。

（四）重点与难点

1.影响血气值的因素　动脉血气是判断病情总体变化和调整机械通气的重要依据，常用的参数为pH、PaO_2、$PaCO_2$、SaO_2、HCO_3^-、BE。一般机械通气后30min抽取动脉血进行分析检测，或根据患者病情遵医嘱抽取动脉血。掌握血液采集中影响血气值的各项因素，提高血气分析检测的准确度和可靠性，有助于为诊疗提供更准确的实验数据。

（1）患者的影响：患者的精神状态、情绪、治疗状态等都会影响测定结果。如紧张、疼痛等呼吸急促造成的pH、PaO_2增高；瞬间憋气可使pH、PaO_2降低。患者体温、吸氧浓度对PaO_2有直接影响。静脉应用碱性药物、大剂量青霉素钠盐、氨苄西林、脂肪乳剂等输入体内可影响酸碱平衡。

（2）血标本因素：标本放置过久，可导致$PaCO_2$和pH下降；标本内进入气泡将影响患者的$PaCO_2$值；标本运送过程中震摇，可导致样本溶血。

2.动脉血采集与保存

（1）合理选择采血部位。一般选用桡动脉采血，肱动脉、股动脉、足背动脉等部位，可根据临床具体情况选择。

（2）抽血方法正确。抽血方法不当，可导致检测结果PaO_2和$PaCO_2$降低。刺入动脉后，一定要借助血压自动将针芯推动，不能直接抽取。抽血毕，一定要将注射器封口封闭。

（3）保证血液质量。发现极明显的静脉血混入动脉血时，需重新抽取标本。采血前检查注射器空气是否排净，禁止负压抽血。采集完血液后，转动采血器将血液混匀，使血液和抗凝剂充分混合。血液抽取后，需在30min内送检。时长超过30min，需放入冰水中运送，但不能放入冰块里，否则会导致红细胞破碎，影响检测结果的真实性。

（杨　阳　武淑萍　吴琳娜）

第六节　呼吸机报警与处理

呼吸机报警（alarms）是指机械通气过程中，动态参数变化超出预设的要求和安全范围时，呼吸机发出的警示信号。临床工作中必须掌握呼吸机各类参数设置与警报信号的意义，及时发现异常并处理。

一、报警等级及原因分析

机械通气过程中，呼吸机报警是对患者的一种保护性措施，及时解决呼吸机报警可以使患者保持安全有效地治疗，对提高危重患者抢救成功率具有重要意义。

（一）报警等级

呼吸机报警按其危及生命的紧迫程度分为以下3个等级。第一等级（一类报警）：多为设备功能异常，可能为会立即危及生命的情况，需立即处理，呼吸机报警声音设置为连续的、尖锐的声光报警，且不能消除。第二等级（二类报警）：为功能状态报警，可能为危及生命的情况，也需要立即处理，呼吸机报警设置为断续的、声音柔和的、规律的报警音，亦是同时声光报警。第三等级（三类报警）：一般为不危及生命的情况，如发生化学动力改变，报警则大多仅有光报警。

（二）常见报警原因

一般从呼吸机功能问题、呼吸机连接管路问题和患者问题三个方面进行分析。常见呼吸机报警包括电源或气源故障、窒息、压力过限（包括高压或低压报警）、潮气量或每分钟通气量过限、呼吸频率过限、吸气温度过限、吸入氧浓度报警7个方面。从呼吸机参数设置上来分析，一般有压力报警、容量报警、时间报警、呼吸频率报警等。临床工作中，要依呼吸机报警紧迫程度与临床情况轻重缓急来分析报警原因并进行处理，对于任何级别的呼吸机报警均应引起重视，及时发现，准确判断。

二、报警情况处理

呼吸机使用过程中发生报警提示（图7-6-1），均必须高度关注，积极处理。报警处理的原则是确保患者呼吸道通畅和有效通气。如报警原因明确，立即针对原因进行处理；如不能马上判断出报警原因，最安全有效的方法是断开呼吸机，必要时应用简易呼吸器通气。切忌只关注报警项目，忽视患者通气和氧合状况。

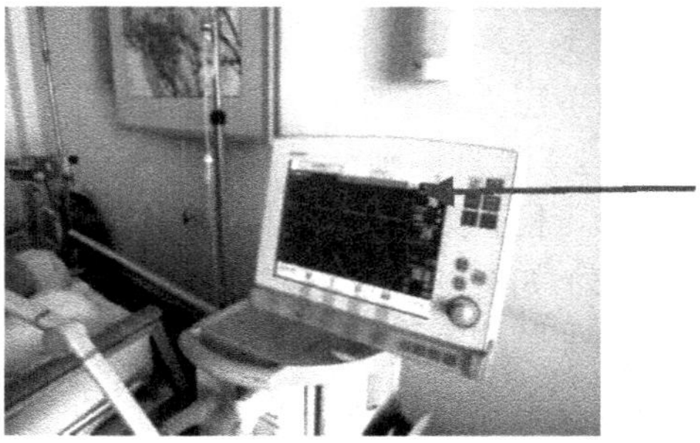
图7-6-1　呼吸机报警面板提示

在处理呼吸机报警时，必须以保证患者安全为首要考虑因素，在调整呼吸机参数及报警范围时，以密切观察患者是否存在呼吸窘迫、氧合和通气情况是否良好为重点，必要时将患者与呼吸机脱离，应用简易呼吸器辅助通气，检查报警设置是否合适，处理完毕后将患者与呼吸机重新连接，情况无法解决时及时更换呼吸机。

（一）气道压力过限报警

机械通气时，随患者呼吸周期变化，气道压力有相应变化，一般吸气时气道压力达到最高点，即气道峰压。吸气峰压一般为10～20cmH$_2$O，随着肺部病变严重程度不同气道压力亦有不同变化，如肺部病变程度轻，吸气压力在20～25cmH$_2$O；病变程度加重，吸气压力在25～30cmH$_2$O甚至更高；严重肺部病变时吸气压力可达30cmH$_2$O以上。一般智能呼吸机进行参数设置时，将气道压力高限设置在45～50cmH$_2$O，机械通气时若气道压力达到该数值，则呼吸机由送气转换为呼气，以免突发气道压力增高造成压力性损伤。

1.气道压力高限报警

（1）原因分析

1）气流阻力增加：呼吸机管道受压或扭曲、气管导管位置不当或移位、人工气道阻塞、管路积水；气管导管进入右主支气管。

2）患者痰液增多或气道痰堵，出现病情变化，如呼吸急促、心率增快、支气管痉挛；患者有躁动、屏气、咳嗽、欲说话等状况时，出现人机失调对抗。

3）肺部顺应性降低：受急性肺水肿、重症肺炎、肺不张、急性呼吸窘迫综合征等肺部疾病影响。

4）气道压力高限设置过低。

5）传感器失灵。

（2）处理原则

1）恢复气管套管正确位置：解除管路受压、扭曲或梗阻，保持管路恰当位置；清除管路内的积水。

2）及时彻底吸痰保持呼吸道通畅，应用解痉平喘药解除气道平滑肌痉挛；避免患者长时间屏气；检查患者的呼吸与呼吸机是否同步，必要时应用镇静剂。

3）积极治疗原发病，改善患者肺顺应性。

4）重新正确设置气道压力高限。

5）检查传感器，更换或重新标定。

2. 气道压力低限报警

（1）原因分析

1）呼吸管路脱开或连接不紧密。

2）呼吸机管道破裂。

3）气囊充气不足或气囊漏气。

4）压力报警限值设置不当等。

（2）处理原则

1）检查人工气道与呼吸机管道连接，有无脱开，及时连接紧密。

2）如有呼吸管道破损，应及时更换。

3）监测气囊压力，充气不足时重新检查注气，气囊漏气时及时更换导管。

4）重新设置或调整气道压力报警参数。

（二）每分钟通气量过限报警

每分钟通气量（minute volume，MV）是指每分钟吸进或呼出肺的气体总量，等于潮气量（V_T）和呼吸频率（RR）的乘积，与之成正比（$MV=V_T \times RR$）。机械通气时按患者通气需求设置潮气量，一般为8～12ml/kg，而呼吸机的潮气量输出量可达10～15ml/kg，往往是生理潮气量的1～2倍；每分钟通气报警上下限一般设置为4～12L/min。病情稳定状态时，长期机械通气老年患者潮气量常常设置为350～450ml，每分钟通气量设置为6～8L/min。如患者呼吸通气需求加大时，通气量可明显增加，可根据患者情况将每分钟通气量报警上限设置适当调高。

1. 每分钟通气量高限报警

（1）原因分析

1）呼吸频率加快、潮气量增大，如呼吸急促、深吸气，均可致呼出气潮气量或每分钟通气量的增加。

2）患者发生病情变化，如缺氧、发热、酸中毒等所致通气需求加大。

3）呼吸机参数设置不恰当，如呼吸频率、潮气量设置过高，每分钟通气量高限设置过低，触发模式或灵敏度设置不当。

（2）处理原则

1）观察患者临床症状，观察患者呼吸急促或深快呼吸的原因，解决患者的通气需求。

2）积极治疗原发病，如发生病情变化通气需求加大时，根据患者需求调整通气参数。

3）正确设置呼吸机参数，提高每分钟通气量高限报警阈值，必要时调整触发灵敏度。

2. 每分钟通气量低限报警

（1）原因分析

1）呼吸机管路连接不好或有破口，湿化罐密封不严，人工气道与呼吸机脱开。

2）气囊漏气或充气不足，潮气量泄露，导致每分钟通气量不足。

3）气道痰堵、气道肉芽肿、气管软化导致人工气道梗阻，呼吸机管道受压或扭曲，频繁气道压力高限报警导致低潮气量、通气量低限报警。

4）流量传感器受潮，所测定的潮气量发生误差。

5）气体流量和吸呼比的设置不恰当。

（2）处理原则

1）连接好通气管路和湿化罐，管路有破损及时更换，连接人工气道与呼吸机。

2）气囊重新充气，如气囊不能有效封闭气道或气囊破裂时，予以及时更换气管导管。

3）及时吸痰，观察有无痰堵等气道梗阻问题，及时解除人工气道与呼吸管路受压或扭曲。

4）更换呼吸机配件，如流量传感器。

5）正确设置每分钟通气量报警限。

（三）呼吸频率过限报警

机械通气时呼吸频率（RR）可设置范围为12～20次/分，一般情况下，状态稳定的老年机械通气患者呼吸次数设置为16～20次/分，可根据患者病情状态随时进行调整（图7-6-2）。

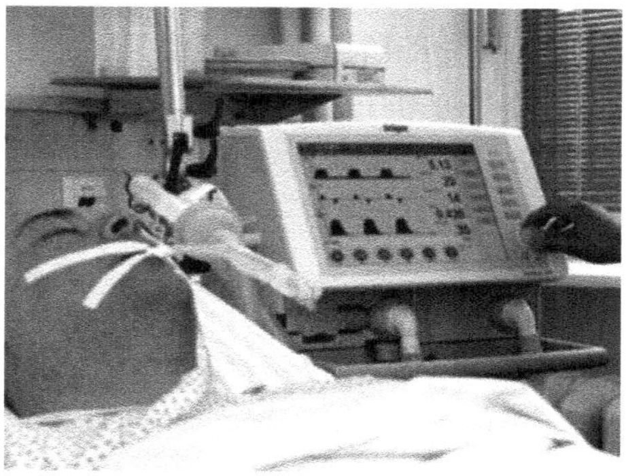

图7-6-2　随时调整呼吸参数

1. 呼吸频率高限报警

（1）原因分析

1）气管插管机械通气时初期患者不适应，出现人机对抗。

2）发生病情变化，肺炎、发热、酸中毒等状态所致通气需求加大。

3）患者激动、紧张、躁动、自主呼吸强触发呼吸机导致呼吸频率加快。

4）气道梗阻、呼吸机管道积水等导致气道压力升高。

5）呼气阀单向活瓣失灵。

6）呼吸频率高限设置过低。

（2）处理原则

1）治疗原发病，根据病情状态及时对症处理。

2）安抚患者，必要时应用镇静剂。

3）检查人工气道是否通畅，及时清除呼吸机管道内的积水和堵塞物。

4）检查或更换呼吸阀。

5）合理设置呼吸机参数。

2. 呼吸频率低限报警

（1）原因分析

1）出现病情变化，呼吸频率减慢甚至呼吸停止。

2）患者呼吸动力不足，吸气动作不能每次都触发呼吸机。

3）呼吸机参数设置不当，如呼吸频率低限设置过高、触发灵敏度设置过高。

（2）处理原则

1）密切观察与监护，及时发现病情变化并进行对症处理。

2）根据患者情况设置控制通气的呼吸模式。

3）正确设置呼吸机报警参数，如降低呼吸频率报警低限、调整触发模式与灵敏度。

三、突发状况处理

（一）呼吸机停止运转

1. 原因分析

（1）突然停电、呼吸机电源插头松开或脱落。

（2）呼吸机发生机械故障，停止工作。

2. 处理原则

（1）立即启用备用电源或重新接通呼吸机电源。

（2）如为呼吸机故障，立即更换呼吸机。

（3）能短暂脱机者给予吸氧，不能脱机的患者立即应用简易呼吸器维持通气。

（二）气源动力不足

1. 原因分析

（1）呼吸机气源接口不紧密或脱开。

（2）氧气或压缩空气管道系统压力不足。

（3）呼吸管道打折、受压或扭曲。

（4）空气-氧气混合器失灵、机器故障。

2. 处理原则

（1）检查空气和氧气的气源接口，确保连接紧密（图7-6-3）。

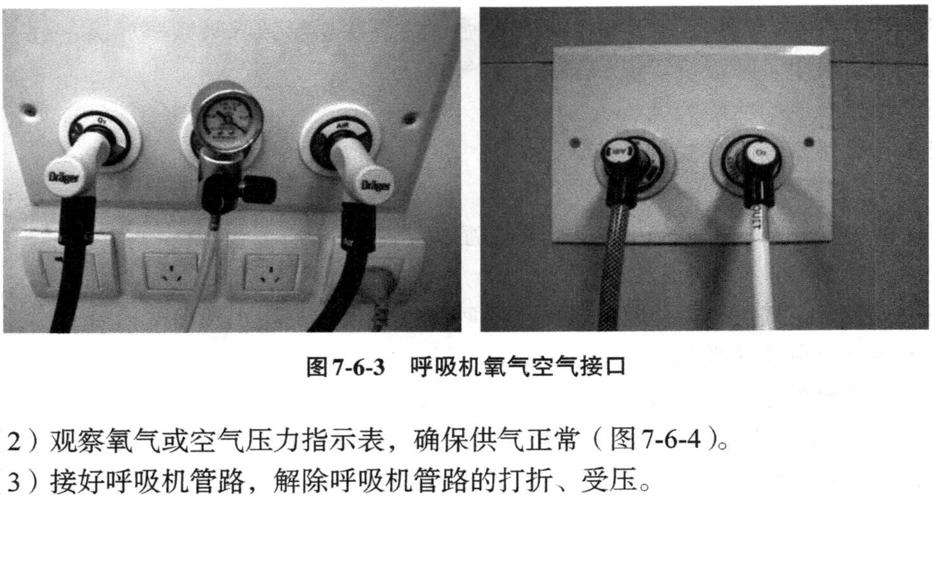

图7-6-3　呼吸机氧气空气接口

（2）观察氧气或空气压力指示表，确保供气正常（图7-6-4）。

（3）接好呼吸机管路，解除呼吸机管路的打折、受压。

（4）更换呼吸机配件或更换呼吸机主机。

（三）窒息报警

窒息报警的发生率低，但这是一种非常紧急的情况，须立即处理。

1.原因分析

（1）主要出现于呼吸机辅助呼吸模式时。

（2）患者自主呼吸频率过低，或无自主呼吸。

（3）患者吸气动作未能触发呼吸机。

（4）呼吸机回路内存在大量漏气。

（5）呼吸机发生故障。

（6）窒息时间和窒息通气设置不当。

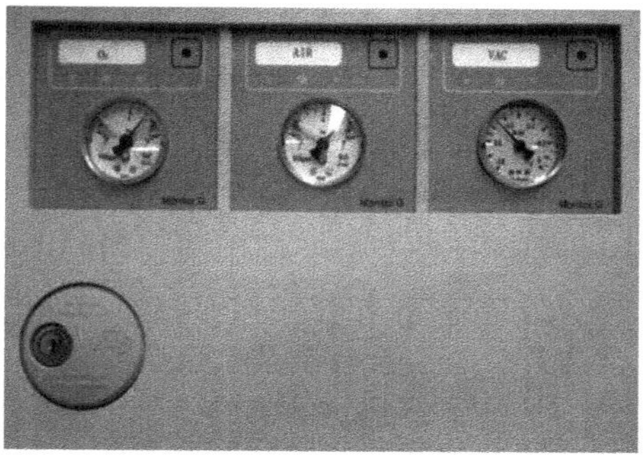

图7-6-4 病区气源压力表

2.处理原则

（1）根据患者病情及体力状况，可考虑更换通气模式。

（2）调整呼吸机相关参数，使患者易于触发呼吸机，有效通气。

（3）及时纠正各种原因导致的呼吸回路漏气问题，如连接或更换管路、气囊充气等。

（4）正确进行窒息时间和窒息通气的设置。

（5）及时处理机器故障，必要时更换呼吸机。

四、重点与难点

（一）机械通气时人机对抗的临床表现

1.患者自主呼吸强，与呼吸机对抗，常导致潮气量不足，每分钟通气量低限、气道压力高限报警。

2.患者自主呼气时而呼吸机送气，导致气道压力升高，常致气道压力上限报警，每分钟通气量低限报警。

3.呼吸机送气过程中患者出现自主吸气，可使气道压力明显降低，引起气道压力过低报警。

4.患者明显烦躁、憋气，呼吸频率快、节律紊乱，心率增快，血压升高。严重者出现呼吸频速、心动过速等，甚至出现低血压和心律失常。

5.机械通气时人机对抗的临床表现常发生于人工气道机械通气初期，患者不耐受机械通气或气管插管，或者病情发生变化、肺部病变加重，或患者出现并发症，或呼吸机参数设置不恰当。

（二）机械通气时人机对抗的护理要点

1.立即查找原因，针对不同原因积极处理。

2.密切监测生命体征变化，观察呼吸机参数及运转情况。

3.保护人工气道管路，防止在人机对抗状态下患者出现躁动导致意外脱管。

4.提高呼吸机给氧浓度，及时处理呼吸机报警情况。

5.气管插管机械通气不耐受时，给予镇静与约束、必要时应用肌松剂。

6.必要时脱开呼吸机，应用简易呼吸器进行人工辅助通气。

7.准确记录呼吸机模式、通气参数、报警阈值等呼吸参数调整情况。

8.检查人工气道状态，评估是否发生痰堵、导管扭曲、梗阻等人工气道并发症，确保呼吸道通畅。

9.及时准确遵医嘱用药，做好应急抢救准备。

10.清醒患者做好心理护理，稳定患者情绪，解决患者需求。

附：呼吸机报警信息一览表（表7-6-1）

表7-6-1　呼吸机报警信息一览表

报警信息（报警显示窗显示）	原因分析	处置
Flow sensor	呼气阀未连接流量传感器	正确插入流量传感器
High frequency	患者自主呼吸频率过快	检查呼吸频率报警上下限是否合适
Leakage	管路漏气	检查呼吸机整个管路是否有漏气
Loss of data	呼吸机锂电池损坏	工程师维修
Malfunction fan	呼吸机内部设备温度高	检查风扇功能；工程师维修
MV high	每分钟通气量上限报警；患者每分钟通气量过高	检查报警上限值，处理患者临床情况
MV low	每分钟通气量低限报警；呼吸管路漏气	检查报警下限值，连接或更换管路
O_2 measurement inop.	O_2监测故障	更换O_2监测传感器；工程师维修
O_2 monitoring off	O_2监测功能关闭	有时人为关闭O_2监测功能
O_2 supply down	O_2供应压力过低	确认是否连接氧源；确认氧源压力是否大于3bar
O_2 supply pressure high	O_2供应压力过高	确认氧源压力是否小于6bar
PEEP high	呼气系统阻塞；呼气系统阻力增高	检查呼吸管路和呼气阀；检查呼气端细菌过滤器，必要时更换
PEEP value inop	内部PEEP阀故障	工程师维修
Pressure limited	最大压力限制激活	检查患者状况；检查通气模式
Pressure meas.Inop.	呼气阀进水；压力监测故障	更换呼气阀；工程师维修
Standby activated	待机状态激活	
Temperature high	送气温度超过40℃	关闭加温器
Temperature meas.Inop.	温度监测故障	更换温度监测传感器
Temperature sensor	温度监测探头未连接	正确连接
Tidal volume high	吸气潮气量3次超过潮气量报警上限；漏气或呼吸管路断开	检查患者状况；正确设置报警上限值
Tube blocked	呼吸机只可送很少的容量气体	检查患者状况；检查呼吸机管路
Volume not constant	由于压力或时间限制，未能按设置容量送气	延长吸气时间，增加吸气流速
Air supply down	空气供应压力过低	确认是否连接气源；确认气源压力是否大于3bar

续表

报警信息（报警显示窗显示）	原因分析	处置
Air supply pressure high	空气供应压力过高	确认气源压力是否小于6bar
Airway pressure high	气道压力上限报警，呼吸机管路打折	检查患者状况；检查报警上限设置合适；检查管路
Airway pressure low	气囊漏气；管路漏气或断开	检查气囊充气；检查呼吸回路系统
Apnoea	患者无自主呼吸；呼吸回路狭窄；流速监测故障	检查患者状况；检查呼吸回路；检查流速监测传感器，必要时更换
Apnoea ventilation	呼吸机监测到“Apnoea（窒息）”后，自动转换到控制通气	检查患者状况；检查呼吸回路；按“Alarm Reset”键返回到原通气模式
Device failure	设备故障	工程师维修
Exp.Valve inop.	呼气阀未连接紧密；呼气阀未标定；呼气阀故障	确定呼气阀连接完好；标定流速监测；更换呼气阀
Fan failure	风扇故障	工程师维修
Flow measurement inop.	流速监测故障，流速监测器进水，流速监测失灵	保持流速监测器干燥；标定流速监测器；工程师维修
Flow monitoring off	流速监测功能关闭	开启监测功能

（武淑萍　杨　晶）

第七节　机械通气撤离与拔管

呼吸机支持的最终目标是撤离呼吸机。撤机（weaning）既是辅助通气的治疗过程也是通气治疗的结束。通过呼吸机多种模式、参数辅助及实施其他有效的临床治疗，使患者逐步建立起完善的自主通气和换气功能，最终可脱离呼吸机，拔除气管导管。撤机与拔管成功与否取决于基础疾病的严重程度、临床治疗是否有效和正确的撤机技术。

一、停机

机械通气患者在病情恢复过程中需要经过停机锻炼这一阶段，使其能尽早脱离呼吸机而自主呼吸。短期使用呼吸机辅助通气的患者，呼吸功能恢复后即能很快停机。而长期使用呼吸机的患者，尤其是老年患者，需要一个逐步撤机的过程，针对患者原发病及基础疾病情况，根据病情特点、患者心理状态和耐受能力，制订科学的停机锻炼计划，实施个性化停机护理流程，循序渐进，才能取得满意的疗效。

（一）停机指征

停机（ventilator stop）是机械通气撤离的重要步骤，旨在让患者有一个逐渐适应的过程，使其心理上消除紧张、焦虑及恐惧感，体力上逐渐适应脱离机械通气的辅助呼吸支持、逐渐适应自主呼吸的过程，争取早日撤机拔管。过早停机会加重患者呼吸肌的负担，造成呼吸肌疲劳，增加再次发生呼吸衰竭的风险，而延迟停机则可能造成呼吸机依赖，增加机械通气并发症的发生概率，同时也增加撤机的难度。

患者是否具备停机指征，需要进行如下评估：①评估气管插管（或气管切开）行机械通气的原发疾病是否得到控制及纠正。②评估患者的自主呼吸能力及咳痰能力。③评估气道顺应性和气道阻力情况。④评估循环系统功能和其他系统耐受能力。⑤评估患者的精神心理因素。

（二）停机准备

1. 患者准备

（1）导致患者呼吸衰竭的原发病已得到控制，呼吸衰竭的原因已消除。

（2）患者水、电解质紊乱和酸碱失衡得到完全纠正，动脉血气指标基本正常。

（3）通过进行精神情绪疏导，患者精神状态良好，能够积极进行停机的配合。

（4）患者营养状态良好，血常规、生化等指标基本恢复正常，有一定的体力和耐受力。

（5）自主呼吸能力较强、出现人机对抗、咳嗽有力，吸痰时短暂脱机可自主呼吸代偿。

（6）患者之前用过的镇静剂、镇痛剂、肌松剂作用已消失。

2. 物品准备　见表7-7-1及图7-7-1。

表7-7-1　停机锻炼的物品准备

物品名称	数量	物品名称	数量
多功能监护仪	1台	氧气湿化瓶	1个
负压吸引装置	1套	人工鼻	1个
一次性吸痰管	数根	护理手套	1副
吸氧流量表	1个	手消毒液	1瓶

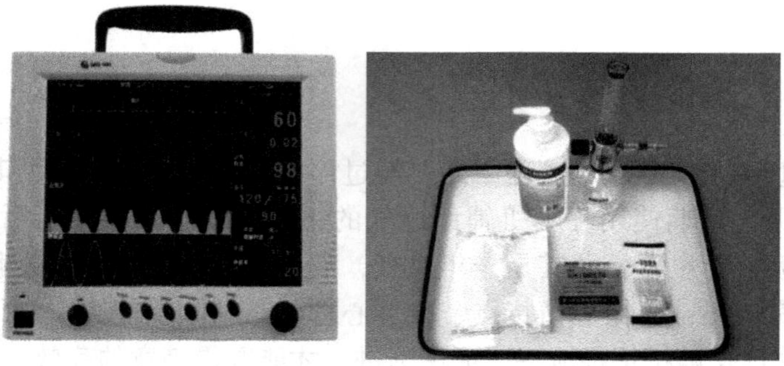

图7-7-1　停机物品

（三）停机流程

1. 操作者洗手戴口罩，在治疗室准备物品，检查物品情况，查对医嘱。

2. 携用物至床旁，查对患者姓名、ID号，向患者及其家属解释操作必要性，解除患者紧张情绪，以便更好地配合治疗和护理。

3.评估患者神志意识状态、配合程度、停机指征，以及生命体征情况（图7-7-2）。

4.协助患者取舒适体位，一般采用半卧位或半坐卧位。

5.充分彻底吸痰后，继续使用呼吸机，并给予纯氧吸入2min（呼吸机智能吸痰键），脉氧饱和度维持在95%以上。

6.洗手。连接吸氧装置，调整氧流量为2～4L/min。

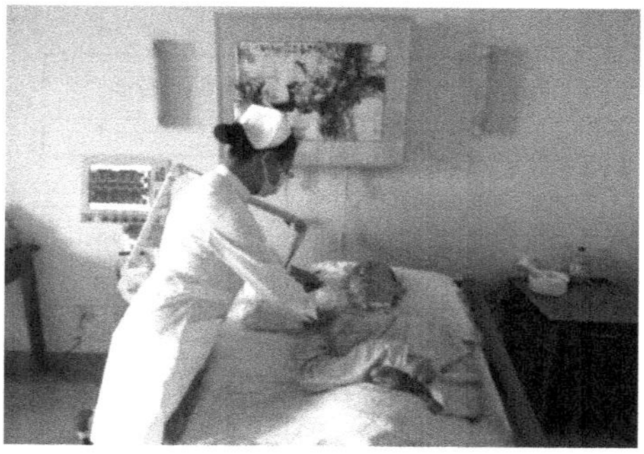

图7-7-2 停机评估

7.待患者呼吸平稳后，脱开呼吸机，气管导管口接用人工鼻（图7-7-3），给予氧气吸入。

8.设置呼吸机待机模式（图7-7-4），呼吸机管路接头避污保存，可用无菌纱布包裹放置。

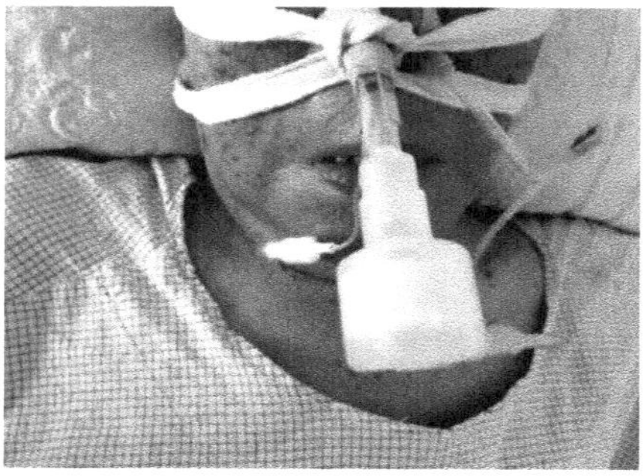

图7-7-3 气管导管接人工鼻

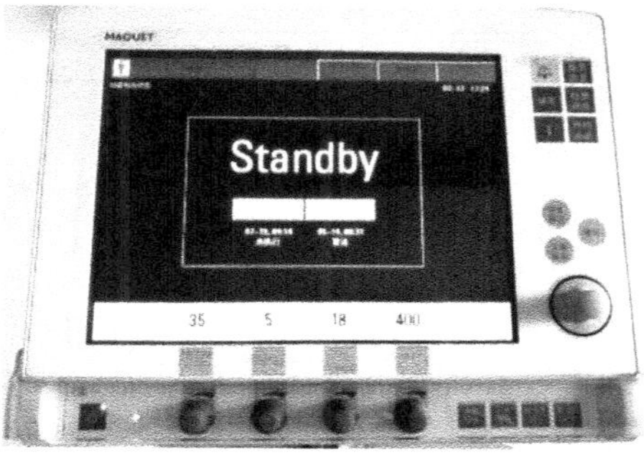

图7-7-4 呼吸机待机模式

9.停机期间严密观察病情变化，做好患者的心理支持，并保持呼吸道通畅。

10.停机锻炼结束或病情需要接机时，启动待机状态的呼吸机，取下人工鼻，将呼吸机接于人工气道，关闭吸氧装置。

11.观察患者生命体征及呼吸机运转情况，特别观察呼吸机面板参数动态变化。

12.整理用物。洗手，做好记录（图7-7-5）。

（四）病情观察及护理要点

1.监测患者一般状况　如患者安静，末梢红润，肢体温暖、无汗，说明患者对停机适应良好，如患者烦躁不安、鼻翼扇动、出冷汗等，需立即判断原因，必要时接用呼吸机。

2.监测自主呼吸状况　呼吸平稳，胸廓起伏状态良好，两肺呼吸音对称，可继续脱机。若患者出现呼吸频率明显增快或减少，呼吸变浅，胸式呼吸不明显，胸腹运动不协调，应考虑接用呼吸机。

3.监测心率及血压变化　观察有无明显心跳加速、节律变化，如患者心率加快、血压升高，同时伴有呼吸急促或呼吸困难、脉氧饱和度变化说明患者不能耐受停机锻炼。

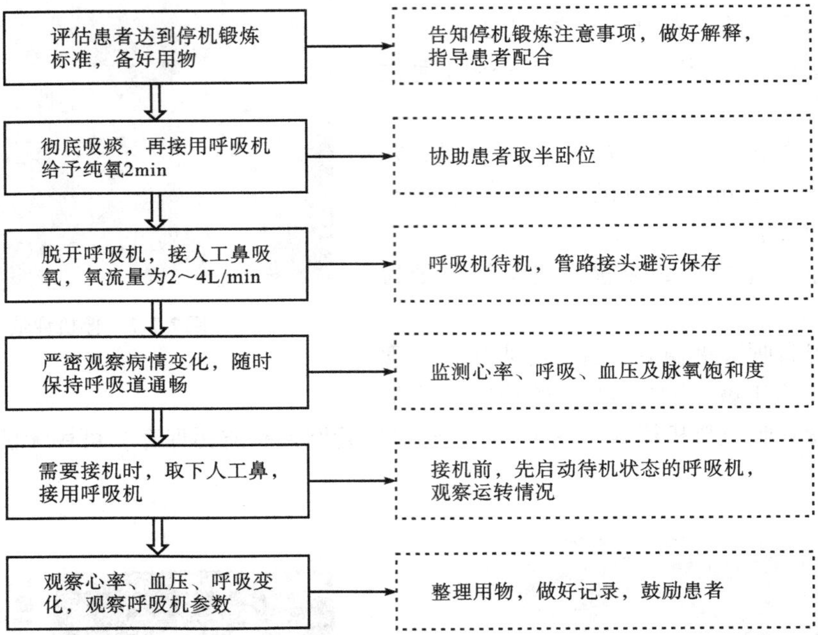

图7-7-5　停机锻炼流程图

4. 监测动脉血气　停机过程中应持续监测脉氧饱和度，如脉氧饱和度持续低于95%，需综合分析判断能否耐受停机，必要时进行动脉血气分析。如果脱机后30min监测动脉血气正常，或与停机前比较相差不大时，可继续停机。如果PaO_2＜60mmHg、$PaCO_2$＞45mmHg时应接用呼吸机，并根据动脉血气来调整呼吸机参数。

5. 做好心理护理　患者进行停机锻炼之前，须经全面评估，做好各项停机准备。告知患者停机锻炼过程及停机时的注意事项，消除患者紧张情绪，指导患者深呼吸，全身放松，有效配合停机。

（五）注意事项

1. 停机锻炼宜在白天进行，一般选择上午时段，医护人员较多，能及时观察停机效果，细致评估患者反应，可提供更多安全保障。

2. 停机前彻底吸痰，吸痰后高浓度给氧，以增加体内氧储备，继续机械通气10～20min。

3. 停机时接用人工鼻吸氧，以保持吸入气体的温湿化，吸氧浓度与应用呼吸机给氧时的水平相当，停机初期一般吸氧流量在3L/min左右。有条件时应用高流量呼吸湿化治疗仪吸氧。

4. 停机锻炼应循序渐进，由短及长，以患者能耐受为宜，第一次停机锻炼时间不宜过长，根据患者情况可控制在30～60min，之后逐渐延长停机时间直至完全停机。

5. 停机期间注意密切观察患者生命体征变化，心率、呼吸平稳，咳嗽有力，说明自主呼吸能力及咳嗽咳痰能力良好，耐受停机锻炼。如患者心率增快、呼吸急促、脉氧饱和度降低时，及时判断患者是否为不能耐受停机，必要时及时接用呼吸机。

（六）重点与难点

1.患者停机指征

（1）原发病已基本控制，病情稳定，营养状态及肌力恢复。

（2）呼吸频率在20次/分左右，通气量至少能维持6L/min，潮气量＞5ml/kg，停机吸氧时FiO_2＞0.4，血气结果$PaCO_2$＜50mmHg、PaO_2＞60mmHg时。

（3）患者神志清楚或已恢复到机械通气前的水平，肺部感染得到控制。

（4）患者自主呼吸增强，吸痰时暂时断开呼吸机，无明显呼吸困难，降低机械通气量时患者能自主代偿，自主呼吸或辅助呼吸模式下，可维持正常有效通气。

2.患者接机指征

（1）呼吸频率＞30次/分或增加10次/分以上，或出现呼吸节律、深浅度明显异常；心率＞120次/分或增加20次/分以上，或出现节律异常，如频发房性或室性期前收缩、心房颤动等。血压收缩压升高或降低＞20mmHg或舒张压升高或降低＞10mmHg，以及血氧饱和度低于90%。

（2）患者出现烦躁不安、出汗，动脉血气分析提示明显低氧血症或高碳酸血症，动脉血pH＜7.30。

（3）患者出现严重心律失常或心电图改变，如心动过速、频发室性期前收缩或心肌疑有缺血性改变时。

（4）注意患者个体差异，分析具体病历资料，在实践操作中灵活掌握，老年患者机体反应能力和应急能力下降，实施停机锻炼时更需要严密观察，适当放宽接机指征，确保停机安全。

二、撤机

老年机械通气患者引起呼吸衰竭的病因去除、患者换气通气功能恢复后，要进行脱机锻炼。为减少机械通气相关并发症，应及时撤离呼吸机。撤机是机械通气逐渐撤离的过程，也是呼吸肌力量和耐力恢复的过程。

（一）撤机指征

撤机（weaning）是指在使用机械通气的原发病得到控制，患者通气与换气功能得到改善后，逐步撤除机械通气的呼吸支持，使患者完全依靠自主呼吸来承担自身机体呼吸负荷的过程。若能抓住适宜时机成功撤机，可避免或减少持续机械通气过程中出现并发症或形成呼吸机依赖状态，从而达到预期治疗效果。撤机前，需要对患者一般情况、呼吸功能、营养状况、血气分析及神志意识状况等进行评估。

1.患者一般情况

（1）患者一般情况好转或稳定，神志清楚，未使用镇静剂，能够予以配合。

（2）感染控制，循环系统功能平稳，血压正常，心率平稳。

（3）能自主摄入一定的热量，营养状态和肌力良好。

2.呼吸功能明显改善

（1）自主呼吸增强，呼吸节律规整，出现呼吸机对抗。

（2）咳嗽有力，能自主排痰，气道分泌物减少。

（3）吸痰等暂时断开呼吸机时患者无明显呼吸困难，无缺氧和CO_2潴留表现，血流动力学稳定，无心肌缺血，心率、血压稳定，未使用血管活性药物。

（4）降低机械通气量，患者能自主代偿。

（5）氧合良好：吸氧浓度（FiO_2）≤40%、动脉血氧分压（PaO_2）≥60mmHg，氧合指数（PaO_2/FiO_2）＞200mmHg。

3. 营养状况较好　血红蛋白一般大于90～100g/L（一般患者大于80g/L，老年患者需适当放宽），血清白蛋白大于30g/L。

4. 血气分析参数稳定　即PaO_2≥60mmHg，pH＞7.30。酸碱失衡得到纠正，水、电解质平衡，肾功能基本恢复正常。

（二）撤机标准

1. 动脉血气指标

（1）氧合标准：当吸氧浓度（FiO_2）≤40%，PEEP=0时，动脉血氧分压（PaO_2）≥60mmHg，或氧合指数（PaO_2/FiO_2）＞200mmHg，主要用于肺实质疾病、肺水肿的撤机预测。

（2）酸碱指标：患者自主呼吸时，基本正常，pH最好接近于正常水平，pH在7.35左右。

2. 0.1s末闭合气压（$P_{0.1}$）　主要反映呼吸中枢的驱动水平，正常值＜2cmH_2O，当$P_{0.1}$＜6cmH_2O时，撤机成功可能性大。$P_{0.1}$过高提示通气负荷过大，尤其是老年慢性阻塞性肺疾病患者考虑不宜撤机。

3. 最大吸气压（maximal inspiratory pressure，MIP）　常用于慢性阻塞性肺疾病及慢性呼吸衰竭患者撤机预测，正常值为-30～-20cmH_2O。

4. 肺活量（vital capacity，VC）　大于10～15ml/kg。肺活量可反映肺功能的储备水平，主要用于气流阻塞性疾病和肺实质疾病的撤机预测。

5. 每分钟静息通气量（minute ventilation volume at rest，V_E）　正常约为6L/min。每分钟静息通气量反映静息状态下患者的通气量，间接反映通气阻力的大小，当每分钟静息通气量小于10L/min时，撤机成功率高。但同最大吸气压一样老年患者呼吸机耐力下降，该指标评估有一定的局限性。

6. 呼吸频率　小于25次/分，呼吸频率增快是反映呼吸功能低下的一项灵敏指标。浅快呼吸形式对撤机耐受性具有综合评价意义。肺实质疾病以浅快呼吸为主，气道阻塞性疾病以深慢呼吸为主。

7. 呼吸指数（f/V_T）　即机械通气频率与潮气量之比。呼吸指数是反映呼吸效率的常见指标。若呼吸指数小于80提示易于撤机，若呼吸指数为80～105提示需谨慎撤机，大于105则提示难以撤机。预测撤机能较为准确地评价患者的自主呼吸能力。

（三）撤机方法

老年患者罹患呼吸衰竭的原发病不同，且疾病的不同阶段对通气的要求也不尽相同。由于肺功能基础差，机械通气时间长，老年机械通气患者撤机难度大，过程复杂，需要联合或序贯应用多种撤机方法。

1. 直接停机法　直接停机是指不经过器械或辅助撤机方法来完成整个撤机过程。此种方法适用于机械通气时间不超过24h的患者，如外科手术后患者、高血压导致的心源性肺水肿、速发型支气管哮喘、某些药物过量、痰堵和咯血导致窒息的患者，因病因迅速去除，患者的自主呼吸能力迅速恢复或呼吸阻力迅速降低，一般可直接停机。

2.T型管间断脱机 是一种使患者交替依靠机械通气支持呼吸和完全自主呼吸的撤机手段。在撤机过程中逐渐增加患者自主呼吸的时间，直至患者能够适应长期自主呼吸状态并保持较好的通气和氧合功能。患者能完全依靠自主呼吸12～24h而无呼吸功能不全表现，说明撤机成功。

3.持续正压气道通气（CPAP）间断脱机 持续正压气道通气属于一种自主通气方式，它使气道内压始终保持在正压范围内，从而可以促进氧的弥散，防止肺泡萎陷。当持续正压气道通气水平减至3～5cmH_2O以下，患者能够较长时间（2～4h以上）维持良好自主呼吸时，即提示撤机已基本成功。

4.同步间歇指令（SIMV）方式撤机 是经典撤机方法之一，其过程包括逐渐减少通气次数，减少呼吸机做功，同时使患者做功逐步增加，增加自主呼吸次数。指令性辅助通气与自主呼吸相互交替，有益于逐渐完成撤机过程。短期机械通气患者，同步间歇指令频率可以在数小时内迅速下调撤机。长期机械通气者则需较长的过程。撤机开始时同步间歇指令频率宜接近原控制呼吸频率或稍低，根据患者的耐受情况，按每小时下调1～3次/分的速度渐减同步间歇指令的频率，直到频率达2～4次/分后维持2～4h，若情况稳定，可以脱离呼吸机。

5.支持通气（PSV）方式撤机 支持通气属自主性通气模式，其支持压力还能对抗气管插管和呼吸管路所增加的呼吸功，补充导管阻力增大所致的自主呼吸不足，使患者更为舒适，有助于提高患者的依从性和撤机成功率。这种通气方式起始压力水平因人而异，宜使潮气量达10～12ml/kg。撤机中吸气辅助压力的下调速度取决于下调中患者的耐受性和呼吸循环的监测结果，其中以潮气量和呼吸频率的变化最具参考价值。当吸气辅助压力调至刚可克服通气管路阻力的水平（一般为5～7cmH_2O），稳定4～6h后可考虑脱机。

6.同步间歇指令与支持通气方式并用撤机 是目前临床上较为常用的撤机手段。它可以使撤机过程更加平稳，尤其适合于撤机指标处于边缘状态的患者。在同步间歇指令通气的间期仍向自主呼吸提供一定水平吸气辅助压力。撤机开始时将同步间歇指令频率调至可提供80%每分钟通气量的水平，支持通气辅助压力调至可以克服通气管路阻力的水平以上（至少大于5cmH_2O），然后先将同步间歇指令的频率下调，其速度与单纯同步间歇指令方式相仿或稍快，当调至0～4次/分后，再将支持通气压力水平下调，直至5～7cmH_2O，稳定4～6h后可考虑脱机。

7.自主呼吸试验（spontaneous breathing trial，SBT）方式撤机 是用于预测撤机成败的安全、简单、有效的方法，是撤机的金标准。自主呼吸试验的实施可采用T型管法、低水平持续正压气道通气（5cmH_2O）或低水平的压力支持通气（5～7cmH_2O）。通过以上方式进行短时间（30～120min）的动态观察，以评价患者完全耐受自主呼吸的能力，以确定患者是否可以撤机。

（四）撤机失败原因及护理对策

1.气道内分泌物潴留

（1）原因：肺部感染没有得到有效控制，患者在拔管初期1～2d不能恢复气道温化、湿化功能，自主咳痰能力未恢复，若气道吸痰不及时，则容易发生分泌物阻塞气道。

（2）处理：①加强呼吸道的管理，及时吸痰，保持呼吸道通畅。翻身、叩背1次/2小时，加强吸入气体的湿化和温化，痰液黏稠者调节湿化器的温度，使吸入气体温度维持在35℃左右。②遵医嘱应用抗生素及祛痰药，控制感染及稀释痰液，也可以通过雾化吸入促进痰液稀释。③特别强调要指导患者学会有效咳嗽，包括咳嗽频率和咳嗽动作，提高咳嗽排痰的效率。

2. 气道阻力过大

（1）原因：气道分泌物阻塞或导管位置不当；气道痉挛或水肿，导管内有痰痂，气管导管的管腔细，亦可导致气体阻力增大。

（2）处理：①妥善固定气管导管，操作时避免触碰、牵拉呼吸机管路，防止导管移位。②加强湿化引流，及时清除气道内分泌物，防止导管内痰痂形成。③对气道痉挛、水肿导致的气道阻力增大，应给予气道扩张剂、吸入糖皮质激素等，必要时可短时间内给予糖皮质激素口服或静脉应用。④气管插管选择气管导管要合适，尽可能选择内径较大的气管导管。一般状况下老年患者至少应选用7.5号气管导管。

3. 呼吸肌疲劳与衰弱

（1）原因：老年患者身体功能减退，康复缓慢，机械通气时间较长，长期卧床导致肌肉失用性萎缩。慢性肺功能不全、长期缺氧所致的用力呼吸，引起呼吸肌疲劳，呼吸做功增加。所以，老年患者在撤机后的短时间内，容易再次发生呼吸衰竭。

（2）处理：①鼓励患者深呼吸，加强呼吸锻炼，教会患者做缩唇或腹式呼吸锻炼，指导患者深吸气后做咳痰动作。当患者呼吸浅而促时可指导患者进行深而慢的呼吸运动，呼吸频率控制在16～18次/分，训练时间为每次20～30min，2次/日。②实施机械通气分期康复训练，当病情稳定时协助患者做被动活动、指导患者进行主动运动锻炼；当病情允许时尽早坐起，进而可带呼吸机下床活动。③根据患者具体情况，及时合理调整机械通气模式及呼吸机参数。④脱机时患者可选择半坐位或坐位，以减轻呼吸时腹腔脏器对膈肌运动的影响，使肺活量增加，患者亦感觉舒适。⑤做好患者心理护理，缓解其紧张焦虑情绪。

4. 营养不良及代谢障碍

（1）原因：机械通气时机体处于高分解状态，耗能量增加20%～30%，大多数存在负氮平衡，营养支持不足，包括呼吸肌在内的肌肉消耗，可导致呼吸功能不全。机械通气时维持组织氧供的基本条件包括适当氧合（$SaO_2 \geqslant 90\%$）、适当的血红蛋白（90～140g/L）、适当胶体渗透压和血容量（白蛋白＞30g/L）、适当的心排血量、适当的内环境状态。如果患者发生贫血、低蛋白血症、电解质紊乱、碱中毒和高血糖，达不到上述要求就容易导致呼吸肌力量和耐力的减退，不易撤机或撤机后容易发生呼吸肌疲劳和撤机失败。

（2）处理：①给予足够的营养支持，全面了解老年机械通气患者的营养状况，提供足够的热量。注意糖的摄入不可过多，以免二氧化碳产生增多，增加通气支持的需求，不利于撤机。②营养的补充采用肠内和肠外营养。肠内营养主要是给予鼻饲匀浆膳、肠内营养液，肠外营养时注意静脉输入氨基酸时应和脂肪乳同时输入，以足够的热量保证氨基酸充分发挥合成蛋白质的作用，脂肪乳输入速度不宜太快，防止发生高乳糜微粒血症。

5.镇静剂或肌松剂剂量过大、时间过长

（1）原因：老年患者药物半衰期延长，特别是肝肾功能状况不良的患者，药物消除速度慢；药物在脂肪中蓄积时间较长，故肥胖患者药物排除时间延长，特别是地西泮等脂溶性药物；另外，糖皮质激素和肌松剂联合应用容易发生肌无力。

（2）处理：①严格控制药物应用的时间和剂量。老年患者更应减少药物剂量，特别是老年肥胖患者，尽可能少用或不用肌松剂，必须使用时，要有计划地逐渐减小剂量或每日中断给药并重新调整剂量，以利于撤机拔管。②镇静治疗期间应严密监测患者生命体征，观察呼吸、循环及神经系统症状，减少应激因素，使镇静治疗达到预期效果，最大程度地减少各种不良反应。

6.心理障碍

（1）原因：由于原发病的影响、长时间进行机械通气、语言交流障碍等原因，患者心理上对呼吸机产生依赖，一旦撤离机械通气后，患者会出现不适应，表现为呼吸功能不全，尤其是病情反复需多次进行机械通气的患者，对撤离呼吸机存在恐惧感，造成撤机困难。

（2）处理：①对有心理障碍的患者，建立良好的沟通，做好患者的思想工作，充分向患者说明并解释病情，使患者相信自己已具备了自主呼吸能力。②强调撤机的必要性，让患者了解撤机计划和呼吸运动训练计划，也要说明长期机械通气的并发症和危害，介绍其他患者成功撤机的经验，争取患者主动配合撤机。③对于呼吸机依赖者，撤机时医护人员守护在床旁，做好解释、安慰、鼓励工作。必要时允许家属陪同，增强患者战胜疾病的信心。

（五）注意事项

1.根据患者的情况制订撤机计划，做好相关护理。准备相应的药品、器材，合理安排人员。实施撤机时，需医护配合，由专人负责，并在执行过程中不断调整完善。

2.撤机时间宜选择早晨或上午8～10时，此时患者经过良好睡眠后体力、精力较充足，能够较好耐受应激。

3.撤机时应帮助患者选择合适的体位，一般取坐位或半坐位，以减小腹腔脏器对膈肌的压迫，改善膈肌运动；停用呼吸机后应继续给氧。

4.撤机中必须有医护人员在场，密切监测患者的呼吸、循环、中枢神经状态，对患者的停机反应做出评价。严密观察呼吸频率、节律、胸廓起伏状态、双肺呼吸音的变化；监测心率、心律、血压、脉氧饱和度变化；观察患者意识、口唇颜色、皮肤温度色泽、肢端的变化；检测呼吸功能及血气的有关指标。应用T型管撤机方法应给予充分的氧气吸入，并注意加强气道湿化。

5.熟练掌握撤机不耐受的判断方法，需要注意以下几点。①窒息：表现为呼吸停止或呼吸频率过慢。②严重的心律失常：出现心肌缺血、心律失常或异位心律。③严重通气不足：呼吸浅快、矛盾呼吸、氧饱和度下降。患者出现上述表现时应立即终止撤机。

6.做好应急准备，撤机前备好急救物品，如气管插管用物、气管切开包、负压吸引装置、吸氧面罩、简易呼吸器、开口器、喉镜、急救药品等。

7.长期机械通气的患者，尤其是老年患者，应充分进行撤机评估，既要掌握撤机时机，又不能操之过急，需循序渐进，包括逐步延长自主呼吸试验。

（六）重点与难点

1.老年患者机械通气的撤机方式选择

（1）支持通气方式：优点是可根据需要提供不同水平的通气支持，其支持压力能对抗气管插管和呼吸管路所增加的呼吸功，补充导管阻力增大所致的自主呼吸不足，使人机协调性较好，增加患者舒适感。缺点是顺应性改变时，需要调整支持通气水平，呼吸中枢抑制的患者不能应用。此方式主要适用于长期机械通气的老年患者，严重肺功能减退、慢性阻塞性肺疾病、呼吸肌疲劳的患者，急性心力衰竭的患者。

（2）同步间歇指令方式：优点是患者在机械指令通气状态下自主呼吸，保证一定通气量，使通气支持逐渐过渡。缺点是患者自主呼吸时，呼吸机没有通气支持，患者需要克服人工气道阻力及开启吸气阀后增加的额外做功。此方式主要适用于长期机械通气患者，外科手术后通气储备低和胸壁稳定性差的患者。老年患者常常采用支持通气+同步间歇指令联合的方式撤机。

（3）T型管方式：优点是简单、方便，不需要消耗额外呼吸功以开启呼吸机的吸气阀，属于完全自主性呼吸，撤机后不容易发生心肺功能紊乱。缺点是不提供通气支持，自主呼吸做功增加，湿化效果差，撤机过程中无法进行患者呼吸时容量监测，无法计算浅快呼吸指数（RSBA）。此方式主要适用于无明显基础肺疾病短期行机械通气的患者。

（4）持续正压气道通气方式：优点是增加功能残气量，防止气道呼气末气体陷闭和肺泡萎陷，有利于促进氧合状态。目前也可采用T型管联合持续正压气道通气撤机，符合人体的呼吸生理特点。在T型管停机时，气管导管的气囊放气导致声门开放，使上气道的气流阻力降低，短时间内呼气迅速增多，容易导致呼气末肺容积减少，此时使用持续正压气道通气可防止此问题的发生。此方式主要适用于慢性阻塞性肺疾病、急性呼吸窘迫综合征患者，不推荐急性心力衰竭的患者使用。

2.自主呼吸试验（SBT）在撤机中的应用

（1）自主呼吸试验定义：是指判断患者是否能够撤机的一种技术，即在机械通气撤离前，使患者在低压力支持水平下呼吸，或者通过T型管自主呼吸，密切观察患者呼吸状况（一般连续监测30～120min），判断患者自主呼吸能力恢复程度。自主呼吸试验是一项简单、实用、预测撤机成功率的综合性试验，准确度较高。

（2）自主呼吸试验的试验方法

1）T型管试验法：将T型管和人工气道直接相连，利用特殊装置使吸入气体温化、湿化，患者吸氧浓度不变，完全处于自主呼吸状态。

2）低水平的持续正压气道通气法：将患者原有通气模式改为持续正压气道通气，调整压力至5cmH_2O，以防呼气末肺容积减少，氧浓度保持不变。

3）低水平的支持通气法：将患者原有的通气模式改为支持通气，压力支持水平设置在5～7cmH_2O，氧浓度保持不变。

（3）自主呼吸试验成功的评价标准

1）$FiO_2 \leqslant 40\%$时，$SaO_2 \geqslant 90\%$或$PaO_2 \geqslant 60$mmHg，$PaO_2/FiO_2 > 150$mmHg。$PaCO_2$升高<10mmHg或pH降低$\leqslant 0.1$。

2）呼吸频率（RR）≤35次/分，心率（HR）≤140次/分或较基础值增加≤20%，收缩压≥90mmHg或≤160mmHg，或血压的改变不超过基础值的20%。

3）神志清楚，无感觉不适，患者没有出现呼吸功增加的明显体征，如胸腹矛盾运动、辅助呼吸肌过度活动；也没有其他呼吸窘迫的体征，如大汗、焦虑、烦躁。

（4）自主呼吸试验指导撤机原则与处理：试验时医护人员在床旁密切观察，持续监测以上指标，并做好记录，每15min对气道的通畅度和气道的保护能力进行评价。如以上评价指标在正常范围，无异常情况出现，表示自主呼吸试验成功，可考虑撤机。如患者出现异常状况，说明自主呼吸试验不成功，需暂缓撤机，先给予充分与稳定的呼吸支持，保证患者呼吸肌休息，并积极寻找失败的原因。原则上自主呼吸试验每日只需进行1次，因为每日多次自主呼吸试验容易导致呼吸肌疲劳和患者的依从性下降，影响撤机成功率。

附：撤机时脱机训练流程（图7-7-6）

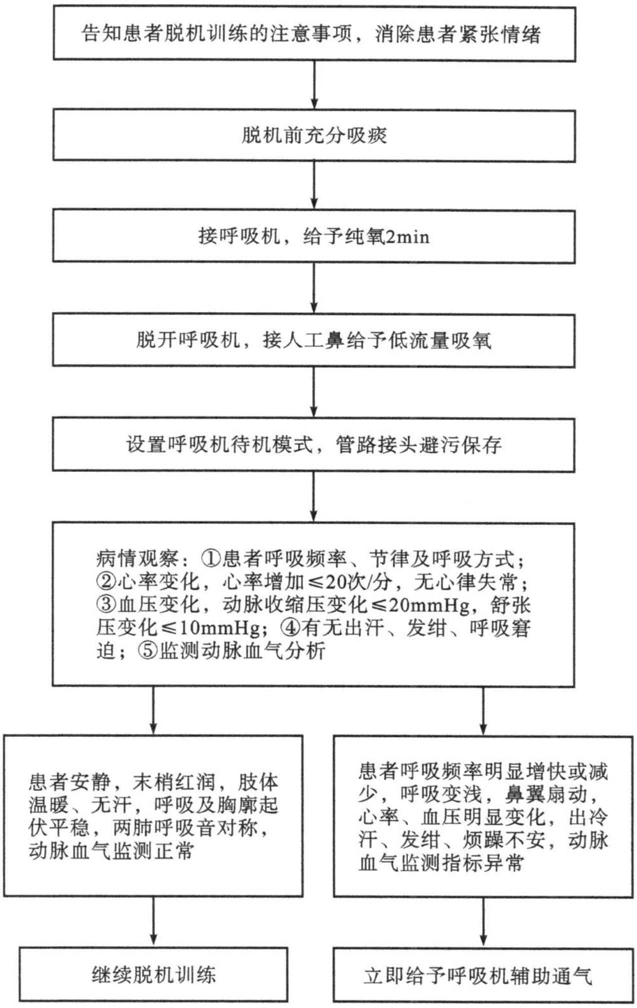

图7-7-6　撤机时脱机训练流程图

三、拔管

气管插管是实施机械通气的危重患者治疗和抢救的重要手段，通过及时有效的机械通气治疗，可使危重患者最终恢复自主呼吸，拔出气管插管。保证患者顺利安全地过渡到正常的呼吸状态，实施全面细致的整体护理是保证患者成功拔管的关键。

（一）拔管指征

拔管（extubation）是指机械通气的病因已去除，患者能脱离呼吸机并拔出气管导管。但脱离呼吸机并不意味着已经具备了拔管条件，临床上老年患者拔管失败并不少见，主要原因是老年患者自身免疫力低，基础疾病多，应急能力差，心肺功能储备不足，长期机械通气的高龄老年患者，拔管指征更难以掌握，可能导致撤机拔管失败。因此撤机拔管前应做好各项准备工作，严密进行动态监护，严格掌握拔管指征，严格执行规范操作程序，还应配合完善的护理措施，同时做好患者的心理护理，并准备好急救抢救仪器与药品。

成功拔管需要具备以下条件：①患者神志清楚，生命体征稳定，酸碱失衡纠正。②吞咽功能良好，上呼吸道通畅。咳嗽有力，痰液稀薄，能自行排痰。③导致插管和呼吸支持的病因去除或基本控制，生命体征稳定。④撤离呼吸机成功，观察1～2d。FiO_2＜40%时，血气分析指标正常；低流量吸氧条件下，自主呼吸2h，动脉血pH＞7.30，PaO_2≥60mmHg。⑤停机吸氧条件下，自主呼吸时，无口唇、肢端发绀，呼吸频率≤30次/分。⑥平静状态时，患者自主呼吸时潮气量＞5ml/kg，肺活量＞10ml/kg，最大吸气压≤$-25cmH_2O$。

（二）拔管准备

1.患者准备

（1）经评估拔管指征，患者具备拔管条件。

（2）拔管前一日晚间不停机，使患者保持良好的休息与睡眠。拔管当日早晨禁食。

（3）患者取坐位或半卧位，保持静脉通路开放，确保出现紧急情况时进行有效的药物治疗。

（4）拔管前责任护士做好心理疏导，耐心、细心解释拔管过程及如何配合，减轻患者不良心理反应，增加信心，积极配合脱离拔管。

2.物品准备　在治疗室准备物品，除拔管用物外，另备再次插管物品及其他抢救用物，以备急用（表7-7-2、图7-7-7）。

表7-7-2　拔管物品准备

物品名称	数量	物品名称	数量
吸氧装置（包括面罩或鼻导管）	1套	一次性注射器（10ml）	2个
简易呼吸器	1套	气道护理用物	1套
口咽通气管	1个	清洁手套	若干
负压吸引装置	1套	手消毒液	1瓶
一次性吸痰管	数根	其他急救物品	若干

（三）操作流程

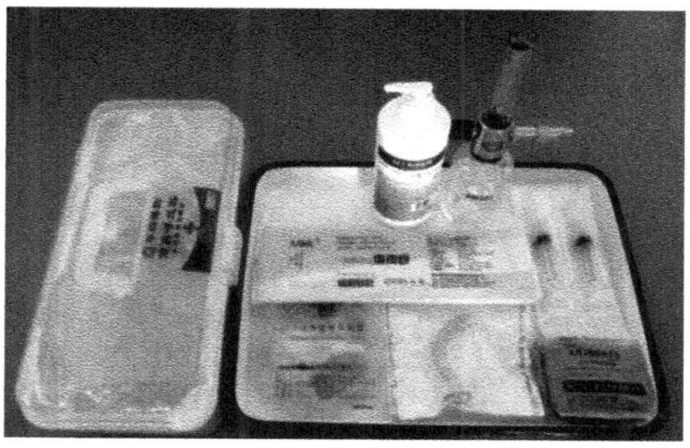

图7-7-7　拔管物品

1.备好抢救车、吸引装置、氧气装置、简易呼吸器。

2.操作者洗手，戴口罩。在治疗室准备物品，检查物品性能。

3.携用物至床旁，查对患者姓名、ID号，评估患者生命体征及脉氧饱和度状态。

4.患者呼吸循环平稳，氧合良好，医师判断患者有拔管指征，告知家属及患者，做好解释工作，医护人员配合准备拔管。

5.协助患者取平卧位，床头抬高15°，彻底清除气囊上分泌物并行气管内吸痰。

6.再次接呼吸机辅助呼吸3～5min，并给予100%纯氧吸入（呼吸机智能吸痰）。

7.待患者呼吸平稳、自主呼吸较强时，松开固定气管导管的胶布或寸带，手持管外露部位，顺着导管插入的反方向于深吸气末缓慢拔出气管导管。

8.拔管后，将床头抬高30°～45°，使患者取坐位或半坐位，迅速给予患者鼻导管或面罩吸氧，氧流量为3～4L/min，或遵医嘱行无创呼吸机辅助通气序贯治疗。

9.密切观察并记录拔管后患者的生命体征、自主呼吸情况，遵医嘱30min后复查血气。

10.整理床单位，交代拔管后相关的注意事项。

11.妥善安置患者，协助漱口，清洁口鼻部，必要时协助吸痰。

12.整理物品，洗手，做好记录（图7-7-8）。

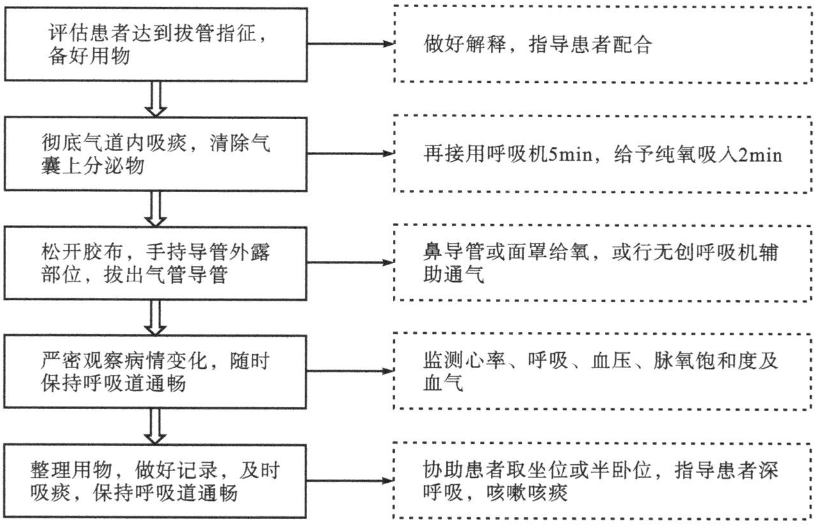

图7-7-8　拔管流程图

（四）拔管后观察与护理对策

1.拔管的常见问题

（1）延迟拔管：多数撤机的患者可以顺利拔出气管导管，恢复自主呼吸，但部分患者尽管恢复了自主呼吸，但常需延迟拔管的时间。主要原因：①气道保护功能尚未恢复，担心患者误吸。②担心损伤的上气道尚未明显恢复，发生气道阻塞。③咳嗽反射能力较差，不能有效排出气道内分泌物。

（2）拔管失败：指拔管后48h内需要重新气管插管的情况。拔管后，如出现下述生理指标之一时，应立即恢复机械通气，进行再次插管。恢复机械通气的标准：①患者出现烦躁不安、发绀、呼吸频率明显增快，出现三凹征、鼻翼扇动明显等呼吸困难表现。②动脉血气检验，PaO_2＜60mmg，$PaCO_2$＞55mmHg，pH＜7.30。③血压：收缩压变化＞20mmHg或舒张压改变＞10mmHg；脉搏＞120～140次/分，或每分钟增加20次以上，或突然出现心律失常和心电图表现；呼吸频率＞30～35次/分，或每分钟增加10次以上；潮气量＜250～300ml。④拔管后喉头痉挛导致通气困难。⑤出现低心排血量者。

2.拔管后病情观察与护理

（1）密切观察生命体征、血氧饱和度及临床体征，观察患者有无鼻翼扇动，呼吸增快、费力，出现三凹征、发绀、烦躁不安等缺氧现象。

（2）若拔管后出现明显的吸气性呼吸困难或喉部有哮鸣音，考虑喉头水肿，应静脉应用糖皮质激素，首选甲泼尼龙或注射用琥珀酸氢化可的松，必要时再次行气管插管。

（3）有气道阻塞征象者，遵医嘱连续给予雾化吸入糖皮质激素2～3d，每日2～3次，必要时加用全身用药。

（4）部分呼吸功能较差的患者，拔管后可以给予无创正压通气序贯治疗，若再次出现呼吸衰竭或急性加重后治疗，则治疗的难度明显增大，效果显著变差。

（5）进行有效咳嗽训练、体位引流，及时经口鼻吸痰，可应用咳痰机、振动排痰仪等辅助排痰技术，促进患者咳嗽排痰，保持呼吸道通畅。

（6）注意声音有无嘶哑，必要时用气管镜或者喉镜检查声带损伤的程度和恢复情况。发声嘶哑者可训练发声，并延长雾化吸入糖皮质激素的时间。

（7）患者若无明显异常，可于拔管后30min、2～4h和24h复查动脉血气。

（8）根据患者的脉氧饱和度给予适当的氧疗，拔管后不宜用抑制呼吸或咳嗽反射的药物。

（五）注意事项

1.拔管操作一般安排在早晨8～10时进行，以利于观察和处理相关问题。

2.拔管前宜禁食2～4h以上，如进食后不足2h应经留置胃管排空胃内容物。

3.拔管前4h停用镇静药、肌松剂。

4.拔管前15～30min静脉滴注地塞米松2～5mg，也可应用甲泼尼龙40mg。

5.拔管前先充分吸出导管和气管内的分泌物，再充分吸出口腔内的分泌物，最后抽出导管气囊内的气体，吸引气囊上分泌物，然后再给气囊充气，呼吸机辅助通气数分钟，使患者适当休息。

6.经鼻气管插管的患者，拔管前沿气管导管的管外壁滴入无菌液状石蜡，放松气囊，上下松动拔管，防止导管拔出时损伤气管壁黏膜。

7.拔管的同时做好各种抢救准备。

8.清除气囊上分泌物的方法：①护士甲在患者右侧充分吸引气管内分泌物和咽喉部、口腔内、鼻腔内的分泌物。②医师将简易呼吸器与气管导管连接，患者吸气末时挤压呼吸器，同时护士乙拿10ml注射器放气囊并在呼气末迅速充起气囊。③护士甲再一次吸引口鼻腔内分泌物，密切观察患者意识及生命体征。④此操作重复2～3次，直至完全清除气囊上分泌物为止。

（六）重点与难点

1.拔管后的常见并发症及处理

（1）喉痉挛：表现为吸气性或呼气性呼吸困难伴有尖调气流通过声，有缺氧的征象。一般托起下颌或面罩吸氧后即可解除。重度喉痉挛可造成完全性上呼吸道阻塞，如不及时解除，将危及生命。持续不止者，静脉注射地西泮10～20mg或琥珀胆碱20～50mg后加压给氧，必要时再插管。一旦发生呼吸道再次阻塞，应立即保持呼吸道通畅，进行吸痰、再次气管插管和心肺复苏。备好急救设施和药物，尤其是气管插管用物，配合插管及抢救。

（2）胃内容物反流误吸：多见于饱胃、消化道梗阻或出血、虚弱的患者。立即将患者头偏向一侧吸引，并面罩给氧，必要时采用头低位，严重误吸、咳不出者应再行气管插管吸引。

（3）咽部疼痛：主要是由于咽喉部的黏膜损伤引起，如果疼痛较轻，一般在2～3d可自行好转。如果疼痛严重者，需要遵医嘱给予雾化治疗。

（4）吞咽障碍：因长期机械通气的高龄老年患者，正常吞咽的生物力学特性改变。年龄与原发病的打击，加之长期机械通气，使这种改变加重，机体调节失代偿，即产生拔管后吞咽障碍。早期应对患者吞咽功能进行评估，进行功能的恢复训练，促使参与吞咽的神经肌肉功能恢复，改善患者吞咽功能。吞咽功能未恢复者继续给予留置鼻胃管。

（5）喉头水肿：是拔出气管导管后最严重的并发症，一般在气管导管拔出后立即出现，水肿在数小时内达到极限，而后逐渐缓解。主要表现为吸气相喘鸣、呼吸困难，并进行性加重。一旦怀疑喉头水肿，立即给予静脉注射甲泼尼龙或氢化可的松等糖皮质激素类药物。局部应用雾化吸入肾上腺素等血管收缩药物，密切观察患者的症状和体征。如果这些措施不能缓解，应立即重新气管插管。

2.实施撤机拔管后的护理

（1）严密观察生命体征：注意有无鼻翼扇动，呼吸增快或费力，三凹征，发绀，烦躁不安等缺氧现象。

（2）拔管后应根据病情给予吸氧并选择合适氧流量，可以给予鼻导管吸氧，必要时可以给予面罩吸氧。

（3）导管拔出1～3d的患者咽部可能会出现不同程度的疼痛，声音嘶哑，应指导患者多休息，少说话。

（4）气管导管拔出后，不宜立刻经口进食，因老年患者咽喉部感觉与运动功能恢复较慢，吞咽反射差，加之拔管后咽部疼痛，立即进食容易发生呛咳，需继续留置胃管数日。过渡到经口进食时，要先给予匀浆膳口服，然后半流质，逐渐过渡，进食时细嚼慢咽，避免呛咳。

（5）心理护理：经历了机械通气治疗的患者，即使病情平稳，成功撤机拔管，患者依然可能有焦虑、恐惧心理，担心再次插管，要给予心理疏导，减轻患者焦虑不安的情绪，从而促进疾病康复。

（6）口腔护理：清洁口腔，消除口腔异味，减少口腔细菌存留，预防口腔感染，增进患者的舒适感，促进患者的康复。

（7）气道的管理

1）指导患者进行有效咳嗽训练，鼓励患者自行咳嗽咳痰，必要时给予经鼻吸痰，保持气道通畅，或进行胸部叩击或应用仪器协助排痰，预防肺部感染。

2）加强气道湿化，给予持续低流量吸氧，可采用经鼻高流量呼吸湿化治疗仪，在增强吸入气体湿化的同时亦可改善氧合与肺通气功能。

3）观察患者痰液的性状和量，必要时留痰液细菌培养。痰液黏稠或咽部疼痛的患者，遵医嘱按时给予雾化吸入，以缓解疼痛，稀释痰液。

4）协助患者定时更换体位及下床活动，促进引流，增强体质。

5）指导患者进行呼吸功能康复训练，如缩唇腹式呼吸、呼吸操训练，循序渐进，逐渐增加训练时间与强度，以免引起呼吸肌疲劳。

（顾月琴　杨　阳　杨　晶）

第8章

呼吸道感染防控管理

呼吸道疾病患者大多年龄较大、病程较长、反复发病，危重及人工气道患者较多，机体抵抗力下降，且长时间大量使用广谱抗生素，最容易发生医院感染。加之病房管理不到位，消毒隔离措施未严格执行，致使呼吸系统感染成为医院感染最主要的感染途径。必须严格按照感染防控管理要求，采取有效的预防控制措施，降低医院感染率，保障患者的人身安全。

第一节　常见呼吸道传染性疾病防控管理

近年来，受流动人口数量增多，环境污染程度加剧及病毒变异等因素的影响，呼吸道传染病的发病率越来越高。呼吸道传染病由于其暴发的危险性，常会造成严重的公共卫生事件。因此，必须加强呼吸道传染性疾病预防与控制的力度，遵从早发现、早隔离、早诊断、早治疗等医疗防控原则，及时控制传染病的传播，杜绝院内交叉感染的发生。

一、简介

呼吸道传染病是指由各种细菌、病毒、衣原体、支原体等病原体，由人体鼻腔、咽喉、气管等呼吸道入侵而导致的传染性疾病。常见疾病有流行性感冒、肺结核、重症急性呼吸综合征、百日咳、人禽流感等。呼吸道传染性疾病传播速度迅速、传播范围广泛且有多种传播途径，倘若未能予以严格防控，导致暴发流行，将严重威胁人民群众的生命安全和身体健康。

（一）流行性感冒

流行性感冒（influenza）简称流感，特指由流感病毒（influenza virus，IFV）（图8-1-1）引起的急性呼吸道传染病，通过飞沫传播，具有高度的传染性。根据病毒核蛋白和膜基质蛋白抗原性不同，可以分为三型：甲型流感病毒（influenza A virus）、乙型流感病毒（influenza B virus）及丙型流感病毒（influenza C virus）。

甲型流感病毒根据H和N的抗原性不同分为若干亚型，其中H1～H3亚型和N1、N2亚型与人流感有关。乙型流感仅在人之间传播，常引起局部暴发，通常不引起世界性流感大流行。目前感染人的主要是甲型流感病毒中的H1N1、H3N2亚型及乙型流感病毒中的Victoria和Yamagata系。其中甲型流感病毒具有高度易变性，常以流行形式出现，具有较强的季节性，可突然暴发，迅速扩散，造成不同程度的流行。乙型流感

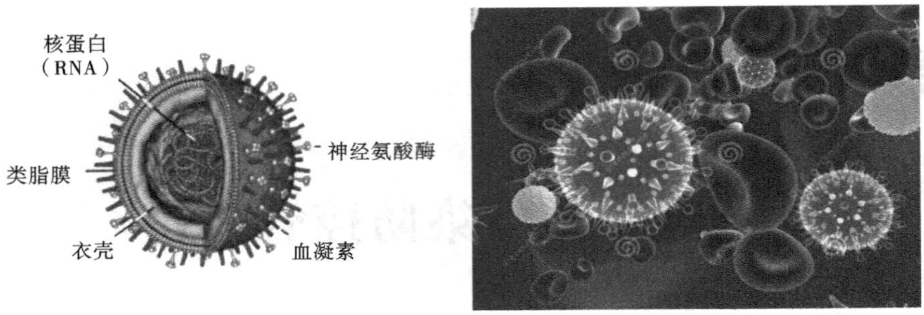

图8-1-1　流行性感冒病毒

的临床症状与甲型流感相似，但甲型流感病毒导致的住院率比乙型流感病毒高4倍。丙型流感病毒主要以散在形式出现，主要侵袭婴幼儿，一般不引起流行。

流感潜伏期一般为1～7d（多数为2～4d），病毒在人呼吸道分泌物中一般持续排毒3～6d。流感病毒对乙醇、碘伏、碘酊等常用消毒剂、紫外线和热敏感，通常56℃持续30min可被灭活。流感病毒在pH＜5或pH＞9时，病毒的感染性很快被破坏。流感病毒是包膜病毒，对所有影响膜的试剂都敏感，包括离子和非离子清洁剂、氯化剂和有机溶剂。

（二）肺结核

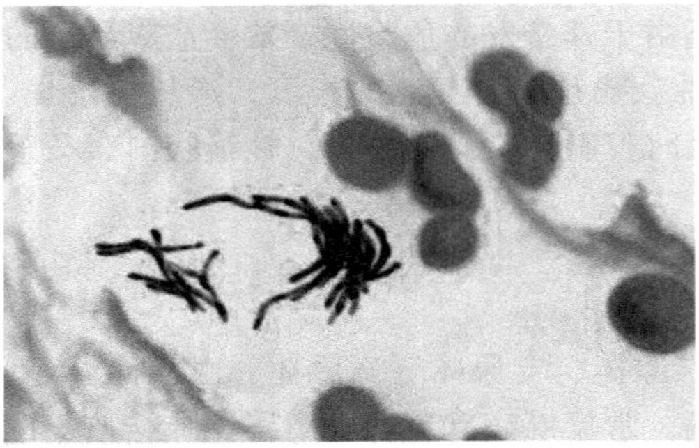

图8-1-2　结核分枝杆菌

结核（tuberculosis，TB）是常见并可致命的一种慢性传染病，其致病菌为结核分枝杆菌（图8-1-2）。结核通常感染并破坏肺组织及淋巴系统，但其他器官如脑、消化道、心脏甚至皮肤等亦可受感染。肺结核是结核杆菌感染所引起的慢性呼吸道传染病，该病严重威胁人类的身体健康，是造成死亡人数最多的传染病之一。

肺结核可分为原发性肺结核、血行播散性肺结核、继发性肺结核和结核性胸膜炎。其传染源是排菌者，但人体受到结核菌的感染之后，不一定马上发病。只有当抵抗力下降，又或是细胞中的介导变态反应增高时，才可能引起临床发病。如果此时诊断，再加以合理治疗，绝大部分是能够被治愈的，也会出现持久免疫力。

（三）人禽流行性感冒

人禽流行性感冒（human avian influenza）（简称人禽流感）是由某些禽类感染甲型流感病毒亚型中的一些毒株引起的人类急性呼吸道传染病。禽流感病毒（图8-1-3）可分为高致病性、低致病性和非致病性三大类。高致病性甲型人感染禽流感（H7N9，H5N1）排毒可达1～3周，应按甲类传染病隔离治疗。危重患者应先就地抢救，待病情稳定后在医护人员的陪同下送往指定的隔离病房。确诊与疑似病例应分开隔离。我国《传染病防治法》将低致病性和非致病性两种亚型列为乙类传染病，但实行甲类管理，即一旦发生疫情，立即采取甲类传染病的预防控制措施。

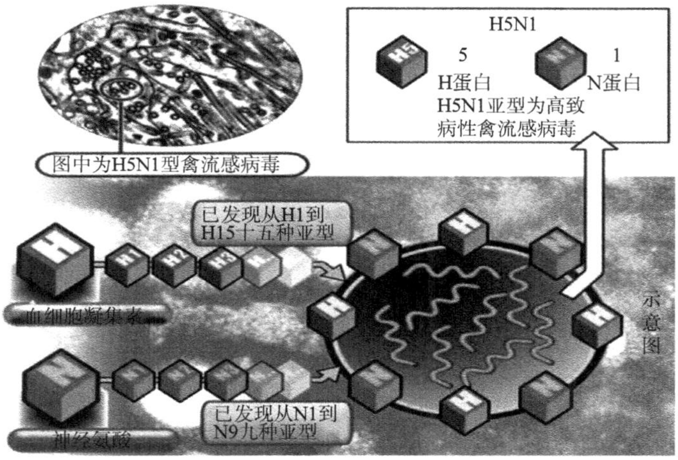

图8-1-3　亚型禽流感病毒图解

二、呼吸道传染病特点

（一）传染源

呼吸系统传染病具有较为复杂的病原体，包括衣原体、细菌及病毒等，一旦临床上发现呼吸系统传染病，通常难以快速明确其病原体。下呼吸道传染病通常是由细菌与病毒所致，而上呼吸道传染病往往只因病毒引发。流感患者和隐性感染者是流感的主要传染源，从潜伏期末到急性期都有传染性。对于特殊性呼吸道疾病如急性呼吸窘迫综合征，其传染源也包括家畜与家禽。

（二）传播途径

呼吸道传染病以空气传播为主要传播途径，而空气传播又包括气溶胶、尘埃及飞沫等形式，传播范围较广，与患有该疾病的患者近距离接触也会被传染。

1. 飞沫传播　传染源颗粒直径在30～100μm，患者或携带者在讲话、咳嗽时若将唾液喷到对方身体或衣物上，可使其发生感染，此途径为最常见的呼吸道传染病的传播途径。所以，与传染源保持2m以上的距离可有效预防呼吸道传染病。患者打喷嚏的飞沫也可通过口腔、鼻腔、眼睛等处黏膜直接或间接接触传播。

2. 飞沫核传播　飞沫核即为飞沫中的核心病原，由蛋白质及病原微生物组成，直径为0.02～20μm。传染源以飞沫形式喷出后，飞沫的水分蒸发，仅留存飞沫核，其虽未被直接传播到人群，但会在空气中长期滞留。在这期间如果易感染人群接触到了飞沫核，就容易引发感染。

3. 气溶胶传播　即病原以气溶胶的形式存在于空气中，气溶胶颗粒的直径为0.02～20μm，通常会飘浮在空气中，直接接触及间接接触都会感染这些病毒。

4. 尘埃微粒　为沉积于地面的活性病原，传染源喷出飞沫，飞沫落到某个平面后，通过蒸发而随水汽悬浮于空气中，与空气中尘埃相结合，通过人群呼吸而感染。

（三）易感人群

呼吸道传染疾病的易感染人群包含所有人，极易发生在免疫力低下的人群中，通常指老年人、儿童及免疫力较低者。另外，医院工作人员、探视人员及患者家属都是易感染人群。

（四）易发时间

呼吸道传染性疾病通常在春冬季节较为多发，因其在春冬季温度较低，天气比较寒冷，室内通风效果不佳，人们在此季节的免疫力也不强。因此在春冬季节，人们不仅要加强保暖，还要保证室内空气的流通，尽可能避开人群密集地。

（五）临床表现

呼吸道传染病一般首先表现为持续性发热，身体不适，有类似感冒的症状，可见白细胞和淋巴细胞减少，不同传染病可有不同的临床症状。部分病毒导致的呼吸道传染病常会有病毒血症的表现，如发热、身体乏力、咳嗽、头晕头痛、肺部啰音等症状，严重者可以导致急性呼吸窘迫综合征，甚至会危及生命。

1.流感临床表现（图8-1-4）

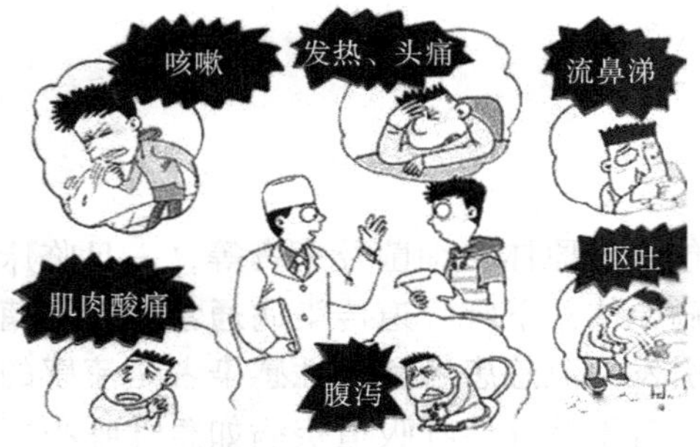

图8-1-4　流感临床表现

（1）单纯型流感：临床上最常见，主要表现为发热、头痛、肌痛等全身不适，体温可达39～40℃，可有畏寒、寒战，多伴头痛、全身肌肉关节酸痛、乏力、食欲缺乏等全身症状，常有咽喉痛、干咳，可有鼻塞、流涕、胸骨后不适等。颜面潮红，眼结膜充血。如无并发症，多于发病3～4d后体温逐渐正常，全身症状好转，但咳嗽、体力恢复常需1～2周。

（2）肺炎型流感：较少见，多发生于老年人、小孩、原有心肺疾病的人群。临床表现为高热持续不退，剧烈咳嗽、咳血痰、呼吸急促、发绀，肺部可闻及湿啰音。胸片提示两肺有散在的絮状阴影，可因呼吸循环衰竭而死亡，病死率高。

（3）中毒型流感：以中枢神经系统及心血管系统损害为特征。表现为高热不退，血压下降，谵妄、惊厥、脑膜刺激征等脑膜脑炎症状。

（4）胃肠炎型流感：少见，以腹泻、腹痛、呕吐为主要临床表现。

2.肺结核　肺结核的呼吸道症状为咳嗽、咳痰3周或以上，可伴有咯血（1/3～1/2患者）、胸痛、呼吸困难等症状。全身症状为发热，可伴盗汗、乏力、食欲降低、体重减轻、月经失调。其中发热最常见，一般为午后低热37.4～38℃，可持续数周，热型不规则，部分患者伴有脸颊、手心、足心潮热感。利用胸部X线检查，可了解肺部损害情况。

3.人禽流感　是一类以家畜患病传染人，进而人畜共患的一种急性传染性呼吸系统疾病，人感染禽流感潜伏期一般为7d以内，平均为3～4d。发病急，初期一般表现为流感样症状，如发热、咳嗽、气短，可伴有头痛、肌肉酸痛、腹泻等全身症状。重症患者病情发展迅速，多在发病3～7d出现重症肺炎，体温大多持续在39℃以上，出现呼吸困难，可咳血痰，常快速进展为急性呼吸窘迫综合征、脓毒症、休克、意识障碍，甚至进展为多器官功能损伤以致死亡。

三、呼吸道传染病防控要点

（一）建立健全的预防控制体系

1. 医疗机构应成立与疾病有关的预警体系，由政府机构负责监督工作，各个医疗机构开设发热门诊、监测点、急诊科等部门，目的在于及时发现疾病的暴发，并控制病情发展，确保传播途径得以有效阻断。

2. 制定针对性控制预案，主要是指由医院、疾病预防控制中心等相关部门制定突发公共卫生事件相关的应急预案，便于传染性疾病暴发时能够得到及时控制。

3. 严格监测呼吸道传染病发展状况，参照相关条例条规详细、认真地向上级有关部门汇报疫情，确保疫情信息的有效性、准确性、及时性。

4. 加强落实呼吸道传染病的监测工作，及时上报疫情进展，并做好相关实验室检查，血清学、病原学的监测。

（二）严格消毒隔离制度

1. *加强通风，空气消毒*　按照《医院空气净化管理规范》的规定，保持病房空气流通，定时开窗通风，2次/天，增加房间的空气对流；采用空气消毒剂或紫外线对病房内空气进行消毒。空调房间应注意空气流通，对中央空调工作室的供气和排气系统进行消毒，并时常清除其流通通道内的灰尘，空调通风系统内应安装空气消毒除菌装置。

2. *消毒无死角，隔离传染源*

（1）患者的隔离：严格控制该病的传染源，医院应有效地隔离携带病原体的患者，以缩小该病传播的范围，保护易感人群。患者入院后，护理人员应立即对其进行隔离，将其安排在单独的病房内，无条件时可将同种病原体感染的患者安置于一室，并悬挂隔离标志，不得互串病房或随意外出。患者需穿经过严格消毒的病号服，佩戴口罩。指导患者加强个人防护，咳嗽或打喷嚏时用纸巾盖住口鼻，用后将纸巾丢入医疗垃圾桶。接触呼吸道分泌物后实施手卫生，与其他人保持2m以上的距离。严格执行隔离探视制度，不设陪护。

（2）地面和物体表面消毒：诊疗区域严格按照《医疗机构消毒技术规范》的规定，做好医疗器械、污染物品、物体表面、地面等清洁与消毒。隔离病房的地面及物体表面要每日消毒两次，如被患者血液、体液、分泌物、排泄物等污染时应先用有效氯为1000mg/L含氯消毒液消毒、10min后再行湿式清洁。门把手、床头柜、扶手等用有效氯为1000mg/L的含氯消毒剂擦拭或喷洒。物体表面也可用0.2%～0.5%过氧乙酸擦拭。心电监护仪、心电图机等精密仪器使用后用有效氯为1000mg/L的含氯消毒剂进行表面擦拭消毒。听诊器及血压计每次使用后用75%乙醇擦拭消毒。体温计用75%乙醇浸泡30min后干燥存放待用。

（3）患者使用物品的消毒：患者使用的诊疗仪器设备应专人专用。吸氧采用一次性氧气湿化瓶、鼻导管、吸氧用的面罩、雾化用的喷雾器等均使用一次性装置。用后需放入黄色医疗垃圾袋内。尿盆、便器、压舌板均使用一次性用具，防止交叉感染。对于重复使用的医疗器械，严格按照有关规定进行消毒。

（4）床单元消毒：可用床单元消毒机消毒，床单元要做到湿式清扫，一床一巾。

（5）终末消毒：传染患者出院、转院、死亡后病区或患者房间及患者使用过的物品必须进行终末消毒。

3. 医护人员防护

（1）医护人员进入隔离病室，应佩戴医用防护口罩，每隔7～8h更换一次，遇污染时随时更换。从事可能污染工作服的操作时，应穿隔离衣；离开病室前，脱下隔离衣，按要求悬挂或使用一次性隔离衣，用后按医疗废物管理要求进行处置。

（2）当接触患者及其血液、体液、分泌物、排泄物，或接触非完整皮肤黏膜时应戴手套。

（3）近距离接触可能发生飞沫传播的传染患者及疑似患者，或进行可能产生喷溅的诊疗操作时，除戴帽子、医用防护口罩、穿隔离衣外，还应佩戴护目镜或防护面罩（图8-1-5）。离开隔离病室前，接触污染物品后摘除手套，洗手和（或）手消毒。

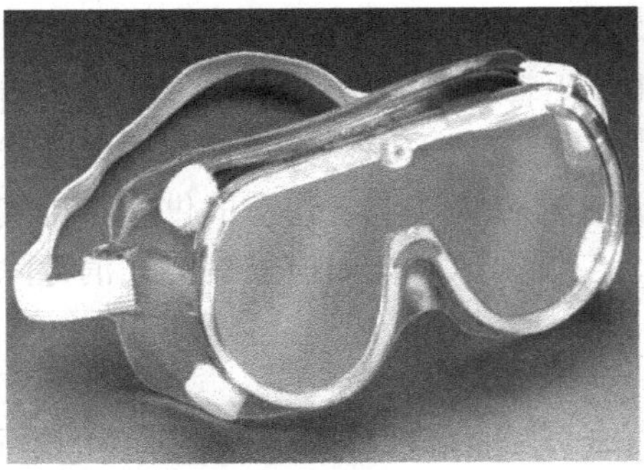

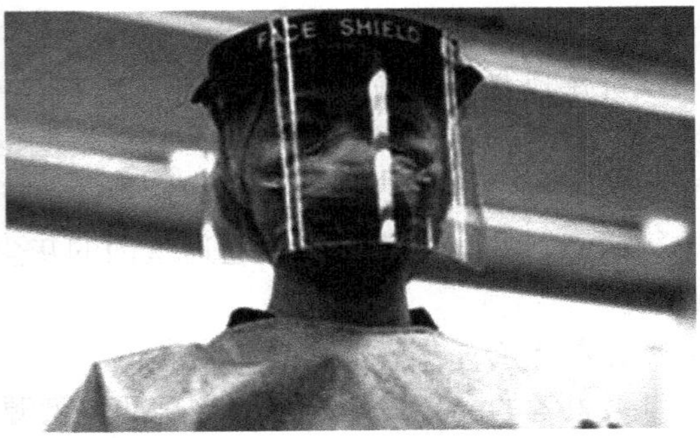

图8-1-5　护目镜及防护面罩

（4）医务人员下班后应清洁口鼻腔，沐浴。

4. 医疗废物的管理　呼吸道传染病患者产生的垃圾均视为医疗废物，双层包装，封闭运送。收集运送人员应加强防护措施，医疗废物运出时应检查包装的完好及密封性，如发现包装破损则需在其外面加套一层包装袋。由专人经污染通道运往指定储存点，严格按照医疗废弃物的处理办法及时进行无害化处理。

（三）严格手卫生制度

手及皮肤消毒是切断接触性传播的主要措施，医务人员应严格执行手卫生制度。加强手卫生知识宣教，张贴洗手标志，推广正确洗手方法（图8-1-6），提供便捷的手卫生设施，提高手卫生依从性。在发热门诊患者出入口、隔离观察病房内外、医生诊疗室、护士处置室等处应配置快速手消毒剂，洗手水池处应配置洗手皂液。

（四）患者的监测和护理

常见的呼吸道疾病可分为发热、类流感样和不明原因肺炎三种，而对不同类别的患者其监控措施也有所不同。

1. 发热患者　发热是呼吸道传染病患者最常见的症状之一，因此，应加强对发热患者预检、分诊流程的优化管理。要求体温≥37.5℃并有呼吸道症状的患者必须至发热门诊就诊。对存在发热症状的患者应详细检查，做出正确、合理的诊断，并依据诊断结果选择治疗和控制疾病感染的措施。

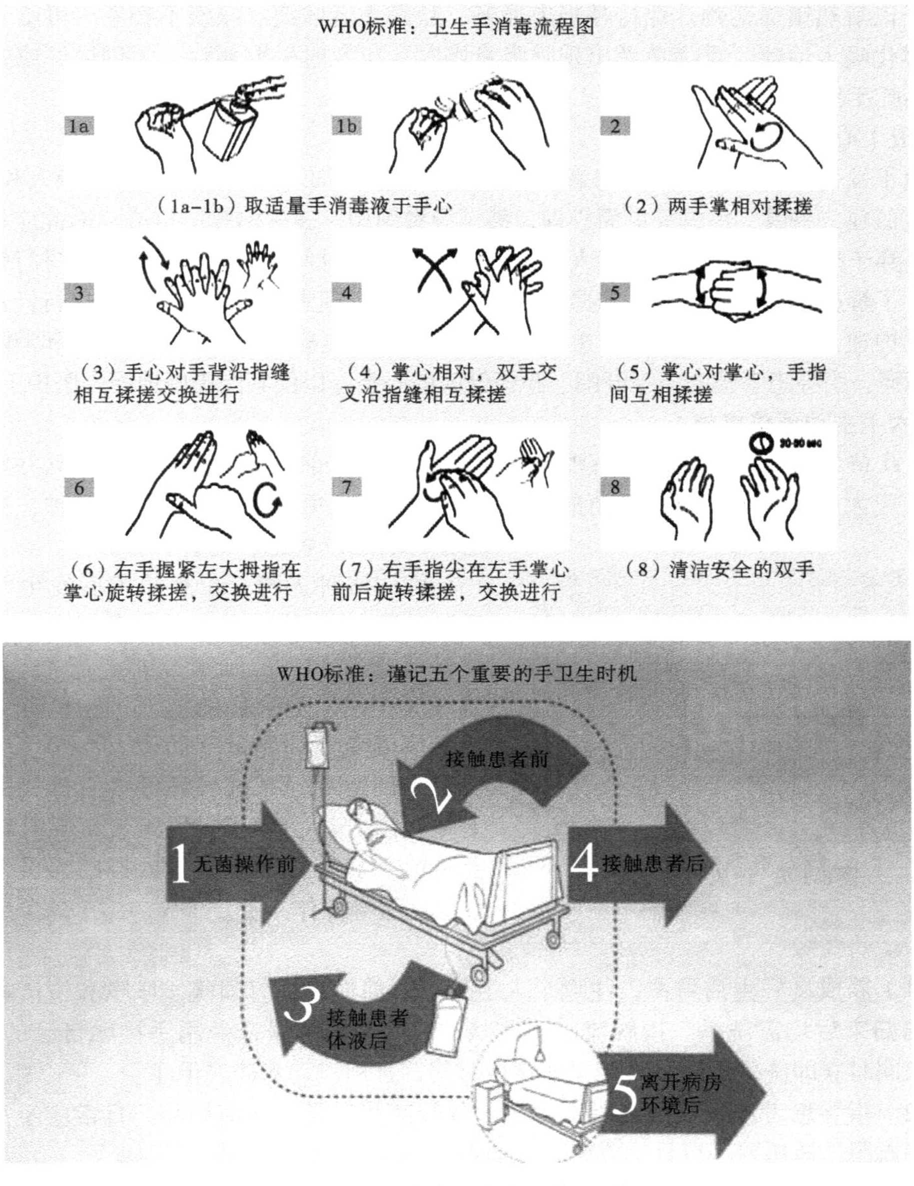

图8-1-6　正确洗手方法和洗手时机

2.类流感样的患者　加强流感样病例的监测和管理，每日上报流感样病例的数量。在呼吸道传染病流行期间，有条件的医院应采集流感样病例的呼吸道标本，进行病原学检测，发现变异时采取有效措施控制病情的发展和传播，并做好相关预后工作。

3.不明原因肺炎患者　发现不明原因肺炎病例，应立即收入备用隔离病房，实施24h监控，及时了解病情的变化，按呼吸道传染病隔离治疗。

呼吸道传染病患者住院期间，护理人员要密切监测患者的意识、生命体征变化，观察患者咳嗽的性状及痰液的颜色、量，以及口唇、甲床有无发绀，注意保证机体的水、电解质及酸碱平衡。一旦发现患者的体温超过38℃则应立即进行物理降温，并遵医嘱予以解热镇痛药物。保持呼吸道通畅，鼓励患者咳痰。咳痰不畅者，可给予吸痰或者雾化吸入治疗。重症患者出现呼吸衰竭时，应及时采取氧疗、无创通气或机械通气等治疗手段。

（五）心理护理

由于发生呼吸道传染病的患者对疾病有恐惧感，加之隔离治疗，远离亲人和朋友，易产生孤独、恐惧、焦虑等负面心理，甚至导致绝望，丧失治疗的信心，因此应将心理护理贯穿于疾病治疗始终。护理人员在患者入院初期时便对患者的心理状态进行针对性评估，了解患者的思想动态，掌握每位患者的具体心理素质及状态，以便进行针对性的个性化护理，并在治疗过程中向患者进行疾病的健康宣教，最大限度地改善和消除患者心理障碍，引导患者建立乐观开朗、积极健康的心态，以便其能更好地配合医护工作。

（六）主动预防措施

1.疫苗接种预防　接种流感疫苗（图8-1-7）是目前最有效预防流感及其并发症的手段，应大力宣传早期接种疫苗的好处，根据规范化免疫程序完成预防接种，并在疫苗接种后加以登记、检查、随访等。

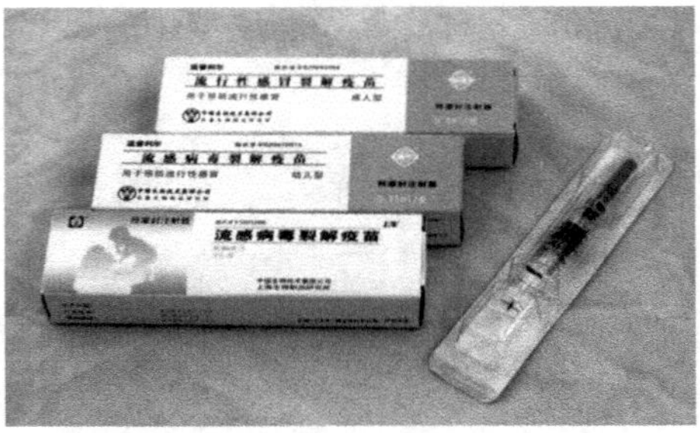

图8-1-7　流感疫苗

优先接种人群：①患流感后发生并发症风险较高的人群；②≥60岁老年人；③患慢性呼吸道疾病、心血管疾病、肾病、肝病、血液病、代谢性疾病的成人；④患有免疫抑制疾病或免疫功能低下的成人；⑤生活不能自理者和因神经系统疾病等自主排痰困难有上呼吸道分泌物等误吸风险者；⑥有较大机会将流感病毒传播给高危人群的人员，如医疗卫生保健工作人员。

2.疾病预防

（1）养成良好生活习惯，注意个人卫生，饭前便后、打喷嚏、咳嗽和清洁鼻腔后及外出归来后均需洗手。接触流感样症状的患者后，尽量避免用手接触自己的眼睛、口鼻，同时立即洗手，洗手时要保证揉搓时间，且用流动水冲洗干净。

（2）指导患者进餐及洗浴时，与家人分开使用餐具及洗浴用品。日常应经常换洗被褥和衣服，被褥要进行日晒或紫外线照射。

（3）不要随地吐痰，打喷嚏及咳嗽时应该用纸巾掩盖口鼻，尽量避免用手直接捂住口鼻而造成手部沾染呼吸道分泌物，用过的纸巾不能随意乱扔，以免病菌在空气中扩散。

（4）接触呼吸道传染源的人群，应注意与传染源接触时进行良好的自我防护，医护人员要戴口罩，与患者接触后应注意清洗手部。老年人及抵抗力低下的人群尽量避免接触流感样症状的患者。

（5）生活要有规律，保持充足的睡眠，经常锻炼身体，维持良好的心理状态，提高机体免疫力，减少传染病发病率。少吃辛辣油腻食物，多饮水，多食富含优质蛋白，糖类及微量元素的食物，摄入均衡的营养。

（6）呼吸道传染病常见于冬春季节，应该根据天气变化，增减衣物，注意自身保暖。告知患者及其家属在人口密集及空气流通差的地方活动时，要及时戴好口罩。

（七）加强疾病相关知识的宣教

医疗机构、疾病预防控制中心等部门可定期举行健康讲座，或是利用高校学生的社会实践活动对群众进行卫生宣教，以座谈会形式在社区、广场等处进行呼吸道传染病宣传，亦可以多媒体形式向全社会宣传疾病知识教育，还可以在医院、社区内及一些公共场合的醒目位置张贴传染病防治宣传牌，从而增强各个领域人群对呼吸道传染病的认识，提高重视度和自我防护能力。

（杨 阳 武淑萍）

第二节 人工气道感染防控管理

人工气道的建立使气管直接与外界相通，上呼吸道对吸入气体的温化、湿化作用及过滤作用丧失，细菌容易沿人工气道移行至下呼吸道，同时导管气囊上声门下间隙滞留物吸入，加之吸痰等操作、呼吸机管路更换及冷凝水处理等各个环节，均可能成为引发下呼吸道感染的危险因素。因而加强人工气道的感染控制与管理，是保证气体通路安全有效，提高人工气道护理质量，避免和减少医源性感染的重要环节。

一、简介

人工气道是指将导管经上呼吸道置入气管或直接置入气管所建立的气体通道，为保持气道通畅、促进有效引流、进行机械通气、治疗肺部疾病提供了有利的条件。对人工气道进行科学的规范化管理，能最大限度地减少相关并发症，减少人工气道患者感染发生率，提高撤机拔管及危重患者抢救的成功率。

二、病房环境与物品的管理

（一）病房环境的管理

1.*加强环境管理* 按照机械通气患者房间进行布局（图8-2-1），保持光线适宜与空气清新，营造干净、温馨、舒适、整洁的环境。房间内不允许放置土培植物，物品不宜摆放过多，生活用物与医疗物品按照使用区域分类规范放置，病房内医用垃圾和生活垃圾应标记明显（图8-2-2），分开放置。多重耐药菌感染患者，房间门口应设有醒目标志，每天用500mg/L的含氯消毒剂擦拭床、桌椅、地面、台面2次。

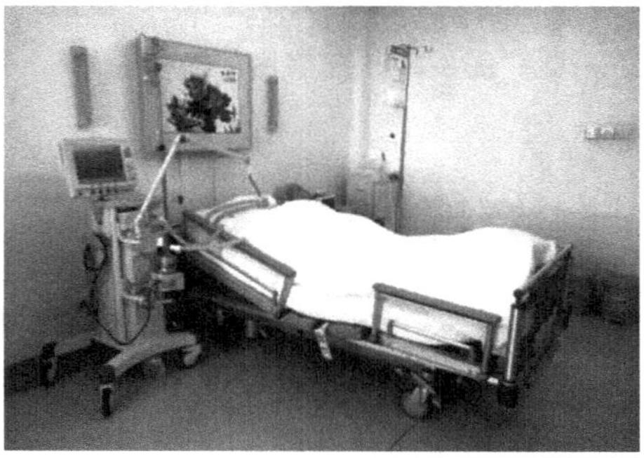

图8-2-1 机械通气患者房间布局

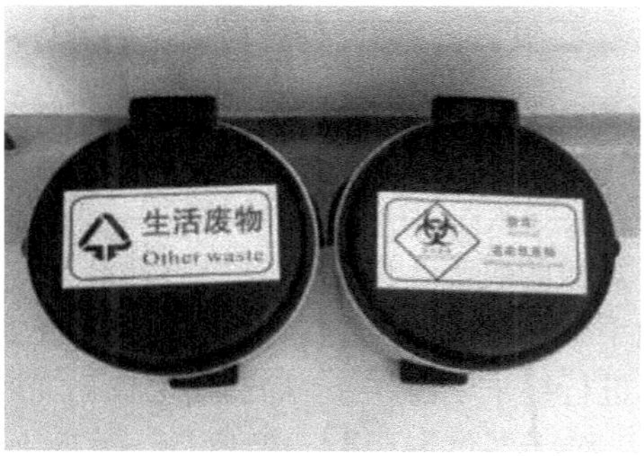

图8-2-2 垃圾分类

2.加强手卫生管理　医护人员的手是传播呼吸机相关性肺炎病原菌的重要途径，医护人员在护理、检查重症感染的患者后不进行手消毒就接触另一患者，极有可能导致病原菌在患者之间的传播定植，并可通过吸痰或其他操作致使细菌进入下呼吸道引起呼吸机相关性肺炎。保持手卫生是有效预防控制病原体传播、降低医院感染发生率的最基本、最简单、最行之有效的手段，特别是老年人工气道机械通气患者，其病情重、抵抗力低，感染控制环节复杂，更容易发生院内感染。医护人员在诊疗护理过程中手与危重患者频繁接触，如为患者翻身、吸痰等护理操作后手的细菌菌落数可成倍增加，可达106cfu/cm^2以上。因此，医护人员及照护者必须重视手卫生，在床旁放置手消毒液（图8-2-3），严格掌握洗手五个时机，按照“六步洗手法”洗手，减少与控制医院人工气道患者感染的发生概率。

3.加强空气监控　病房应每日开窗通风2～3次，每次20～30min，保持室内空气的流通，寒冷季节避免冷空气直接对流。有条件者可以安装中央空调新风系统，还可在病房内放置空气净化器，新风系统及空气净化器的过滤网需定期进行清洗消毒。因老年患者对环境的适应能力下降，冬季室温应保持在18～24℃，夏季24～26℃，相对湿度保持在40%～70%。每月定期对病室内空气、操作台面进行细菌培养，监测空气菌落数，将空气中的细菌菌落控制在200cfu/m^3以下，使患者处于洁净、舒适的环境中。

4.加强人员管理　尽量减少室内人员流动，治疗护理操作有计划集中时间进行，人工气道患者谢绝探视、入内戴口罩（图8-2-4），确有必要探视时，必须对探视人数和探视时间进行严格管控，患者家属在进入病室探视患者前和结束探视离开病室时，应洗手或进行手消毒；探视期间应戴口罩，尽量避免触摸患者周围物体表面。患者家属疑有或证实呼吸道感染时，应避免进入病房探视。人工气道的照护者之间避免相互接触，以免造成患者之间的交叉感染。

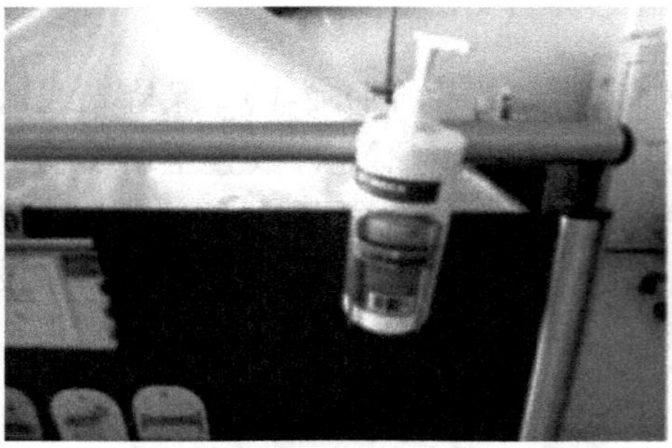

图8-2-3　床旁放置手消毒液

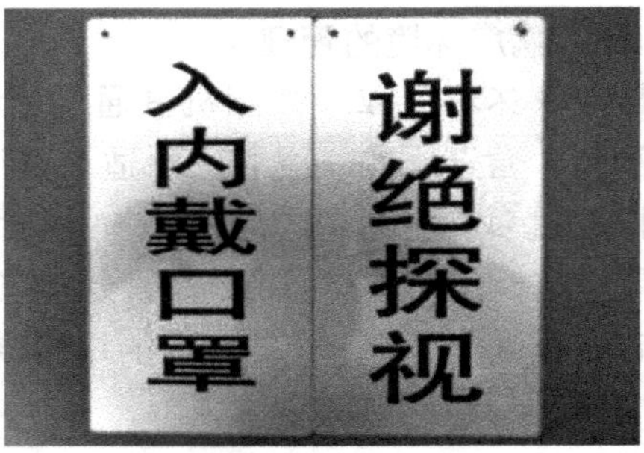

图8-2-4　患者房间标志

（二）床单位的管理

1.医务人员和患者接触的物品表面，如心电监护仪、微量泵、输液泵、呼吸机等医疗器械的表面、电话、门把手处等，应每日使用消毒剂清洁消毒。对床档、床头桌、床把手、床沿等高频接触的部位应进行擦拭消毒。出院患者的床单位应使用臭氧床消毒机进行终末消毒，室内被褥、窗帘、沙发套均应进行彻底清洗消毒或更换。

2.对于多重耐药菌感染患者，替换下来的被服应单独放置，使用医疗专用袋包装，标明“耐药菌感染”，通知后勤管理部门或被服中心加强消毒处理。

三、呼吸机使用与管理

呼吸机的连接管道与患者吸入、呼出的气体直接接触，故对于呼吸机必须严格消毒、妥善保养，保证正常运转。与其他医疗用品相同，呼吸机的消毒也应遵循先彻底清洁，然后再消毒的原则。呼吸机的消毒种类可分为患者使用时的日常消毒管理和终末消毒与维护两种。

（一）呼吸机的日常消毒管理

1.呼吸机外表面消毒　呼吸机外表面包括界面、万向臂架、空气及氧气连接管路、压缩泵表面、电源线、主体支撑架等，应用消毒湿纸巾擦拭，每日1次。当呼吸机外表面有明显污物、病区内有耐药菌暴发流行、患者撤机拔管停用呼吸机时，可用75%的乙醇擦拭消毒。

2.空气过滤网　包括主机过滤网和散热风扇过滤网。清洗时，将过滤网从机器上拆出，用流动水冲洗或小型吸尘器吸净灰尘，干燥后重新安装。主机过滤网一般24～48h清洁1次，散热风扇过滤网一般1个月清洁1次。可针对环境随时调整，如雾霾或沙尘天气，过滤网需每天进行清洁（图8-2-5）。

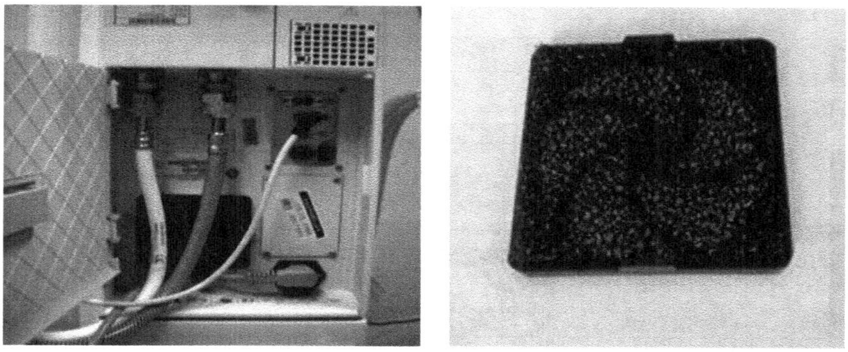

图8-2-5　呼吸机过滤网

3.呼吸机管路的更换与消毒　呼吸机管路包括连接于患者与呼吸机之间的螺纹管、Y形接头、集水瓶、管路弯头、湿化罐等，每周更换1次，有明显分泌物污染时应及时更换，也可使用一次性呼吸机管路，呼吸机湿化罐内灭菌注射用水每日更换。换下的管路应进行彻底清洗消毒，有条件时应送消毒供应中心集中处理。消毒时，呼吸机管路各接头之间要分解开单独处置，分解后的呼吸机各管路，按要求摆放在消毒机内，加入生物膜特效清洗剂（图8-2-6），进行高压冲洗，三次循环水高标准消毒。消毒后注明消毒日期、时间，密闭保存待用（图8-2-7）。

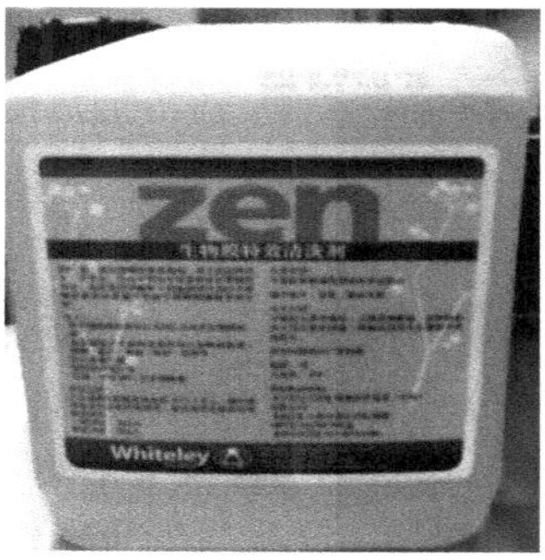

图8-2-6　生物膜特效清洗剂

4.呼吸机冷凝水的处理　呼吸机冷凝水属于高污染物，必须按感染物处理，将集水瓶内冷凝水倾倒入含氯消毒液的专用容器中，浸泡消毒30min后方可倒入污水系统，防止造成环境污染。一般含氯消毒液浸泡后的有效消毒浓度为500mg/L，特殊致病菌感染者可增加至2000mg/L。呼吸机使用前需将各管路连接好，使用时注意管路的集水瓶应处于呼吸回路的最低位置，必须低于患者的呼吸道和呼吸机湿化罐，以防呼吸机管路积水回流至患者呼吸道造成误吸。呼吸机管路集水瓶中冷凝水量达1/2满时应及时倾倒（图8-2-8），以免积聚过多流向患者气道造成感染，尤其在给患者翻身叩背、抬高床头或离断管道时注意切勿使冷凝水倒流。

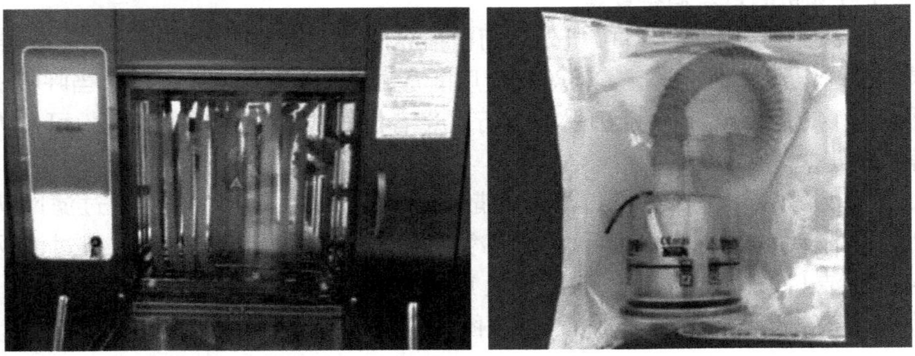

图8-2-7　管道消毒

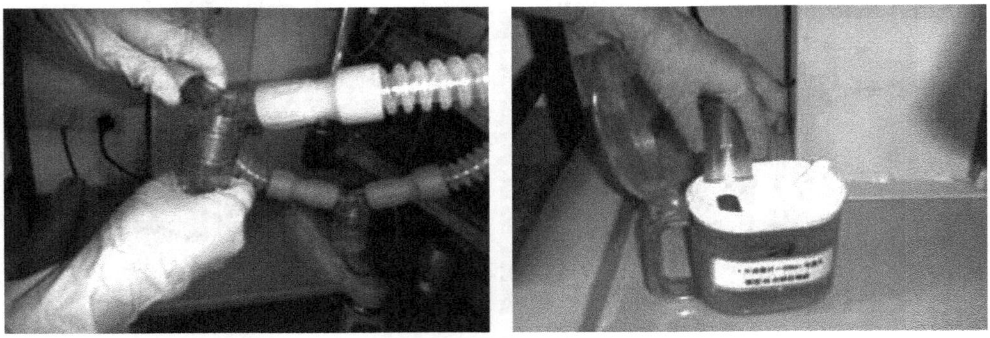

图8-2-8　倾倒呼吸机冷凝水

5. *定期更换呼吸机零部件*　主机上的空气过滤片、湿化罐中过滤纸片、管路中的流量传感器等均属于一次性使用的消耗物品，在日常使用中应按要求及时更换，管路中的细菌过滤器24h更换。如果患有传染病、存在严重感染或耐药细菌感染时，即使未到规定的更换时间，必要时也应提前更换。呼吸机其他消耗品，如氧电池的有效寿命一般在1000h，应定期检查和更换。

（二）呼吸机的终末消毒

当停止使用呼吸机后，除对呼吸机外表面、空气过滤网、呼吸管路等进行清洁消毒外，呼吸机的某些部件，如呼气盒要拆卸进行终末清洗消毒。长期使用呼吸机的，内呼吸管路及过滤网使用5000h要进行更换。如患者连续使用呼吸机超过12个月时应给予更换呼吸机，对更换下来的呼吸机须进行彻底检修及终末消毒。

（三）呼吸机的正确使用

呼吸机湿化系统为加热湿化系统，只能用无菌蒸馏水，以避免湿化液体形成结晶物，影响和损坏湿化罐的电热蒸发器。患者需使用呼吸机时，应由专人检查并连接好电源和气源，开机通过自检，根据患者病情及一般情况，如动脉血气、胸片、理想千克体重等综合因素来调节呼吸机参数，连接模拟肺，运行1～2min，检查确定仪器正常运行后连接患者。呼吸机停用关机时，先关主机电源，再关闭气源。

四、患者气道管理

（一）选择合适的湿化方式，保持呼吸道湿润

1.采用呼吸机湿化罐加温加湿，调节吸入气体温湿度。机械通气患者湿化罐的温度控制在（33±2）℃，加热湿化能使气体达100%的湿度，可根据患者痰液黏稠度及痰量随时进行调整（图8-2-9）。

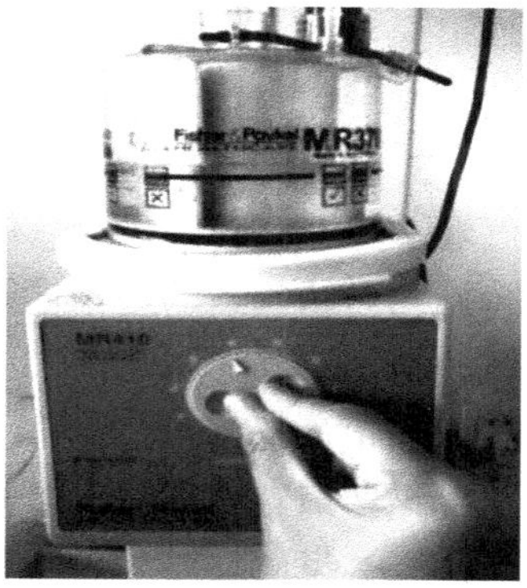

图8-2-9 湿化罐调节

2.保持液体入量充足，达到2500～3000ml/d。痰液黏稠时应用生理盐水或5%乙酰半胱氨酸溶液进行气道冲洗，可稀释痰液，有助于痰液排出。必要时气道内间断或持续滴注湿化液。

3.尽量采用一次性无菌雾化吸入装置，雾化液应现用现配，可选择蒸馏水或生理盐水，根据病情加入化痰和抗菌药物，如应用盐酸氨溴索溶液或乙酰半胱氨酸溶液进行超声雾化吸入，每日2～3次，有助于稀释痰液、促进排痰。

4.应用人工鼻，人工鼻又称温-湿交换过滤器（HME），具有细菌过滤功能，连接于气管导管外端，可模拟人体鼻腔的功能，使气体以温热、湿化的状态进入气道内，保持吸入气体的温度在29～32℃、湿度在29～32mgH_2O/L的范围，使吸入气体获得有效湿化，同时还对细菌有一定的过滤作用，能降低气道被细菌污染的危险性。

（二）及时清除呼吸道分泌物

气管插管及气管切开患者由于病情危重、呼吸肌无力，痰液黏稠等特点导致排痰困难，应定时为患者翻身、叩背。叩背手法为“背隆掌空”式，按照由下向上、由外向内的原则进行背部有效叩击，同时鼓励意识清楚的患者深呼吸及有效咳嗽。

1.掌握吸痰指征　一般情况应按需吸痰，以避免频繁吸痰引起呼吸道黏膜损伤或增加吸痰不良反应，必要时按需吸痰与定时吸痰相结合，有助于及时清除呼吸道分泌物，保持呼吸道通畅。注意掌握吸痰指征，如患者咳嗽或出现呼吸窘迫、闻及痰鸣音、呼吸机气道压力高限报警、监测氧分压或脉氧饱和度突然降低时应给予及时吸痰。对于危重症及呼吸道分泌物过多者，如不能一次性吸净痰液，可将吸痰与吸氧交替操作，吸痰前后给予高浓度氧，以预防低氧血症。吸痰效果评估：患者呼吸逐渐平稳，窘迫症状解除，痰鸣音消失，呼吸机气道压力升高的报警解除，潮气量及通气量低限报警解除，氧分压或脉氧饱和度上升。

2.掌握吸痰技术　吸痰操作要点：①吸引时应严格无菌操作，使用一次性吸痰管及时清除气管分泌物，在经不同部位吸痰时，如气管、口腔、鼻腔吸引时，吸痰管要做到分开使用，每次更换1根。吸痰操作要柔和、准确、快速，如遇阻力时忌硬插，应先退出少许再缓慢旋转插入。②吸痰前，可予以加大吸氧浓度或吸入纯氧至少30s（呼

吸机智能吸痰按钮），以避免或减轻低氧血症，减轻缺氧程度。调节吸引压力，避免负压过大造成呼吸道黏膜损伤。③吸痰时先吸净气管内分泌物，再经口鼻吸净口咽部、鼻咽部分泌物。每次吸引时间≤15s，连续操作不超过2次。鼓励清醒患者咳嗽以促进痰液排入大气道，翻身、叩背、雾化吸入后及时行负压吸引排痰。④痰液较多，咳嗽反射差者，应考虑使用纤维支气管镜行气道内冲洗及吸引，可消除局部肺不张，吸出气道深部黏痰或凝块状痰痂，从而提高吸痰效果，如有心率、血压、脉氧饱和度明显改变时，均要立即停止吸痰，给予100%的氧气吸入并及时进行对症处理。

3.气囊上分泌物的清除（图8-2-10） 气管插管后，口咽部分泌物可在气管导管气囊上方、声门下积聚，使细菌大量繁殖。随着患者的呼吸、体位变动及气囊的改变，分泌物可从气囊的边缘进入下呼吸道，导致呼吸机相关性肺炎的发生。做好气囊管理，维持恒定的气囊压力在25～30cmH_2O以下，尽量选择可吸引可冲洗的气管导管。依据患者病情需要及综合情况进行声门下分泌物持续或间歇吸引，采取适宜吸引频率与负压，以期达到有效的声门下分泌物引流，降低呼吸机相关性肺炎的发生率。

4.采用密闭式吸痰管吸痰（图8-2-11） 密闭式吸痰管是一种不需要脱开呼吸机就可进行吸痰操作的管路，操作简单、使用方便。采用密闭式吸痰管对机械通气患者进行管路护理，可有效避免开放式吸痰时产生的气溶胶排放于空气中造成的细菌传播，减少医务人员职业暴露，减少交叉感染。

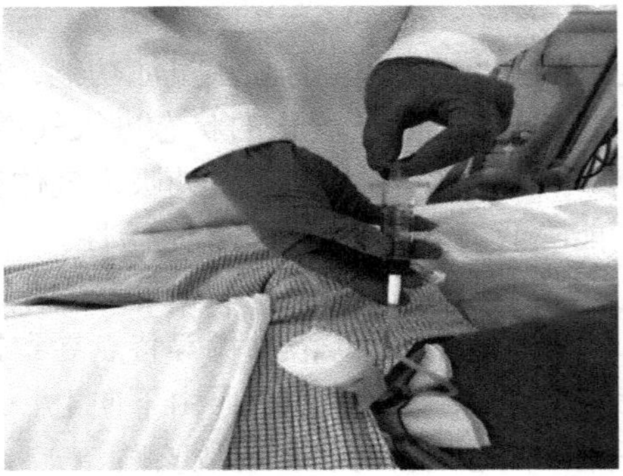

图8-2-10 气囊上分泌物引流

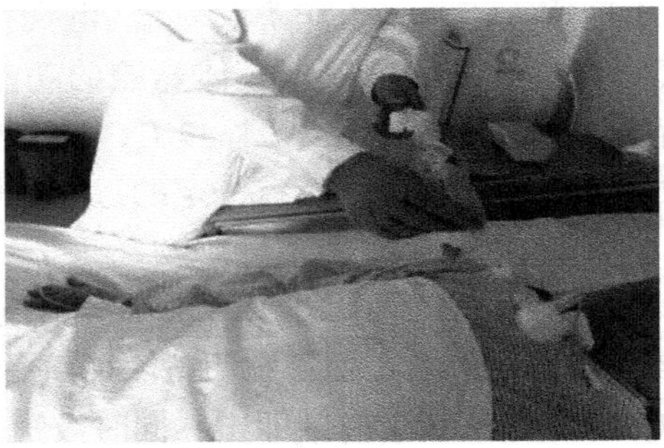

图8-2-11 密闭式吸痰

5.纤维支气管镜吸痰 气管插管及气管切开的老年患者病情大多处于危重状态，有效咳嗽排痰能力降低，呼吸道分泌物易集聚于气道深部，一般的吸痰操作仅能清除大气道内的痰液，而纤维支气管镜下吸痰，能在直视下将痰液吸出，并可以给予生理盐水进行气道冲洗，将黏稠的痰液吸净，且能到达较小的支气管分支，吸痰效果较好。纤维支气管镜吸痰适用于在加强抗感染、化痰及普通吸痰处理基础上，仍有明显痰鸣音、发热、动脉血氧分压和血氧饱和度持续下降，床边胸片检查示肺部仍有大片炎症阴影或肺不张的患者。吸痰前常规禁食4h，给予心电监护及脉氧饱和度监测，准备负压吸引器、氧气装置、痰培养容器及各种抢救药品和物品。操作中要注意观察生命体征变化及脉氧饱和度情况，如出现心律失常、脉氧饱和度小于88%，应停止操作，并做相应处理。

6.仪器辅助排痰技术　仪器辅助排痰与人工叩击排痰交替应用可促进痰液引流与排出。如采用咳痰机或振动排痰仪辅助排痰（图8-2-12），能明显降低呼吸机治疗患者肺不张的发生，减少肺部感染，改善患者的通气功能。咳痰机运用正负压交换引流的工作原理，能自动触发、模拟并放大自然咳嗽的生理过程，经气道应用一定正压和流量的限气流，从而松动各级支气管的异常分泌物。振动排痰仪治疗时产生的垂直方向的叩击、震颤力可促使呼吸道黏膜表面的黏液和代谢物松弛及液化，而其产生的水平方向的定向挤推力可以促使已液化的黏液逐渐排至主气道，即从细支气管到支气管再到气管，便于经负压吸引排出体外。仪器辅助排痰应在餐前或餐后2h进行治疗，治疗前可进行15min雾化吸入，每日3～4次，单侧肺每次治疗5～10min，治疗后及时给予吸痰。

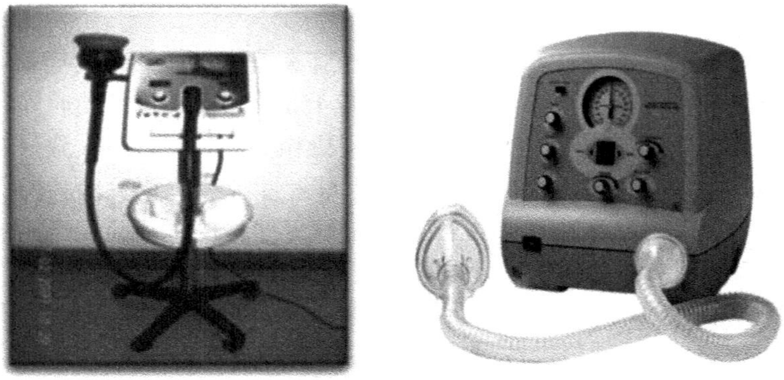

图8-2-12　辅助排痰仪器

（三）加强切口与套管的护理

气管切开或气管插管的患者，要确保套管固定牢靠，防止其上下滑动对患者气管黏膜造成损伤。导管气囊充气要适当，避免压力过高，以免影响患者气管黏膜的血液供应。气管切开患者，要注意保持气管切开部位清洁干燥，每天更换纱布2次，如有污染随时更换。做好气管造口护理，经常对切口和周围皮肤进行检查，切口分泌物增多或感染时及时进行处理，应用机械通气的气管切开患者，要定期更换气管套管。

（杨　阳　武淑萍）

第三节　呼吸机相关性肺炎的感染防控管理

呼吸机相关性肺炎（ventilator associated pneumonia，VAP）指机械通气治疗后由感染性因素造成的肺实质炎症，是机械通气过程中常见的并发症。该病治疗难度大，病死率高，严重者甚至威胁生命，因此，临床工作中呼吸机相关性肺炎的预防非常重要。呼吸机相关性肺炎在机械通气患者的发生率为10%～69%，随着机械通气时间延长，发生呼吸机相关性肺炎的危险性随之增加。

一、简介

临床上针对急危重症患者多建立人工气道，以保障患者的呼吸道通畅。主要方式

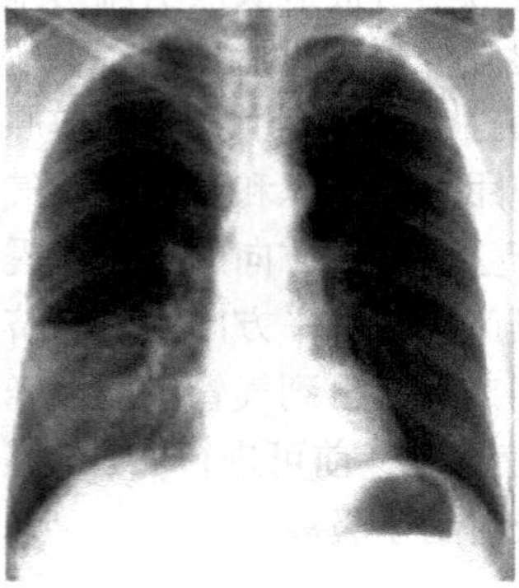

图8-3-1 肺炎胸片

即为气管插管与气管切开。人工气道建立后的机械通气虽然能够持续为患者供氧，但机械通气期间，患者呼吸道的局部免疫防御力会大大降低，极易发生感染，进而诱发呼吸机相关性肺炎的发生。呼吸机相关性肺炎是医院获得性肺炎（hospital acquired pneumonia，HAP）最常见的类型（图8-3-1），是接受机械通气患者最常见的并发症之一。呼吸机相关性肺炎一旦发生则易造成脱机困难，延长住院时间，增加抗菌药物的使用，增加住院费用，并导致重症患者病死率的增加，严重影响重症患者的预后。

二、定义

呼吸机相关性肺炎是指气管插管或气管切开患者在接受机械通气（mechanical ventilation，MV）治疗48h后，或停用机械通气、拔出人工气道48h内发生的肺实质的感染性炎症反应。呼吸机相关性肺炎可以大致分为两类，第一类是气管插管或人工气道建立≤4d发生的，为早发性呼吸机相关性肺炎，约占呼吸机相关性肺炎的1/2，其致病细菌为口咽部寄生菌群，如肺炎链球菌、嗜血流感杆菌、金黄色葡萄球菌等；第二类是气管插管或人工气道建立4d以上的，为晚发性呼吸机相关性肺炎，常由肠道革兰氏阴性细菌，如肠杆菌科、不动杆菌属和假单胞菌属细菌所致。

三、相关危险因素

呼吸机相关性肺炎的主要危险因素分为患者自身相关因素、人工气道的直接影响、抑酸剂的使用、医务人员操作因素四个方面。

（一）患者自身相关因素

1.机体免疫力低下　随着年龄的增长，患者免疫防御机制逐渐减弱，年龄因素是呼吸机相关性肺炎重要的致病因素，老年患者机体脏器功能退化，自身抵抗力较低，营养状况差，基础疾病多，如急慢性肺部疾病、心脑血管疾病等，以及长期卧床或意识不清，低蛋白血症，广谱抗生素或激素的使用，人工气道、机械通气等侵入性操作，机体防御屏障破坏，均增加了老年人工气道患者发生呼吸机相关性肺炎的风险。

2.体位相关因素　人工气道患者活动范围受限，长时间卧床、固定体位及痰液引流不畅，反复进行的吸痰相关操作，以及胃肠蠕动减弱、容易产生肠胀气及胃内容物反流引起误吸，均成为呼吸机相关性肺炎发生的重要因素。

3.口腔、咽喉部、胃内的微定植生物　机械通气时尤其老年患者自身抵抗力低、免疫功能差，呼吸道黏膜抗菌能力较弱，处于易感染状态，通过口咽部定植菌移行、胃内容物误吸等方式，病原微生物向下侵入下呼吸道，从而发生肺部感染。此外，人工气道患者常需要留置胃管，可导致食管括约肌功能下降，更易引发患者消化道内食物反流，患者发生呼吸机相关性肺炎概率明显升高。

（二）人工气道的直接影响

人工气道机械通气患者，上呼吸道屏障作用丧失，呼吸道防御功能衰减，咳嗽反射及呼吸道内壁的纤毛运动减弱或停滞，增加了细菌的黏附和定植，从而诱发肺部感染，而机械通气持续时间与呼吸机相关性肺炎发病率呈正相关，机械通气时间每增加1d，呼吸机相关性肺炎发生率增加1% ～ 3%，通气时间越长细菌经外界进入肺内的概率越高，机体呼吸屏障保护机制破坏越严重。

（三）抑酸剂的使用

为预防应激性溃疡和消化道出血，质子泵抑制剂（PPI）、组胺H_2受体拮抗剂（H_2RA）及硫糖铝的应用非常普遍。此类药物易使胃酸pH下降，导致胃液杀菌能力减弱，随之革兰氏阴性菌增殖与定植率增加，细菌更容易发生向上逆行性移动进入呼吸道。正常胃液pH稳定在1 ～ 2，胃腔内基本保持无菌，应用抑酸剂后，胃液pH升高，当胃液pH＜4时，呼吸机相关性肺炎发生风险为14% ～ 15%；当胃内pH=4时，微生物开始在胃内过量繁殖；胃液pH＞4时，胃内检测到革兰氏阴性菌的增殖比率达到59% ～ 60%，发生呼吸机相关性肺炎的可能性增加至70%，因而在预防应激性溃疡时，抑酸剂的应用需谨慎，要警惕呼吸机相关性肺炎发生的风险。

（四）医务人员操作因素

1.呼吸机管路的污染　医务人员实施操作时，若无菌概念不强、操作不规范、呼吸机管路消毒不规范，或呼吸机冷凝水处理不及时，均会增加呼吸机相关性肺炎发生的可能性。呼吸机管路中积聚的冷凝水是主要污染源，在接近插管处的冷凝水中，平均细菌浓度可高达2×10^5cfu/ml，患者体位变动可能致使冷凝水直接注入下呼吸道而造成感染。

2.环境、设备、医务人员手的污染　危重患者居住的病区环境病原菌较多，若消毒不严格、隔离措施不当均可成为呼吸机相关性肺炎病原菌的来源。床旁监护设备、辅助呼吸球囊、负压吸引装置、血压计袖带、听诊器等，都可能成为感染源，污染的手是最主要的传播媒介。

四、防控措施

呼吸机相关性肺炎是机械通气患者常见并发症，不仅延长了通气时间和住院时间，增加了医疗成本，并且还是危重症患者重要的致死原因。目前已证实多种预防措施可降低呼吸机相关性肺炎的发生率，采用适当的措施以预防呼吸机相关性肺炎非常重要。针对病原可能入侵发生途径及相关风险因素分析，呼吸机相关性肺炎的防控措施主要分为非药物性因素预防和药物相关预防两个方面。

（一）非药物性因素预防

1.严格无菌操作及手卫生落实　手部清洁是预防呼吸机相关性肺炎最简单有效的方法，有资料表明洗手率提高10%，感染率下降35%。增强医务人员的防范意识，定期培训，严格执行洗手、消毒、灭菌、隔离制度，接触患者和操作前后要严格执行无菌操作原则。接触不同患者及患者的体液、血液时要戴手套，去除手套后，均应使用肥皂或洗手液用流动水清洗双手（图8-3-2）。病区走廊、病房门口、机械通气患者床单位旁均应放置快速手消毒液（图8-3-3），随时进行洗手（手消毒），减少医务人员手作为媒介的传播，预防呼吸机相关性肺炎发生。

2.加强人工气道的管理

（1）加强气道湿化：保持气道通畅，及时吸痰。如果湿化不足，易形成痰栓，增加呼吸机相关性肺炎的发生率。可根据医嘱使用湿化液气道内滴入、利用呼吸机湿化罐加温、加湿，或采用雾化吸入治疗，人工气道患者应采用多种方法湿化气道，便于稀释痰液，促进排痰。

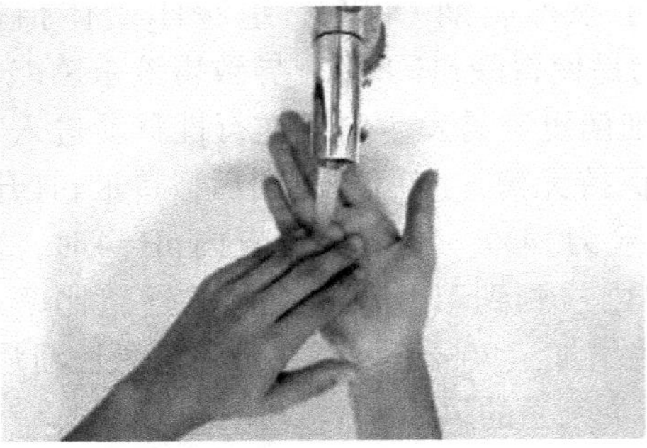

图8-3-2　流动水洗手

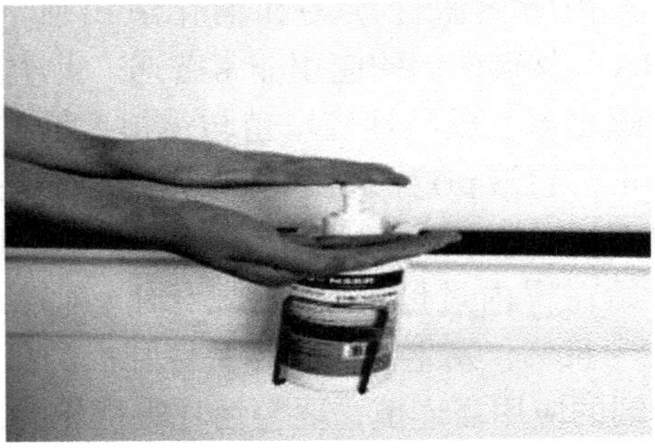

图8-3-3　快速手消毒液洗手

（2）加强气道分泌物清除：掌握吸痰指征，一般应采用按需吸痰方法，及时清除呼吸道分泌物，使呼吸道保持通畅并改善氧合。必要时按需吸痰与定时吸痰相结合，如在应用雾化吸入、振动排痰仪、体位引流或变换体位后，应随时评估吸痰指征，及时清除气道分泌物。所有人工气道机械通气患者尽可能采用密闭式吸痰装置（图8-3-4），应用密闭式痰液收集袋（图8-3-5），避免或减少开放式吸痰对环境的污染。

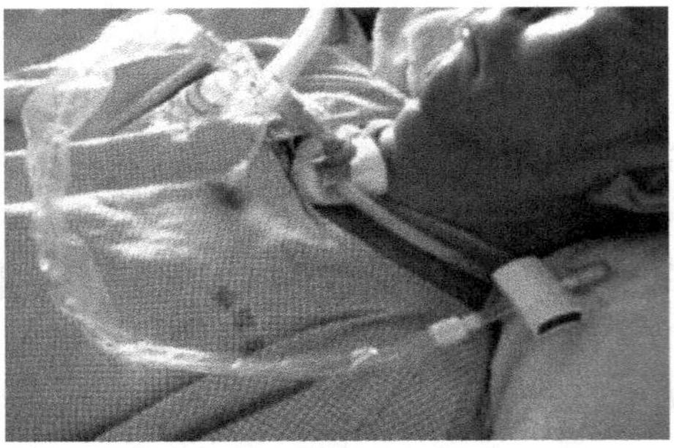

图8-3-4　应用密闭式吸痰装置

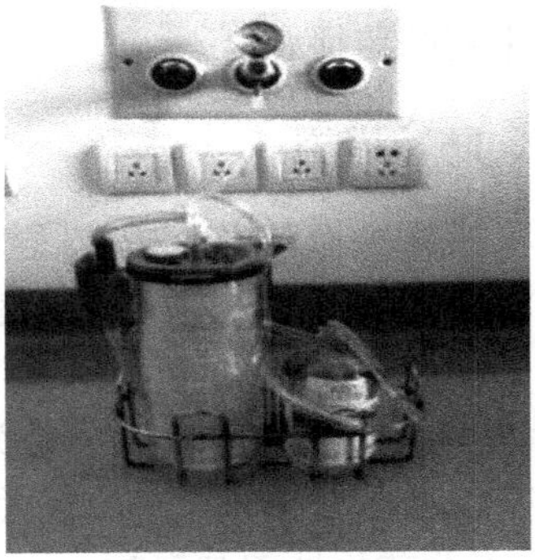

图8-3-5　应用密闭式痰液收集袋

（3）加强气囊管理：气囊是气管导管的重要组成部分，可防止气道漏气、口咽部分泌物流入下呼吸道，以及防止胃内容物的反流误吸。气管内置入导管后应使气囊保持一定的压力，以确保其功效。机械通气患者定时监测套囊压力，使之保持在25～30cmH_2O，可降低呼吸机相关性肺炎的发病率。准备拔除或移动气管导管时，气囊放气前应采用双人松气囊法进行气囊松气（详见第6章第四节），确保滞留在气囊上部的分泌物清除干净，减少呼吸机相关性肺炎的发生。所有患者均采用可吸引可冲洗式气管导管，清除声门下及气囊上滞留物（图8-3-6），可有效预防呼吸机相关性肺炎的发生。

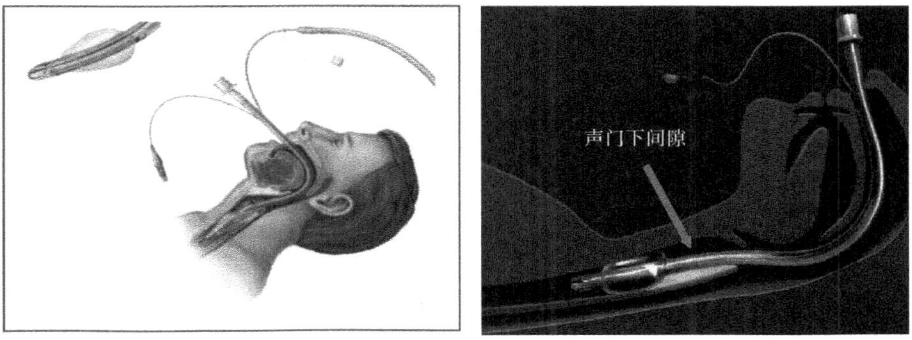

图8-3-6　清除声门下及气囊上滞留物

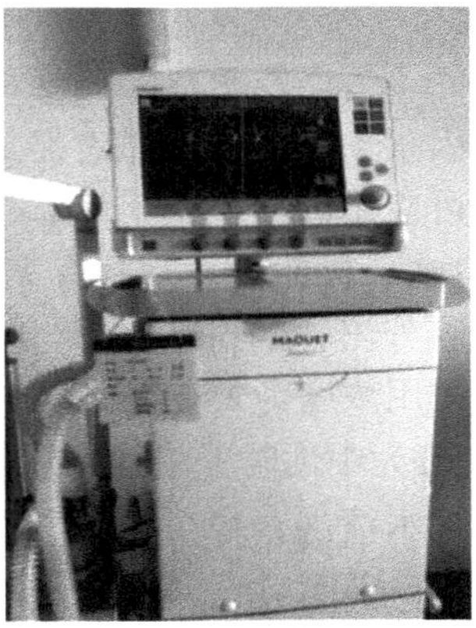

图8-3-7　床旁呼吸机管理图

3.呼吸机使用的护理　加强床旁使用呼吸机的管理（图8-3-7），擦拭清洁呼吸机表面，每天清洗过滤网。呼吸机的气路系统，如呼吸回路、传感器、内部回路，清洁消毒方法应遵照卫生行政管理部门对医疗机构的消毒管理规定和呼吸机的说明书规范进行。呼吸机管路是患者呼吸道细菌寄居的重要部位，使用一次性呼吸回路（图8-3-8）。呼吸机湿化罐应每天更换灭菌注射用水，每周更换一次呼吸机管路与湿化罐。平时注意将集水瓶置于呼吸环路最低部，及时倾倒呼吸机管路中的冷凝水，变换患者体位时勿使冷凝水倒流。冷凝水应集中消毒处理，处理后要及时洗手，严禁将呼吸机冷凝水随手倾倒在病区室内地面。

4.肠内营养及鼻饲的护理　肠内营养是指经胃肠道支持的营养方式，人工气道患者常用留置胃管鼻饲的方法来提供代谢需要的营养物质及其他各种营养素。可根据患者的具体情况调节鼻饲的速度与量，同时需进行胃潴留量的监测，有效避免胃胀气，减少误吸。鼻饲途径常分为经鼻胃管、经鼻十二指肠管及经鼻腔肠管等。机械通气患者常存在胃肠道革兰氏阴性肠杆菌定植，选择经鼻肠管进行营养支持可减少胃内容物反流的风险，降低呼吸机相关性肺炎的发病率。

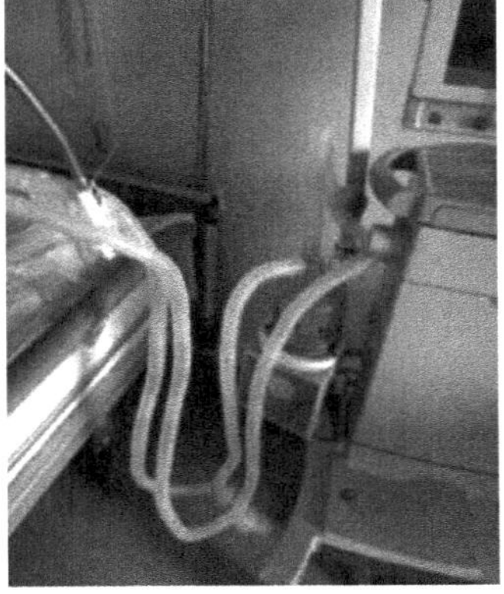

图8-3-8　使用一次性呼吸回路

正确鼻饲的方法包括以下几个方面：①留置胃管患者，应在鼻饲前进行彻底吸痰，鼻饲时抬高床头30°～45°。先检查胃管位置，回抽胃液确定胃部残留物质的容量（图8-3-9）。②鼻饲中营养液温度、进量应适宜，准备时的鼻饲营养液温度一般控制在38～42℃（图8-3-10），采取少量多次喂食，鼻饲量每次200ml左右，可采用鼻饲泵匀速泵入，降低胃内容量，防止胃内容物反流。③鼻饲后保持床头抬高体位至少30min，期间应避免气道内深部吸痰。④营养液输注管及鼻饲用的注射器每24h更换1次，鼻胃管每月更换一次。⑤密切观察痰液性状及量的变化，及时发现胃内容物反流导致的误吸，必要时停止鼻饲。鼻饲过程中患者如出现呼吸急促、呛咳时应停止鼻饲。

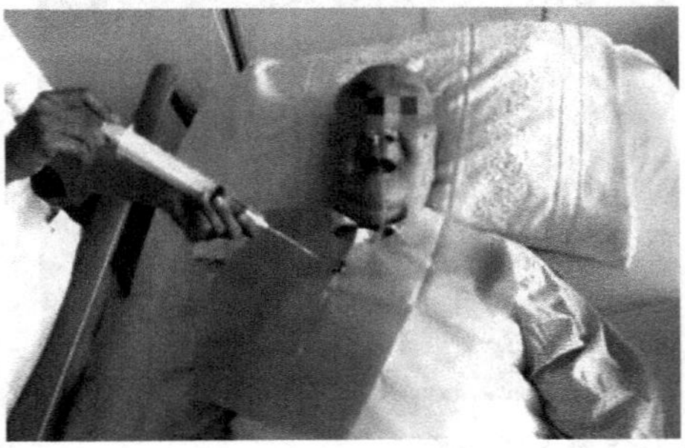

图8-3-9　回抽胃液

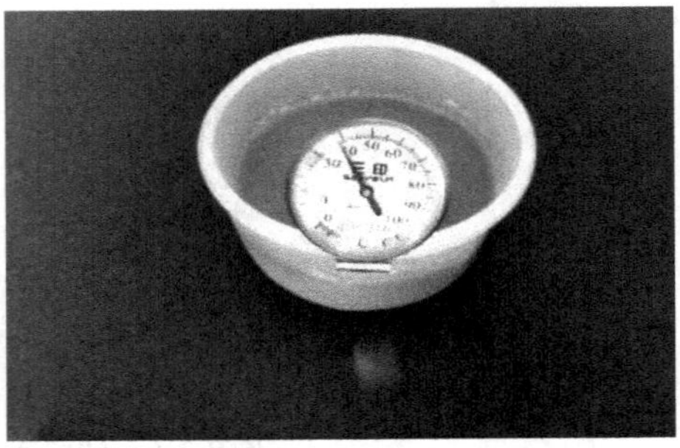

图8-3-10　鼻饲营养液温度

5.口腔护理　口咽部定植菌误吸是机械通气患者合并下呼吸道感染最主要的发病因素，机械通气患者需加强口腔护理。一般采用生理盐水定时进行口腔护理，必要时可应用碳酸氢钠溶液、过氧化氢溶液或硼酸溶液等，并增加口腔护理次数，每6～8h 1次，同时注意观察有无口腔真菌感染、黏膜溃疡，并及时给予相应处理。根据患者口腔分泌物的pH，选择合适的口腔清洗液，对于pH较低或疑有真菌感染的患者，可以采用浓度为2.5%碳酸氢钠擦洗，而pH较高的患者，采用浓度为2%～3%硼酸液擦洗，pH为中性时分泌物多或有异味时，可以用1%～3%过氧化氢溶液进行擦洗，再用生理盐水清洗，也可以采用0.02%氯己定、呋喃西林、康复新液、苯扎氯铵等溶液擦洗口腔，抑制口腔细菌滋生，防止感染的发生。

6.体位的管理　根据患者病情对符合条件的机械通气患者，尽可能采取半卧位，抬高床头（图8-3-11），使患者膈肌下降，胸腔容积相对增大，有利于改善氧合，增加机械通气效果，及早纠正呼吸衰竭，减轻各脏器由此而引起的功能紊乱，便于患者及早脱机拔管，有利于降低呼吸机相关性肺炎的发生。

7.控制外源性感染

（1）加强环境管理与手卫生实施：引起呼吸机相关性肺炎的病原体常可通过医护人员及环境感染患者。环境卫生和保护性隔离均为切断外来感染的重要途径。因此，加强环境管理，减少探视，注意通风，保证病房内空气循环畅通，为患者营造清洁、舒适、安全的住院环境。对医护人员进行宣教，严格实施手卫生的制度，每张病床都要配备快速手消毒液，医护人员在进行操作前要严格实施六步洗手法。每天应用消毒液擦拭病房中的地面、床头柜、床档、扶手等部位。必要时对患者施行床旁隔离处理，以达到预防交叉感染的目的。

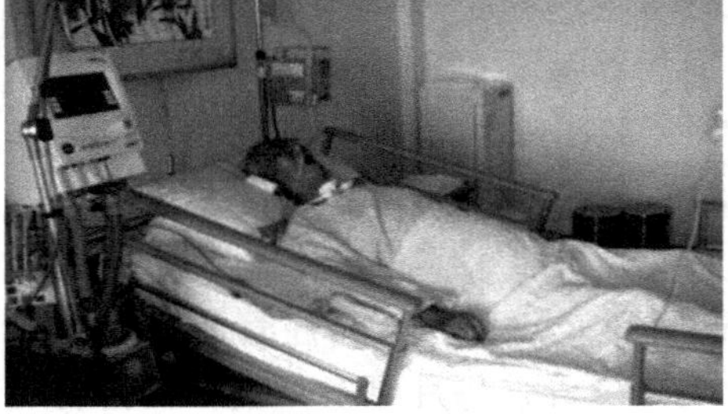

图8-3-11　机械通气患者床头抬高

（2）纤维支气管镜消毒与管理：纤维支气管镜（以下简称纤支镜）的应用常包括纤支镜引导下气管插管、纤支镜诊断（分泌物取样、活检）和经纤支镜气道分泌物引流等。纤支镜检查作为一项侵入性、微创性诊疗技术，如消毒不严、操作不当易引起交叉感染。

因此，必须控制纤支镜在患者间的细菌传播，要严格按照《软式内镜消毒技术规范（2016版）》要求，做好纤支镜的清洗、消毒与保养，加强防范措施。

1）清洗：纤支镜使用后，立即用75%酒精湿纱布轻轻擦去插入管外表面污物，然后将纤支镜的前端置入灭菌注射用水中，通过管路吸引5～10s，轮流吸引清洁液和空气数次，进行初步清洁。然后送至内镜消毒室进行彻底清洁消毒处理，拆下吸引控制阀、活检入口阀，用清洁毛刷彻底刷洗活检孔道和吸引管路，刷洗时必须两端见刷头，并洗净刷头上的污物。要确保凹进部分用清洁刷刷洗干净，然后装好防水盖。在流动水下彻底冲洗，用纱布反复擦洗镜身。

2）消毒：纤支镜经过手工清洗后置于全自动清洗消毒机中进行消毒。全自动清洗消毒机常采用2%碱性戊二醛或酸化水作为消毒剂。以高压流动水旋转喷淋和消毒液循环喷淋浸泡相结合，按照冲洗—酶洗—漂洗—吹干—消毒—冲洗—吹干程序，通过微电脑控制下自动完成的工序对纤支镜的外壁和内道进行消毒。自动清洗消毒机的消毒时间≥20min，结核分枝杆菌、多重耐药菌等特殊感染患者使用后的纤支镜浸泡时间≥45min。

（二）药物相关预防

1.抗菌药的合理使用　患者处于术后卧床状态，应注意抗菌药物的使用策略，若未发生感染可不进行预防性抗生素使用，避免增加细菌耐药性，进行痰细菌培养，口腔感染菌培养，根据培养结果有针对性地使用抗生素。当患者呼吸机相关性肺炎症状明显加重时，可选择使用广谱抗生素。

2.控制血糖　药物控制患者血糖可以有效减少呼吸机相关性肺炎的发生。由于感染、应急、抢救时应用糖皮质激素等药物，加之老年患者罹患糖尿病或糖耐量异常，机械通气者特别是危重患者，血糖水平明显升高，不利于对感染的控制，因此应采取定时血糖监控，及时口服降血糖药物、静脉或皮下注射胰岛素等措施调节患者血糖，控制好血糖在适宜范围，降低呼吸机相关性肺炎发生的风险。

3.限制抑酸剂的使用　临床治疗药物中如应用H_2受体阻滞剂，需考虑控制药物使用量及使用时间，避免滥用抑酸剂。定时监测胃液酸碱度，及时调整抑酸剂的使用，必要时应用制酸剂进行对症治疗，促进胃泌酸功能，减少胃内细菌繁殖，避免胃内容物反流导致呼吸机相关性肺炎的发生。

4.免疫增强剂的使用　老年患者基础条件差，合并疾病多，加之长期卧床，抵抗力差，可适当应用免疫增强剂，必要时静脉输入新鲜血浆、人血白蛋白等药物以增加患者抵抗力，同时要保证患者有良好的营养状况。

五、重点与难点

（一）如何正确喂养，减少胃内容物的反流

1.体位要求　机械通气患者进行肠内喂养时，应取半卧位，将床头抬高30°～45°，以预防误吸和反流。取半卧位时骶尾部受到压力、摩擦力及剪切力明显加大，应注意观察患者皮肤情况，保证其舒适度，防止压疮。

2.保持肠内营养　从预防角度看，肠内营养可最大限度地减少细菌通过肠黏膜向肝脏和血液移行，维持正常肠道菌群平衡，并可预防肠黏膜绒毛萎缩引起的反流。肠内营养护理应注意定时监测胃液pH、每4～6h检测胃残留量，根据患者的病情和耐受

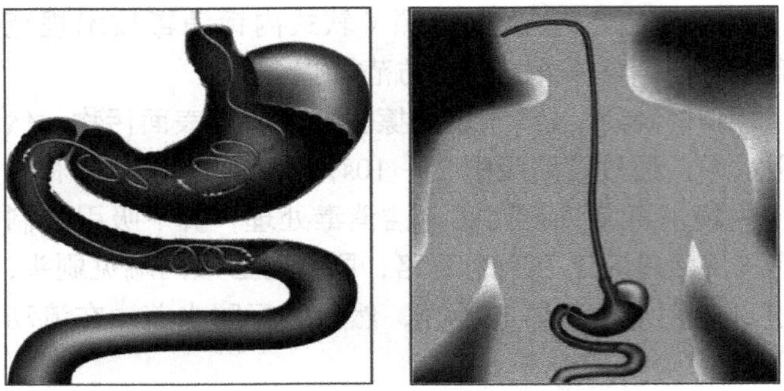

图8-3-12　留置喂养管

性选择调整肠内营养的速度、浓度和用量。

3.管饲方式的选择　机械通气患者可采用留置胃管的方法行肠内营养，误吸风险高的患者可使用螺旋形胃肠管或将喂养管直接插入幽门下进行肠内营养（图8-3-12），可以减少胃内容物反流，可降低呼吸机相关性肺炎的发病率，经评估需长期管饲喂养的老年人工气道患者最好采用胃造瘘的方式进行喂养。

4.留置胃管患者正确鼻饲方法

（1）鼻饲前：彻底吸痰、抬高床头，检查胃管插入深度和固定情况，回抽胃液确定胃内残留量，胃残留量大于150ml，需暂停喂养或推迟1h。

（2）鼻饲时：营养液温度应适宜，采取少量多次喂养或鼻饲泵匀速持续喂养，单次鼻饲量不超过200ml。

（3）鼻饲后：保持体位至少30min，避免深吸痰。

（4）观察：及时发现胃内容物反流导致的误吸，如患者出现呼吸急促、呛咳时应停止或减慢鼻饲速度，适时评估人工气道患者的吞咽功能、误吸和反流的可能性，减少危险因素。

（二）如何诊断和实时监测呼吸机相关性肺炎

1.呼吸机相关性肺炎的诊断标准　①机械通气48h后发生的肺炎。②与机械通气前胸部X线片比较，出现肺内浸润性阴影或显示新的炎症病灶。③肺实变征和（或）湿啰音，并具备以下条件之一者：血白细胞＞10.0×10^9/L或＜4.0×10^9/L，伴或不伴核左移；体温＞37.5℃，呼吸道分泌物增多且呈脓性；起病后从支气管分泌物中分离到新病原体。

2.评价指标　人工气道机械通气＞48h或拔管后48h，出现以下5个条件中任何4个：①体温上升＞38.5℃；②白细胞计数上升＞10×10^9/L；③肺部X线片可见新的浸润；④脓性呼吸道分泌物；⑤深部呼吸道痰培养结果为阳性。

3.呼吸机相关性肺炎的监测

（1）监测范围：使用人工气道（气管插管或气管切开）并接受机械通气的患者。感染前2d内使用了呼吸机，有呼吸道感染症状、体征，如咳嗽、咳脓痰、痰多、肺部听诊有啰音，有全身感染症状，如体温升高、白细胞升高或降低。

（2）监测方法：医院感染实时监控系统预警，专职人员到科室患者床旁调查，同时观察与感染有关的因素，与医护人员交流判断并干预。

（3）监测内容：临床医师填写相关检查和检验申请，如痰培养、胸部X线检查、血常规或血培养，并做好病程记录。感染监控专职人员填写患者日志。护士进行痰培养采集并送检。临床医师根据患者症状、体征、实验室报告及胸部X线检查结果判断是否为呼吸机相关性肺炎，根据药敏结果合理选择使用抗菌药物，填写院内感染相关材料并上报，病区兼职感控人员及时收集整理及登记数据。

附：人工气道及呼吸机相关肺炎监测评估表（表8-3-1）

表8-3-1　人工气道及呼吸机相关肺炎监测评估表

_______年___月　　插管类型：☐经口气管插管　☐经鼻插管　☐气管切开

科室：　　床号：　　患者姓名：　　性别：　　年龄：　　ID：　　诊断：

日期	患者体位		口腔护理	口腔护理液		口腔黏膜			气道湿化雾化程度			痰液性状						痰量等级					吸痰无菌操作	呼吸机		痰培养阳性	呼吸机相关性肺炎	撤机指征		拔管指征			今日撤机	今日拔管	评估人
	平卧	30°～45°卧位		生理盐水	其他	正常	糜烂	溃疡	正常	过度	不足	黏稠	稀薄	白色	黄色	红色	绿色	0级	1级	2级	3级	4级		冷凝水倒灌	呼吸机/外置回路更换（≤2周）			自主呼吸	死亡	自主呼吸	气管切开	死亡			

注：①从插管、使用呼吸机当天开始评估，符合项目打“√”，不符合打“×”。口腔护理液其他栏中根据患者情况填写具体溶液，如碳酸氢钠、过氧化氢、硼酸、氯己定、呋喃西林、康复新液、苯扎氯铵等溶液。②呼吸道痰量分级，0-没有或只在吸痰管外侧有少许痰液；1-吸痰管前端内侧有痰液；2-吸痰管内充满痰液；3-持续吸引，吸痰时间小于12s；4-持续吸引，吸痰时间大于12s

（杨　阳　武淑萍　周冬蕊）

第四节 多重耐药菌感染防控管理

近年来，多重耐药菌已经成为医院感染的重要病原菌，老年人工气道机械通气患者病程长、病情危重、常需要较长时间使用广谱抗生素，更容易发生多重耐药菌感染与定植。加强多重耐药菌的医院感染预防与控制，对降低发生医院感染的风险，保障医疗质量和医疗安全具有重要意义。

一、简介

多重耐药菌（multidrug-resistant organism，MDRO）是指对多种不同类别的药物有多重耐药性的病原菌（图8-4-1）。多重耐药菌的出现是细菌变异及过度使用抗菌药物的结果，多重耐药菌引起的感染常呈现出传播性、复杂性和难治性，导致住院时间延长、需要用较高级抗菌药物进行治疗，病死率高且预后差。老年人工气道机械通气患者住院时间长，病情危重程度高，容易发生多重耐药菌感染，增加了病情复杂程度和治疗难度，给患者造成沉重的经济负担。强化多重耐药菌医院感染防控，可以减少多重耐药菌医院感染，减轻患者经济负担，减少病死率。

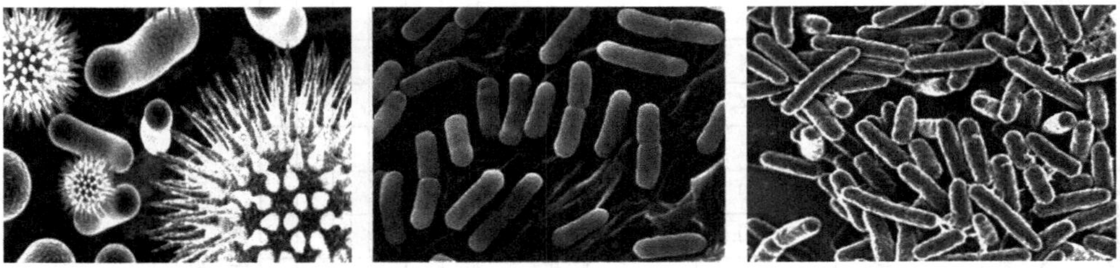

图8-4-1 显微镜下的多重耐药菌

二、定义

多重耐药菌主要是指对临床使用的三类或三类以上抗菌药物同时出现耐药的细菌。临床常见多重耐药菌种类有耐甲氧西林金黄色葡萄球菌（methicillin-resistant staphylococcus aureus，MRSA）、耐万古霉素肠球菌（vancomycin-resistant enterococcus，VRE）、产生超广谱β-内酰胺酶（extended-spectrum blactamase，ESBLs）肠杆菌科细菌、耐碳青霉烯类肠杆菌属细菌（carbapenem-resistant enterobacteriaceae，CRE）、多重耐药铜绿假单胞菌（multidrug-resistant pseudomonas aeruginosa，MDR-PA）、多重耐药鲍曼不动杆菌（multidrug-resistant acinetobacter baumannii，MDR-AB）等。

三、相关危险因素

1.高龄，随着患者年龄递增其多重耐药菌感染率逐步升高，研究表明65岁及以上的患者多重耐药菌总体感染率最高为3.08%。老年患者因体质虚弱，易被多重耐药菌侵袭。因此，老年患者是多重耐药菌的易感人群，应作为防控的重点人群。

2.免疫功能低下，合并多器官功能不全，并伴有慢性心脑血管疾病或合并糖尿病、慢性阻塞性肺疾病、肝硬化、尿毒症患者，长期使用免疫抑制剂治疗、接受放疗和（或）化疗的肿瘤患者等。

3.涉及侵入性治疗较多，留置人工气道机械通气治疗，留置中心静脉、留置胃肠及体腔引流管，导尿管或膀胱造瘘管，肾脏替代治疗装置。

4.既往多次或长期住院，近期（90d内）接受3种及以上或大量使用广谱抗生素治疗。既往有多重耐药菌定植或感染史。

5.抗生素使用不当，包括抗生素种类、剂量及疗程等，诱发耐药菌的产生，且病原菌耐药性不断增强。

6.感染控制流程不规范或依从性差，医务人员流动性大，部分人员缺乏相应知识及工作经验，识别耐药菌感染的意识及能力不足。临床工作任务繁重，操作流程不规范，手卫生依从性差，医疗环境、设备及用品消毒不利。陪护人员管理不善，使交叉感染机会增加，促进了耐药菌的传播甚至暴发。

7.医疗机构建筑布局及环境因素，医疗机构建筑布局不合理和设施条件有限，通风及中央空调清理不利，条件受限、多重耐药菌感染患者不能有效隔离，消毒流程不规范等。

四、防控措施

（一）建立监测机制、落实筛查制度

工作中严格执行《多重耐药菌医院感染防控措施》《医院感染突发事件预警机制》，并将其切实落到实处。科室医生接诊可疑或明确有感染患者时，应送检相应的病原学标本，并追踪检验结果，及时发现、早期诊断多重耐药菌感染患者和定植患者。若属于医院感染散发则于24h内报医院感染管理科。微生物实验室进行细菌培养、鉴定、药敏后，对多重耐药菌应在检验报告上标注，并登记《多重耐药菌监测报告表》，及时上报医院感染管理科。医院感染管理科及时到科室指导隔离工作。对年老体弱及有严重基础疾病的免疫力低下患者，接受侵入性检查治疗如气管插管和气管切开的患者，住院时间长及接受过抗生素治疗的患者均需高度关注。重点加强呼吸机相关性肺炎、导管相关性血行感染（CRBSI）、导尿管相关性感染（CAUTI）的组合预防。正确采集标本并及时送检，提高实验室对多重耐药菌的分辨率。

（二）控制多重耐药菌传播，加强手卫生依从性

多重耐药菌可通过医护人员手的接触，细菌在患者间交叉寄生造成耐药菌株在医院内的传播，以及通过宿主患者的转移，耐药菌在医院间进行传播（图8-4-2），所以应加强和重视医务人员的手卫生。具体做到：①严格按照六步洗手法进行洗手或手消毒；双手搓揉时间不少于15s，腕部存在污染时需搓揉腕部，使用洗手液和流动水洗手时间为40～60s。

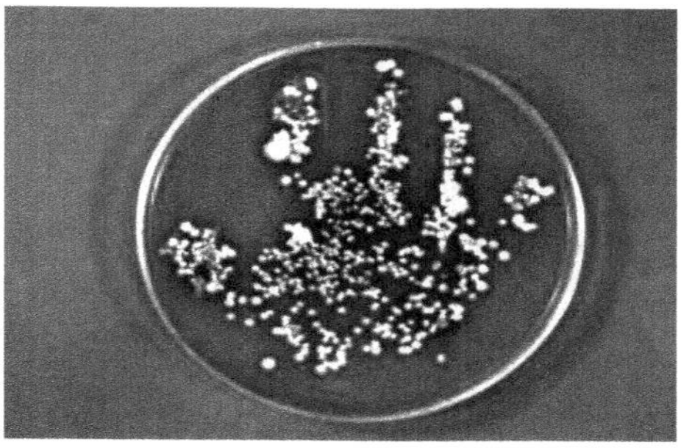

图8-4-2 手细菌培养图

佩戴手套不能替代手卫生，戴手套前、后均应严格执行手卫生。②严格按照洗手和手消毒的指征进行，即直接接触患者前后、进行无菌技术操作和侵入性操作前，接触患者使用的物品或处理其分泌物、排泄物后，必须洗手或使用速干手消毒剂进行手消毒。③肉眼可见污染物应立即使用洗手液和流动水洗手，无可见污染物则推荐使用含醇类的速干手消毒剂擦拭双手。医院感染管理与疾病控制科应当加强手卫生培训、监测与督促，设立手卫生消毒站（图8-4-3），提高手卫生依从性。

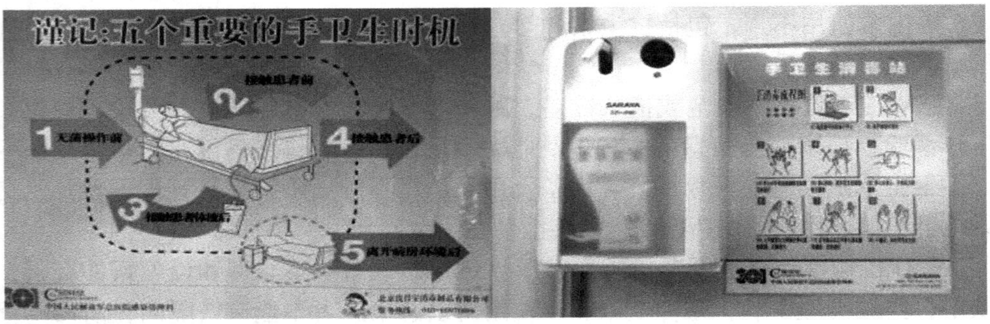

图8-4-3　手卫生消毒站

（三）严格无菌技术操作，落实消毒隔离制度

1.隔离单元设置。多重耐药菌感染应实施隔离，房间门上和病历夹贴“接触隔离”标志，防止无关人员进入。设置隔离病房时，尽量实行单间隔离，尤其是不能自行控制分泌物或排泄物的患者；也可以将同类多重耐药菌感染者或定植者安置在同一房间。隔离病房不足时可进行床边隔离，增加床单元间距，悬挂警示标志。不能与深静脉置管、有开放伤口或者免疫功能低下患者安置在同一房间。当感染患者较多时，应保护性隔离未感染者。

2.相关诊疗措施。诊疗护理时，应先诊疗护理其他患者，多重耐药菌感染患者安排在最后。如患者需离开隔离室进行诊断、治疗，都应先电话通知相关科室，以便其他科室做好准备，防止感染扩散。患者转送去其他科室时，须由医护人员陪同，并向接收方说明对该患者应使用接触传播预防措施（图8-4-4）。

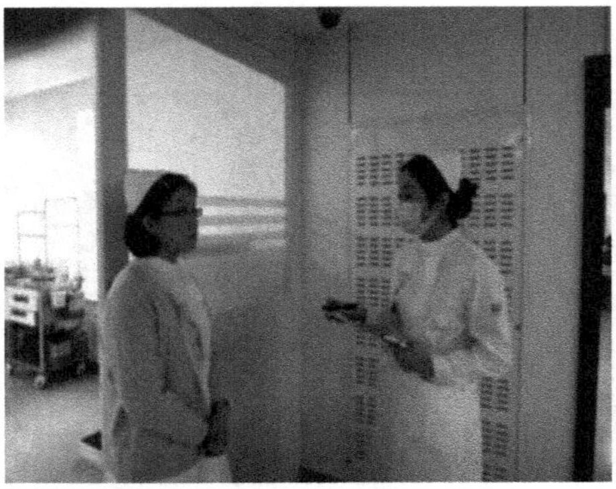

图8-4-4　防控措施交班

3.个人防护用品使用。医务人员进入病房执行防护，离开病房解除防护，避免裹挟防护进入其他病房，并严格控制家属及陪护进入其他病房，以免导致多重耐药菌播散。有可能接触多重耐药菌感染患者的伤口、溃烂面、黏膜、血液、体液、分泌物、痰液、粪便等时，应戴手套，必要时穿隔离衣，近距离操作如吸痰、插管等应戴防护镜，操作后及时换去手套和隔离衣。

4.医疗设备使用消毒。与感染患者直接接触的医疗仪器、用具、物品等原则上应当专人专用，避免交叉使用。物体表面如心电监护仪、微量输液泵、呼吸机（图8-4-5）等医疗器械的面板或旋钮表面、电话机、患者床栏杆和床头桌、血压计、听诊器、体温表等，应当每日使用消毒剂进行消毒。被患者血液、体液污染的，应当立即清洁消毒，不便专人专用的物品，如轮椅、床旁心电图机等，每次使用后应及时清洁消毒。需集中清洗消毒的，如换洗被服等，应当使用双层单独包装，标明“耐药菌感染”，并告知清洗单位加强消毒处理。

5.感染者或携带者应隔离至临床症状好转或治愈、多重耐药菌培养阴性至少24h。如为耐甲氧西林金黄色葡萄球菌感染，还需连续获取2次病原学培养阴性结果，方可解除隔离，解除隔离时应对房间进行彻底终末消毒（图8-4-6）。

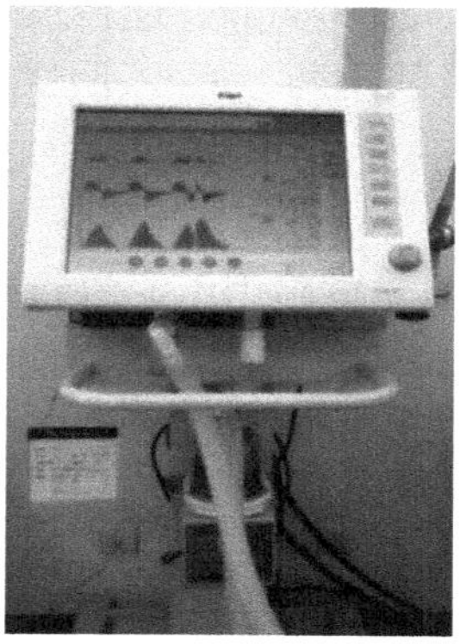

图8-4-5 呼吸机管理

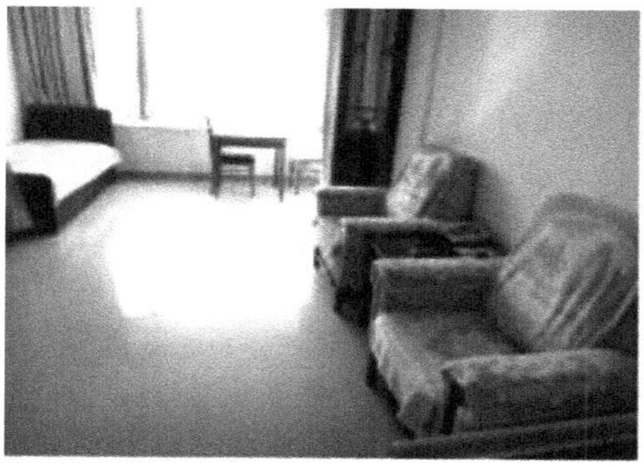

图8-4-6 房间终末消毒

6.医务人员应当严格遵守无菌技术操作规程，特别是实施各种侵入性操作，如中心静脉置管、留置尿管、气管切开护理、各种引流管护理的操作时，应当严格无菌技术操作，避免污染，有效预防多重耐药菌感染。

7.环境设备清洁消毒

（1）对环境的要求：保持室内温湿度适宜，每日定时开窗通风2～3次，每次不少于30min，必要时空气消毒。空气条件良好时保持室内持续通风状态。

（2）环境和设备清洁消毒原则：清洁擦拭是重要的日常手段，无层流要求。遵循先清洁再消毒原则，加强对多重耐药菌感染或定植的诊疗环境尤其是高频接触的物体表面的处理，严格实行清洁时一床一巾，每日擦拭2次；医疗器械尽量专用，并及时消毒。集中处理、清洗消毒擦拭布巾、拖把、地巾，并干燥保存。

（3）环境与设备污染处理：定期检测环境与使用的医疗仪器，一旦环境表面检出多重耐药菌应增加清洁和消毒频率。床单位、地面和环境有明显污染（血液、体液等），且污染＜10ml时，应立即使用有效氯500mg/L的拖布或毛巾清洁消毒；污染≥10ml先用纸巾、废旧毛巾、拖布头及废弃布类等吸湿材料去除可见污染物，然后按照上述方法处理，使用的物料应为一次性，使用后及时按医疗垃圾处理。

（4）患者被服处理：患者更换的脏病号服、床单、被罩等物品置于黄色医用垃圾袋内，并做好感染菌种标记单独处理，不能与普通患者的用物混合处理。

（四）加强抗菌药物的合理应用

1. *完善相关制度* 医疗机构要建立和完善临床抗菌药物的分级管理体系、处方审核制度，特殊类别使用分级会诊制度。

2. *严格掌握使用指征* 根据症状、体征及血常规、尿常规等实验室检查结果，以及经病原学检查，初步诊断为细菌性感染者才具备用药指征。真菌、分枝杆菌、支原体、衣原体、螺旋体、立克次体及部分原虫等病原微生物所致的感染亦有使用指征。缺乏诊断依据及病毒性感染者无用药指征。

3. *送检合格标本* 尽量在抗菌治疗前及时留取相应合格标本送病原学检测，尽早查明感染源，争取目标性抗菌治疗。

4. *合理选择抗菌药物* 根据抗菌谱、抗菌活性、药物经济学及药物代谢动力学（PK）/药物效应动力学（PD）特点选择药物品种、剂量、给药间隔、途径及疗程。优先选择窄谱、高效的抗生素，避免无指征联合用药和局部用药，减少不必要的静脉用药。

（五）加强对相关人员的教育与培训

提高医务人员对多重耐药菌感染预防与控制认识，强化危险因素、流行病学及预防控制措施等知识培训（图8-4-7），确保医务人员正确掌握多重耐药菌感染预防和控制措施，并指导住院患者、家属了解预防医院感染的相关知识，注意手卫生，尽可能避免交叉感染。

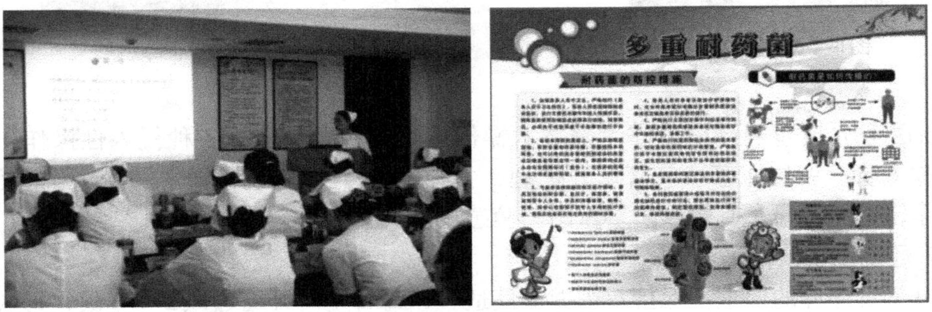

图8-4-7 防控知识培训

加强对保洁员、护工的培训，通过制订规范、集中培训、检查督促与具体指导，强化消毒隔离意识，提高预防交叉感染的认识，了解相关专业知识，掌握消毒隔离操作措施，如掌握洗手或手消毒时机与方法、消毒液的配置方法，分清无菌区、清洁区、污染区，规范口罩、手套的使用，医疗废物处置、垃圾分类、床单元日常及终末清洁、消毒等。督促他们在工作中勤洗手，先处理无感染的患者再接触感染的患者，尤其是对挂有“接触隔离”标志的患者，应放在最后处理，减少交叉感染机会。

（六）加强对医疗废物的监管

加强医疗废物管理，按要求分类医疗废物，防止医务人员的职业暴露。被患者血液、体液污染的敷料或一次性用品及患者产生的生活垃圾等所有废弃物，均按医疗废物进行转运和销毁处理并记录备案（图8-4-8）。患者出院时要做好终末消毒。

五、重点与难点

（一）如何做好多重耐药菌的标准预防及消毒隔离措施

1.通知传达　专职人员监测到多重耐药菌感染及定植菌株，立即通知主管医生及护士长，并采取干预措施。主管医生及护士长在交班时进行全科传达，告知全员详细的干预措施。科室感控护士应通知保洁员并负责对保洁管理实施具体指导。

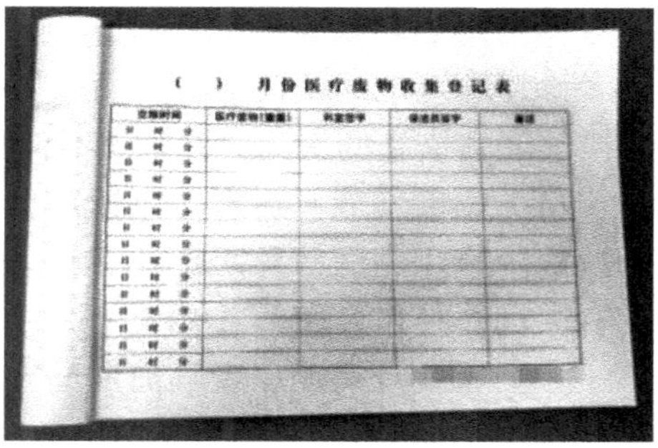

图8-4-8　医疗垃圾登记

2.加强手卫生　科室配备充足的手卫生设施，手卫生提示图等，进行手卫生培训，包括手卫生指征、方法等。医务人员在直接接触患者前、直接接触患者后、进行无菌技术操作和清洁操作前、接触患者周围环境后、可能接触患者体液后，必须洗手或使用速干手消毒剂进行手消毒。

3.隔离预防措施

（1）单间隔离：优先安排多重耐药菌定植或感染的患者，尽量实行单间隔离，也可以将同类多重耐药菌感染者或定植者安置在同一房间，隔离病房不足时进行床边隔离，增加床单元间距。隔离病房门口悬挂隔离标志，床旁隔离的标志悬挂于病床周围醒目处。不能与深静脉置管、有开放伤口或者免疫功能低下患者安置在同一房间。当感染患者较多时，应保护性隔离未感染者。

（2）诊疗操作：医务人员对患者实施诊疗护理操作时，将多重耐药菌感染或定植患者安排在最后进行。接触多重耐药菌感染患者的伤口、溃烂面、黏膜、血液、体液、引流液、分泌物、排泄物时应当戴手套（图8-4-9），必要时穿隔离衣，完成护理诊疗操作后，要及时脱去手套和隔离衣，并进行手卫生处理。

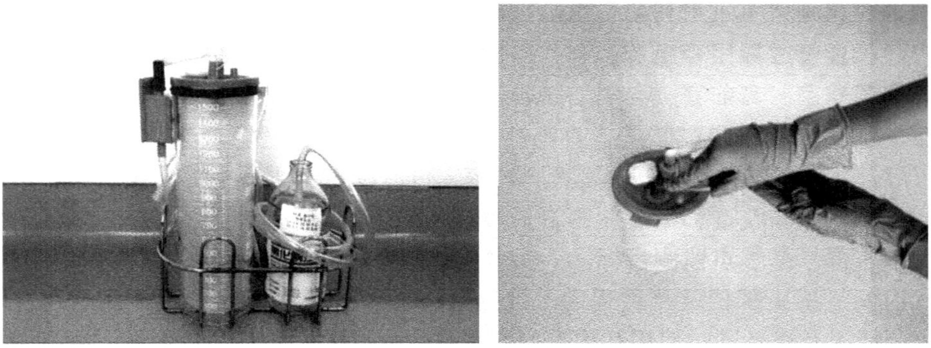

图8-4-9　痰液收集与处理

（3）消毒隔离：与患者直接接触的相关医疗用品如听诊器、血压计、体温表、输液架等要专人专用，并及时消毒处理。轮椅、担架、床旁心电图机等不能专人专用的医疗器械及物品要在每次使用后用500mg/L含氯消毒液擦拭消毒。清洁和消毒可能被病原体污染的环境表面和设备，包括密切接近患者的物体表面（如床栏杆、床头桌）、患者诊疗环境中经常接触的表面（如门把手、病房中厕所的表面和周围）、最后清洁实行接触隔离措施的房间，并重点清洁消毒经常接触的表面和邻近患者的设备。

（4）垃圾处理：在患者床边放置医疗垃圾桶，在多重耐药菌感染或定植的患者诊疗过程中产生的医疗垃圾废物，以及沾有患者痰液、体液的生活垃圾，应当按照医疗废物进行处置和管理。

（5）隔离时间：患者隔离期间要定期监测多重耐药菌感染情况，对于从无菌组织如血标本、脑脊液、胸腔积液、腹水等分离出的多重耐药菌患者，隔离至临床治愈，对于其他部位分离的多重耐药菌患者，隔离至出院。

（二）如何完善对多重耐药菌的监测与主动筛查

1. *施行目标性监测*　目标性监测是多重耐药菌预防与控制程序的重要组成部分，主要是指医院感染管理专职人员确定重点多重耐药菌种类后，采取主动监测的方法，积极了解并分析实验室细菌培养及对应药物敏感试验结果、多重耐药菌感染情况，在监测过程中充分体现多学科的合作，尤其是微生物室、临床部门和感染控制部门之间的合作，可促进临床加强对多重耐药菌感染患者防控措施的落实。

2. *监测过程中需注意以下方面*　①微生物室应使用标准的检验方法，根据已发表的指南确定病原菌对抗菌药物的敏感性。②医疗机构应建立相关机制，确保微生物室人员发现新的耐药模式后，及时通知感染控制人员。③微生物室应保存检出菌株，当需证实传播或描述流行趋势时进行分子生物学检测。④医疗机构应使用合适的统计方法，分析多重耐药菌感染的发病趋势，有无降低或升高，是否需增加干预措施等。微生物科至少每半年公布一次临床常见分离细菌菌株及其药物敏感情况，包括全院和重点部门多重耐药菌的检出变化情况和感染趋势等。

3. *多重耐药菌的监测模式*　监测模式有两种，一方面进行多重耐药菌定植的主动筛查；另一方面监测细菌培养结果阳性的患者，研究如何控制耐药菌定植、感染和流行，进而采取有效的防控措施，降低多重耐药菌医院感染率。主动筛查高危人群包括既往携带或感染过多重耐药菌、高龄患者、长期住院患者、气管插管或切开患者、使用中心静脉置管或导尿管患者、合并慢性基础疾病的患者。筛查内容：①耐甲氧西林金黄色葡萄球菌，鼻前庭、会阴、腹股沟或咽喉，痰液、采集皮肤破损伤口和异物插入部位；②超广谱β-内酰胺酶，直肠/肛周标本，咽口、气管内、腹股沟或伤口培养物，尿液合并的标本；③耐万古霉素肠球菌，可以选择粪便、直肠或肛周的标本。

4. *对老年人工气道机械通气患者的检测*　老年人工气道机械通气患者属于高危多重耐药菌人群，是重点监测目标。人工气道建立后，立即启动持续监测，记录患者机械通气时间、感染部位及严重程度、抗生素应用情况、气道分泌物检测与培养结果、细菌耐药情况及患者同时使用其他有创操作或侵入性操作情况，特别是监测痰液标本，既能为抗生素使用提供可靠依据，也能及时监测到微生物对抗生素的敏感性，发现耐药菌情况。

（杨　阳　武淑萍）

第9章

康复训练与健康教育

随着社会的发展、科学的进步、人口老龄化进程的不断加快及疾病谱的改变，疾病治疗已不仅局限于医院、卫生院等医疗场所，家庭延伸治疗、护理理念也逐渐深入人心。家庭内部进行的康复训练与自我保健，在节约医疗资源的同时，能够预防疾病的发生、延缓疾病的发展及促进疾病的恢复。

第一节　呼吸道疾病康复训练与健康教育

康复训练指采用适量的、定向或有针对性的机体运动来帮助身体恢复到正常状态的方法。康复的目的在于消除或减轻患者的肢体功能障碍，最大限度地恢复生活与劳动能力，重返社会与家庭。建立健全的疾病健康教育体系，普及疾病相关科学知识，教育引导患者坚持健康的生活方式，可以帮助患者了解疾病相关知识，积极配合治疗，促进患者的迅速恢复。

一、康复训练概况

（一）基本原则

康复训练是一个循序渐进的过程，不可一蹴而就，患者及其家属对康复训练必须有正确的认识，以积极的心态对待康复训练。康复训练过程中必须坚持强调自身功能训练，依据患者身体情况，坚持原则科学训练，最终达到康复训练的目的。

1.*提高认识*　是指从事康复训练的患者及其家属需要从思想上认识到所采用的训练手段和训练方法的目的、原理及预期效果，告知康复训练的重要性和必要性，使其从思想上重视康复训练，进而养成自觉训练、自主训练的良好习惯。

2.*持之以恒*　是指在病情允许的情况下，应长期坚持康复训练并形成良好习惯。康复训练的效果不会立竿见影，需要坚持不懈，才能取得成绩。

3.*循序渐进*　是指开展康复训练时运动负荷应由小到大、由易到难，运动时间应由短到长、合理增加，如有必要，须及时根据患者当时的情况对训练方案进行个性化调整。

4.*全面训练*　是指在条件许可的情况下，全身各部都应参与训练，全身协同运动或局部轮换运动，左右交替、上下轮流进行，不可偏废。病情允许的情况下，应鼓励患者行自主康复运动训练。

5.*区别对待*　患者开展康复训练时须综合考虑患者的身心特点、体质、年龄、个人习惯、病情等，制订个性化康复训练措施，进而采取相应的训练手段和方法，以追求训练效果最大化。

（二）康复标准

根据康复的程度可分为高水平、中等水平、低水平（也称为高标准、中等标准、低标准）。

高水平：即身心功能获得显著恢复，生活自理或基本自理，或虽然生活不能完全自理，但可经常依靠人力或辅助器帮助，不影响重返社会，为社会服务。

中等水平：即身心功能获得显著改善，生活自理或基本自理，但难以坚持学习，未能与社会结合。

低水平：即身心功能有某些改善，但未能走出家门，重返社会，未能就业。

（三）常用康复训练方法

老年患者掌握科学有效的康复训练方法，对于防止失用性萎缩，帮助患者恢复或维持部分肌力，改善和提高患者的生活质量有极其重大的意义。常用的康复训练方法如下。

1.肌力训练　肌力训练的目的是运用各种康复训练的方法逐步增强肌肉力量和肌肉耐力，改善肢体运动功能，同时肌力训练可预防患者肌肉萎缩，对促进肌肉功能恢复有积极作用。

2.关节活动度训练　是指运用康复训练方法增加或维持关节活动范围，提高肢体运动能力，可分为主动运动、助力运动、配合器械运动等，对保持及扩大关节活动范围有积极作用。

3.呼吸肌锻炼　详见第2章第三节。

二、常见呼吸疾病训练方法与教育内容

呼吸道疾病患者掌握科学有效的康复训练方法，并持之以恒进行康复运动训练，对于增强咳嗽咳痰能力，增加胸廓顺应性，降低气道高敏反应，预防肺泡塌陷，减少吸入性肺炎的发生概率，帮助患者恢复或维持部分肌力，促进疾病康复，提高患者的生活质量有重大的意义。本节以慢性阻塞性肺疾病、肺炎、哮喘及肺癌为例简述其康复训练方法及健康教育内容。

（一）慢性阻塞性肺疾病

慢性阻塞性肺疾病（chronic obstructive pulmonary diseases，COPD）是一组以气流受阻为特征的肺部疾病。肺功能进行性减退，严重影响患者劳动和生活质量。慢性阻塞性肺疾病随着病情的进展，会产生持续气流受限导致肺通气功能障碍，肺泡持续扩大、回缩障碍、残气量增加等一系列病理生理改变。

1.康复训练

（1）指导患者接受正确的氧疗：氧疗是纠正慢性阻塞性肺疾病缺氧的最直接和最有效的方法。急性发作期合并Ⅱ型呼吸衰竭的患者宜采取持续低氧流量吸氧，即1～2L/min，每日氧疗应在15h以上（详见第2章第一节）。

（2）指导患者有效咳嗽排痰：教会患者正确的咳嗽方法，提高患者的排痰能力。具体方法详见第2章第四节。

（3）指导患者进行呼吸训练：重度的慢性阻塞性肺疾病患者，可通过呼吸训练增加患者呼吸储备（详见第2章第三节）。

2.健康教育

（1）慢性阻塞性肺疾病患者要加强个人防护，寒冷季节或气候转变时，注意防寒保暖，预防呼吸道感染。开窗通风，保持室内空气新鲜流通，室温为22～26℃，相对湿度为40%～70%。

（2）慢性阻塞性肺疾病患者出现痰液黏稠或痰少剧咳等症状，可增加每日饮水量至2500ml，口服复方甘草合剂或其他祛痰止咳药物。

（3）慢性阻塞性肺疾病患者应有计划地进行低强度训练，如散步、慢跑、打太极拳、做养生功等，以不感到疲劳为宜。加强呼吸运动训练，如腹式呼吸训练，10～20min/d，可使膈肌活动度增加，以达到改善呼吸功能的目的。

（4）慢性阻塞性肺疾病患者要学会以消耗最少的能量和氧气，达到最大可能的肺膨胀效果：①患者处于舒适的体位，最好是端坐位；②学会放松肩和颈部肌肉；③呼吸时尽量延长呼气时间；④尽量保持有节律的呼吸；⑤养成安静、不慌张的习惯。

（5）由于镇静药物会抑制呼吸中枢并可引起呼吸暂停，所以慢性阻塞性肺疾病患者无论处于发作期还是缓解期，禁止在家中使用镇静剂。

（6）慢性阻塞性肺疾病患者和其家属应熟练掌握各种吸入剂的用法（详见第2章第二节）。

（7）慢性阻塞性肺疾病患者可在家中行低流量氧疗，即1～2L/min，每日15h，最好在夜间进行。

（8）慢性阻塞性肺疾病患者饮食上应摄入充足的热能、蛋白质及富含维生素的食物，以增强免疫力和减少感染机会为原则，具体要求做到以下几点：①蛋白质每日摄入量为1.2～1.5g/kg（体重），以优质蛋白为主。②每日进食维生素C 100mg、维生素A 5000U，以增强支气管黏膜上皮的防御能力，维持正常的支气管黏液分泌和纤毛活动，促进支气管黏膜修复。③避免食用过冷、过热、生硬食物，因其可刺激气管引起阵发性咳嗽。④茶碱类药物易引起胃肠道不良反应，应注意避免饮用咖啡、茶。

（二）老年肺炎

肺炎（pneumonia）是指终末气道、肺泡和肺间质的炎症，可由细菌、病毒、真菌、寄生虫等致病微生物引起。肺炎可根据多种方式进行分类，老年肺炎常分为原发性、继发性和吸入性肺炎三种。

1.康复训练

（1）指导患者有效咳嗽排痰：教会患者正确的排痰方法，提高患者的排痰能力。具体方法详见第2章第四节。

（2）指导患者吞咽功能训练：吞咽训练可以增强用口进食的能力及安全性，减少鼻饲机会，加强营养，减少吸入性肺炎的发生，增强康复的信心。

基础训练：①脸及下颌的运动，指导患者每日进行微笑、皱眉、鼓腮、伸舌训练和双侧面部按摩，每日3次，每次20回。②舌的运动，指导患者用舌舔上下唇，舔左右嘴角，卷舌；或用纱布包住患者舌头，向前后左右上下各个方向行牵拉运动。

吞咽训练：①针对喉部可上抬患者，应先嘱其干吞咽5次，再指导患者吞咽的同时舌抵硬腭，屏住呼吸，将甲状软骨抬起数秒；喉上抬无力者，应按摩患者颈部，轻捏上推喉部固定5s，以促进吞咽。②咽部冷刺激，用棉棒蘸取少量冰水，轻轻刺激患者软腭、舌根及咽壁，然后嘱患者做空吞咽动作20次，3次/日。

进食训练：①患者坐位进食时，身体应坐直，稍向前倾约20°，颈部稍向前弯曲。半坐位进食时，头部前屈30°～40°。②选择密度均匀又不易出现误咽的胶冻样食物，如果冻、香蕉、蛋羹、豆腐等。③使用餐具时应选择小而浅的勺子。④每次进食前先用冰棉棒刺激诱发其吞咽动作，确定出现吞咽反射后再开始进食。⑤进食速度不宜过快，上一口完全咽下后再吃第二口。⑥进食时应集中注意力，不要打扰患者。

（3）指导患者进行呼吸训练：肺炎患者可通过呼吸训练增加胸廓的顺应性，提高气体储备及肌肉力量。具体方法详见第2章第三节。

2.健康教育

（1）指导患者及其家属了解肺炎病因和诱因，提倡戒烟，避免受凉、淋雨、酗酒，防止过度疲劳。

（2）感冒是冬春之交老年肺炎的重要诱因，预防上呼吸道感染，训练身体，增强机体抗病能力是至关重要的。慢性病尤其是合并呼吸道疾病的老年人，要积极预防和治疗。家人有感冒需及时进行隔离。

（3）指导患者保持室内温度22～26℃，湿度调节在40%～70%，同时应注意保持室内整洁、定时进行空气流通。

（4）遵医嘱按时服药，了解药物的疗效、用法、疗程、副作用，防止自行停药或减量。

（5）指导患者加强呼吸功能训练，讲解呼吸功能训练的意义和方法。

（6）指导患者及时发现病情，对老年患者要定时测量体温和脉搏，观察老年人的精神状态、呼吸等。

（7）嘱患者注意心理卫生，老年人应该避免忧郁、焦虑、紧张等不良因素的刺激，保持情绪乐观、精神愉快。

（8）给予肺炎患者饮食指导：应以患者的康复、营养物质的补充和增加机体的抗病能力为原则。总的原则是进食高热量、高维生素、高蛋白的易消化或半流质食物。对于有慢性肺部疾病合并肺炎的患者，因机体长期处于带病状况，营养物质吸收有限，体质较差，要注意适当食用高蛋白食物。

（三）哮喘

哮喘（asthma）又名支气管哮喘，是由多种细胞及细胞组分参与的慢性气道炎症。此种炎症常伴随气道高反应状态，导致反复发作的喘息、气促、胸闷和（或）咳嗽等症状，多发生于夜间和（或）凌晨，此类症状常伴有广泛而多变的气流阻塞，可自行缓解或通过治疗逆转。

1.康复训练

（1）指导进行腹式呼吸训练：由于哮喘患者可逆性气流受限，腹式呼吸功能减退，运动康复过程首先应从训练安静的腹式呼吸开始，增加横膈活动度，增大肺通气量。具体方法详见第2章第三节。

（2）散步：宜选择湖滨、海岸、校园、公园等环境优美、空气清新处。步行中两眼向前看，挺胸收腹，两肩端平，两臂自由摆动，自然呼吸或配合脚步有节奏地呼吸，做到轻松愉快。时间通常选在清晨、睡前或饭后0.5h。强度控制：步速在50～60m/min，以不引起气短、气急等症状为宜，运动中心率可在90次/分左右，1次/天，每次20～30min。

（3）慢跑：慢跑时身体稍前倾，眼平视，面部和颈部的肌肉放松。两臂摆动时肩部要放松，上臂自然下垂，肘关节的屈度稍小于直角，两手自然半握拳，做到“前摆不露肘，后摆不露手”。跑动时以前足掌着地或全足掌着地。步伐力求自然、协调、放松。主张用鼻和半张口同时呼吸，特别注意掌握好呼吸节奏，可采用2∶2呼吸节奏（即两步一吸，两步一呼）或3∶3呼吸节奏。慢跑速度控制在100～120m/min。全过程应以一种轻松自如，不至于气喘、气短的步伐进行。

（4）游泳：在室内或室外游泳池里进行，准备好鼻塞、眼罩、口罩等，游泳前充分的热身，将身体尽量下沉（只露出头部）进行深呼吸训练，每周2～3次，每次40～60min。

2.健康教育

（1）加强哮喘知识宣教：让患者了解哮喘的概念、致病因素、发作过程、临床症状、治疗方法、哮喘的自我监控及预防等知识，并以提问、要求复述、知识问答等方式了解患者的知识掌握情况。

（2）药物指导：告知患者哮喘药物治疗的重要性，药物名称、作用原理、使用剂量、使用方法、药物不良反应及注意事项。向患者演示如何正确吸入气雾剂，并让患者不断练习，确保掌握药物使用方法。

（3）呼吸训练：指导患者进行有效缩唇呼吸训练，具体方法详见第2章第三节。

（4）心理疏导：对患者进行心理疏导，帮助其端正对哮喘的认知，树立控制疾病的信心，与患者谈心交流，让患者的痛苦情感得到宣泄，消除对疾病的恐惧心理，理解并给予积极暗示，使患者积极主动配合治疗，保持心态乐观，提高患者依从性。

（5）运动指导：哮喘急性发作应卧床休息，缓解期可进行适当的低强度体育训练如太极拳、散步、游泳等，增强体质并改善机体有氧代谢情况。

（6）消除诱因：尽量减少与变应原接触，避免可诱发哮喘的药物、食物和环境等，注意保暖，避免受凉，预防感染，戒烟。

（7）饮食指导：根据患者的饮食喜好与家属共同制订食谱，均衡饮食，少食多餐，鼓励患者多饮水，多吃蔬菜水果，少吃油腻和甜食，预防便秘。

（8）识别哮喘先兆：指导患者注意识别哮喘发作的先兆，如患者接触变应原后出现喉咙发痒、打喷嚏、剧烈咳嗽、呼吸不畅、夜间或晨起出现胸闷等症状时，应迅速前往医院诊治。

（四）肺癌

肺癌（lung cancer）又称原发性支气管肺癌，是指起源于支气管黏膜上皮的恶性肿瘤。目前，肺癌已居于我国常见恶性肿瘤的首位。肺癌多发生于中年以后，以60～69岁年龄组最多见，男女之比约为4∶1。

1.康复训练

（1）指导患者有效咳嗽排痰：教会患者正确的排痰方法，预防肺炎发生。具体方法详见第2章第四节。

（2）指导患者进行呼吸训练：肺癌患者可通过呼吸训练维持肺功能。具体方法详见第2章第三节。

2.健康教育

（1）指导患者保持良好的心态，做好自我心理调节，树立乐观向上、坚决与疾病做斗争的精神。

（2）指导患者注意劳逸结合，逐渐增加活动量，并适当做力所能及的家务劳动，为重新投入工作和社会生活做积极准备。尽量避免去人员密集的公共场所，以防感冒。

（3）指导患者进行呼吸功能训练，做恢复肺功能及肺活量的练习：腹式呼吸、有效咳嗽及咳痰。

（4）告知患者若出现胸闷、气短、咳嗽、痰中带血、胸痛等症状持续不缓解时，应及时就诊。

（5）严格遵医嘱定时复查，一年内每3个月查一次，以后每半年查一次。

（6）给予饮食护理：营养在肺癌的综合治疗中起着十分重要的作用，良好的营养支持有助于治疗和康复的顺利进行。在临床治疗之前或之中，营养补充充足，对化疗、放疗、手术治疗的耐受性较强，效果较好，恢复较快。通常人体的营养来源可分为三个方面：膳食营养、肠内营养、肠外营养（静脉营养），应该以膳食营养为主，膳食营养不足时，再辅以肠内、肠外营养。

1）创造清洁、舒适、愉快的进餐环境，尽可能安排患者与他人共同进餐，以调整心情，促进食欲。

2）根据患者的饮食习惯，给予高蛋白、高热量、高维生素、易消化饮食，动、植物蛋白应合理搭配，如蛋、鸡肉、大豆等，如果患者喜爱，可多加些甜食。调配好食物的色、香、味，以刺激食欲。安排品种多样化饮食，尽量增加患者的进食量和进食次数。

3）肺癌患者应避免刺激性食物，高纤维膳食可刺激肠蠕动，有助于消化、吸收和排泄功能。如患者易疲劳或食欲不佳，应少食多餐。

（吴　迪　于江丽）

第二节　机械通气患者分期康复训练

机械通气患者由于长期卧床，双手约束，部分制动，生活不能自理，长此以往会产生失用性萎缩，给可能脱机拔管者回归社会带来困难，增加了长期带管患者呼吸机相关性肺炎等并发症的发生概率。因此，在行机械通气期间应给予患者行之有效的康复训练，降低带管期间并发症的发生率，提高脱机拔管的成功率。

老年机械通气患者康复训练是一项连续性、渐进性、贯穿于患者机械通气的整个过程的工作，必须长期坚持方能有效。但从插管到拔管或切开，整个过程根据患者的情况可以分为不同时期，每个时期患者的身体条件、心理反应及生理需求均有所不同，因此应因时制宜，根据患者的情况使用不同的康复训练方案。

一、分期标准

1.急性期　插管初期患者生命体征不平稳，需要药物维持生命体征，患者烦躁不安时，肢体需要约束。

2.稳定期　机械通气后，患者生命体征平稳，不能脱机，意识清楚。

3.康复期　患者生命体征平稳，开始进行脱机训练，可部分脱机或完全脱机，可以配合进行肢体康复训练。

二、实施方案

1.急性期　患者处于插管初期，病情及生命体征尚不平稳，心理上会有焦虑抑郁的情绪，可能会应用镇静剂或升压药物。患者及其家属均需要时间接受此种状态，此阶段的主要目标是维持患者生命体征的稳定，保持肢体功能位，适时进行心理疏导，让患者及其家属认识到康复训练的重要性和必要性，防止抵触情绪的发生，可适当进行肢体功能被动运动，但不能影响基本生命体征，以患者不疲惫为宜。

2.稳定期　患者病情稳定，生命体征平稳，患者及其家属都希望能够通过积极的治疗及康复训练尽快脱机拔管，心理上处于积极配合的状态。医护人员要合理利用此期，积极进行功能训练。此阶段主要进行被动训练及辅助主动训练，帮助机体恢复功能，尽快进入康复期。被动训练包括上下肢各关节活动、屈伸、旋转训练，各部位做四个八拍，扩胸及直腿抬高5～10次，肌肉按摩。辅助主动训练，协助患者翻身、坐起。

3.康复期　患者已行脱机训练，可部分或完全脱开呼吸机，机体功能已在逐渐恢复，应鼓励患者多进行主动训练，增强肌肉肌力及耐力，并配合呼吸操训练，以提高心肺功能，并逐渐从床上活动过渡到床边活动再到下床活动，逐步恢复机体的正常生理功能。

（1）主动训练：指导患者按节拍进行上、下肢活动（节拍快慢应根据患者病情及耐受度调整），左右协调，交替进行，如扩胸与屈膝，指导患者自行翻身，借物坐起。主动训练每次20～30min，每天2次，训练结束后，进行相应部位的肌肉按摩，同时进行呼吸操运动。

（2）带机下床活动训练：在监护状态下，每日协助患者坐于床沿，将一张高矮适中的移动桌子放于床旁，嘱患者双手抱胸，双肘支撑在桌上，双足垂下，在足下垫高度适宜的软枕，尽量不要悬空，训练双脚能踢到双足上方40cm的皮球10次以上。根据患者情况，可协助患者离床，转坐于床旁椅，或在患者耐受情况下协助步行，1～2次/日，每次10～15min，循序渐进。

上述两种训练方式在训练过程中要密切观察患者的生命体征及脉氧饱和度变化，若患者出现心慌、呼吸增快、血压上升等不耐受表现时应立即停止训练。

三、实施方法

（一）评估

对患者的疾病状态、身体素质、肌力、肌张力、关节活动度进行评估，根据患者的情况进行分期，选择适宜的训练方案，在监护状态下实施训练。

（二）肢体功能位

肩关节保持外展45°，前屈30°，内旋15°，肘关节保持屈曲90°。腕关节保持背伸20°～30°，尺倾5°～10°。髋关节保持屈曲15°～20°，髋外展15°～20°，外旋5°～10°，膝关节保持屈曲5°～15°，距小腿关节保持背伸90°（图9-2-1）。

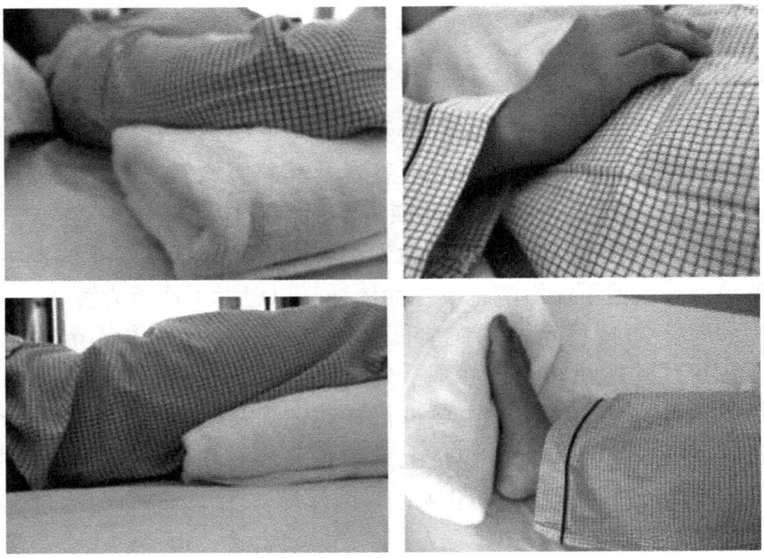

图9-2-1　肢体功能位

（三）肢体运动训练

1.肢体被动运动训练

（1）上肢被动运动训练（图9-2-2）：由远心端至近心端依次进行上肢的肢体运动训练。先从指掌关节运动开始，逐渐至手腕、前臂、上臂及肩部关节和肌肉。顺序为指间关节—腕部—前臂—肘部—上臂—肩部，逐项进行屈曲、伸展、旋转运动，每项内容、各个部位分别训练2～3min及肌肉按摩2～3min，最后再进行握拳运动20次。

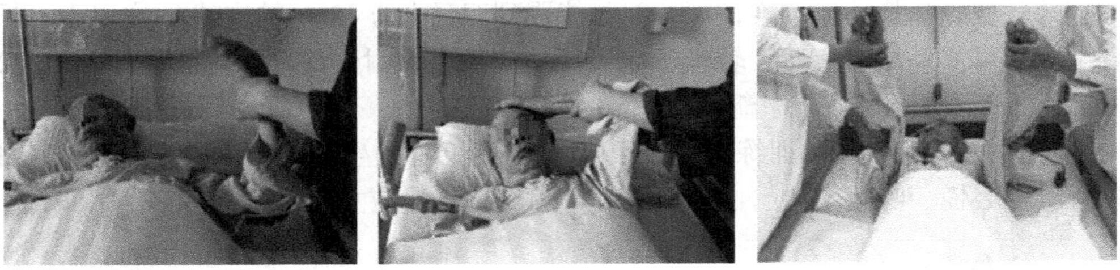

图9-2-2　上肢被动运动训练

（2）下肢被动运动训练（图9-2-3）：由远心端至近心端依次进行下肢的肢体运动训

练。先从足趾关节开始，逐渐至足踝、小腿、大腿及髋部关节、肌肉。顺序为足趾关节—足踝—小腿—膝关节—大腿—髋关节。逐项进行屈曲、伸展、旋转运动，每项内容（膝关节不旋转）、各个部位分别训练2～3min及肌肉按摩2～3min，最后再进行足背背伸5～10次，直腿抬高5～10次。

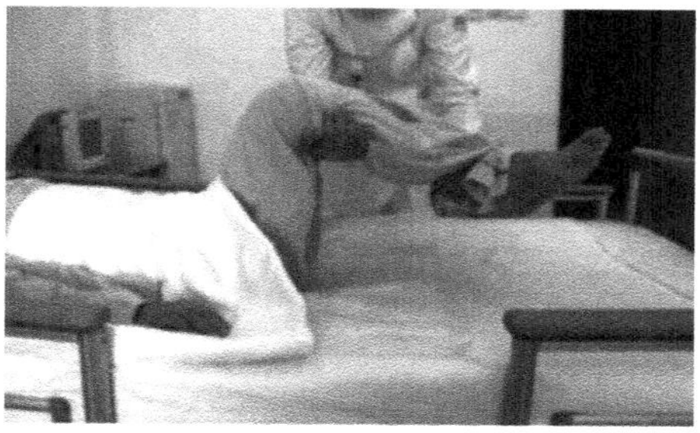

图9-2-3 下肢被动运动训练

2.肢体主动运动训练 指导患者双侧肢体进行主动运动训练，一般先从单侧开始训练，逐渐过渡到双侧肢体可以同时进行运动训练，左右协调，同时指导患者自行翻身。

（1）双侧上肢主动运动训练（图9-2-4）：从上肢小关节开始进行运动训练，训练顺序为指掌关节（握拳）—腕部—肘部—肩部，逐个部位进行屈曲、伸展、旋转运动训练，每个部位每个项目训练2～3min，最后进行扩胸运动10次。逐渐增加训练时间和强度，上肢训练完成后休息10～15min，协助上肢各个部位分别进行肌肉按摩2～3min。

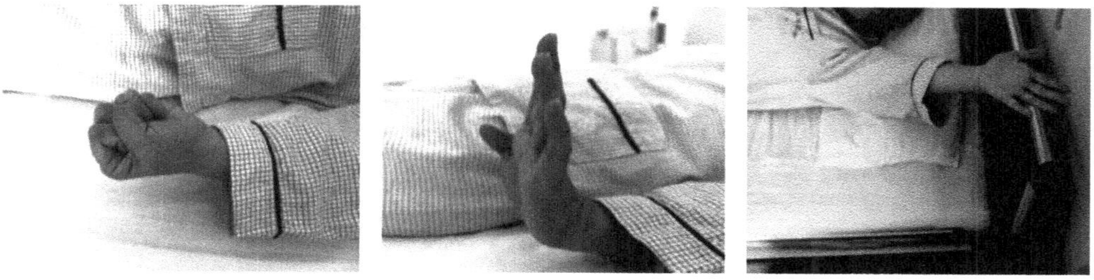

图9-2-4 上肢主动运动

（2）双侧下肢主动运动训练（图9-2-5）：从下肢小关节开始进行运动训练，训练顺序为足趾关节—足踝—膝部—髋部关节。逐个部位进行屈曲、伸展、旋转运动训练，每个部位每个项目训练2～3min，最后进行直腿抬高运动10次。逐渐增加训练时间和强度，下肢训练完成后休息10～15 min，协助下肢各个部位分别进行肌肉按摩2～3 min。

（四）带呼吸机下床活动

在肢体运动康复训练的基础上，患者能适应在床上半坐位、坐位，逐渐过渡到床边坐立位、下床坐沙发或坐轮椅。在病情继续稳定情况下，可以带呼吸机下床室内外活动，根据患者情况逐渐训练站立、借助助行器步行等，每天2次，每次10～15min，循序渐进，逐渐增加训练时间和强度，直至在监护下患者可完全独立活动（图9-2-6）。

（五）其他呼吸训练

在患者病情好转，心肺功能稳定的情况下，在进行肢体运动康复训练的基础上，根据患者情况逐渐进行其他多种形式的呼吸康复训练，如缩唇呼吸、腹式呼吸和呼吸节律操等，呼吸训练以患者能耐受为宜，循序渐进。

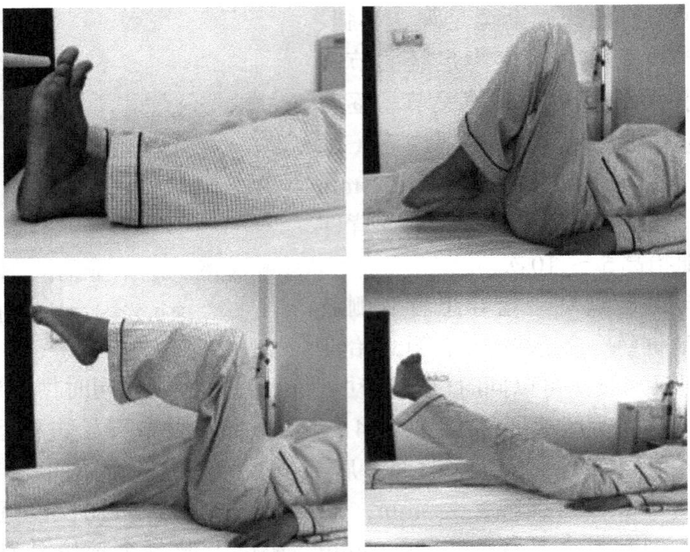

图9-2-5　下肢主动运动

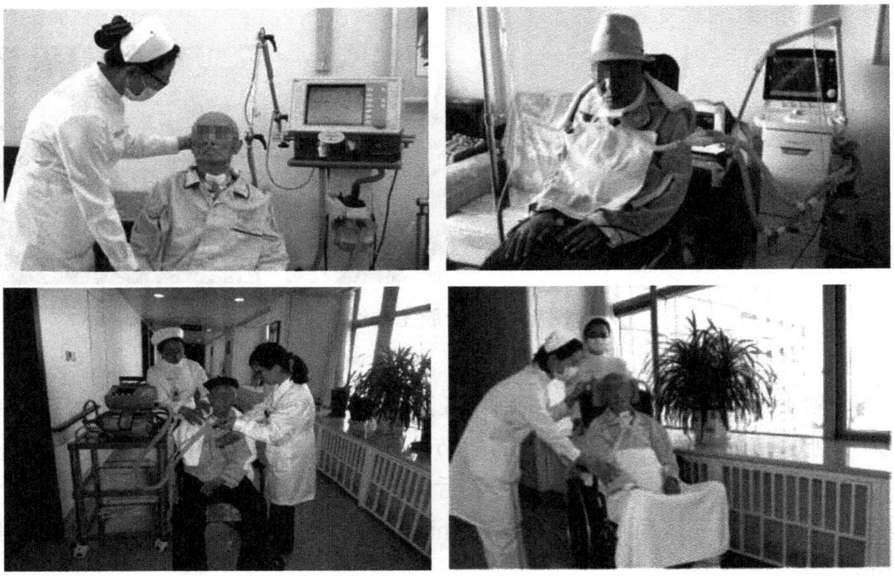

图9-2-6　携带呼吸机下床活动训练

1.第一部分：缩唇呼吸

（1）缩唇呼吸（pursed-lip breathing）（图9-2-7）需在患者停机期间、在患者自主呼吸状态下训练，以鼻吸气、缩唇呼气，即在呼气时收腹、胸部前倾，口唇缩成吹口哨状，使气体通过缩窄的口型缓缓呼出。因为吹口哨状呼气能使呼吸道保持通畅，防止过多气体潴留在肺内，从而提高呼吸效率。

（2）训练时，在患者正前方摆放移动支撑台面，患者取坐位或半坐位，双手置于支撑面，指引患者深吸气，屏气2～3s后呼出气体，然后重复以上动作。吹气力度要以能使距离口唇15～20cm处蜡烛火焰随气流倾斜，但不致熄灭为适度。吸气与呼气时间比为1∶2或1∶3。尽量做到深吸慢呼，缩唇程度以不感到费力为适度。

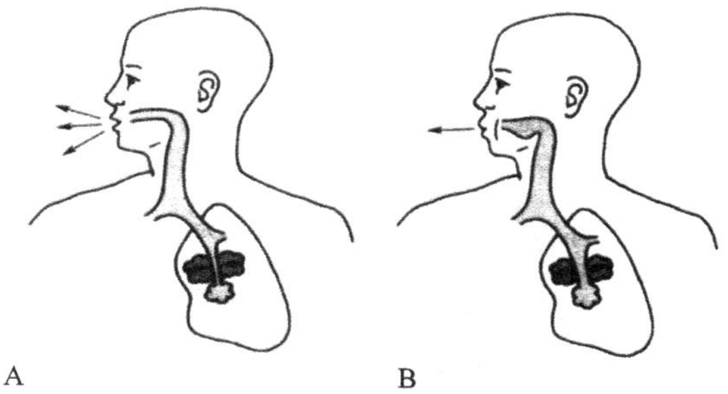

图9-2-7　缩唇呼吸

A.普通呼吸；B.缩唇呼吸

2.第二部分：腹式呼吸　腹式呼吸（abdominal breathing）（图9-2-8）是指通过呼吸时的膈肌运动使胸腔纵向延伸扩大，使有效潮气量增加的呼吸运动训练，即为利用膈肌的呼吸方法（又称为膈肌呼吸）。腹式呼吸是一种高效的呼吸方式，可以增加膈肌的移动度，增大潮气量，提高肺通气，改善肺功能。

（1）训练时，指导患者一手置于胸部，另一手置于腹部。

（2）缓慢深吸气，膈肌下降、腹肌松弛，上腹部对抗该手掌的压力，并感受气体将手掌推起，手掌有向上抬起的感觉，而胸部的手原位不动；呼气时，腹肌收缩，置于腹部的手掌稍微加压用力，并确认腹部向里凹陷，有下降感。然后再重复动作。腹式呼吸训练时间由2min起逐渐延长。

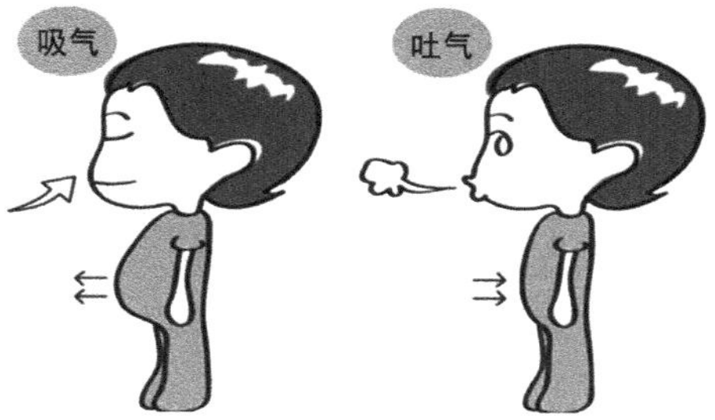

图9-2-8　腹式呼吸

3.第三部分：呼吸操　根据呼吸机的运转，通过扩胸和下肢屈曲运动完成，送气时抬起双手，呼气时放下双手，送气时屈曲下肢，呼气时伸展下肢，深吸慢呼，吸呼比按照1∶2的节律进行，每天3次，每次5～10min，循序渐进，病情允许时可适当延长训练时间。

（六）训练时间

每天上、下午治疗结束后开始肢体功能训练，每天训练2次，每次15～20min，如患者一般情况稳定可在晚间继续进行1次康复训练。在训练过程中要密切观察患者的生命体征及脉氧饱和度的变化，如患者不能耐受立即停止训练。

（七）病情观察

1.观察生命体征变化　训练过程中密切监测患者生命体征变化（图9-2-9），如患者出现心率、呼吸加快、发绀、喘憋、大汗、呼吸困难等症状，或心率大于基础心率20次/分、呼吸大于基础呼吸频率10次/分，血压数值收缩压大于基础收缩压20mmHg、舒张压大于基础舒张压10mmHg，脉氧饱和度下降至90%以下，须立即停止训练，给予高流量吸氧，停机患者接用呼吸机。待患者病情稳定后视情况再继续进行训练。

2.观察机械通气呼吸参数变化　训练过程中密切观察机械通气患者呼吸参数动态变化（图9-2-10），如患者出现呼吸急促，伴有持续呼吸机报警状态，如呼吸频率高限报警，潮气量、通气量参数过高或过低报警，气道压力高限报警，须立即停止训练，给予高流量吸氧，待患者病情稳定后视其情况再继续进行训练。

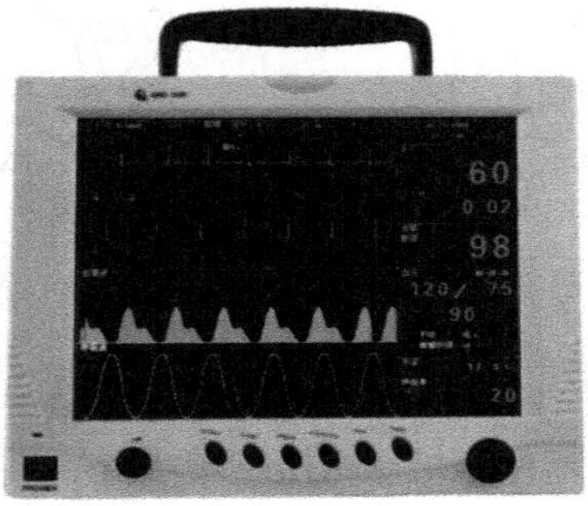

图9-2-9　生命体征监测

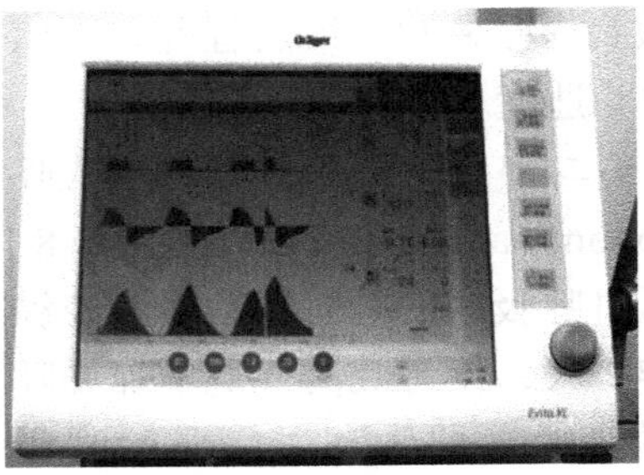

图9-2-10　呼吸参数监测

四、观察指标

实施分期肢体运动康复训练前后，需专业人员对患者进行功能测评，治疗前后各进行1次评定，每次测定3次，取其平均值。

（一）肌力分级

肌力分为六级：0级，完全瘫痪，不能做任何自由活动。Ⅰ级可见肌肉轻微收缩。Ⅱ级，肢体能在床上平行移动。Ⅲ级，肢体可以克服地心引力，能抬离床面。Ⅳ级，肢体能做对抗外界阻力的运动。Ⅴ级，肌力正常，运动自如。

（二）肌张力Ashworth分级

肌张力Ashworth分级分为六级：0级，无肌张力增强。Ⅰ级，肌张力轻度增加，局部屈曲。Ⅱ级，肌张力增加明显，但局部尚易屈曲。Ⅲ级，肌张力重度增加，被动活动困难。Ⅳ级，肢体屈伸受限，呈屈曲或伸直的强直状态。

（三）关节活动度（ROM）

关节活动度是指用关节角度测量仪记录主动关节活动度。

1.测量方法　取舒适体位，暴露测量的关节，确定测量关节的骨性标志，正确找准运动轴、固定臂、移动臂，专人测量。

2.常用关节的正常活动度测量

（1）肩部关节：取半卧位或坐位，以肩峰为轴心，固定臂依据测量部位而定。肩关节屈0°～180°，后伸0°～60°，外展0°～180°，水平外展0°～40°，肩关节水平内收0°～130°。

（2）肘部关节：取坐位，肘关节伸展-屈曲0°～135°/150°，前臂旋后0°～80°/90°，前臂旋前0°～80°/90°，分别以肱骨外上髁、尺骨茎突为轴心，以上臂中线、与地面垂直为固定臂。

（3）腕关节：取坐位，腕关节掌屈、背伸0°～80°，腕关节尺偏0°～30°，腕关节桡偏0°～20°，分别以桡骨茎突、手背第3掌骨根部为轴心，以桡骨平行、前臂中线为固定臂。

（4）手部关节：取半卧位或坐位，掌指关节屈曲0°～90°，掌指关节过伸、外展0°～15°/45°，近端指间关节屈曲0°～110°，远端指间关节屈曲0°～90°，拇指掌指关节屈曲0°～50°，拇指指间关节屈曲0°～90°，拇指桡侧及掌侧外展0°～50°，分别以掌指关节顶部、拇指掌骨根部等为轴心，以桡骨、掌骨、指骨关节顶部为固定臂。

（5）髋部关节：取半卧位或平卧位，膝关节屈-伸0°～130°。内旋0°～30°，外旋0°～40°。

（6）距小腿关节：取半卧位或平卧位，距小腿关节跖屈45°，背伸45°，内翻40°，外翻40°。

五、注意事项

1.做好患者心理护理，解释康复训练的目的及意义，缓解紧张情绪，使其主动配合，更好地完成康复训练运动。

2.康复训练需取得家属的配合和支持。

3.告知患者及其家属康复训练应循序渐进，以患者能耐受为宜，不可操之过急。

4.训练过程中密切观察患者的生命体征，患者发生病情变化或生命体征不平稳时，应立即停止训练。待病情稳定后再继续进行。

5.操作者应经过统一培训，保证训练方法一致。

6.康复训练过程中需注意力度，病情、基础条件不一样的患者不可同一标准，以避免不必要的损伤。

7.康复训练以饭后2h进行为宜，以免引起反流误吸。

8.长期卧床患者首次下床活动时应先在床边活动，待机体适应后逐渐室内活动。

9.多鼓励患者进行主动锻炼，对患者的进步及时给予鼓励和肯定，增加患者训练的毅力和康复的信心。

六、重点与难点

（一）提高患者肢体运动训练效果的方法

1.整个康复训练过程要遵循循序渐进的原则，掌握训练方法，缓慢增加训练强度，逐渐向强化过渡，活动度由小到大，时间由短到长，逐步增加。避免盲目追求训练效果而加大训练的强度和力度造成关节、肌肉的损伤，反而影响康复进程。

2.由于机械通气患者长期卧床，且部分患者应用镇静剂，因此影响到肢体肌力及正常活动能力，出现关节挛缩、肌无力等症状，需要从小角度开始，逐渐增加训练强度。

3.在康复训练过程中还要坚持因人而异的原则，每位患者每个关节活动的角度、幅度，使用的力度都是根据患者自身的情况决定，没有统一标准，训练目标是最大限度地恢复关节的正常活动度，维持机体正常功能。训练时还需考虑到患者当时的身体状况，患者每次训练的状态都不相同，可根据情况随时调整康复训练方案。

4.康复训练需不断地鼓励患者及其家属坚持训练，持之以恒，经常给患者及其家属分享其他患者的成功案例，以增强其坚持康复训练的决心。

5.训练时应密切观察患者变化，出现变化时立即停止训练并判断原因。例如，患者出现心率加快、呼吸增快，要判断患者是病情变化引起还是训练时用力所致。若为病情变化，应暂停康复训练，待病情稳定后再继续。

（二）带呼吸机下床活动的注意事项

1.带机下床活动者需经过医师评估，整体评估患者目前的病情，具体制订运动计划和指导，每天按计划落实各项运动治疗。

2.医师调整好便携式呼吸机参数后方可进行。

3.患者坐起前彻底清理呼吸道分泌物，以免活动时痰液增多，引起不适。

4.检查患者胃排空情况，停止肠内营养，防止剧烈咳嗽引起的反流误吸。

5.密切观察各项生命体征变化，尤其是血氧饱和度。

6.妥善固定好气管插管及液体通路、胃管、尿管等各种管道，防止意外脱出。患者所有管道、监护电缆线、呼吸机管道，留出可供患者运动的长度。

7.密切监测呼吸机各项参数的变化，出现报警提示立即查找原因并进行处理。

8.活动时间以患者能耐受为宜，最长不超过1 h。如患者出现不适等病情变化，应立即停止下床活动，协助卧床休息。次日重新评估。

9.观察并记录患者的生命体征、运动持续时间、不良反应的处理等。

（于江丽　杨　阳　武淑萍）

第三节　机械通气患者心理护理

机械通气是治疗呼吸衰竭的重要措施，应用机械通气治疗的患者，病情多处于危重状态，由于对疾病的不确定性及不了解使用呼吸机的情况，可能出现严重焦虑畏惧、恐惧，甚至绝望心理，导致脱管、拔管、堵管等意外事件。患者对自主呼吸能力产生怀疑，对撤机常常有紧张、焦虑甚至恐惧心理，担心停机、撤机会危及生命，产生呼吸机依赖现象。做好机械通气患者及其家属的心理护理，使其了解疾病状况，消除消极的心理因素，增强战胜疾病的信心，能够积极主动配合治疗，从而提高撤机成功率，改善生活质量。

一、老年人工气道患者的心理特点

迅速而有效地建立人工气道是生命救护的一条绿色通道。然而随着人工气道的建立，也使患者产生了各种各样的心理问题，如不安全感、急躁、孤独、生气、焦虑、抑郁、恐惧等心理不适。这些心理问题均会不同程度地影响着疾病的发展和转归。

1.恐惧和焦虑　建立人工气道，使用呼吸机使患者心理上处于高度的应激状态，患者存在巨大的心理压力。住院后在饮食、休息、睡眠等各方面难以适应，日常生活规律被打乱，加之为防止患者自行拔管，往往要适当约束四肢，患者不能随意活动，更增加了紧张、焦虑和恐惧感，同时缺乏安全感。建立人工气道后需要进行常规性吸痰、湿化气道、气囊充气-放气操作、更换固定带或更换敷料等刺激性操作，均可能或多或少引起局部或呼吸道刺激，患者会感到不适、痛苦及呼吸困难，甚至造成低氧血症，继而对护理操作不理解，不配合。

2.烦躁和抑郁　监护仪、呼吸机报警及噪声使患者的听觉、视觉超负荷，导致患者产生高度烦躁、紧张心理，加之躯体疾病、交谈与活动受限，常表现出烦躁、不能忍受情绪甚至强行拔管，当患者感到无奈时又会逐渐转为抑郁状态。老年住院患者抑郁症状发生率为42%，机械通气患者在沟通交流方面有一定的局限性，较其他患者忧郁症状更为突出。

3.沟通障碍　沟通是人与人之间的信息传递与交流，即人与人之间交换意见、观点、情感和感情的过程。由于人工气道的建立，气管插管及切开患者会出现暂时性失声，正常的沟通渠道发生改变，新的沟通渠道可能会使患者感觉不适应和不顺畅。沟通障碍可导致患者急躁、生气、烦躁、恐惧、焦虑、沮丧、绝望和孤独等不适。

4.环境陌生　由于病情原因及医院感染管理防控原则，为防止机械通气患者交叉感染，通常需要谢绝探视，患者与亲人分离，单独处于陌生的环境，被各种仪器、管道包围，周围还有各种噪声和忙碌的工作人员，上述原因会使患者产生恐惧及孤独感，产生分离性焦虑。

5.自理能力缺陷　人工气道患者需要卧床或制动，生活不能自理，自身形象改变，尤其长期留置人工气道的患者，可能会出现沮丧、焦虑、抑郁的心理反应，随着卧床时间的逐渐延长，患者自理能力缺陷越发明显，直至完全失去自理能力，反应能力下降，甚至引发或加重痴呆状态。

6.悲观情绪　许多老年患者由于基础疾病多，肺功能差，插管后虽经过积极治疗，但基础疾病改善不明显，不具备拔管条件，成为长期留置气管导管的患者。患者会产生悔恨、失望、悲伤的情绪，表现为情绪低沉、悲伤哀痛、愤怒甚至绝望，拒绝与他人沟通、不配合治疗，甚至出现自行拔管的现象。经历多次人工气道的建立及机械通气的患者，如再次发病，患者尤其感到恐惧，悲观绝望，思想负担越来越重。

7.家庭社会背景　由于患者性别、年龄、受教育程度、社会地位、经济状况及其家属的生活情况等不同，均会造成患者对疾病的认识和接受程度的不同。由于老年患者年龄大，疾病原因复杂，治疗难度大、康复缓慢，建立人工气道机械通气后，住院时间长，医疗费用高，经济负担重，也是老年机械通气患者不良心理情绪的重要影响因素。

二、老年人工气道患者家属的心理

1.机械通气是抢救危重患者的重要手段之一，常常会引起家属的焦虑及恐慌。需要行机械通气的患者在抢救期间意识不清，不能表达自己的意愿，家属在决定治疗方案时压力巨大，一方面对治疗期望值高；另一方面又质疑治疗效果，同时担心患者安全，会出现不同程度的紧张、焦虑、怀疑，亦可对护理措施和治疗方案存在误解，极易产生抵触情绪，甚至触发医患矛盾，严重时会影响到患者的抢救。

2.长期留置人工气道患者的家属，对治疗的长期性、复杂性缺乏认识，对疾病预后及医疗费用等问题估计不足，往往会因为精神压力、经济负担与身体劳累而产生不良情绪。由于患者长期卧床，呼吸机辅助呼吸，家庭经济负担非常沉重。加之患者生活不能自理，需有人陪伴照护，家属身体处于疲劳状态。长此以往，患者家属可能会出现烦躁、厌恶的心理。

三、心理护理措施

（一）患者心理护理措施

机械通气是紧急情况下抢救危重患者的重要手段，对维持患者的通气功能，保证机体供氧有着重要作用。机械通气给患者带来明显不适感，气管插管或气管切开均属于有创操作，留置人工气道后患者不能说话，神志清楚的患者耐受性更差。此外，机械通气患者通常需要经受留置胃管、尿管和大静脉置管等多种管路侵入性操作。患者处于自身对疾病认识不足、难以沟通、舒适度差、对预后担心的陌生环境里，会产生抵触、孤独、焦虑、烦躁甚至绝望的情绪。此时，做好患者心理护理，疏解患者负性情绪显得尤为重要。

1. *建立良好护患关系*　建立良好的护患关系可以营造患者良好的心理氛围，有利于患者摆脱孤独感，消除使用机械通气造成的各种心理负担，获得安全感，树立战胜疾病的信心。护士应以娴熟的技术操作，丰富的专业知识，得体的言谈、和善的态度，耐心与患者交流，使患者感到医护人员正以最佳的方案为其治疗，使其有希望、有信心，积极主动配合治疗、护理工作。

2. *优化病房环境*　保持病室室温在22～26℃，湿度在40%～70%，加强通风，每日通风至少2次，每次15～30min，应注意给予患者保暖，冬季可采用小风量持续通风的方式，避免对流风及穿堂风，保持室内空气清新。尽量保持病室的安静，避免不必要的人员流动，集中时间行护理治疗，夜间尽量使用地灯和壁灯，不在病房谈论病情，以免增加患者不良心理感受。

3. *畅通沟通渠道*　及时了解患者需求并积极解决，气管插管或气管切开后患者不能发出声音，可以教会患者通过手势、动作、表情等其他非语言方式进行沟通（图9-3-1），或书写、卡片等文字语言等交流手段进行沟通。例如，竖起大拇指表示有痰，示指表示口干等。准备写字板，让能执笔的患者将各种需求、不适通过写字板与医护人员交流。不能写字的，制作交流卡片或图片（图9-3-2），如“大便”“小便”“疼

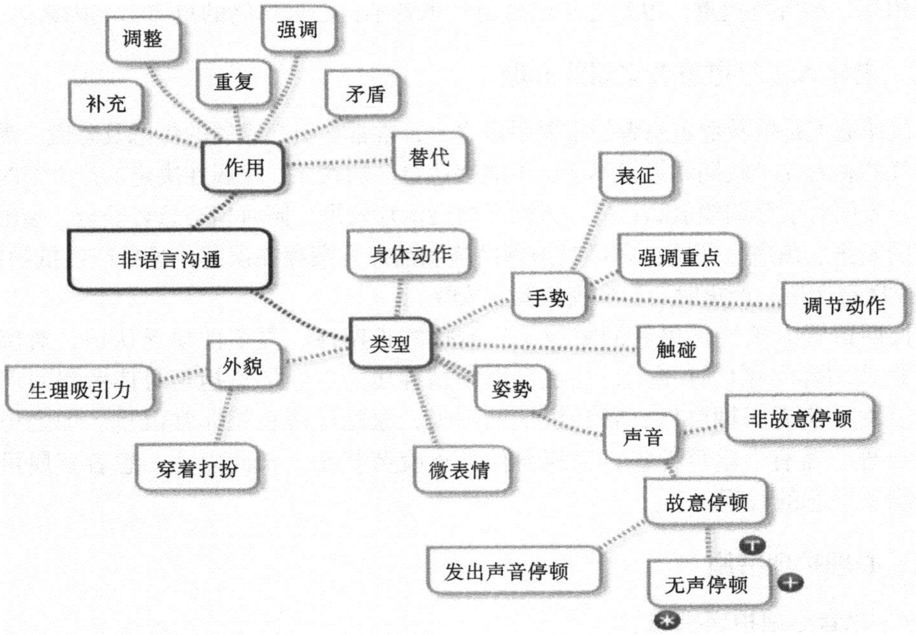

图9-3-1　非语言沟通方式

痛”“有痰”“口渴”“冷”“热”“要见家人”“拔出插管”等，让患者点头或摇头示意。对不能认字的患者，准备相应的图片以供沟通。非治疗时间，病室内可播放患者喜爱的音乐、评书、戏曲等节目（图9-3-3），缓解患者紧张心情，促进疾病康复。

4.做好操作前解释工作

（1）充分告知患者及家属留置人工气道重要性和必要性，讲解一旦发生脱管的危害性，并签署知情同意书。使用呼吸机的患者，鼓励其自主呼吸，避免紧张、恐惧或造成人机对抗，争取早日撤机拔管。

（2）各项操作前应向患者讲明此项操作的目的性及必要性，操作时动作规范并加强观察，消除患者恐惧心理。吸痰时压力适中，动作轻柔迅速，鼓励患者咳嗽，排出深部痰，吸痰前后给予提高吸入气体氧浓度或纯氧吸入，减轻患者痛苦。

（3）需要对患者进行保护性约束时，应讲明使用约束带的必要性，嘱其不可自行松开固定带、固定胶布，禁止自行移动、调整、拔出气管导管，取得配合。

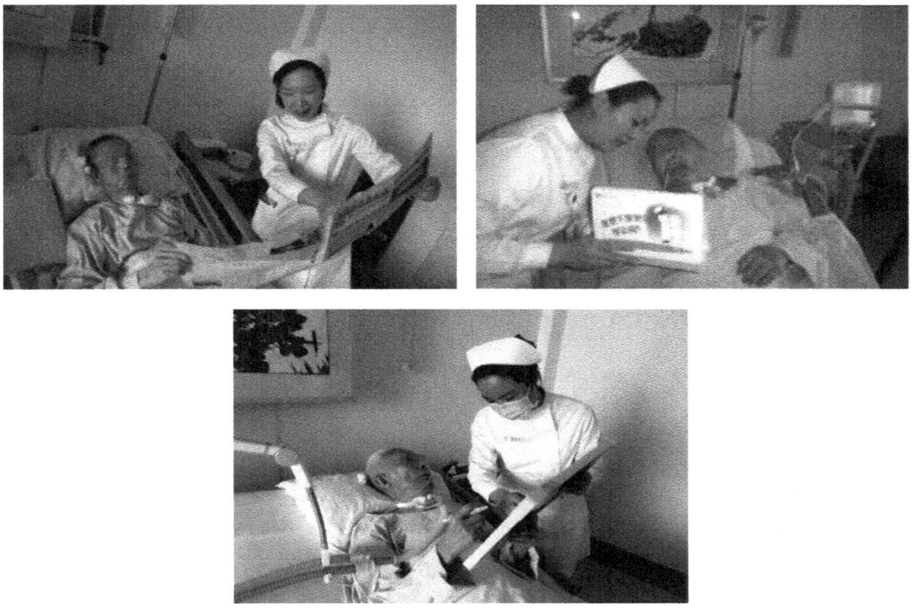

图9-3-2　图片与文字交流

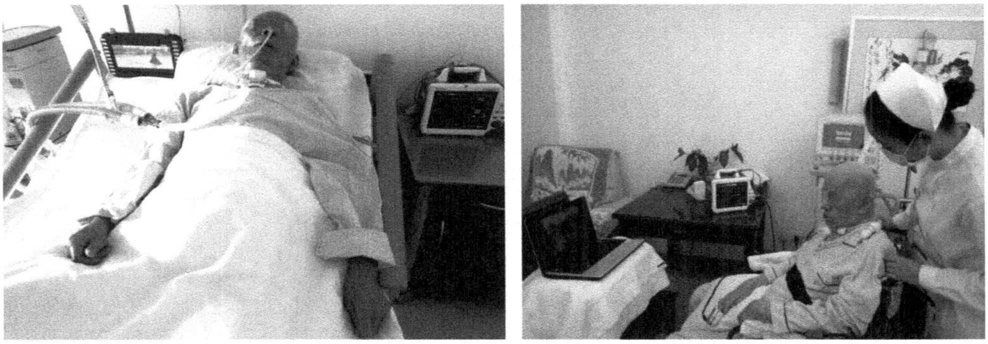

图9-3-3　播放音乐治疗

（4）气管插管患者拔管前可有目的地进行呼吸及咳痰的训练，向患者讲明撤机的安全性、必要性，具体步骤及如何配合，也可列举成功撤机拔管的病例，给予鼓励，消除其恐惧心理，增强患者的自信心，从而提高撤机成功率。拔管后鼓励患者讲话，自行咳痰，训练吞咽功能，增加患者安全感。

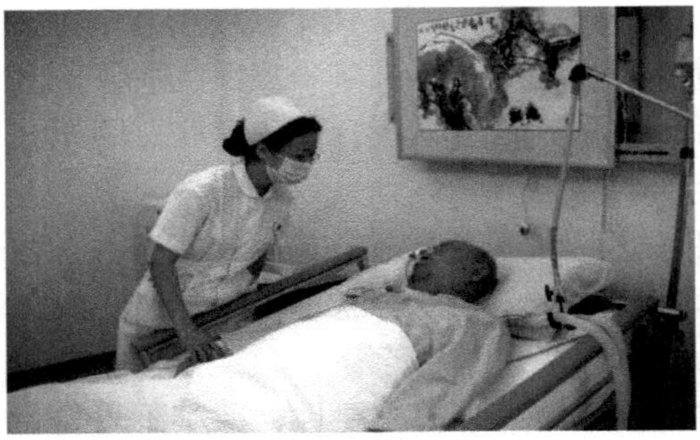

图9-3-4　细心观察

5.细致敏锐观察患者（图9-3-4）　进行非语言交流时，需要护士有敏锐的观察力。有些患者的表达，护士不能充分明白，这时应耐心做好解释，安抚患者情绪，鼓励患者表达，同时细心观察患者的动作、表情、眼神，以此来判断患者的真正用意。细致观察患者的一举一动，体会患者的感受，为患者着想，才能与患者进行有效的非语言沟通。如患者烦躁不安、抚摸腹部，通过综合判断患者需要排便。

6.积极主动与患者交流互动（图9-3-5）　主动为清醒患者介绍病室环境、床边仪器、正在实施的操作等，消除患者紧张焦虑、对疾病的不确定感。每班护士接班后，主动告知患者目前时间、地点及责任护士名字，促进其对环境及人物的认知，以保持患者定向力、感知力、记忆力。向患者保证各种仪器的性能良好，减少患者恐惧感，增加安全感。理解患者孤单、寂寞的心情，关心患者，耐心安慰患者，缓解患者的孤独、无助感，缓解其心理压力。

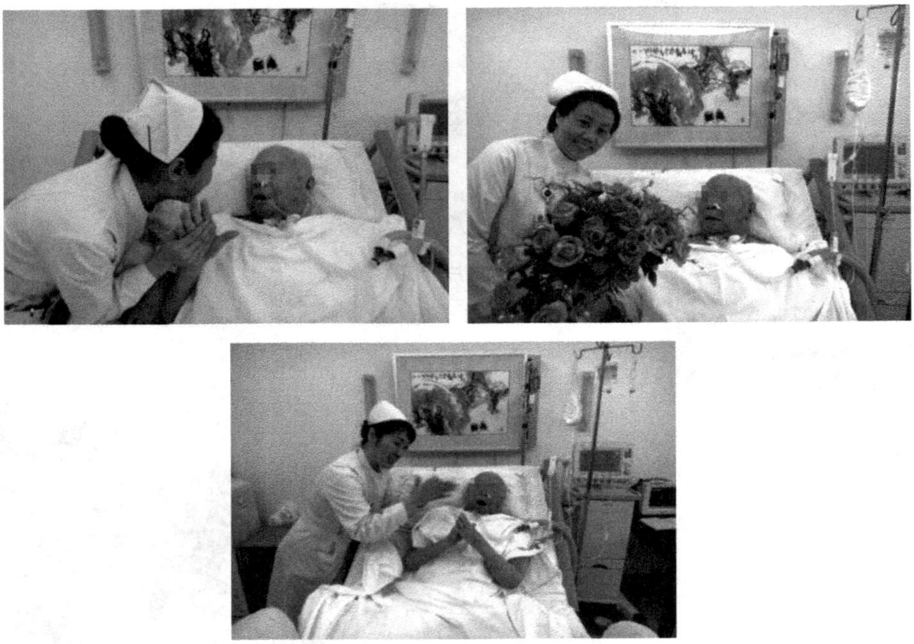

图9-3-5　与患者互动交流

7.加强基础护理（图9-3-6） 因生活不能自理的患者会感到无助和沮丧。护士应细心地做好基础护理，使患者舒适、清洁。每日做口腔护理，对于气管插管的患者必要时做口腔冲洗。病情允许时，患者可取半卧位，头偏向一侧，防止误吸，尤其是鼻饲患者。保持床铺干燥、平整，定时更换体位，保持皮肤完整，帮助患者洗脸、梳头、剃须及洗头、保持自身形象，增加其战胜疾病的信心。

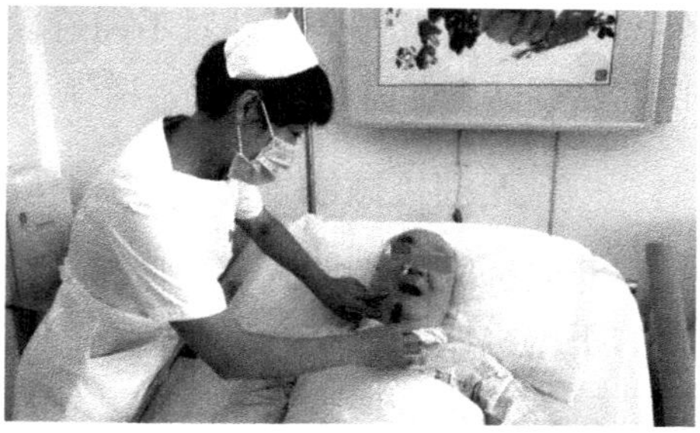

图9-3-6　加强基础护理

（二）家属心理护理措施

家属是患者最重要的看护者及社会支持来源，患者家属的紧张、焦虑、恐惧情绪对患者的心理状态有直接影响，做好患者家属的心理护理对老年机械通气患者的康复尤为重要。

1.对患者家属给予鼓励。老年机械通气患者病情重，危重程度高，患者家属存在紧张、焦虑等不良心理情绪，会直接影响患者的心理状态，护理人员要对家属及时进行健康教育和心理辅导，使其了解机械通气的意义与必要性，正确理解疾病状态及转归，积极配合治疗与护理，尽可能地以最好的心态、最佳的方法来照顾患者。

2.对于文化程度较高的患者家属，医护人员要注意与其建立平等、信任与合作的关系，耐心听取其意见和需求，认真进行沟通，向其说明或解释问题，以消除其疑惑，提高其对医护人员的信任度，取得积极配合，进而使患者积极配合下一步的治疗。

3.对于文化程度较低的患者家属，医护人员应多用口语化的语言与其进行沟通，切忌采用训斥的口吻或过高的音调跟这类患者家属谈话；少用专业术语，多用通俗易懂的语言，耐心地向其解释患者病情、目前的治疗方法及配合医护人员的重要性，消除或减少其顾虑。

4.鼓励家属多与患者以多种方式进行沟通，多陪伴患者，缓解其悲观、压抑、紧张的情绪，如读报、讨论患者关心的人和事、叙述家中日常琐事等，如患者在ICU或隔离病房，应适当延长患者家属陪伴患者的时间。

人工气道的建立给患者躯体和心理带来的不适是相互影响的。老年机械通气患者心理脆弱，对家属的言行举止十分敏感。护士应与患者及其家属建立良好的护患关系，加强与患者家属沟通交流，对患者及其家属的不良情绪和心理进行积极干预和疏导，减轻其心理压力。要根据患者的实际情况，采用多种护患沟通的方法和技巧，同时，要有精湛的专业技术和良好的个人修养，让患者获得安全感，让家属获得信赖感，提高治疗的依从性。

（吴　迪　武淑萍）

第四节　机械通气患者健康教育

机械通气是应用于危重患者的一项重要急救措施，部分患者和其家属在使用机械通气的过程中，会因为对呼吸机不了解、照顾不当而出现脱管、拔管、堵管等意外事件。为保证患者安全，针对不同阶段有重点地加强对患者及其家属的健康教育和相关指导，有助于保障患者安全，增强其康复信心，顺利度过应用呼吸机阶段。

一、无创机械通气患者健康教育

无创机械通气是指通过鼻罩、面罩或接口器等方式连接患者，无须气管插管或切开的正压机械通气。由于相关知识的缺乏，行无创机械通气常常会引起患者及其家属的焦虑、恐惧。为保证患者护理安全，针对不同阶段对患者及其家属进行健康教育和相关指导是非常必要的，有助于保障患者安全，增强其康复信心，使其顺利度过应用呼吸机阶段（图9-4-1）。

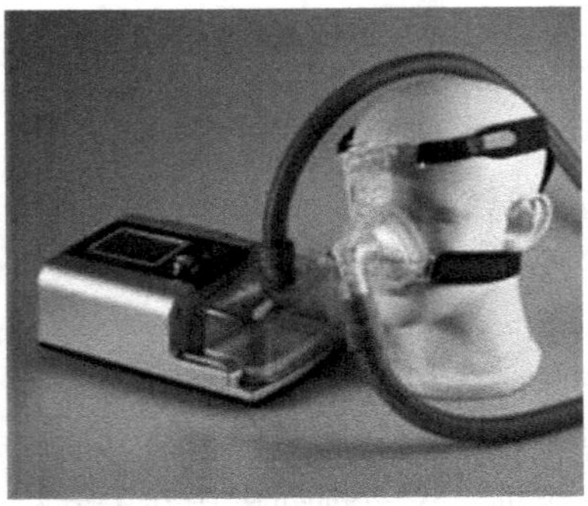

图9-4-1　应用无创呼吸机

（一）无创机械通气前健康教育

1.部分患者对面罩有恐惧心理，几乎所有接受正压无创通气的患者均对面罩有一个较长的适应过程。无创机械通气治疗前必须向患者及其家属详细解释使用的必要性及意义，说明此方法能帮助患者缓解呼吸困难等症状，是治疗呼吸衰竭的有效措施，消除患者的恐惧心理，树立患者的信心，取得患者的积极配合。

2.简单介绍无创呼吸机的工作原理及面罩的基本结构，教会患者正确的佩戴方法，操作前做好解释工作，或请已康复患者现身说法使其了解治疗效果及预后，增强其信心，消除其紧张情绪。

3.与患者建立非语言交流渠道。由于在无创呼吸机治疗中，患者佩戴面罩会影响语言交流，教会患者与医务人员交流的具体方法，如击掌、打手势、点头、摇头或传呼器呼唤医务人员来描述不适或需要，使患者感到安全。

（二）无创机械通气后健康教育

1.倾听患者对疾病的感受，提供其所需要的信息，鼓励患者缓慢深呼吸、放松全身肌肉，分散患者注意力、保持舒适的体位。患者取头高位或半坐卧位，床头抬高30°以上，头、颈、肩在同一平面上，防止枕头过高，以保证气道通畅。

2.训练患者配合呼吸机进行有规律的放松呼吸，先做闭口吸气，随后进行缩唇呼吸的腹式呼吸锻炼，避免张口呼吸引起腹胀。

3.病情稳定时可正常进食，进食时需取下面罩，多食高热量、高蛋白、高维生素、易消化的食物，避免进食过多糖类（糖类产气）。

4.不要随意调节呼吸机的按钮，移动或触摸机器。呼吸机已设置好报警参数，出现异常情况时机器会报警，告知患者及其家属无须紧张，及时告知医务人员。

5.告知患者在咳嗽、饮水或进食时，可以取下面罩间歇休息，并在使用初期给予患者安慰及鼓励，提高患者依从性。

6.告知使用无创呼吸机的患者在紧急情况下，如咳痰，呼吸困难突然加重，管路与面罩突然断开时，应立即摘除面罩。上机后有轻度压迫感为常见现象，如果压迫感明显、憋气、漏气或有其他不适，要及时告知医护人员。

7.由于慢性阻塞性肺疾病患者长期经受疾病折磨，营养状况和体力均明显下降，加上原有的慢性呼吸功能不全，一旦利用机械通气后很容易发生呼吸机依赖，造成脱机困难。因此，停机前需对患者进行耐心细致的解释，解除患者思想顾虑并指导其进行呼吸训练及缩唇呼吸，鼓励患者树立与疾病斗争的信心，争取早日撤机。

（三）注意事项

1.漏气　面罩周围漏气是使用无创呼吸机的常见问题。压力限制通气时，少量漏气可以通过呼吸机自动增加流速来补偿，而容量限制通气时，需增大预设潮气量以补偿漏气，但漏气量的不断变化给容量补偿带来了困难，较大量的漏气会影响呼吸机触发和切换同步模式，引起通气效果和患者舒适度的变化。减少漏气的方法包括选择适合脸型的面罩、调整面罩的位置和固定带的张力。

2.局部皮肤损伤　为避免大量漏气，保证通气效果，面罩必须以一定的压力紧贴皮肤，所以不可避免地会对局部皮肤产生压迫，甚至造成皮肤损伤。鼻梁部位因压力大且血液供应较差，更容易发生皮肤破损。告知患者如果感觉局部皮肤压迫处疼痛明显或加剧应及时告知医务人员。选用合适的面罩，调节面罩固定带的张力，轮换使用不同类型的面罩以改变压迫部位，间歇使用无创呼吸机等均有利于减轻压迫、避免皮肤损伤。另外在鼻梁等部位预防性使用对皮肤有保护作用的贴膜，会起到减轻皮肤压迫的作用。

3.胃肠胀气　无创机械通气的正压除作用于气道外，也作用于食管。在送气压力过高、患者反复吞气等情况下，气体就会进入胃肠道，引起胃肠道胀气甚至呕吐。食管反流、昏迷和一般状态差的患者，由于食管贲门括约肌张力降低，更容易发生胃肠胀气。防治方法包括在保证通气效果的情况下避免压力过高，缓解患者紧张情绪等，如胃肠胀气明显可给予留置胃管用来减压。

4.误吸和排痰障碍　由于没有人工气道的保护，口咽部分泌物、胃内容物或呕吐物的误吸可造成吸入性肺炎和窒息。防治措施包括应用增强胃动力药物，必要时胃肠减压，适当抬高床头，保持半坐卧位等。

5.鼻腔、口腔、眼部干燥刺激　上呼吸道具有湿化功能，当漏气较多、通气量大、气温低且干燥、使用时间长等情况下，呼吸道丢失水分增多，造成鼻腔、咽腔干燥，严重时甚至会引起鼻出血。肺部感染时，患者痰液黏稠，需加强湿化促进分泌物的排出。此时应保证患者每日大于2500ml的入量，且应用加热式湿化器，尽量避免口鼻漏气以保证湿气尽可能少地流失。

二、气管插管患者健康教育

（一）气管插管前健康教育

1.详细解释气管插管的必要性和紧迫性，争取患者的理解及配合。

2.告知患者插管后可能发生的不适，重点解释插管引起咽喉部不适感是难免的，切不可将插管外吐或外拉，并说明插管脱出的严重后果，以取得患者的理解及配合。

3.解释插管后肢体约束的重要性及必要性，特别是烦躁、意识障碍的患者，防止因患者躁动而引起拔管等一系列严重后果。

4.插管后患者出现暂时性失声，应与患者预先约定好非语言交流方式，包括书写、

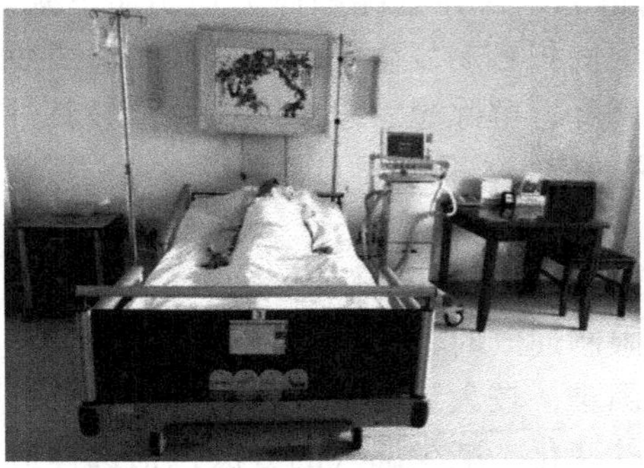

图9-4-2　机械通气房间布局

手势、图片等。

5.病室物品按机械通气抢救房间标准布置（图9-4-2）。

（二）气管插管后健康教育

1.继续强调约束双手的重要性和必要性，告知患者他的体会自己感同身受，但为保证气道通畅和生命安全，约束双手十分必要，务必得到患者理解与配合。

2.嘱患者减少头部活动，防止因管道牵拉造成的脱管。

3.教会患者使用手势、写字或图片来帮助表达各种需求。非治疗时间，病室内可播放患者喜爱的音乐、评书、戏曲等节目，缓解患者紧张心情，促进疾病康复。

4.告知患者如出现心慌、憋气、胸痛、腹胀等不适反应，及时利用敲击床板等方式通知陪伴及医护人员。

5.向患者强调机械通气治疗中口腔护理、翻身叩背、有效咳嗽、吸痰等操作的重要性，争取患者的积极配合。

（三）拔管的健康教育

1.协助带管患者进行脱机训练及呼吸康复训练。在患者精神、体力和情绪都良好的情况下进行训练。

2.告知患者在脱机过程中放松心情，自然呼吸，不要过分关注呼吸动度。初次停机时间可短些，多鼓励患者，增强患者的信心。身体条件允许的情况下脱机时间会逐渐延长直至拔管。

3.将撤机拔管的全过程告知患者，让患者解除顾虑，心中有数，得到患者在拔管过程中的配合，避免精神过度紧张引发喉头痉挛意外。

4.教会患者有效咳嗽。深呼吸咳嗽法：患者取坐位或半坐卧位，深吸一口气后屏气3～5s，身体前倾，从胸腔进行2～3次短促有力地咳嗽，咳嗽的同时收缩腹肌或按压上腹部，帮助痰液排出。

5.做好患者心理护理，让患者以平静、放松的心态面对拔管，拔管前一天保证充足睡眠，如必要可给予药物辅助睡眠。

6.拔管后注意事项

（1）正常平静呼吸时，有痰要尽可能地咳出或护士协助排痰。

（2）拔管初期声音嘶哑属正常现象，应尽量少说话，通常3～5d可以恢复。

（3）保证充分的睡眠及休息，循序渐进地进行呼吸康复训练和吞咽功能锻炼。

（4）注意保暖，防止受凉感染。

三、气管切开患者健康教育

（一）气管切开前健康教育

1.详细解释气管切开的必要性、紧迫性和切开后可能发生的不适，争取患者的理解及配合。

2.解释切开后肢体约束的重要性及必要性，特别是烦躁、意识障碍的患者，防止因患者躁动而引起拔管等一系列严重后果。

3.切开后患者出现失声，应与患者预先约定好非语言交流方式，包括书写、手势、图片（图9-4-3）等。

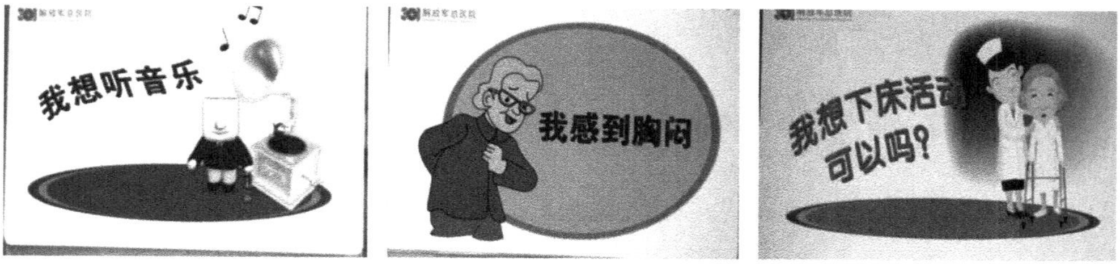

图9-4-3　沟通交流卡片

4.告知患者切开时需要的体位，让患者做到心中有数，不紧张慌乱。

5.病室物品按机械通气抢救房间标准布置。

（二）气管切开后健康教育

1.气管切开后窦道形成至少需要7～10d，老年患者组织修复能力差，这个过程需要2周时间，如窦道尚未形成时发生套管脱出将会危及患者生命，须告知患者约束双手的重要性和必要性，取得其理解与配合，以保证呼吸道通畅和生命安全。

2.嘱患者减少头部活动，防止因管道牵拉造成的脱管或影响切口愈合。

3.加强主动沟通与交流，指导患者以手势、写字或图片来表达需求，在治疗闲暇时段可为患者播放其喜爱的音乐、评书、戏曲等节目，为免影响其他患者休息亦可安置或采用音乐枕，缓解患者紧张心情，促进疾病康复。

4.告知患者如出现心慌、憋气、胸痛、腹胀等不适反应，及时利用敲击床板等方式通知陪伴及医护人员。

5.向患者强调机械通气治疗中口腔护理、翻身叩背、有效咳嗽、吸痰等操作的重要性，争取患者的积极配合。

6.进餐前清理呼吸道分泌物，进餐时取半卧位或坐位，留置胃管患者管饲前回抽胃液，确认管路位置正确；能自行进餐的患者给予富营养、易消化、烹煮细碎的软食，嘱患者缓慢进餐，防止呛咳误吸。

四、长期照护者的技能指导

机械通气患者需要长期照护，老年患者年龄大、基础疾病多、病情变化快，长期照护者是患者最重要的看护者和社会支持来源。对长期照护者进行健康教育，告知日常照顾的注意事项及病情观察要点，对于机械通气患者的治疗和康复有着极为重要的意义。

（一）专科照护指导

1.对不能配合的患者需使用约束带、手板等物品进行适当约束（图9-4-4）。使用约束带时，约束松紧应适当，以能容纳一指为宜，系扣时应打死结，防止患者因过分躁动造成约束带松开引起气管导管脱管或自行拔管等一系列严重后果。绝对禁止私自解开约束带。

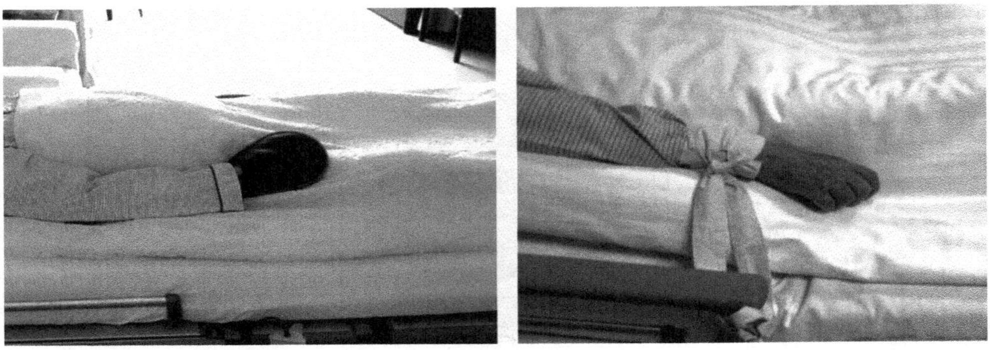

图9-4-4　约束双手

2.不能随意触碰与呼吸机有关的电源线、气源管路、呼吸管路，呼吸机开关、面板、监护仪等设备，不得自行调整呼吸机参数、湿化罐加水、冷凝水倾倒等操作，呼吸机报警时不得自行按压消警键，应报告值班医务人员处理。

3.协助护士为患者翻身时，应先断开呼吸机，再移动患者。发现气管导管固定不牢时，应及时告知护士进行处理，防止因管路牵拉或固定松动造成脱管现象。

4.教育培训照护者掌握呼吸机突然断电或突发故障的应急处理方法，发现断电或发生呼吸机持续报警等故障时，应立即脱开呼吸机，给予患者吸氧，并立刻通知医护人员，防止患者因突发情况危及生命。

5.密切观察患者生命体征及神志变化，如发现患者心率较前持续增高，脉氧饱和度低于90%，神志变模糊等情况应及时报告医护人员。

6.呼吸机管路要按要求摆放，日常照护操作时，防止触碰呼吸机管路，避免牵拉管路或随意移动管路，以免造成意外脱管等危险。随时观察呼吸机呼吸管路、湿化罐及冷凝水积水瓶的水位，如呼吸机呼吸管路内积水过多，湿化罐内灭菌注射用水过少或冷凝水积水瓶内水位过高都应及时通知护士进行处理。

7.患者鼻饲前应先吸净痰液、回抽胃液，鼻饲后1h后方可翻身吸痰，防止因翻身、吸痰的不适导致吸入性肺炎的发生。鼻饲时将床头摇起至45°左右，将温度适宜的食物缓慢匀速地注入胃管内。

8.指导照护者掌握肢体运动康复训练的配合，协同专业人员为机械通气患者进行分期康复训练，积极鼓励并协助患者坚持进行肢体运动康复训练，为患者撤机拔管及离床活动提供支持。

（二）一般生活照护

1.保持病室环境整洁，物品摆放应简洁有序，病室内不允许放置土培植物，清洁时应采用湿式清扫法，以减少呼吸道感染风险，影响患者康复。

2.保持病室室温在22～26℃，湿度为40%～70%，加强通风，每日通风至少2次，每次15～30min，患者应注意保暖，避免对流风及穿堂风，保持室内空气清新。

3.一般情况应谢绝探视，必须探视时须控制一次进入室内的人数，防止因人员流动增加患者的感染概率。

4.尊重患者，主动沟通，避免在患者面前谈论有关病情的话题，以免影响患者情绪，增加心理负担。

5.患者24h身边不能离人，应合理安排家属及陪伴的作息时间，吃饭、如厕需两人交替，不可一同进行，以便能及时观察和照护患者，随时发现异常情况，迅速报告值班人员进行处理。

6.照护患者时动作缓和轻柔，翻身时禁止拖、拉、拽等动作，搬动患者时注意保护臀部皮肤，防止皮肤损伤。保持患者会阴及肛周清洁。

7.协助患者生活照护时，注意观察患者有无松动牙齿，如有牙齿松动，行口腔清洁时需格外小心，防止牙齿脱落误入气管或胃内。

8.老年患者皮肤干燥，尤其在秋冬季节，为患者擦身后应涂擦润肤乳，防止皮肤瘙痒、干燥脱皮。保持床单位干净整洁和患者卧位舒适，床头抬高30°～45°，使肢体处于功能位。

附：机械通气患者健康教育流程（图9-4-5）

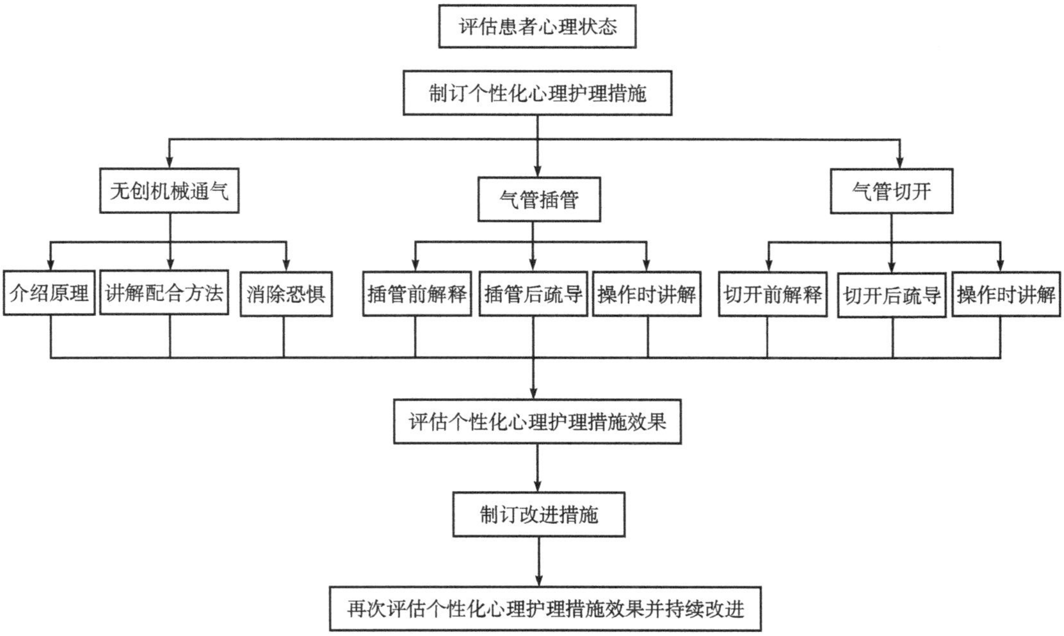

图9-4-5　机械通气患者健康教育流程

（吴　迪　武淑萍）

主要参考文献

曹力，周丽娟，刘新民，2012.临床护理操作失误防范.北京：人民军医出版社

陈灏珠，林果为，王吉耀，2013.实用内科学.13版.北京：人民卫生出版社

侯惠如，杨晶，2017.中国老年医疗照护（住院护理典型案例篇）.北京：人民卫生出版社

刘长庭，2011.呼吸内科临床问答.北京：人民军医出版社

马燕兰，侯惠如，2013.老年疾病护理指南.北京：人民军医出版社

皮红英，陈海花，田晓丽，2013.军队医院护士必读.北京：人民卫生出版社

皮红英，王玉玲，2014.专科护理技术操作规范与评分标准.北京：人民军医出版社

王建荣，皮红英，张稚君，2016.基本护理技术操作规程与图解.3版.北京：人民军医出版社

应岚，张素，2010.呼吸系统疾病护理知识和技能问答.北京：人民军医出版社

俞森洋，蔡柏蔷，2009.呼吸内科主治医生660问.2版.北京：中国协和医科大学出版社

俞森洋，2008.机械通气临床实践.北京：人民军医出版社

郑彩娥，李秀云，2012.实用康复护理学.北京：人民卫生出版社

仲剑平，2007.医疗护理技术操作常规.4版.北京：人民军医出版社

朱蕾，2017.机械通气.4版.上海：上海科学技术出版社

钟南山，2012.呼吸病学.北京：人民卫生出版社

武淑萍，杨晶，2018.老年人工气道护理管理规范.北京：科学出版社

岳云，黄宇光，2009.气道管理学.2版.北京：人民卫生出版社

张素，2017.呼吸科护士规范操作指南.北京：中国医药科技出版社

杨霞，孙丽，2016.呼吸系统疾病护理与管理.武汉：华中科技大学出版社

刘运喜，曹晋桂，邢玉斌，2013.医院感染预防控制工作指南.北京：人民军医出版社

孟威宏，侯晓娜，2014.临床医院感染防控与质量管理规范.沈阳：辽宁科学技术出版社

中华医学会重症医学分会，2013.呼吸机相关性肺炎诊断、预防和治疗指南（2013）.中华内科杂志，52（6）：524-543.

中华人民共和国卫生部，中国人民解放军总后勤部卫生部，2011.临床护理实践指南.北京：人民军医出版社

附　　录

附表1　雾化吸入技术考核评分表

项目	分值	技术操作要求及评分					
操作前准备	20分	着装、仪表、举止符合要求	5				
		准备、检查物品。洗手、戴口罩、落实查对	5				
		根据医嘱正确配制药液	6				
		环境整洁、舒适、安全	4				
评估	10分	查对，向患者解释沟通、语言内容适当	5				
		评估患者一般情况、生命体征、配合程度	5				
操作过程	60分	协助患者取舒适体位，坐位或半卧位	5				
		药液注入储药器内，连接雾化器	5				
		连接雾化器与输氧管或空气压缩雾化泵	5				
		打开氧气流量调节阀，调节氧流量	5				
		将雾化器口含嘴放于患者口中，或将面罩戴于患者口鼻处	5				
		嘱患者配合吸入药雾	5				
		结束后移去雾化器，关闭氧气或空气压缩泵	5				
		协助患者咳嗽排痰、漱口，取舒适体位	5				
		洗净并擦干雾化器，避污保存，备用	5				
		观察效果及副作用，患者生命体征	5				
		向患者及其家属交代注意事项	5				
		洗手，做好记录	5				
评价	10分	操作熟练、动作轻柔	5				
		操作过程中注意和患者的沟通	5				
提　问							
完成时间							
总　分							

附表2　经口、鼻腔吸痰技术考核评分表

项目	分值	技术操作要求及评分				
操作前准备	10分	着装、仪表、举止符合要求	5			
		准备、检查物品。洗手、戴口罩、落实查对	3			
		环境整洁、舒适、安全	2			
评估	15分	向患者解释沟通、语言内容适当、态度真诚	5			
		评估患者一般情况、病情、生命体征	5			
		评估气道情况及吸痰时机，评价痰液黏稠度	5			

续表

项目	分值	技术操作要求及评分				
操作过程	60分	协助患者取舒适体位	3			
		洗手，戴手套	3			
		吸痰前给予高流量吸氧2～3min	5			
		观察脉氧饱和度，检查口、鼻腔，取下义齿	5			
		戴无菌手套，将避污纸置于患者嘴角下	5			
		吸痰管缠于手中，连接吸引管，打开吸引器	5			
		生理盐水湿润吸痰管，并查看抽吸压力	3			
		吸痰管自口腔或鼻腔插入至咽部，慢慢上提吸引痰液，每次吸引不超过10～15s	6			
		吸痰完毕，吸痰管缠绕于手中，分离吸痰管	3			
		冲洗吸引管道，关闭吸引器	2			
		包裹吸痰管，脱手套，弃入医疗垃圾桶	3			
		消毒双手。将氧流量调回吸痰前状态	5			
		向患者解释吸痰完毕，嘱患者安静休息	2			
		评估吸痰效果，监测生命体征	5			
		整理物品，洗手，记录痰液性状及量	5			
评价	15分	操作熟练、动作轻柔	5			
		操作中观察生命体征及痰液性状、量、黏稠度	5			
		操作过程中注意和患者的沟通	5			
提　问						
完成时间						
总　分						

附表3　动脉血采集技术考核评分表

项目	分值	技术操作要求及评分					
操作前准备	10分	着装、仪表、举止符合要求	5				
		准备、检查物品。洗手、戴口罩、落实查对	3				
		环境整洁、舒适、安全	2				
评估	15分	向患者解释沟通、语言内容适当、态度真诚	5				
		评估患者一般情况、病情、生命体征	5				
		评估患者的氧疗方式、浓度、呼吸机参数	5				
操作过程	60分	协助患者取舒适体位	2				
		正确选择动脉穿刺部位	5				
		置垫巾，备好采血针、无菌棉球	5				
		碘伏棉签消毒穿刺部位2遍（范围≥5cm）	5				
		碘伏棉签消毒操作者左手示指及中指	5				
		左手示指及中指扪及动脉搏动并固定	4				
		右手持采血针，从左手示指与中指之间垂直或沿动脉走向倾斜30°～45°进针	6				

续表

项目	分值	技术操作要求及评分					
		见血后停止进针，待充盈至预定位置拔针	5				
		拔针后，无菌棉球按压穿刺部位至少5min	5				
		取下针头，封闭注射器，双手滚动10s	5				
		在采血针上粘贴标签，立即送检	5				
		向患者及其家属交代注意事项	5				
		整理物品，洗手，记录	3				
评价	15分	操作熟练、动作轻柔	5				
		操作过程中注意保护患者安全	5				
		操作过程中注意和患者的沟通	5				
提　问							
完成时间							
总　分							

附表4　密闭式吸痰技术考核评分表

项目	分值	技术操作要求及评分					
操作前准备	10分	着装、仪表、举止符合要求	5				
		准备、检查物品。洗手、戴口罩、落实查对	3				
		环境整洁、舒适、安全	2				
评估	15分	向患者解释沟通、语言内容适当、态度真诚	5				
		评估患者一般情况、病情、生命体征	5				
		评估气道情况及吸痰时机，评价痰液黏稠度	5				
操作过程	60分	协助患者取舒适体位	3				
		洗手，戴手套	5				
		密闭式吸痰管与人工气道连接	5				
		将密闭式吸痰管与负压吸引管连接	5				
		检查冲洗水注入口的盖帽是否拧紧	3				
		观察吸痰管保护膜有无胀气	3				
		吸痰前提高吸氧浓度	5				
		打开负压吸引器调节阀，调节负压	5				
		按正规操作吸痰	8				
		清除残余痰液	5				
		必要时吸引口、鼻腔分泌物	3				
		评估吸痰效果，监测生命体征	5				
		整理物品，洗手，记录痰液性状及量	5				
评价	15分	操作熟练、动作轻柔	5				
		操作过程中注意保护患者安全	5				
		操作过程中注意和患者的沟通	5				
提　问							
完成时间							
总　分							

附表5 气管切开换药技术考核表

项目	总分	技术操作要求及评分					
评估	5分	评估患者生命体征、病情、脉氧饱和度，意识状态及配合程度	5				
	5分	评估患者气管套管口及周围皮肤情况	5				
操作前准备	15分	服装整洁、仪表端庄、戴口罩	5				
		向患者解释沟通、语言、内容适当，态度真诚	5				
		备齐物品、洗手，落实查对	3				
		环境整洁、舒适、安全	2				
操作过程	60分	携用物至床旁放置合理，解释恰当	3				
		协助患者取正确体位	5				
		除去污染敷料方法正确	5				
		切口消毒方向、手法正确	8				
		取出无菌敷料方法正确	5				
		放置敷料手法轻柔、正确	8				
		观察人工气道是否通畅方法正确	5				
		观察切口处皮肤情况方法正确	5				
		记录气管套管位置正确	5				
		妥善固定敷料是否平整	5				
		患者体位舒适，床单位整洁	3				
		整理用物，洗手，记录	3				
评价	15分	操作动作熟练、节力	5				
		操作过程中注意保护患者安全	5				
		操作过程中注意和患者的沟通	5				
提 问							
完成时间							
总 分							

附表6 气管切开换药观察考核表

项目		总分	技术操作要求及评分						
评估		10分	患者病情：生命体征、意识状态、脉氧饱和度	5					
			一般情况：人工气道、呼吸机运转及管路情况等	5					
操作前准备		10分	护士准备：洗手、戴口罩，物品准备等	5					
			患者准备：护士给予解释操作的目的	5					
操作过程	环境观察	20分	观察有无噪声和不适宜的光源	5					
			观察温湿度是否适宜	5					
			观察设施用品	5					
			观察可能对患者产生影响的人员	5					

续表

项目		总分	技术操作要求及评分						
	病情观察	40分	一般情况的观察	5					
			意识和配合程度的观察	5					
			套管固定情况的观察	6					
			套管位置的观察	6					
			切口处皮肤的观察	6					
			切口处分泌物、渗出液的观察	6					
			剪口纱布放置后的观察	6					
	报告及记录	10分	必要时报告医生	5					
			记录时间、观察到的主客观资料、报告情况、处理措施及效果等	5					
评　价		10分	条理清楚，重点突出	5					
			观察细致，沟通到位	5					
提　问									
完成时间									
总　分									

附表7　人工气道维护记录单

人工气道维护记录单

科室______ 床号_______ 姓名_______ 男　女　年龄______ 住院号______ 门诊号______ 入院日期/时间________

诊断________________　导管类型套管/插管__________　置管时间_________　拔管时间_________

时间	人工气道管理							
	气管套管位置	导管外露长度	湿化措施	痰液黏稠度	气囊压力	气囊注气量	漏气情况及处理	其他问题

附表8　机械通气观察记录表

日期	时间	通气模式	潮气量	呼吸频率	氧浓度	呼气末正压	停机时间	接机时间	心率	血压	脉氧饱和度	签名

附表9　人工气道患者管理登记表（总表）

编号	科室	床号	姓名	插管次数	插管原因或病因	导管类型套管/插管切开或插管时间	固定方法	湿化方法	气囊压力	气囊量	是否使用呼吸机及呼吸机型号	停用呼吸机时间	拔管时间及原因	更换套管时间

附表10　人工气道患者管理登记表（分表）

人工气道维护单

科室______ 床号______ 姓名______ 男/女______ 年龄______ 住院号______ 门诊号______ 入院日期/时间__________

诊断_________ 导管类型_______________ 置管时间_______________ 拔管时间_______________（备注）_______________

时间	人工气道管理情况										
	气管插管外露长度	气管切开套管位置（气囊细管）	固定方法	湿化措施	吸痰方法	痰液黏稠度	气囊压力（cmH_2O）	气囊注气量	漏气情况及处理	其他问题及处理情况	使用化痰药物及措施情况

附表11 人工气道专项质量检查表-1

楼号	病区	床号	管道种类		管道总数	固定			吸痰方法		气囊		湿化方法		记录			呼吸机			备注
			切开	插管		胶布	寸带	固定带	按需	定时	注气量	压力	间断	持续	置管时间	外露刻度（cm）	风险评估	湿化罐	冷凝水	过滤网清洗	

附表12 人工气道相关信息登记表-2

床号	姓名	年龄	诊断	导管类型		首次留置时间	套管更换间隔时间	固定方法	是否有导管交班表		切开患者				备注
				插管	套管				是（具体内容）	否	切口敷料更换频次	切口敷料类型	切口消毒液类型	皮肤情况	

附表13 人工气道专项质量检查表-3

科室	人工气道总数：		呼吸机相关性肺炎知识提问			管道防脱防堵知识	导管更换时间	气囊压力	密闭式吸痰使用情况
	气管插管： 床号： 姓名：	气管切开： 床号： 姓名：	减少口咽部和上消化道细菌定植	防止口咽部分泌物的吸入	减少外源性污染				

附表 14　人工气道专项质量检查表 -4（人工气道脱管判断与处理）

科室	护士姓名及职称	气管插管				气管切开套管	
		正常外露长度	管道脱出判断	处理措施	固定方法	固定方式	固定松紧

中英文对照

B

报警（alarm）
鼻咽通气管（nasopharyngeal airway，NPA）
标准碱剩余（standard bases excess，SBE）
丙型流感病毒（influenza C virus）
拔管（extubation）

C

超广谱β-内酰胺酶（extended-spectrum blactamase，ESBLs）
超声内镜引导的经支气管针吸活检术（endobronchial ultrasound-guided transbronchial needle aspiration，EBUS-TBNA）
超声雾化器（ultrasonic nebulizer）
超声雾化吸入（ultrasonic atomization inhalation）
潮气量（tidal volume，TV或V_T）
撤机（weaning）
成比例辅助通气模式（proportional assist ventilation，PAV）
持续气道正压（continuous positive airway pressure，CPAP）
持续气道正压通气模式（continuous positive airway pressure，CPAP）
触发灵敏度（trigger sensitivity）

D

动脉血气分析（blood gas analysis）
动脉血氧饱和度（SaO2，arterial oxygen saturation）
多导睡眠监测技术（polysomnography，PSG）
多重耐药鲍曼不动杆菌（multidrug-resistant acinetobacter baumannii，MDR-AB）
多重耐药菌（multidrug-resistant organism，MDRO）
多重耐药铜绿假单胞菌（multidrug-resistant pseudomonas aeruginosa，MDR-PA）

F

发绀（cyanosis）
发热（fever）
非感染性发热（non-infectious fever）
肺癌（lung cancer）
肺活量（vital capacity，VC）
肺栓塞（pulmonary embolism，PE）
肺血栓栓塞症（pulmonary thromboembolism，PTE）
肺炎（pneumonia）
峰压（peak pressure）
辅助/控制通气（assist-control ventilation A/C）
辅助通气（assist ventilation，AV）
腹式呼吸（abdominal breathing）

G

感染性发热（infectious fever）
干粉吸入剂（dry powder inhaler，DPI）
咯血（hemoptysis）

H

喉罩（laryngeal mask airway，LMA）
呼气潮气量（expiratory tidal volume）
呼气末正压（positive end expiratory pressure，PEEP）
呼气气道正压（expiratory positive airway pressure，EPAP）
呼气时间（expiratory time，Te）
呼吸锻炼（breathing exercise）
呼吸功能不全（respiratory insufficiency）
呼吸机相关性肺炎（ventilato rassociated pneumonia，VAP）
呼吸困难（dyspnea）
呼吸频率（respiratory rate，RR）

J

机械通气（mechanical ventilation，MV）
机械通气频率（mechanical ventilation frequency，f）
加热湿化器（heated humidifier，HH）
甲型流感病毒（influenza A virus）
间歇指令通气（intermittent mandatory ventilation，IMV）
简易呼吸器（simple respirator）
结核（tuberculosis，TB）
结核菌素试验（tuberculin test）
金标植入（gold mark implantation）
经皮穿刺肺活检（percutaneous needle lung biopsy，PNLB）
经支气管镜单向活瓣植入术（bronchoscopic lung volume reduction，BLVR）

K

卡介菌纯蛋白衍生物（Purified protein derivative of BCG，BCG-PPD）
咳嗽（cough）
咳痰（expectoration）
空气-面罩-球囊套件（air-mask-bush，AMBU）
控制通气（control mechanical ventilation，CMV）
控制通气（control ventilation，CV）
口咽通气管（oropharyngeal airway，OPA）

L

流行性感冒（influenza）
流行性感冒病毒（influenza virus，IFV）
流量触发（flow trigger）

M

慢性阻塞性肺疾病（chronic obstructive pulmonary diseases，COPD）
每分钟静息通气量（minute ventilation volume at rest，V_E）
每分钟通气量（minute volume，MV）

N

耐甲氧西林金黄色葡萄球菌（methicillin-resistant staphylococcus aureus，MRSA）
耐碳青霉烯类肠杆菌属（carbapenems-resistant enterobacteriaceae，CRE）
耐万古霉素肠球菌（vancomycin-resistant enterococcus，VRE）
内科胸腔镜（medical thoracoscopy）

P

平台压（plateau pressure）

Q

气道肉芽肿（airway granuloma）
气道压力（airway pressure）
气管导管（endotracheal tube，ET）
气管内插管术（endotracheal intubation）
气管切开术（tracheotomy）
气管软化（tracheomalacia）
气胸（pneumothorax）
气压伤（lung barotrauma）

R

热型（fever type）
人工气道（artificial airway）
人工气道堵管（artificial airway plugging）
人工气道气囊（artificial airway gasbag）
人禽流感（human avian influenza）
容积辅助/控制通气（volume assist-control ventilation，V-A/C）
容积辅助通气（volume assist ventilation，VAV或AV）
容积控制通气（volume control ventilation，VCV）

S

时间控制模式（timed，T）
实际碱剩余（actual bases excess，ABE）
实际碳酸氢盐（actual bicarbonate，AB）
食管-气管联合导气管（esophageal-tracheal combitube，ETC）
缩唇呼吸（pursed lips breathing）

T

体外膜氧合器（extracorporeal membrane oxygenation，ECMO）
体位引流技术（postural drainage）
停机（ventilator stop）
同步间歇指令通气（synchronized intermittent mandatory ventilation，SIMV）
脱管（unplanned extubation）

W

温-湿交换器（heat and moisture exchanger，HME）
无创正压通气（non-invasive positive pressure ventilation，NIPPV）
雾化吸入器（nebulizer，NEB）

X

吸气潮气量（inspiratory tidal volume）
吸气峰流速（peak inspiratory flow）
吸气流量（inspiratory flow）
吸气气道正压（inspiratory positive airway pressure，IPAP）
吸气时间（timed inspiration）
吸入治疗（inhalation therapy）
吸痰（sputum suction）
纤维支气管镜（filberoptic bronchoscopy，FB）
小剂量雾化器（small volume nebulizer，SVN）
哮喘（asthma）
胸部叩击（chest percussion）
胸腔闭式引流术（closed thoracic drainage）
胸腔穿刺术（thoracentesis）
胸痛（chest pain）
血红蛋白（hemoglobin，Hb）
血浆二氧化碳总量（total plasma CO_2 content，TCO_2）
血培养（blood culture）
血氧饱和度（oxygen saturation，SpO_2）
血氧分压（partial pressure of oxygen，PO_2）

Y

压力触发（pressure trigger）
压力定量吸入器（pressured metered dose inhaler，PMDI）
压力辅助/控制通气（pressure assist-control ventilation，P-A/C）
压力辅助通气（pressure assist ventilation，PAV）
压力控制模式（pressure control，PC）
压力控制通气（pressure control ventilation，PCV）
压力支持通气（pressure support ventilation，PSV）
牙垫（bite block）
咽弯曲（pharynx）
氧合血红蛋白（oxyhemoglobin，HbO2）
氧气疗法（oxygen therapy）
医院获得性肺炎（hospital acquired pneumonia，HAP）
乙型流感病毒（influenza B virus）

翼缘（flange）
有创机械通气（invasive mechanical ventilation，IMV）
有创正压通气（invasive positive pressure ventilation，IPPV）
有效咳嗽（effective cough）

Z

支气管热成形术（bronchial thermoplasty，BT）
窒息通气（apnea ventilation）
自张型气囊（self inflating bag）
自主呼吸/时间控制自动切换模式（spontaneous/timed，S/T）
自主呼吸模式（spontaneous，S）
自主呼吸试验（spontaneous breathing trial，SBT）
最大吸气压（maximal inspiratory pressure，MIP）